生理学（第2版）

主　编　于瑞雪　胡志红
副主编　张彩彩　尚曙玉　赵艳芝　骆晓峰
编　者　（按姓氏笔画排序）
　　　　于瑞雪　平顶山学院
　　　　师　润　平顶山学院
　　　　朱苏红　济宁医学院
　　　　任爱红　河南科技大学
　　　　刘红霞　滨州医学院
　　　　李　洁　湖南医药学院
　　　　李玉明　首都医科大学燕京医学院
　　　　张彩彩　海南医科大学
　　　　尚曙玉　黄河科技学院
　　　　郑　晨　遵义医科大学珠海校区
　　　　赵艳芝　首都医科大学燕京医学院
　　　　胡志红　河南科技大学
　　　　贺　娟　湖南医药学院
　　　　骆晓峰　吉林医药学院
　　　　戴　华　扬州大学
　　　　魏楚蓉　井冈山大学

华中科技大学出版社
中国·武汉

内 容 简 介

本书为高等医学教育课程"十四五"规划基础医学类系列教材。

本书共十二章,包括绪论、细胞的基本功能、血液、血液循环、呼吸、消化与吸收、能量代谢与体温、尿的生成和排出、感觉器官的功能、神经系统的功能、内分泌、生殖。本书将基础知识和临床资料相结合,同时配有知识链接,内容层次分明,重点、难点突出,利于学生形成科学的思维方式和建立正确的学习方法,注重激发学生的学习兴趣。

本书可供临床、预防、基础、急救、全科医学、口腔、麻醉、影像、药学、检验、护理、法医、生物工程等专业学生使用。

图书在版编目(CIP)数据

生理学 / 于瑞雪,胡志红主编. -- 2 版. -- 武汉 : 华中科技大学出版社,2025.1. -- ISBN 978-7-5772-1589-1

Ⅰ. R33

中国国家版本馆 CIP 数据核字第 20255GD782 号

生理学(第 2 版) 　　　　　　　　　　　　　　　　　　　　于瑞雪　胡志红　主编
Shenglixue(Di 2 Ban)

策划编辑:黄晓宇

责任编辑:张　寒　李艳艳

封面设计:原色设计

责任校对:刘　竣

责任监印:曾　婷

出版发行:华中科技大学出版社(中国•武汉)　　　电话:(027)81321913
　　　　　武汉市东湖新技术开发区华工科技园　　　邮编:430223

录　　排:华中科技大学惠友文印中心

印　　刷:武汉邮科印务有限公司

开　　本:889mm×1194mm　1/16

印　　张:25

字　　数:722 千字

版　　次:2025 年 2 月第 2 版第 1 次印刷

定　　价:79.80 元

本书若有印装质量问题,请向出版社营销中心调换

全国免费服务热线:400-6679-118　竭诚为您服务

版权所有　侵权必究

前言

生理学作为一门重要的医学基础课程，主要探索人体生命活动的规律及原理，是认知人类生存、揭示生命现象的基础。学习生理学有助于理解人体的正常功能、疾病机制以及药物作用原理，对于预防与治疗疾病具有重要意义。随着学科交叉的深化以及研究技术的创新，生理学的内涵和外延在不断地扩展，已成为连接基础学科和临床学科的核心桥梁课程。

本教材积极贯彻国家《关于加强基础学科人才培养的意见》《国务院办公厅关于深化医教协同进一步推进医学教育改革与发展的意见》等文件精神，旨在推动新医科建设，体现医学教育新理念，提升教育教学信息化水平，培养具有扎实医学基础知识的学生。来自全国多所医学院校的生理学任课教师凭借自己多年的教学经验和科研成果，共同完成本教材的编写工作。

本教材在系统、准确地阐述基本知识、基本理论的同时携手合作，引用临床资料，将基础理论和临床实践相结合，以培养学生理论联系实际的能力。为便于学生明确学习方向、提高学习效率，教材在每章开篇列出各章的素质目标、能力目标和知识目标，便于学生明晰学习要点，及时调整学习策略。各章末尾设置复习思考题，用以检验学习效果的同时帮助学生巩固和加深对所学知识的理解和记忆。本教材以"知识链接"的形式补充了一些有价值的新观点、新资料，展现了生理学发展的新动向、新水平。此外，本教材将生理学专业英语名词汇总于书后以供学生查阅。

本教材在继承前一版特色和优点的基础上，更加强调形态与功能的联系、基础与临床的结合、正常与异常的比较，进一步增强了本课程与后续课程的联系。在结构和内容上删繁就简、突出重点，通过精练的文字和直观的图表，突出课程的核心内容和关键知识点。

全体编者凭借其扎实的专业知识和严谨的工作态度，确保了本教材编写工作的如期完成。本教材的完成得到了华中科技大学出版社及各位编者所在单位的大力支持，在此表示衷心的感谢。

由于编写时间仓促、编写经验及水平有限,尽管经过多次审阅和修改,书中仍可能存在疏漏之处,欢迎广大教师、学生等读者在使用过程中提出批评与建议。

于瑞雪　胡志红

目 录

MULU

第一章　绪论

第一节　概述　　　　　　　　　　　　　　　　　　/1
第二节　生命活动的基本特征　　　　　　　　　　　/4
第三节　人体的内环境与稳态　　　　　　　　　　　/6
第四节　人体功能的调节　　　　　　　　　　　　　/8

第二章　细胞的基本功能

第一节　细胞膜的基本结构和功能　　　　　　　　/13
第二节　细胞的生物电现象　　　　　　　　　　　/22
第三节　肌细胞的收缩功能　　　　　　　　　　　/28

第三章　血液

第一节　血液生理概述　　　　　　　　　　　　　/40
第二节　血细胞生理　　　　　　　　　　　　　　/45
第三节　生理性止血　　　　　　　　　　　　　　/56
第四节　血量、血型与输血原则　　　　　　　　　/63

第四章　血液循环

第一节　心脏的泵血功能　　　　　　　　　　　　/68
第二节　心脏的电生理学及生理特性　　　　　　　/78
第三节　血管生理　　　　　　　　　　　　　　　/88
第四节　心血管活动的调节　　　　　　　　　　　/100
第五节　器官循环　　　　　　　　　　　　　　　/108

第五章　呼吸

第一节　肺通气　　　　　　　　　　　　　　　/115
第二节　肺换气和组织换气　　　　　　　　　　/126
第三节　气体在血液中的运输　　　　　　　　　/131
第四节　呼吸运动的调节　　　　　　　　　　　/137

第六章　消化与吸收

第一节　概述　　　　　　　　　　　　　　　　/147
第二节　口腔内消化和吞咽　　　　　　　　　　/154
第三节　胃内消化　　　　　　　　　　　　　　/157
第四节　小肠内消化　　　　　　　　　　　　　/166
第五节　肝脏的消化功能和其他生理作用　　　　/173
第六节　大肠内消化　　　　　　　　　　　　　/176
第七节　吸收　　　　　　　　　　　　　　　　/179

第七章　能量代谢与体温

第一节　能量代谢　　　　　　　　　　　　　　/190
第二节　体温及其调节　　　　　　　　　　　　/196

第八章　尿的生成和排出

第一节　肾的功能结构和肾血流量　　　　　　　/201
第二节　尿生成的过程　　　　　　　　　　　　/205
第三节　尿的浓缩和稀释　　　　　　　　　　　/213
第四节　尿生成的调节　　　　　　　　　　　　/218
第五节　清除率　　　　　　　　　　　　　　　/223
第六节　尿及其排放　　　　　　　　　　　　　/226

第九章　感觉器官的功能

第一节　感觉概述　　　　　　　　　　　　　　/229
第二节　视觉　　　　　　　　　　　　　　　　/231
第三节　听觉　　　　　　　　　　　　　　　　/242
第四节　平衡感觉　　　　　　　　　　　　　　/248

第五节　嗅觉与味觉　　　　　　　　　　　　　　　/253

第十章　神经系统的功能

　　第一节　神经系统功能活动的基本原理　　　　　　/256
　　第二节　神经系统的感觉分析功能　　　　　　　　/275
　　第三节　神经系统对躯体运动的调控　　　　　　　/281
　　第四节　神经系统对内脏活动、本能行为和情绪活动的调节
　　　　　　　　　　　　　　　　　　　　　　　　/291
　　第五节　脑电活动及睡眠与觉醒　　　　　　　　　/298
　　第六节　脑的高级活动　　　　　　　　　　　　　/302

第十一章　内分泌

　　第一节　概述　　　　　　　　　　　　　　　　　/307
　　第二节　下丘脑与垂体内分泌　　　　　　　　　　/313
　　第三节　甲状腺内分泌　　　　　　　　　　　　　/319
　　第四节　甲状旁腺、维生素D与甲状腺C细胞内分泌
　　　　　　　　　　　　　　　　　　　　　　　　/324
　　第五节　胰岛内分泌　　　　　　　　　　　　　　/327
　　第六节　肾上腺内分泌　　　　　　　　　　　　　/329
　　第七节　组织激素、松果体激素及功能器官内分泌　/332

第十二章　生殖

　　第一节　男性生殖　　　　　　　　　　　　　　　/335
　　第二节　女性生殖　　　　　　　　　　　　　　　/339
　　第三节　妊娠和避孕　　　　　　　　　　　　　　/346

参考文献　　　　　　　　　　　　　　　　　　　　/352
中英文名词对照索引　　　　　　　　　　　　　　　/353

第一章 绪 论

学习目标

素质目标:能从辩证唯物主义的角度解释正常生命活动及其调节的基本规律,逐步建立尊重科学、实事求是的学术态度,以及尊重生命、热爱生命的价值观念。

能力目标:建立对生理学的总体认识,理解维持机体稳态的重要性,能分析机体功能活动的完整统一性及其与环境的关系。

知识目标:能解释生理学的概念及生命的基本特征,说明刺激与反应、阈值与兴奋性、兴奋与抑制的概念;能叙述内环境和稳态的概念及其生理学意义,能比较机体生理功能调节方式的特点;能举例说明反射、正反馈和负反馈及其意义。

扫码看PPT

生理学在生命科学中占有举足轻重的地位,19世纪末设立的有关生命科学和医学的诺贝尔生理学或医学奖正是对生理学重要性的有力证明。本章内容作为书中后续各章内容的宏观概括和共性提炼,重点阐述生理学研究的对象和任务、生理学常用的研究方法、机体生命活动的基本特征、内环境与稳态以及机体生理功能的调节。稳态是保证机体正常生命活动的必要条件,因此正常机体生命活动的调节都是围绕着维持稳态来进行的。

第一节 概 述

一、生理学的研究对象与任务

生理学(physiology)是生物科学的一个重要分支,是研究生物体(living organism)及其各组成部分正常功能活动规律的科学。生物体又称为有机体,简称机体,是自然界中有生命个体的总称,包括动物、植物和微生物。根据研究对象的不同,可将生理学分为植物生理学、动物生理学和人体生理学等。在医学领域通常把人体生理学简称为生理学,因此本教材中所提及的生理学主要指人体生理学。

人体生理学是以正常人体为对象,研究正常状态下人体整体及其各组成部分的功能活动,包括血液循环、呼吸、消化与吸收、能量代谢与体温、内分泌等。生理学的主要任务是阐明人体各种正常生命现象的功能活动规律及其产生机制,探讨内外环境变化对这些功能活动的影响,以及机体如何进行相应的调节,从而掌握整体及部分功能活动的规律及意义,为学习病理学、病理生理学、药理学等其他基础医学课程和临床课程奠定基础。

生理学与医学的关系

二、生理学的常用研究方法

生理学是一门实验性科学,生理学的每一个认识或结论均来自实验研究和对生活实践、临床实践的观察和总结。通常,生理学实验(physiological experiment)是在人为设定的特定条件下,对生命现象进行客观观察和分析,以获取生理学知识的一种研究手段。生理学实验过程中往往需要对完整机体或某一器官、组织或细胞的某一特定功能活动进行单独分析,并测试各种因素对其的影响。由于实验的干预可能对人体造成不同程度的损伤,甚至危及生命,因此多数生理学实验是在动物身上进行的。只有在确保不损伤机体且在自愿的前提下,才允许对人体进行部分指标的实验观察。

人与动物的机体在结构和功能上有许多相似之处,因此,利用动物实验的结果来推断人体生理功能是完全可行的。生理学概念和原理的早期形成基于对人和其他哺乳动物的解剖观察,其后在生理学实验研究和临床实践的基础上逐步完善。例如,通常利用枪乌贼的巨大轴突研究细胞的生物电现象;用两栖动物(常用蛙或蟾蜍)研究肌肉生理、心脏生理和神经生理;猫对呕吐反应较为敏感,因而在研究呕吐现象时,首选猫作为实验动物。但作为进化到高级阶段的人类,其生理的高级功能活动与实验动物存在本质上的差别,所以在进行动物实验时,应根据不同的研究内容选择适当的动物类型或材料。在推断人体功能活动规律时,不能简单地将动物实验的结果直接应用于人体。此外,人类也越来越重视生命伦理的重要性,并订立"3R"原则(reduction, replacement, refinement),以规范实验动物的使用和研究行为。

(一)动物实验

动物实验分为急性动物实验和慢性动物实验两大类。

1. 急性动物实验　急性动物实验又分为离体(in vitro)实验和在体(in vivo)实验两种。

为什么生理学是一门实验性学科?

(1)离体实验:将动物的器官、细胞从体内分离出来,并置于一个能保持其正常功能活动的人工环境中,以观察某种因素对其功能活动的影响。如对离体蛙心或动物血管条进行灌流,可在特定条件下观察离子、药物、温度等因素对心血管活动的影响;应用膜片钳技术可以研究细胞膜上单个离子通道的动力学特性和电流。需要注意的是,离体实验结果可能并不完全反应自然条件下的整体活动情况。

(2)在体实验:通常是在动物被麻醉的状态下,通过手术暴露需要研究的器官,观察和记录某些人为因素对其生理功能的影响。如通过动脉插管记录动物血压,可以观察某些神经或体液因素对血压的影响;将玻璃微电极插入脑内某些部位进行细胞外或细胞内记录,可以观察神经元在接受某些刺激时放电活动的变化。

急性动物实验的优点是实验条件比较简单,易于控制,便于进行直接的观察和细致的分析;尤其是离体实验,能深入细胞和分子水平,有助于揭示生命活动现象中最本质的规律。但急性动物实验的结果可能与生理条件下完整机体的功能活动有所不同。例如,在离体实验中,由于无法完全模拟体内复杂的生理环境,被研究的器官、组织、细胞或细胞中某些成分的功能活动可能与在整体中的情况存在显著差异,因此实验结果可能需要进一步验证和解释。

2. 慢性动物实验　慢性动物实验是以清醒、完整的动物为研究对象,在保持或接近自然的环境中,长时间观察和记录整体或某些器官对各种环境变化的反应规律。实验前通常需对动物进行预处理,即在无菌、麻醉条件下通过手术破坏、摘除、移植某些器官或将电极埋藏于体内,待动物从麻醉和手术中恢复后再进行实验。如研究某种内分泌器官的功能时,可先摘除动物相应的内分泌腺,待其手术后恢复时再分别观察内分泌激素缺乏时以及人为替代后的生理效应。慢性动物实验结果能较真实、全面地反映整体的生理功能活动,适用于观察某一器官或组织在整体中的功能活动,但该方法对实验条件的要求高,不易控制,且实验时间长、干扰因素多,不宜用于详细分析某一器官、组织的功能机制。

急、慢性动物实验作为常用的两种生理学实验方法各有利弊,在实际应用中可以互相补充。由于动物实验并不能完全代替人体研究,对人体功能活动规律的认识仍需以人体作为研究对象。

（二）人体实验

早期的人体生理研究主要聚焦于调查和记录人体的各项生理参数资料,如身高、体重、心率、血压、肺通气量、肾小球滤过率、血细胞数等的正常值,这些数据可通过对大批人群采样及数据的统计分析得到。随着现代科学技术的迅猛发展,特别是电子技术、光化学技术、声学技术等领域日新月异的进步,人体的无创性研究成为可能。心电图、脑电图、医学影像技术、生物芯片、计算机微电子技术的发展为人体生物电和器官形态功能的研究提供了优越的条件;同时,采用类器官、仿生学的方法来模拟人体功能的研究,也为人体研究开辟了新的途径。随着基因图谱研究的不断深入,人类对生命发生、个体发育、成熟、衰老等生命活动的认识层次也在不断加深,使个体化生理功能研究和生物信息学研究成为热点。整合生理学和转化医学的发展正在推动着人体研究朝着更深入、更全面、更贴近临床实际、更符合伦理原则的方向前进。测试人体在某些特殊环境下(如高温、低温、低氧、失重、高压等)的生理活动变化已经可以在人体上进行。作为进化最高级的动物,人类功能活动的精确性和复杂性不言而喻。对人体活体功能的直接研究仍存在着很多局限性。

上述各种实验方法各有优、缺点,各有特殊的意义和适用范围,可根据不同的研究内容和目的,采用不同的实验方法。

三、生理学的不同研究层次

在人体,细胞(cell)是最基本的结构和功能单位。形态相似、结构和功能相同的细胞群构成组织(tissue)。这些组织按照特定的结构和功能关系,相互结合形成具有一定生理功能的器官(organ),多个具有相似或相关功能的器官共同组成系统(system)。人体由执行不同生理功能的若干系统组成,各个细胞、组织、器官与系统的结构与其功能密切相关。例如,小肠中吸收营养的细胞与小肠平滑肌细胞在结构上存在显著差异;心脏的结构有利于其发挥全身泵血功能;肺部的结构则确保其吸收氧气和释放二氧化碳的效率最大化。人体需要借助消化系统从外界获取营养物质作为新陈代谢所需要的能量和原料,借助呼吸系统吸收氧气以及排出二氧化碳,通过肾排泄机体的代谢产物(多余的水、离子、有毒物质等),神经与内分泌系统则对机体的生理活动进行总体性的调节和整合(图1-1)。由此可见,人体的正常生命活动离不开各细胞、组织、器官与系统的相互配合。为了深入理解生理学,可分别从分子和细胞层面、器官和系统层面以及整体层面入手。

（一）分子和细胞层面

分子和细胞层面的研究以人体细胞及其所含的物质分子为对象,研究人体各种细胞超微结构的功能,以及细胞膜和细胞内各种物质分子的变化规律,有助于揭示生命活动的本质及发生机制。该层面的研究主要利用基因编辑技术、显微技术、分子生物学技术和计算机技术等,探索细胞以及蛋白质、核酸、糖类等生物大分子的形态、结构、功能以及相互作用和定位等。例如,研究可兴奋细胞的膜电位产生机制、细胞的跨膜信号转导过程、肌细胞的收缩和舒张机制、神经递质的合成与释放等。目前,生理学研究在微观层面已深入基因组的结构与功能、染色体遗传信息的编辑与构建等高级阶段,科学家可以利用转基因动物或病毒载体在细胞内调控基因分子的表达,进而影响细胞的代谢与结构,以揭示不同细胞及分子的功能。

（二）器官和系统层面

器官和系统层面的研究以器官和系统为对象,研究其生理功能、活动机制、活动规律及各种因素对其活动的影响,属于宏观层面的研究。器官层面的研究涉及对各个器官的结构和功能的深入分析。例如,研究心脏周期性泵血过程、肺通气和换气过程、胃肠活动的协调过程、肾单位的尿生成过程等,有助于理解器官在人体中的特定功能和作用。系统层面的研究则更侧重于人体

近代生理学的奠基人

脑机接口技术

类器官的发展概述

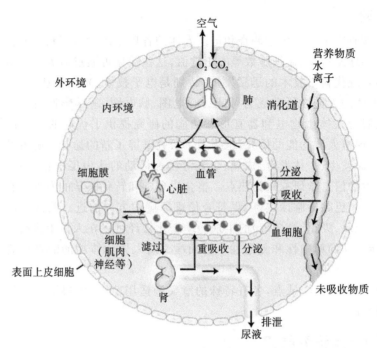

图 1-1 人体器官系统的简化示意图
图中箭头表示物质的走向

各个系统之间的相互关系和协调作用。例如，神经内分泌系统通过神经和激素的调节，维持人体内环境的稳定。对器官和系统功能的研究可采用多种方法，包括急性和慢性动物实验、数学模型构建和计算机模拟等。

（三）整体层面

对于分子和细胞层面、器官和系统层面已获得的研究结果，必须在整体层面进行综合评估与验证，这样才能更全面、更深入地阐明生命活动的本质。整体层面的研究以完整的机体为对象，研究机体各系统之间的相互作用和影响，以及机体与环境之间的相互联系和影响。例如，在运动、劳动或面临高原低氧、航天失重和潜水高压等特殊环境变化时，机体多种器官和系统的功能都会发生相应的改变，并且这些变化之间通常是相互协调、相互联系、相互影响的。在生物-心理-社会-环境的现代新型医学模式中，还应对整体从心理、社会、环境等多方面进行综合性深入研究。

上述三个层次的研究相互联系、相互补充、相互促进，对任何一种重要生命现象的认识都必须综合不同层次的研究和分析，才能得出正确的结果。

第二节 生命活动的基本特征

生命活动的基本特征，是指有生命个体至少应具有的共同生命活动特征。研究者通过长期观察发现，自然界中的生命现象至少包括四种生命活动的基本特征——新陈代谢、兴奋性、适应性和生殖。

一、新陈代谢

机体与环境之间通过不断进行物质和能量交换以实现机体的自我更新过程称为新陈代谢（metabolism）。该过程包括体内各种物质的合成、分解和能量转化利用，所以新陈代谢包括物质代谢(包括合成代谢、分解代谢)和能量代谢(能量转换、利用)。物质代谢为机体生长发育、成分更新提供物质基础,能量代谢为生命活动提供必需的能源。新陈代谢是机体与环境之间最为根本的联系,是生命活动的基础。新陈代谢一旦停止,生命活动就会结束,机体就会死亡。因此,新陈代谢是生命活动的最基本特征。

二、兴奋性

(一)刺激与反应

机体生活在一定的环境中,当环境发生变化时,会主动对环境变化做出适应性的反应。在生理学中,将能引起机体发生反应的内外环境变化称为**刺激**(stimulus);将细胞或机体受到刺激后所产生的变化称为**反应**(response)。

刺激的类型繁多,按其性质不同可分为物理性(如声、光、电、机械、压力、温度)、化学性(如酸、碱、药物)、生物性(如细菌、病毒)等。对于人类而言,社会、心理因素也可以对生理功能产生影响,导致身心疾病。临床上常用电、光及心理刺激来诊断和治疗某些疾病。刺激与反应之间存在因果关系,刺激是因,反应是果,没有刺激就不会有反应。但并非所有刺激都能引起机体的反应。要使刺激引起反应,通常需具备三个要素:①足够的刺激强度,任何性质的刺激必须达到足够的强度,才能引起机体发生反应;②足够的刺激作用时间,如果刺激作用的时间过短,即使刺激强度相当大,也可能无法引起组织的兴奋;③适当的刺激强度-时间变化率,指单位时间内强度增减的幅度。它反映了刺激强度的变化速度。对于某些生物体或反应类型来说,刺激强度的快速变化可能比缓慢变化更容易引起反应。

(二)兴奋与抑制

机体对刺激发生的反应有两种形式:一种是接受刺激后,机体功能活动由相对静止变为明显活动,或活动由弱变强,称为**兴奋**(excitation)。如刺激交感神经可使心跳加快、心肌收缩能力加强、心输出量增多,即为兴奋性反应。另一种是接受刺激后机体的功能活动由明显活动变为相对静止,或活动由强变弱,称为**抑制**(inhibition)。如刺激迷走神经时,引起心率减慢、心肌收缩能力减弱、心输出量减少,即为抑制性反应。

"刺激要素"
的临床
应用举例

兴奋和抑制是人体功能活动的两种基本形式。正常情况下,二者既相互对立又相互协调,并随着环境条件的改变而相互转化。组织在接受刺激后发生兴奋还是抑制反应,取决于刺激的性质、强度以及接受刺激时的功能状态。同类型但不同强度的刺激会引发不同的反应,如中等强度的疼痛可导致机体兴奋,表现为烦躁不安、心跳加快、血压上升等;而剧烈疼痛则可能引起抑制,表现为心跳减弱、血压下降,甚至意识丧失。机体的功能状态也会影响对刺激的反应,如有孕子宫对外界刺激的敏感度比未孕子宫更高,反应也可能更为强烈,这是因为机体的生理系统和器官在不同功能状态下,对刺激的敏感性和反应能力会有所不同。

(三)兴奋性及其衡量指标

兴奋性(excitability)是指活组织或细胞接受刺激后产生反应的能力或特性。研究发现,神经、肌肉和腺体组织细胞兴奋性较高,受到有效刺激后可产生动作电位。现代生理学将能对刺激产生动作电位的组织或细胞相应地称为可兴奋组织或可兴奋细胞。可兴奋组织或可兴奋细胞在接受刺激后,总是先发生生物电变化(详见第二章第二节),然后才出现功能活动状态的改变。不同可兴奋组织在兴奋时的表现不同,比如,神经细胞对刺激的反应形式是产生和传导动作电位;各类肌细胞对刺激的反应形式是收缩或舒张;各种腺体对刺激的反应形式是释放分泌物。兴奋性是生命活动的基本特征之一,任何器官、组织和细胞对刺激产生的反应均以兴奋性为基础。如果丧失了兴奋性,机体就中断了与环境间的联系,生命也将终止。

生理学上通常将**阈强度**(threshold,又称阈值)作为衡量兴奋性高低的客观指标。以肌肉收缩为例,固定刺激作用时间和刺激强度-时间变化率,从弱到强逐渐增加刺激强度,可测得一个刚能引起肌肉收缩的最小刺激强度,这个刚能引起组织发生反应的最小刺激强度称为阈强度或阈值。阈值与组织细胞的兴奋性成反比关系,即阈值越低,组织的兴奋性越高;反之,阈值越高,组织的兴奋性越低。以阈值为标准,把强度等于阈值的刺激称为**阈刺激**(threshold stimulus),强度小于阈值的刺激称为阈下刺激,强度大于阈值的刺激称为阈上刺激。阈下刺激不能引起组织细胞兴奋,而阈刺激和阈上刺激都可引起组织细胞兴奋。

不同类型组织的兴奋性高低有所不同。神经组织具有高度的兴奋性,能够快速、准确地传递电信号,从而确保神经系统的快速响应和精确调控。肌肉组织虽然也具有一定的兴奋性,但其反应速度和敏感性通常低于神经组织。结缔组织和上皮组织等的兴奋性则相对更低,它们主要发挥支撑、保护和分泌等功能。

同一组织在不同功能状态下的兴奋性也不一样。在组织细胞受到刺激而兴奋的过程中,其兴奋性会发生周期性变化,主要经历绝对不应期、相对不应期、超常期、低常期四个时期后才能恢复正常(详见第二章第二节细胞兴奋后兴奋性的变化和第四章第二节心肌细胞兴奋性的周期性变化)。兴奋性发生周期性变化确保了细胞在受到一次刺激后,有足够的时间来恢复和准备下一次的兴奋,有助于保护细胞(免受过度刺激的损害)。在一些具有节律性活动的细胞中,如心肌细胞和神经细胞,兴奋性的周期性变化通过确保细胞在适当的时间产生兴奋,使这些细胞能够协调地工作,这对于维持其正常的节律性活动至关重要。因此,组织细胞在兴奋过程中兴奋性发生周期性变化具有重要的生理意义。

三、适应性

机体根据内外环境变化而调整自身生理功能活动,以保持自身与环境之间的平衡状态的能力或特性,称为**适应性**(adaptability)。例如,长期居住在高原地区的居民,其血液中的红细胞数量和血红蛋白含量远高于平原地区的居民,这使得他们的血液运氧能力大大提高,以适应高原缺氧的生存条件。

适应性包括行为性适应和生理性适应。行为性适应是生物界普遍存在的一种本能性行为,常通过躯体活动的改变来实现。如夏天趋凉,冬天趋暖,遇到伤害性刺激时的本能躲避等。生理性适应是指机体内部的协调性反应。如在高温环境下,皮肤血管扩张、血流量增加、汗腺分泌增多等,机体通过加强散热过程而保持体温的相对稳定。

四、生殖

生殖(reproduction)是生物体产生与自身相似的子代个体的过程。通过生殖,生物体能够将自身的遗传信息传递给下一代,确保物种的稳定和进化。例如人类经过两性成熟的生殖细胞(精子和卵子)结合形成受精卵,再由受精卵发育成为新的个体。生殖是生物体繁衍后代、延续种系的一种特征性活动。

生物节律知多少?

第三节 人体的内环境与稳态

环境是机体生命赖以生存的必要条件。生理学上通常将机体生存的外界环境称为**外环境**(external environment),包括自然环境和社会环境。相应地,体内各种组织细胞直接接触并赖以生存的环境称为**内环境**(internal environment)。内环境的相对稳定是机体维持正常生命活动的必要条件。

一、体液与内环境

（一）体液及其分布

人体的大多数细胞并不直接与外环境接触，而是生活在体内的液体环境中。人体内的液体总称为体液（body fluid）。正常成人的体液约占体重的60%，按其分布可分为细胞内液和细胞外液两部分，其中分布在细胞内的称为**细胞内液**（intracellular fluid，ICF），约占体重的40%；分布在细胞外的称为**细胞外液**（extracellular fluid，ECF），约占体重的20%。细胞外液包括血浆、组织液、淋巴液、脑脊液、房水和体腔液（如心包液、胸膜腔液、滑膜液）等，其中组织液约占体重的15%，血浆约占体重的5%。由于细胞膜、毛细血管壁、毛细淋巴管壁具有选择通透性，故各部分体液既彼此分开，又相互沟通。细胞内液与组织液通过细胞膜进行物质交换，而血浆与组织液则通过毛细血管壁进行物质交换（图1-2）。在各种体液中，血浆是最活跃的部分，作为各部分体液与外界进行物质交换的媒介。血浆的成分和理化特性不仅反映了机体与外环境物质交换的情况，而且可反映组织的代谢及内环境各部分之间的物质交换情况。

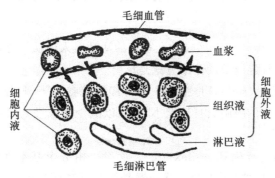

图1-2 体液分布示意图

（二）内环境

由于体内细胞直接接触和生存的环境是细胞外液，因此通常把细胞外液称为细胞生存的内环境，以区别于整个机体所处的外环境。细胞必须通过与细胞周围的细胞外液进行交换来摄取营养物质和代谢所需的氧气（O_2）和排出代谢产物（二氧化碳（CO_2）等）。但体内有些液体，如胃内、肠道内、汗腺管内、尿道内、膀胱内的液体，都是与外环境连通的，因此不属于内环境的范畴。

二、内环境稳态

在正常生理情况下，内环境中各种化学成分（如水、无机盐、有机物及气体成分等）和理化性质（如温度、渗透压、酸碱度、各物质的浓度等）经常保持相对稳定，其数值仅在很小范围内波动。如人血浆的pH仅在7.35~7.45之间波动；正常成人的体温在36~37℃之间波动，每天的变动不超过1℃。这种内环境的化学成分和理化性质保持相对稳定的状态，被称为**内环境稳态**，简称**稳态**（homeostasis）。稳态是细胞进行正常生命活动的必要条件，因为机体的新陈代谢和兴奋性均需要内环境温度、离子浓度等理化性质的相对稳定才能正常进行。

稳态并非意味着内环境的各种成分及理化因素固定不变，而是一种在不断变化中达到的动态平衡状态。正常情况下，由于细胞的代谢活动，内环境中的O_2和营养物质因不断消耗而减少，CO_2和代谢产物则因组织的不断释放而增多。此外，其他多种因素，如高温、严寒、脱水、饥饿等，均可干扰内环境稳态。但机体在神经和体液因素的调节下，通过产热和散热调节体温；通过加强呼吸补充O_2，排出CO_2；通过肾的泌尿作用排出多余的水分和代谢产物；通过消化和吸收补充消耗的水分及营养物质等。因此，可以说稳态是在体内各种调控系统的共同作用下所维持的一种动态平衡。如果内环境的某种理化因素（如酸碱度）变化范围过大且不能及时纠正，则机体的新陈代谢、兴奋性和各种功能活动将不能正常进行，疾病就可能随之发生，甚至危及生命。

第四节　人体功能的调节

机体各系统、器官的功能活动能够相互配合、协调一致，形成一个统一整体以进行活动和维持生存。同时，机体还能对内外环境的复杂变化及时做出适应性反应，从而维持内环境的稳态。这些都是通过人体功能的调节来实现的。

一、人体功能的调节方式

目前生理学认为，人体功能的调节主要包括神经调节、体液调节和自身调节三种方式。

（一）神经调节

神经调节（neuroregulation）是指通过神经系统的活动对人体功能进行的调节，是人体功能调节中最主要的调节方式。神经调节的基本方式是反射。

1. 反射及反射弧　反射（reflex）是指在中枢神经系统参与下，机体对刺激做出的适应性反应。例如，当光线过强时，人的眼睛会自动缩小瞳孔，以减少光线进入眼睛的量，这种反射有助于保护眼睛免受强光的伤害。

反射活动的结构基础是**反射弧**（reflex arc）。反射弧由五个基本部分构成：感受器、传入神经、神经中枢、传出神经、效应器（图1-3）。感受器是接受某种刺激的结构，能感受内外环境条件的变化，并将这种变化转变为电信号（神经冲动）；传入神经可将来自感受器的电信号传导至相应的神经中枢（简称中枢）；中枢能对传入信号进行分析综合并产生相应的传出信息；传出神经则把中枢的传出信息以神经冲动的形式传导至效应器；效应器是完成反射动作的器官，根据传出信息产生相应的效应。

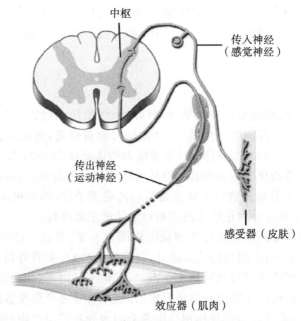

图1-3　反射弧的构成示意图

反射的实现有赖于反射弧结构和功能上的完整性。反射弧五个环节中任一环节损坏或功能障碍都会导致反射活动不能正常进行。在后续的学习中,将详细讲述神经系统对各器官生理功能的调节过程。这里以肢体躲避伤害性刺激为例初步介绍神经系统的反射性调节:当手指无意中受到烧灼或针刺时,皮肤感受器将伤害性信息以神经冲动的方式经传入神经传入脊髓反射中枢,中枢经分析综合做出判断,传出信息再以神经冲动的方式沿传出神经传到相应的肌肉,引起屈肌收缩、伸肌舒张,从而完成上肢缩回动作,避开刺激而防止伤害。神经调节的特点是反应迅速、定位精确、作用持续时间短暂。

2. 反射的种类 反射的种类繁多,按其形成条件和反射弧的特点,主要可以分为非条件反射和条件反射两大类。

(1) 非条件反射:生来就有的反射称为非条件反射(unconditioned reflex)。如新生儿的吮吸反射、食物刺激口腔引起的唾液分泌反射、异物刺激角膜引起的眨眼反射、手接触到热或尖锐物体时的缩手反射等,均属于非条件反射。非条件反射的反射弧固定,反射数量有限,反射中枢位于中枢神经系统的较低级部位,因而是较初级的神经活动,可使机体初步适应环境变化,是人和动物维持生命的本能性活动,对于个体生存和种族繁衍具有重要意义。

(2) 条件反射:通过后天学习、训练获得的反射称为条件反射(conditioned reflex)。如"望梅止渴""谈虎色变"就是典型的条件反射。条件反射是在非条件反射的基础上,结合个体生活经历而建立的,在心理学和行为科学中占据重要地位。因其反射中枢位于大脑皮层,所以条件反射是一种较高级的神经调节方式。不同个体由于生活经历不同,所形成条件反射的种类及数量亦不相同。即便是已经形成的条件反射,也会随着环境的改变而改变。因此,条件反射灵活可变,数量无限。机体通过建立条件反射,使其活动更具有灵活性和预见性,从而大大提高了适应环境变化的能力(表1-1)。

表1-1 非条件反射和条件反射

项目	非条件反射	条件反射
形成	先天遗传,种族共有	在一定条件下后天形成
神经联系	有恒定、稳固的反射弧联系	有易变的、暂时性反射弧联系
中枢	大脑皮层下各中枢能完成	必须通过大脑皮层完成
举例	吮吸反射、膝跳反射	"望梅止渴""谈虎色变"
生理学意义	数量有限,适应性弱	数量无限,适应性强

(二) 体液调节

体液调节(humoral regulation)是指体液中某些特定的化学物质通过体液运输,对机体功能进行的调节。这些化学物质主要是指内分泌腺分泌的激素、某些组织细胞释放的肽类和细胞因子等。这些化学物质若经血液循环被运输到全身的靶细胞,并调节靶细胞的功能活动,则被称为远距分泌调节,是体液调节的主要方式。例如,胰岛 B 细胞分泌的胰岛素,通过血液循环被运输到全身各处,促进组织细胞对葡萄糖的摄取和利用,从而维持机体血糖浓度的相对稳定。由组织细胞产生的代谢产物,如 CO_2、H^+、NO 等,可通过局部组织液扩散并调节邻近细胞的活动,被称为旁分泌调节,是体液调节的辅助方式。此外,体液调节还包括神经分泌和自分泌等方式。如下丘脑内有一些神经细胞能合成激素(如血管升压素),激素随神经轴突的轴浆流至末梢,由末梢释放入血,即为神经内分泌;还有些细胞分泌的物质可反馈作用于产生该物质的细胞自身,如胰岛素可抑制胰岛 B 细胞自身分泌胰岛素的量,即为自分泌调节。

人体内绝大多数内分泌腺的活动接受神经系统的支配。在这种情况下,体液调节成为神经调节反射弧传出途径的延伸或补充,称为神经-体液调节。例如,肾上腺髓质受交感神经节前纤维的支配,当交感神经兴奋时,可引起肾上腺髓质分泌肾上腺素和去甲肾上腺素增多,从而发挥激素的多种生理效应。这种调节方式使神经和体液因素共同参与机体的调节活动,使调节效果更加合理、准确,使机体的协调与统一更加完善。与神经调节相比,体液调节的特点在于反应较缓慢、范围较广泛、作用较持久,常见于对缓慢、持续进行的生理过程的调节,如新陈代谢、生长发育、生殖等。

(三)自身调节

自身调节(autoregulation)是指组织细胞或器官在不依赖神经、体液因素的情况下,仅通过自身特性对内外环境变化产生的适应性反应。这种调节方式主要局限于少部分组织和器官,在心肌和平滑肌中表现比较明显。例如,心肌的收缩强度在一定限度内与收缩前心肌纤维的初长度成正比;肾小球入球小动脉可通过自身的舒缩活动来改变血流阻力,从而保持肾血流量的相对稳定。这些反应在去除神经支配和体液因素的影响后仍然存在,均属于自身调节。

自身调节的特点在于其常局限于一个器官或一小部分组织、细胞内,调节幅度较小,灵敏度较低,但对人体功能活动的相对稳定仍具有重要作用。人体内的神经调节、体液调节和组织器官的自身调节相互紧密联系、相互配合,共同调节机体功能,维持内环境稳态,保证生理活动的正常进行。

神经、体液和自身调节的比较

二、人体功能活动的控制系统

通过运用数学和物理学的原理和方法,分析研究各种工程技术的控制和人体各种功能调节的一般规律的学科,称为控制论(cybernetics)。人体是一个极其复杂的有机体,体内广泛存在不同层次和不同形式的控制系统(control system),甚至在一个细胞内也存在许多精细复杂的控制系统,能精确调控细胞内的各种功能活动。在生理学课程中,我们主要讨论器官系统水平和整体水平的各种控制系统,如人体通过神经和体液调控心血管系统的功能活动,确保心脏的活动和动脉血压保持相对稳定。人体内的控制系统可分为非自动控制系统、反馈控制系统和前馈控制系统三类。

(一)非自动控制系统

在非自动控制系统中,控制部分发出的信息控制受控部分的活动,但受控部分并不反过来影响控制部分的活动。这种控制方式是单向的,缺乏自动控制的作用,在人体功能调节中相对少见。

(二)反馈控制系统

反馈控制系统是人体功能调节控制系统中最为普遍的方式。在这类控制系统中,控制部分发出控制信息调节受控部分的活动,同时受控部分又将其活动效应作为反馈信息,反过来影响控制部分的活动(图1-4)。这种受控部分通过反馈信息影响控制部分活动的过程,称为**反馈**(feedback)。根据反馈作用的效果不同,反馈可以分为负反馈和正反馈。

1. 负反馈 受控部分发出的反馈信息导致控制部分的活动向相反的方向改变,称为**负反馈**(negative feedback)。即当受控部分活动增强时,其反馈信息会抑制控制部分的活动,减弱原有的调节效应,防止受控部分活动过强;相反,当受控部分活动减弱时,反馈信息会加强控制部分的活动,增强原有的调节效应,使受控部分的活动保持在适宜的状态。例如,当机体的动脉血压突然升高时,分布在主动脉弓和颈动脉窦的压力感受器能感受到这一变化,并将变化信息通过迷走神经和舌咽神经反馈到心血管中枢,经过中枢整合、比较、分析后,通过传出神经调节心脏和血管的活动,使动脉血压回降至正常水平。由此可见,负反馈在维持各器官、系统的正常功能及内环境稳态中发挥着重要作用。负反馈机制普遍见于各种需保持相对稳定的生理过程

负反馈、正反馈和前馈的比较

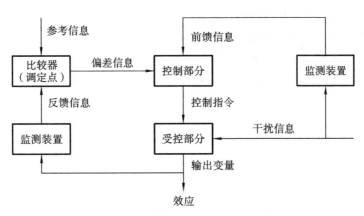

图 1-4　反馈及前馈控制系统示意图

调节中,例如正常血压、pH、渗透压、血糖水平和体温的调节均是通过负反馈调节来实现的。但是,负反馈调节只有在输出变量与原有调节信息出现较大偏差后,反馈信息才会回输至控制部分,从而启动负反馈控制系统,因此总是滞后一段时间才能纠正偏差,导致较大波动,发挥作用较为缓慢。

2. 正反馈　反馈信息的作用与控制信息的作用相同的反馈被称为**正反馈**(positive feedback)。即受控部分发出的反馈信息能促进或加强控制部分的活动,从而使连续发生的生理过程不断增强,直至完成。在生理调节中,正反馈调节较少,主要见于少数需"一次进行到底"的活动,如排尿反射、分娩和血液凝固等。实际上,正常机体中的一些正反馈活动也是为了维持整体稳态。例如,分娩通过正反馈娩出胎儿,打破了怀孕时期的稳态,但母体随后会恢复至怀孕前的稳态。然而,并非所有正反馈都有利于机体。在病理情况下常发生正反馈,如心力衰竭时,由于心脏射血无力导致搏出量减少、心室内余血增多、心室扩大、耗氧量增加,心脏负担加重,收缩力进一步减弱,如此形成恶性循环,最终可能导致死亡。

(三) 前馈控制系统

正常机体内还存在另一种控制机制,即前馈(feed-forward)控制系统。当干扰信号作用于受控部分时,在受控部分发出反馈信号前,某监测装置能感知干扰信号并发出前馈信号,先作用于控制部分,使其做出适应性反应,及时调控受控部分的活动。前馈控制系统可以弥补负反馈调节时产生的波动和反应滞后现象,使调节控制更具有预见性和适应性。例如,人在参加赛跑前,尽管起跑信号枪尚未响起,但通过前馈调节,参赛者已出现心率加快、心输出量增加、肺通气量增加、肾上腺素分泌增加等一系列应急反应,以提前适应赛跑时机体对血供和血氧需求量增加的需求。有些条件反射也被认为是一种前馈控制,如动物看到食物就引起唾液分泌,这比食物进入口中再引起唾液分泌发生得更早。然而,前馈控制引起的反应有时可能发生失误,如动物见到食物后引起消化液分泌增加,但可能因为某种原因最终未吃到食物,此时消化液的分泌可被视为一种失误。

复习思考题

一、名词解释

1. 兴奋性　2. 刺激　3. 反应　4. 兴奋　5. 阈刺激
6. 阈值　7. 绝对不应期　8. 内环境　9. 反射　10. 负反馈

二、问答题

1. 生理学研究主要在哪几个层次上进行?

2. 人体生命活动具有哪些基本特征?
3. 维持人体内环境稳态有何生理意义?
4. 人体生理功能调节的方式有哪些?各有什么特点?
5. 人体的负反馈、正反馈、前馈控制系统有哪些异同点?试举例说明其生理意义。

(于瑞雪)

第二章　细胞的基本功能

学习目标

素质目标：了解生物电的研究历程，培养科学探究意识与科研兴趣；结合临床案例认识神经肌肉接头处生理与临床疾病之间的关系。

能力目标：运用生物电产生原理，了解科研及临床电生理记录方法的应用；熟练运用骨骼肌收缩机制分析肌肉收缩的外部表现。

知识目标：掌握细胞膜的结构、基本功能和物质转运功能；细胞的生物电现象，包括静息电位和动作电位的定义、发生机制及其在细胞膜上的传导过程；骨骼肌神经肌肉接头处的超微结构与兴奋传导过程；骨骼肌收缩的原理——肌丝滑行理论以及肌肉收缩的形式。

扫码看 PPT

细胞是人体和其他生物体的基本结构单位。体内所有的生理功能和生化反应，都是在细胞功能的基础上进行的。人体内约有 10^{14} 个细胞，按其功能可分为两百余种。对细胞及构成细胞的各种细胞器的分子组成和功能的认识，是阐明整个人体和各系统、器官功能活动机制的理论基础。

第一节　细胞膜的基本结构和功能

一切动物细胞都被一层薄膜所包裹，这层薄膜称为细胞膜或质膜（plasma membrane），它将细胞内容物与细胞周围环境（主要是细胞外液）分隔开来，以维持细胞内相对独立而稳定的微环境，从而保证细胞内的各种活动正常进行。同时，细胞膜是一个具有特殊结构和功能的半透膜，允许细胞内、外物质有选择性地通过，从而维持新陈代谢、传递信息、调整细胞功能等生命活动。细胞膜成分中的脂质双分子层主要起到屏障作用，而细胞膜中的特殊蛋白质则与物质、能量和信息的跨膜转运和转换有关。

一、细胞膜的基本结构

细胞膜和细胞器膜主要由脂质、蛋白质和糖类等物质组成。这些物质分子在膜中的排列方式和存在形式，是决定细胞膜基本生物学特性的关键因素。目前被广泛接受的模型是由 Singer 和 Nicholson 在 1972 年提出的**液态镶嵌模型**（fluid mosaic model）。该模型的基本内容：细胞膜的共同结构特点是以液态的脂质双分子层为基础，其中镶嵌着具有不同分子结构和生理功能的蛋白质，这些蛋白质主要以 α 螺旋或球形蛋白质的形式存在（图 2-1）。

（一）脂质双分子层

细胞膜的脂质主要有三种类型：磷脂、胆固醇和糖脂。细胞膜的脂质中以磷脂类为主，占脂质总量的70%以上；其次是胆固醇，一般低于30%；糖脂不超过10%。脂质以双分子层的形式存在于细胞膜中，这是由脂质分子本身的理化特性和热力学定律共同决定的。脂质分子都是双嗜性分子，如磷脂分子中含有磷酸和碱基的头端具有亲水性，含有较长脂肪酸的尾端具有疏水性。脂质分子的双嗜特性使之在质膜中以脂质双层(lipid bilayer)的形式存在，即两层脂质分子的亲水端分别朝向细胞外液或胞质，疏水的脂肪酸烃链则彼此相对，形成膜内部的疏水区。从热力学角度分析，这样组成的系统包含的自由能最低，因而最为稳定，可以自动形成和维持。

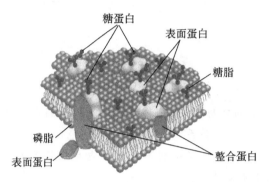

图2-1 细胞膜的液态镶嵌模型

不同细胞或同一细胞不同部位的膜结构中，脂质的成分和含量各有不同；双分子层的内外两层所含的脂质也不尽相同。例如，靠外侧的一层主要含磷脂酰胆碱和含胆碱的鞘脂，而靠胞质侧的一层则有较多的磷脂酰乙醇胺和磷脂酰丝氨酸。胆固醇含量在两层脂质中无显著差别；但它们含量的多少和膜的流动性大小有一定关系，一般是胆固醇含量越多，流动性越小。近年来发现，细胞膜结构中还含有较少的磷脂酰肌醇，且几乎全部分布在膜的靠胞质侧，这种脂质与细胞接受外界信号并把信号传递到细胞内的过程有关。

脂质的熔点较低，这决定了细胞膜中脂质分子在体温条件下是呈液态的，即细胞膜具有一定程度的流动性。脂质双分子层在热力学上的稳定性和它的流动性使细胞可以承受相当大的张力和外形改变而不致破裂，而且即使细胞膜结构有时发生一些较小的断裂，也可以自动融合而修复，仍保持连续的双分子层形式。细胞膜的这些特性还同细胞膜中蛋白质和细胞膜内侧某些特殊结构（称为细胞骨架）的作用有关，细胞膜的流动性一般只允许脂质分子在同一分子层内做横向运动。

（二）细胞膜蛋白质

细胞膜结构中的蛋白质具有不同的分子结构和功能。细胞膜的许多功能是通过膜蛋白实现的。膜蛋白主要以两种形式同细胞膜脂质相结合：有些蛋白质以其肽链中带电的氨基酸或基团，与两侧的脂质极性基团相互吸引，使蛋白质分子像是附着在膜的表面，称为表面膜蛋白(peripheral membrane protein)；有些蛋白质分子的肽链则可以一次或反复多次贯穿整个脂质双分子层，两端露在膜的两侧，称为整合膜蛋白(integral membrane protein)。研究者采用分子生物学技术确定了一个蛋白质分子或其中亚单位的一级结构（即肽链中不同氨基酸的排列顺序）后，发现所有结合蛋白质的肽链中都有一个或数个由20~30个疏水性氨基酸组成的片段。这些氨基酸又由于所含基团之间的相互作用而形成α螺旋，即这段肽链沿一条轴线盘旋，形成每一圈约含3.6个氨基酸残基的螺旋，螺旋的长度大致相当于细胞膜的厚度，因而推测这些疏水的α螺旋可能就是肽链贯穿细胞膜的部分，它的疏水性正好同细胞膜内疏水性烃基相吸引。这样，肽链中有几个疏水性α螺旋，就可能几次贯穿细胞膜结构；相邻的α螺旋则通过位于细胞膜外侧和内侧的不同长度的直肽链连接。

（三）细胞膜糖类

细胞膜所含糖类较少，主要是寡糖和多糖链，它们都以共价键的形式和膜脂质或蛋白质结合，从而形成糖脂和糖蛋白。细胞膜上的糖链绝大多数裸露在细胞膜外侧面。这些糖链的意义在于其单糖排列顺序上的特异性，这种特异性可以作为它们结合蛋白质的独特"标志"。

二、细胞膜的跨膜物质转运功能

细胞膜主要由脂质双分子层构成，理论上只有脂溶性的物质才有可能通过。但事实上，一个进行着新陈代谢的细胞会不断有各种各样的物质进出，包括供能物质、合成细胞新物质的原料、中间代谢产物和终产物、O_2和CO_2，以及Na^+、K^+、Ca^{2+}等。它们的理化性质各异，且多数不溶于脂质或其水溶性大于脂溶性。这些物质中除极少数能够直接通过脂质双分子层进出细胞外，大多数物质分子或离子的跨膜转运都与镶嵌在膜上的各种特殊的蛋白质分子有关。一些团块性的固态或液态物质进出细胞（如细胞对异物的吞噬或分泌物的排出）则与更复杂的膜生物学过程有关。现将几种常见的跨膜物质转运形式（图2-2）分述如下。

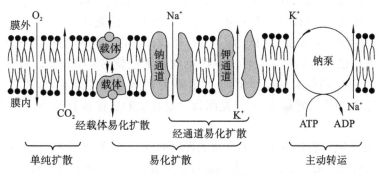

图 2-2　细胞膜的跨膜物质转运形式

（一）单纯扩散

某些脂溶性小分子物质由膜的高浓度侧向低浓度侧的扩散过程，称为**单纯扩散**（simple diffusion）。这是一种单纯的物理过程，扩散的方向和速度取决于物质在膜两侧的浓度差和膜对该物质的通透性，扩散的结果是消除该物质在膜两侧的浓度差（图2-2）。

人体体液中存在的脂溶性物质并不多，因而靠单纯扩散方式进出细胞膜的物质也不多。已确认的能够通过单纯扩散进出细胞膜的物质包括O_2和CO_2等气体分子，它们既能溶于水，也能溶于脂质，因而可以顺浓度差通过细胞膜。虽然水是不带电荷的极性小分子，也能以单纯扩散的方式通过细胞膜，但由于脂质双分子层对水的通透性较低，故扩散速度较慢（某些组织对水的通透性较高，是因为其细胞膜上存在水通道）。

（二）易化扩散

非脂溶性物质借助细胞膜上的膜蛋白顺化学梯度或电位梯度的扩散过程，称为**易化扩散**（facilitated diffusion）。根据跨膜蛋白及其转运溶质的不同，易化扩散可分为经载体易化扩散和经通道易化扩散两种形式。

1. 经载体易化扩散　经载体易化扩散（facilitated diffusion via carrier）是通过膜结构中称为载体（carrier）的蛋白质分子来完成的，它们有一个或数个能与某种被转运物质相结合的位点或结构域（指蛋白质肽链中的某一段功能性氨基酸残基序列）。在转运过程中，载体蛋白首先与膜一侧的某种物质分子选择性地结合，并因此引起载体蛋白的构象变化，使被结合的底物移向膜的另一侧，如果该侧底物的浓度较低，底物就会和载体分离，从而完成转运过程，而载体也恢复了原有的构象，进行新一轮的转运，其终止点是膜两侧底物浓度相等（图2-3）。

水通道蛋白质及其发现

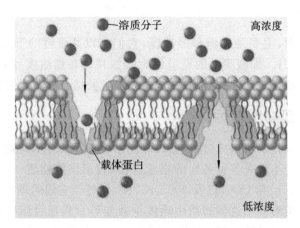

图 2-3 经载体易化扩散示意图

经载体易化扩散具有如下共同特性。①结构特异性：各种载体只能识别和结合具有特定化学结构的底物。以葡萄糖为例，在同样浓度差的情况下，右旋葡萄糖的跨膜转运速率大大超过左旋葡萄糖。②饱和现象：膜结构中与某种物质易化扩散有关的载体蛋白的数目或每一载体分子上能与该物质结合的位点的数量是固定的。当每种载体蛋白与某种物质结合达到最大量时，载体蛋白的结合位点均已被"占满"，再增加底物浓度并不能使转运速率增加，即达到饱和状态。③竞争性抑制：如果某一载体对结构类似的 A、B 两种物质都有转运能力，那么在环境中加入 B 物质将会减弱它对 A 物质的转运能力，这是因为一定数量的载体或其结合位点被 B 物质竞争性占据。

葡萄糖转运体

2. 经通道易化扩散 各种带电离子在通道蛋白的介导下，顺浓度梯度和（或）电位梯度的跨膜转运称为**经通道易化扩散**（facilitated diffusion via channel）。对于同一种离子，在不同细胞或同一细胞的不同部位，可能存在结构和功能不同的通道蛋白，这种情况与细胞在功能活动和调控方面的复杂性和精密性有关。通道蛋白有别于载体蛋白的重要特点是其结构和功能状态可以因细胞内外各种理化因素的影响而迅速改变：当通道处于关闭状态时，无离子通过；通道开放时，离子可经孔道从膜的高浓度侧向低浓度侧扩散。离子通道蛋白贯穿脂质双分子层，中央形成亲水性孔道。离子通过时无须与通道蛋白结合，能以极快的速率跨越细胞膜，远超载体蛋白的转运速率，这也是其被称为通道的原因。据测定，通道开放时离子转运速率可达每秒 $10^6\sim10^8$ 个。

离子通道具有以下两个重要的基本特征。

（1）离子选择性：每种通道只对一种或几种离子有较高的通透性，而对其他离子的通透性很小或不通透。根据其对离子的选择性将通道分为不同种类，如 Na^+ 通道、K^+ 通道、Cl^- 通道、Ca^{2+} 通道等。通道对离子的选择性，取决于通道开放时它的水相孔道的口径和孔道壁的电荷分布，因此对离子的选择性没有载体蛋白严格。

（2）门控特性：大部分通道蛋白分子内部有一些可移动的结构或化学基团，在通道开口处起闸门作用。许多因素可引起闸门运动，导致通道的开放或关闭，这一过程称为门控（gating）。通常情况下，通道开放和关闭均非常迅速。大多数通道的开放时间都十分短暂，一般以毫秒为单位，然后进入失活或关闭状态。通道开放的频率和每次开放的时间具有较大的可变性，离子跨膜转运的速率可由通道开放的频率及开放的时间控制。根据开放机制的不同，离子通道可分为电压门控离子通道（voltage-gated ion channel）、配体门控离子通道（ligand-gated ion channel）和机械门控通道（mechanically-gated channel）。电压门控离子通道的开、闭由膜两侧的电位差控制。此类通道包括电压门控 Na^+ 通道、K^+ 通道和 Ca^{2+} 通道。配体门控离子通道的开、闭由某种化学物质控制。配体通常指来自细胞外介质的神经递质或细胞内的第二信使物质。位于骨骼肌神经肌肉接头后膜的 N_2 型乙酰胆碱受体是典型的由神经递质激活的配体门控离子通道。耳蜗基底膜毛细胞上存在机械门控通道。

单纯扩散和易化扩散具有共同特征：被转运物质都是由高浓度侧向低浓度侧进行跨膜转运，转运所需能量来自膜两侧该物质的浓度差或电位差所储存的势能，是顺电位梯度或化学梯度进行的跨膜转运，无须细胞代谢提供能量，故被称为**被动转运**（passive transport）。

（三）主动转运

主动转运（active transport）指在膜蛋白的协助下，经耗能过程，逆浓度差或逆电位差进行的跨膜转运过程。根据所需能量来源的不同，主动转运分为**原发性主动转运**（primary active transport）和**继发性主动转运**（secondary active transport）。

1. 原发性主动转运　原发性主动转运指物质逆电化学梯度转运，所需的能量直接来自细胞内 ATP 的分解。介导这一过程的膜蛋白（整合膜蛋白）被称为离子泵（ion pump），其能量来自线粒体合成的 ATP。离子泵分解 ATP 为 ADP，并利用高能磷酸键储存的能量，完成细胞跨膜转运。由于离子泵有分解 ATP 的能力，故又称为 ATP 酶。

哺乳类动物中最常见的离子泵为钠-钾泵（sodium-potassium pump）或钠泵（sodium pump），也称为钠/钾-ATP 酶（Na^+/K^+-ATPase）（图 2-4）。细胞内 Na^+ 增多或细胞外 K^+ 增多，均可激活钠泵，分解 ATP。每分解 1 分子 ATP，可以泵出 3 个 Na^+，同时泵入 2 个 K^+，从而维持细胞内高 K^+（约为细胞外的 30 倍）和细胞外高 Na^+（约为细胞内的 10 倍）的离子分布不均衡状态。

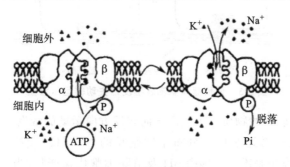

图 2-4　钠泵示意图

钠泵活动具有重要的生理意义：①钠泵活动所形成的细胞内高 K^+ 是细胞内许多代谢反应的必需条件；②钠泵活动所形成的膜内外 Na^+ 和 K^+ 的不均衡分布，可建立离子势能储备，在特定条件下，Na^+ 和 K^+ 可通过各自的离子通道顺电化学梯度进行被动转运，从而产生各种形式的生物电现象；③钠泵活动可维持细胞内渗透压和细胞容积的相对稳定，防止细胞外大量 Na^+ 内流而引发水分子大量进入细胞内导致的细胞肿胀、死亡；④钠泵活动所形成的膜两侧 Na^+ 浓度差是其他许多物质继发性主动转运（如葡萄糖、氨基酸的主动吸收，以及 Na^+-K^+ 交换和 Na^+-Ca^{2+} 交换）的动力。

另一种较常见的离子泵是钙泵（calcium pump），又称为 Ca^{2+}-ATP 酶。它广泛分布于细胞膜、内质网膜和肌质网膜上。当细胞内 Ca^{2+} 浓度升高时，可刺激钙泵分解 ATP，逆浓度差将胞质内 Ca^{2+} 转运至胞外或储存于内质网及肌质网等细胞器中，从而维持胞质内 Ca^{2+} 浓度在 0.1 μmol/L 左右，该水平仅为细胞外液 Ca^{2+} 的万分之一，这对于维持细胞的正常生理功能具有重要意义。

2. 继发性主动转运　继发性主动转运指物质逆电化学梯度转运时，所需要的能量不是直接来自 ATP 的分解，而是来自钠泵活动所形成的膜内外 Na^+ 的势能储备。Na^+ 顺浓度差跨膜转运所释放出来的势能，可用于其他物质逆浓度差进行跨膜转运。继发性主动转运通常由称为转运体（transporter）的整合膜蛋白来完成，转运的物质具有特殊的结构，且转运存在饱和效应且会受到竞争性抑制的影响。继发性主动转运可见于葡萄糖和氨基酸在小肠黏膜上皮细胞的吸收过程以及在肾小管上皮细胞的重吸收过程,还可见于神经递质在突触间隙被重摄取的过程以及甲状腺细胞的聚碘作用。根据物质的转运方向可将继发性主动转运分为同向转运和反向转运。

(1) 同向转运:被转运的物质分子或离子向相同方向转运的继发性主动转运称为**同向转运**(symport)。如图 2-5 是小肠黏膜及肾小管上皮细胞的 Na^+-葡萄糖同向转运和 Na^+-氨基酸同向转运过程。该同向转运系统可有效地逆浓度差吸收营养物质。人小肠 Na^+-葡萄糖同向转运体,又称为钠-葡萄糖耦联转运体(sodium-glucose linked transporter,SGLT),由 664 个氨基酸残基组成,具有 14 个跨膜区段。另一转运体是位于小肠黏膜及肾小管上皮细胞的 Na^+-耦联的磷酸盐转运体家族,该转运体有 6~8 个跨膜区段,含有 460~690 个氨基酸。

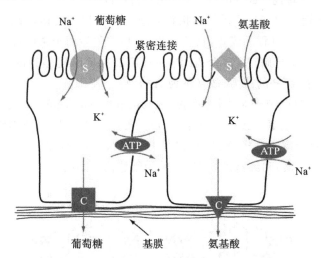

图 2-5　葡萄糖和氨基酸继发性主动转运示意图

(2) 反向转运:指被转运的物质分子或离子向相反方向运动的继发性主动转运称为反向转运(antiport)。最重要的反向转运是广泛分布于细胞膜的 Na^+/H^+ 交换体和 Na^+/Ca^{2+} 交换体。Na^+/H^+ 交换体的主要作用是维持细胞内 pH 及清除细胞代谢产物,当该交换体被激活时,进入细胞内的 Na^+ 与排出的 H^+ 数目相等,因而是一个等电系统。Na^+/Ca^{2+} 交换体的主要作用是利用膜内外 Na^+ 的浓度差将细胞内 Ca^{2+} 排出细胞,与钙泵共同维持细胞内较低的 Ca^{2+} 浓度。由于每 3 个 Na^+ 进入细胞内,伴随 1 个 Ca^{2+} 排出,因而 Na^+/Ca^{2+} 交换体是一个生电系统。

(四) 膜泡运输

大分子和颗粒物质进出细胞并不直接穿过细胞膜,而是由膜包围形成囊泡,通过膜包裹、膜融合和膜离断等一系列过程完成转运,故称为**膜泡运输**(vesicular transport)。膜泡运输可同时转运大量物质,故也称**批量运输**(bulk transport)。膜泡运输是一个主动的过程,需要消耗能量,也需要多种蛋白质参与,同时还伴有细胞膜面积的改变。膜泡运输包括出胞作用和入胞作用两种形式。

1. 出胞作用　出胞作用(exocytosis)是指胞质内的大分子物质以分泌囊泡的形式排出细胞的过程。出胞作用主要见于细胞的分泌活动,如内分泌腺把激素分泌到细胞外液中,外分泌腺把酶原颗粒和黏液等分泌到腺管的管腔中,以及神经细胞的轴突末梢把神经递质分泌到突触间隙中。细胞的各种蛋白性分泌物先在粗面内质网合成,随后在由内质网到高尔基复合体的输送过程中逐渐被一层膜性结构包裹,形成分泌囊泡。这些囊泡再逐渐移向特定部位的质膜内侧,准备进行分泌或暂时储存。有些细胞的分泌过程是持续进行的,有些则有明显的间断性。分泌过程或一般的出胞作用的最后阶段是分泌囊泡逐渐向质膜内侧移动,最后分泌囊泡的膜和质膜在某点接触和相互融合,并在融合处出现裂口,将分泌囊泡内容物一次性排空,此时分泌囊泡的膜也就变成了细胞膜的一部分(图 2-6)。这个过程主要是膜外的特殊化学信号或膜两侧电位改变,引

起了局部膜中的 Ca^{2+} 通道的开放,由内流的 Ca^{2+} 触发分泌囊泡的移动、融合和排放。

2. 入胞作用 入胞作用(endocytosis)是指细胞外大分子物质或物质团块如细菌、死亡细胞和细胞碎片等被细胞膜包裹后以囊泡形式进入细胞的过程,也称内化(internalization)。入胞时,首先是细胞环境中的某些物质与细胞膜接触,引起该处的质膜发生内陷,从而包裹吞噬物,随后出现膜结构的断离,使得异物连同包裹其的那一部分膜一起进入细胞质中(图 2-7)。

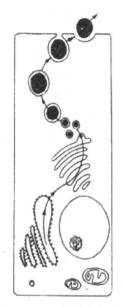

图 2-6 分泌物的出胞过程

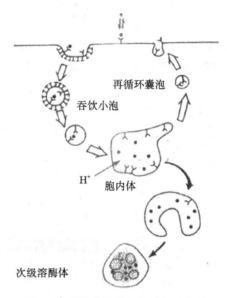

图 2-7 受体介导式入胞过程示意图

三、细胞的跨膜信号转导功能

细胞信号转导是指生物学信息在细胞间或细胞内转换和传递,并产生生物学效应的过程。不论是单细胞生物还是组成多细胞有机体的每一个细胞,它们在生命过程中,都会不断受到来自外部环境的各种理化因素的影响。由于绝大多数细胞是生活在细胞外液,即内环境中,因此内环境中的各种化学分子是它们最常能感受到的外来刺激;在神经调节过程中,当神经信息由一个神经元向其他神经元传递或由神经元传给它的效应器细胞时,在绝大多数情况下,也都要通过一种或多种神经递质和神经调质作为中介。这些化学分子在距离极小的突触间隙中扩散,才能作用到下一级神经元或效应器细胞。值得注意的是,大多数细胞外液中的化学分子(一些脂溶性的小分子、类固醇激素和甲状腺激素例外)发挥作用并不需要自身进入靶细胞,而是选择性地同靶细胞膜上具有特异性的受体结构结合,再通过跨膜信号转导(transmembrane signal transduction)过程,间接地引起靶细胞膜的电变化或细胞内其他功能的改变。跨膜信号转导的生理意义在于其是实现机体生命活动功能调节的基础,其本质是细胞和分子水平的功能调节。

根据细胞膜上感受信号物质的蛋白质分子结构和功能的不同,跨膜信号转导的路径大致可分为以下五类:G 蛋白耦联受体介导的信号转导、离子通道受体介导的信号转导、酶联型受体介导的信号转导、招募型受体介导的信号转导、核受体介导的信号转导。

(一) G 蛋白耦联受体介导的信号转导

G 蛋白耦联受体介导的信号转导是通过 G 蛋白耦联受体、G 蛋白、G 蛋白效应器和**第二信使**(second messenger)等一系列信号分子的活动实现的。

1. 参与 G 蛋白耦联受体介导的信号转导的信号分子

(1) G 蛋白耦联受体(G protein-coupled receptor,GPCR):G 蛋白耦联受体是细胞表面最大

的受体家族,包括肾上腺素能α和β受体、γ-氨基丁酸受体、5-羟色胺受体、嗅觉受体、味觉受体、视紫红质受体以及多数肽类激素的受体等,总数超过1000种。这些受体由结构和功能相似的多肽链构成,每条多肽链由7个跨膜区段组成。其胞外侧和跨膜区段内部有配体结合位点,胞质侧有与G蛋白结合的位点。当激素等物质与配体结合位点结合后,通过受体分子构象的改变,将信息传递给胞质内调节位点,结合并激活G蛋白。

(2) G蛋白(G protein):G蛋白指分子结构中有特异的GTP结合位点,而且其活性受GTP调控的膜蛋白。它由α、β和γ三个亚单位组成,其中α亚单位负责结合并分解GTP,β和γ亚单位则组成稳定、紧密的二聚体。α亚单位结合GDP时,与β、γ亚单位形成三聚体,此时G蛋白处于失活状态(失活型G蛋白)。当细胞外配体与膜受体结合后,活化的受体与G蛋白α亚单位结合,并使之构象发生变化,导致α亚单位与GDP分离,并与GTP结合,从而形成激活型G蛋白(图2-8)。随后,α亚单位和GTP结合的部分与β、γ亚单位和活化的受体分离,形成α亚单位-GTP和β、γ亚单位两部分。这两部分进一步激活膜的G蛋白效应器,通过第二信使完成信号转导。α亚单位具有GTP酶活性,可分解与它结合的GTP生成GDP,并与β、γ亚单位重新结合,形成失活型G蛋白,从而终止信号转导。

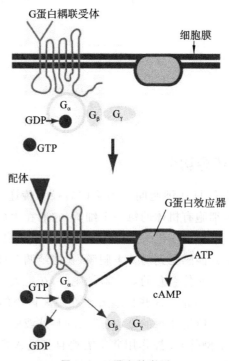

图2-8　G蛋白的激活

(3) G蛋白效应器(G protein effector):G蛋白效应器指能催化生成(或分解)细胞内第二信使物质的酶。主要的G蛋白效应器包括腺苷酸环化酶(adenylate cyclase,AC)、磷脂酶C(phospholipase C,PLC)、磷脂酶A_2(phospholipase A_2,PLA_2)、鸟苷酸环化酶(guanylate cyclase,GC)和磷酸二酯酶(phosphodiesterase,PDE),它们都能通过生成(或分解)第二信使,实现细胞外信号向细胞内的转导。

(4) 第二信使(second messenger):第二信使是指细胞外信号物质作用于细胞膜后产生的细胞内信号分子。它们可将细胞外的信息转入细胞内。较重要的第二信使包括环磷酸腺苷(cyclic adenosine monophosphate,cAMP)、三磷酸肌醇(inositol triphosphate,IP_3)、二酰甘油(diacylglycerol,DAG)、环磷酸鸟苷(cyclic guanosine monophosphate,cGMP)和Ca^{2+}等。它们主要作用于各种蛋白激酶和离子通道,从而调节细胞功能。

2. G 蛋白介导的信号转导的主要途径　配体指能与受体发生特异性结合的活性物质。配体与相应受体结合后,通过信号转导途径将信息转导至细胞内,并引发相应的生物效应。G 蛋白介导的信号转导途径主要有以下几种。

(1) 受体-G 蛋白-AC 途径:参与这一途径的 G 蛋白包括刺激性 G 蛋白(Gs)和抑制性 G 蛋白(Gi)两种。许多肽类激素和儿茶酚胺类物质与细胞膜 G 蛋白耦联受体结合后可迅速提高细胞内 cAMP 浓度。介导这一过程的 G 蛋白称为 Gs(stimulatory G protein)。激活型的 Gs 可激活腺苷酸环化酶(AC),后者是一种大分子跨膜蛋白质,可分解细胞内 ATP 生成第二信使物质 cAMP。另有一些激素与细胞膜受体结合后,会激活另一类具有不同 α 亚单位结构的 G 蛋白,抑制腺苷酸环化酶的活性,从而降低细胞内 cAMP 浓度,这一类 G 蛋白称为 Gi(inhibitory G protein)。

cAMP 是第一个被发现且分布最广泛的第二信使物质,主要激活蛋白激酶 A(protein kinase A,PKA),并通过蛋白激酶 A 催化底物(如酶、离子通道、转录因子等)磷酸化,实现信号转导功能。此外,cAMP 也可不经蛋白激酶 A,直接结合并改变离子通道的活性。

蛋白激酶 A 由两个催化亚单位和两个调节亚单位组成,其酶的活性位于催化亚单位上。当细胞内 cAMP 处于低水平时,调节亚单位与催化亚单位结合,形成失活型四聚体。当细胞内 cAMP 升高时,每个调节亚单位结合两分子 cAMP,然后与催化亚单位分离,使后者具有活性。催化亚单位可催化底物蛋白磷酸化,从而产生一系列生物效应。

(2) 受体-G 蛋白-PLC 途径:有些 G 蛋白耦联受体与配体结合后,激活另一类称为 Gq 的 G 蛋白,由其 α 或 β、γ 亚单位激活磷脂酶 C(PLC)。磷脂酶 C 进一步水解膜脂质中的二磷酸磷脂酰肌醇(PIP_2),生成二酰甘油和三磷酸肌醇两种第二信使物质。二酰甘油在膜内积聚后,可激活 Ca^{2+} 和膜磷脂依赖性蛋白激酶 C(protein kinase C,PKC),蛋白激酶 C 可进一步使下游靶蛋白磷酸化,产生生物效应,如细胞增殖。三磷酸肌醇可激活其门控的内质网或肌质网的 Ca^{2+} 释放通道(calcium release channel),释放 Ca^{2+} 进入胞质。胞质内 Ca^{2+} 浓度升高可激活 Ca^{2+} 依赖的酶,完成细胞内信号转导功能。

(二) 离子通道受体介导的信号转导

有些受体本身就是离子通道,如 N 型乙酰胆碱受体、A 型 γ-氨基丁酸受体,都是细胞膜上的化学门控通道。离子通道受体由多个跨膜亚单位组成,这些亚单位围绕形成"孔道"结构。受体激活后,离子通道蛋白发生构象改变,使通道开放,离子进出细胞。由于这种受体直接操纵离子通道的开关,因此大都介导快速的信号转导。例如,N 型乙酰胆碱受体位于神经肌肉接头处的骨骼肌终板膜上,乙酰胆碱与其结合后,构象发生改变,通道开放,导致 Na^+ 和 K^+ 经通道跨膜流动,使终板膜发生兴奋性局部电变化,并将信号传播至整个肌细胞膜,引发肌细胞收缩,从而完成乙酰胆碱的跨膜信号转导。A 型 γ-氨基丁酸受体主要位于神经元细胞膜上,由 5 个亚单位组成,与配体结合后,通道构象发生改变,导致 Cl^- 通道开放,Cl^- 跨膜流动,产生抑制性突触后电位,抑制神经元活动。除细胞外的信使物质外,一些细胞内的信使物质如 cAMP、cGMP、IP_3 等,也可激活位于细胞内各种膜结构上的受体,通过离子跨膜流动,改变细胞内离子浓度。

(三) 酶联型受体介导的信号转导

许多激素、生长因子及细胞因子通过结合具有酪氨酸激酶活性的受体,完成信息传递功能。酪氨酸激酶受体通常只有一个跨膜 α 螺旋,其配体结合位点位于细胞外侧,而胞质侧为具有酪氨酸激酶的结构域,即受体与酶是同一个蛋白分子。酪氨酸激酶受体与配体结合后,其分子构象发生改变,两个酪氨酸激酶受体聚合形成二聚体(dimer),激活位于细胞内的酪氨酸激酶。酪氨酸激酶进一步磷酸化效应器蛋白的酪氨酸残基,从而改变与细胞增生、分化有关的因子和其他信号介导体系中组成因子的活性,将细胞外的信息传导到细胞内。这种跨膜信号转导途径没有 G 蛋白及第二信使的参与。

(四) 招募型受体介导的信号转导

招募型受体(recruitment receptor)也是单跨膜受体,其胞内域并没有任何酶的活性,故不能进行生物信号的放大。但招募型受体的胞外域一旦与配体结合,其胞内域即可在胞质侧招募激酶或转接蛋白,激活下游不涉及经典第二信使的信号转导通路,如细胞因子受体介导的JAK-STAT信号通路等,它主要调控造血细胞及免疫细胞的功能。

(五) 核受体介导的信号转导

除了上述存在于细胞膜上的受体外,还有部分受体分布于细胞质或细胞核内。由于胞质受体与配体结合后,一般也要转入核内发挥作用,因此常把细胞内受体统称为核受体(nuclear receptor)。核受体常为单链多肽,含有激素结合域、DNA结合域、转录激活结合域和铰链区等功能区段。核受体一般处于静止状态,需活化后才能与靶基因DNA中称为激素应答元件(hormone response element, HRE)的特定片段相结合,并与其他转录因子共同调控DNA的转录,从而调节靶基因转录并表达特定的蛋白质产物,使细胞发生某种功能改变。因此核受体实质上是激素调控特定蛋白质转录的一大类转录调节因子。类固醇类激素受体、维生素D_3受体、甲状腺激素受体以及维A酸受体均属于核受体。与膜受体介导的信号转导机制相比较,核受体介导的信号转导需经过较长时间才能表现出生物效应。如膜受体介导的信号转导以秒与分钟计算,核受体介导的信号转导则需数十分钟或数小时以上的时间。

第二节 细胞的生物电现象

细胞在进行生命活动时都伴随有电现象,称为生物电(bioelectricity)。细胞生物电是由一些带电离子(如Na^+、K^+、Ca^{2+}等)跨膜流动而产生的。带电离子的跨膜运动使得细胞膜内、外两侧产生电位差。这种存在于细胞膜内外的电位差被称为**跨膜电位**(transmembrane potential),简称**膜电位**(membrane potential, MP)。细胞的膜电位主要有两种表现形式,分别是安静状态下的静息电位和受到刺激时产生的动作电位。临床上诊断疾病时广泛应用的心电图、脑电图、肌电图、视网膜电图和胃肠电图等是在器官水平上记录到的生物电,它们是在细胞生物电活动基础上发生总和的结果。

一、静息电位

(一) 细胞的静息电位

记录静息电位时,一对测试电极中的一个放置在细胞外表面,另一个连接微电极,准备刺入细胞膜内。当两个电极都处于细胞膜外,且细胞未受到刺激或损伤时,可发现细胞外部表面各点都是等电位的。但如果将微电极刺穿细胞膜进入膜内,那么在电极尖端刚刚进入膜内的瞬间,记录仪器上会显示出一个突然的电位跃变,膜内电位下降至零电位水平以下,这表明细胞膜内外两侧存在电位差。这种在静息状态下存在于细胞膜两侧的电位差被称为静息膜电位,简称**静息电位**(resting potential, RP)。

在所有被研究过的动植物细胞中(少数植物细胞例外),静息电位都表现为膜内较膜外为负值,如规定膜外电位为0,则膜内电位大多在$-100 \sim -10$ mV之间。例如,枪乌贼的巨大神经轴突和蛙骨骼肌细胞的静息电位为$-70 \sim -50$ mV,哺乳动物的肌肉和神经细胞静息电位为$-90 \sim -70$ mV,人的红细胞静息电位为-10 mV。静息电位在大多数细胞中是一种稳定的直流电位(一些有自律性的心肌细胞和胃肠平滑肌细胞例外),只要细胞未受到外来刺激而且保持正常的新陈代谢，静息电位就会稳定在某一相对恒定的水平。

人们常常把静息电位存在时，细胞膜两侧所保持的内负外正的状态称为**极化**(polarization)；当静息电位的数值向膜内负值增大的方向变化时，称作**超极化**(hyperpolarization)；相反，如果膜内电位向负值减少的方向变化，则称作**去极化**(depolarization)；细胞先发生去极化，然后再向正常安静时膜内所处的负值恢复，则称作**复极化**(repolarization)。

(二) 静息电位的产生机制

细胞生物电现象的各种表现，主要是由于某些带电离子在细胞膜两侧的不均衡分布，以及细胞膜在不同情况下对这些离子的通透性发生改变所造成的。

静息电位的产生主要是由离子跨膜扩散形成的。细胞内外钾离子的不均衡分布和静息状态下细胞膜主要对 K^+ 具有通透性，是细胞能保持内负外正极化状态的基础。已知在所有正常生物细胞中，细胞内的 K^+ 浓度高于细胞外 K^+ 浓度，而细胞外 Na^+ 浓度高于细胞内 Na^+ 浓度，这是钠泵活动的结果。在这种情况下，K^+ 有向膜外扩散的趋势，而 Na^+ 有向膜内扩散的趋势。假设细胞膜在安静状态下只对 K^+ 具有通透性，那么只有 K^+ 会移出膜外。由于膜内带负电荷的蛋白质大分子不能随之移出，于是随着 K^+ 的移出，会出现膜内变负而膜外变正的状态，此时形成一个厚度不足 1 nm 的极薄的电偶层。然而，K^+ 的这种外向扩散并不能无限制地进行，因为移到膜外的 K^+ 所形成的外正内负的电场力会对 K^+ 的继续外移产生阻碍作用，而且移出的 K^+ 越多，这种阻碍也会越大。因此，当促使 K^+ 外移的膜两侧 K^+ 浓度势能差与已移出 K^+ 造成的阻碍 K^+ 外移的电势能差相等时，即膜两侧的电化学(浓度)势能代数和为零时，将不再有 K^+ 的跨膜净移动。此时，由已移出的 K^+ 形成的膜内外电位差将稳定在某一不再增大的数值，这一稳定的电位差被称为 K^+ 平衡电位。由此可见，细胞内高浓度的 K^+ 和静息状态时细胞膜对 K^+ 的通透性，是细胞产生和维持静息电位的主要原因。

值得注意的是，实际上只需要极少量(不足百万分之一)的 K^+ 外流即可使膜电位接近 K^+ 平衡电位，达到静息电位水平。而且，静息电位实测值并不等于 K^+ 平衡电位，而是略小于 K^+ 平衡电位。这是因为安静时细胞膜对 Na^+ 也具有一定的通透性(为 K^+ 通透性的 1/100～1/50)，少量进入细胞的 Na^+ 可部分抵消由 K^+ 外流所形成的膜内负电位。

二、动作电位

(一) 细胞的动作电位

通过图 2-9 中的实验布置观察单一神经纤维动作电位的产生和波形特点，从图中可以看出，当神经纤维在静息状况下受到一次短促的阈刺激或阈上刺激时，膜内原来存在的负电位将迅速消失，进而变成正电位，即膜内电位在短时间内可由原来的 -90～-70 mV 变到 $+20$～$+40$ mV 的水平，由原来的内负外正变为内正外负。这样，整个膜内外电位变化的幅度应是 90～130 mV，这构成了动作电位变化曲线的上升支。如果计算这时膜内电位由零值变正的数值，则应在整个幅值中减去膜内电位由负上升到零的数值，即动作电位上升支中零位线以上的部分，称为超射。但是，由刺激所引起的这种膜内外电位的倒转只是暂时的，很快就会出现膜内电位的下降，由正值的减小发展到膜内出现刺激前原有的负电位状态，这构成了动作电位曲线的下降支。由此可见，动作电位(action potential，AP)是细胞膜受刺激后在静息电位基础上产生的一次短暂、快速、可远距离传播的电位变化。在神经纤维中，动作电位一般在 0.5～2.0 ms 的时间内完成，其描记图形表现为一次短促而尖锐的脉冲样变化，因此人们常把这种构成动作电位主要部分的脉冲样变化称为**锋电位**(spike potential)。在锋电位下降支最后恢复到静息电位水平以前，膜两侧电位还要经历一些微小而较缓慢的波动，这些波动被称为后电位(after potential)。一般是先出现一段持续 5～30 ms 的负后电位(negative after potential)，再出现一段延续更长的正后电位(positive after potential)。如图 2-9 所示,锋电位存在的时期就相当于绝对不应期,这时细胞对新的刺激不能产生新的兴奋;负后电位出现时,细胞大约正处于相对不应期和超常期;正后电位则相当于低常期。

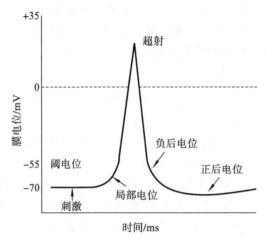

图 2-9　神经纤维膜电位测量示意图

动作电位具有以下特点。①"全或无"现象:要使细胞产生动作电位,所给的刺激必须达到一定的强度。若刺激未达到一定强度,动作电位就不会产生("无");当刺激达到一定强度引起动作电位,其幅度便达到该细胞动作电位的最大值("全"),不会出现随刺激强度增强而增大的等级现象,这就是动作电位的"全或无"(all-or-none)现象(详见本节动作电位的触发)。②不衰减传播:动作电位产生后,并不停留在受刺激处的局部细胞膜,而是沿膜迅速向四周传播,直至传遍整个细胞,其幅度和波形在传播过程中始终保持不变。③脉冲式发放:连续刺激所产生的多个动作电位总存在一定时间间隔而不会融合,呈现一个个分离的脉冲。

(二) 动作电位的产生机制

1. 去极相(即上升支)　在静息状态下,细胞膜外 Na^+ 浓度高于细胞膜内,因此 Na^+ 有向膜内扩散的趋势,同时,静息时膜内负电位也吸引 Na^+ 向膜内流动。但是,由于静息时细胞膜上的 Na^+ 通道处于关闭状态,Na^+ 不能大量内流。当细胞受到一个阈刺激而发生兴奋时,首先会引起少量 Na^+ 内流,使膜发生去极化。当膜去极化达到一定程度(即阈电位)时,会引起大量电压门控 Na^+ 通道开放,导致 Na^+ 迅速大量内流,使膜内负电位随着正电荷的进入而迅速被抵消。由于膜外高 Na^+ 所形成的浓度差,使 Na^+ 在膜内负电位减小到零电位时仍可内流,进而使膜内出现正电位。直至内流的 Na^+ 在膜内形成的正电位足以阻止由浓度差所引起的 Na^+ 继续内流时,膜对 Na^+ 的净通量为零,从而形成动作电位的上升支。这时膜内外所具有的电位差称为 Na^+ 电化学平衡电位。

2. 复极相(即下降支)　膜内并不停留在正电位状态,很快会出现复极过程。这是因为 Na^+ 通道开放时间很短,很快会进入失活状态,从而使膜对 Na^+ 的通透性变小,与此同时,膜对 K^+ 的通透性增大,于是 K^+ 在浓度差和电位差的推动下又向膜外扩散,使膜内电位由正值向负值发展,直至恢复静息时的电位水平,即出现复极相(即下降支)。

复极后,膜电位已恢复到静息电位水平,细胞膜对 Na^+、K^+ 的通透性也恢复至正常状态,但是膜内外的离子分布尚未恢复。此时细胞内 Na^+ 浓度增加,细胞外 K^+ 浓度也增加(据估计,神经纤维每兴奋一次,进入胞内的 Na^+ 量使膜内 Na^+ 浓度增加约 1/80000,逸出的 K^+ 量也近似这个数值)。这种膜内 Na^+ 增多,膜外 K^+ 增多的状态激活了膜上的钠泵,通过钠泵的转运将膜内 3 个 Na^+ 转运至细胞外,将细胞外 2 个 K^+ 转运回细胞内,从而使细胞膜内外的离子分布恢复到原来静息状态时的水平。

（三）动作电位的触发

给细胞膜一个较弱的去极化刺激时，少量 Na^+ 通道开放所形成的膜去极化很快被因去极化而增加了驱动力的 K^+ 外流（由 K^+ 漏通道介导）所抵消，不能进一步发展。但是 Na^+ 通道的开放具有电压依赖性，即膜去极化程度越大，Na^+ 通道开放的概率或 Na^+ 内向电流也越大。因此，当增加刺激强度使膜进一步去极化到某一临界膜电位时，Na^+ 内向电流足以超过 K^+ 外向电流，从而使膜进一步去极化。更强的去极化会使更多的 Na^+ 通道开放，形成更强的 Na^+ 内流，进而形成 Na^+ 通道激活对膜去极化的正反馈，使膜迅速去极化至接近 Na^+ 平衡电位，最终形成陡峭的动作电位上升支。

可见，膜内负电位必须去极化到某一临界值时，才能在整段膜上引发一次动作电位，这个临界值比正常静息电位的绝对值小 10~20 mV，称为**阈电位**（threshold potential）。例如，神经细胞的静息电位为 -70 mV，其阈电位约为 -55 mV。这是由于在阈下电位时，虽然也有一定数目的 Na^+ 通道开放，但由于膜对 K^+ 的通透性仍大于 Na^+，因而少量的 Na^+ 内流及其对膜内电位的影响随即被 K^+ 的外流所抵消，导致去极化不能继续发展，无法形成动作电位。只有当外来刺激引起的去极化达到阈电位水平时，大量 Na^+ 通道的开放造成膜内电位发生较大的去极化，而此去极化已无法再被 K^+ 外流所抵消，从而能进一步增加膜中 Na^+ 通道开放的概率，使更多 Na^+ 内流，导致膜内进一步去极化，如此反复促进形成一种正反馈的过程，称为再生性循环。其结果使膜内去极化迅速发展，形成动作电位陡峭的上升支，直至膜内电位上升到近于 Na^+ 平衡电位的水平。由此可见，阈电位并不是单一通道的属性。对于以钠通道大量开放触发的动作电位而言，阈电位是在一段膜上能使 Na^+ 通道开放的数目足以引起再生性循环出现的膜电位水平。

阈电位是一个与细胞兴奋性相关的概念。凡是能降低静息电位的绝对值，使之与阈电位接近的因素，均能提高细胞的兴奋性，反之亦然。影响阈电位水平的主要因素还包括电压门控钠通道在细胞膜中的分布密度、功能状态以及细胞外的 Ca^{2+} 水平等。当电压门控钠通道密度较大时，只需较小的膜去极化即可形成较大的 Na^+ 电流，因此阈电位水平较低或更接近静息电位，如神经元轴突始段膜中的电压门控钠通道分布密度极高，故始段的阈电位水平明显低于胞体或其他突起部位，即兴奋性极高。电压门控钠通道在不同功能状态（静息、激活与失活）时对膜电位改变或者其他刺激的敏感性不同，也可改变阈电位水平。细胞外的 Ca^{2+} 水平也可影响电压门控钠通道的激活。当细胞外 Ca^{2+} 浓度增高时，可减小膜对 Na^+ 的通透性，使阈电位抬高，细胞兴奋性下降，故 Ca^{2+} 被称为膜"稳定剂"。相反，细胞外 Ca^{2+} 浓度降低时，可使阈电位下移，向静息电位水平靠近，细胞的兴奋性升高。临床上常见的低钙惊厥正是由此而产生。

动作电位或锋电位的产生是细胞兴奋的标志，它只在刺激满足一定条件或在特定条件下（即刺激强度达到阈值）时才能产生。但单一神经或肌细胞动作电位产生的一个特点是只要刺激达到了阈强度，再增加刺激并不能使动作电位的幅度增大。也就是说，锋电位可能因刺激过弱而不出现，但在刺激达到阈值以后，它就始终保持某种固有的大小和波形。此外，动作电位不是只出现在受刺激的局部。它在受刺激部位产生后，还可沿着细胞膜向周围传播，而且传播的范围和距离并不因原来刺激的强弱而有所不同，直至整个细胞膜都依次兴奋并产生同样大小和形式的动作电位。这种在同一细胞上动作电位大小不随刺激强度和传导距离而改变的现象，称作"全或无"现象。

在不同的可兴奋细胞中，动作电位虽然在基本特点上类似，但变化的幅值和持续时间可以不同。例如，神经和骨骼肌细胞的动作电位持续时间通常为一至几个毫秒，而心肌细胞的动作电位则可持续数百毫秒。尽管如此，这些动作电位都表现出"全或无"的性质。动作电位之所以表现"全或无"的现象，是因为只要刺激大于能引起再生性循环的水平，膜内去极化速度就不再取决于原刺激的大小;整个动作电位上升支的幅度也只取决于原来静息电位的值和膜内外的Na^+浓度差,而与引起此次动作电位的刺激大小无关。

(四) 动作电位在同一细胞上的传播

可兴奋细胞的特征之一是其任何一处膜产生的动作电位都可沿着细胞膜向周围传播,使得整个细胞膜都经历一次与被刺激部位相似的离子电导的改变,表现为动作电位沿整个细胞膜的传导。传导的机制实际已包含在兴奋膜的上述特性之中。

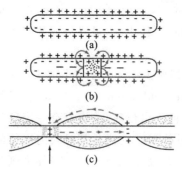

图 2-10 神经纤维传导机制的模式图

设想一只枪乌贼的无髓神经纤维的某一小段因受到足够强的外加刺激而出现了动作电位(图 2-10),即该处膜两侧的电位发生了暂时性倒转,由静息时的内负外正变为内正外负。然而,与该段神经相邻接的神经段仍处于静息时的极化状态。由于膜两侧的溶液都是导电的,因此在已兴奋的神经段和与它相邻的未兴奋的神经段之间,会因电位差的存在而产生电荷移动,这种电流被称为局部电流。其运动方向:膜外正电荷由未兴奋段移向已兴奋段,膜内正电荷由已兴奋段移向未兴奋段。这种电荷移动会造成未兴奋段膜内电位升高而膜外电位降低,即引起该处膜的去极化。这一过程的初始时,相当于电紧张性扩布。根据上述关于兴奋产生机制的分析,当任何原因使膜的去极化达到阈电位水平时,都会大量激活该处的Na^+通道而导致动作电位的出现。因此,当局部电流的出现使邻接的未兴奋的膜去极化到阈电位时,也会使该段出现动作电位。所谓动作电位的传导,实际上就是已兴奋的膜部分通过局部电流"刺激"了未兴奋的膜部分,使之出现动作电位。这样的过程在膜表面连续进行,就表现为兴奋在整个细胞的传导。可见,动作电位的传导是局部电流作用的结果。由于锋电位产生期间电位变化的幅度和陡度相当大,因此在单一细胞中,局部电流的强度超过了引起邻近膜兴奋所必需的阈强度数倍。因而以局部电流为基础的传导过程是相当"安全"的,一般不易出现传导"阻滞",这一点与一般化学突触处的兴奋传递存在明显差别。

兴奋传导机制虽然以无髓神经纤维为例进行说明,但其他可兴奋细胞(如骨骼肌细胞)的兴奋传导,也基本上遵循同样的机制。有髓神经纤维在轴突外面包裹一层相当厚的髓鞘,髓鞘的主要成分脂质是不导电或不允许带电离子通过的,因此只有在髓鞘暂时中断的郎飞结处,轴突膜才能和细胞外液接触,使跨膜离子移动得以进行。因此,当有髓纤维受到外加刺激时,动作电位只能在邻近刺激点的郎飞结处产生,而局部电流也只能发生在相邻的郎飞结之间,其外电路要通过髓鞘外面的组织液进行连接。因此,动作电位表现为跨过每一段髓鞘而在相邻郎飞结处相继出现,这称为兴奋的**跳跃式传导**(saltatory conduction)。跳跃式传导的兴奋传导速度比无髓纤维或一般细胞的传导速度快得多。

如果一条神经纤维在中间部位受到刺激,将会有动作电位由中间向纤维两端传送,这是由于局部电流可以出现在原兴奋段两侧。由此可以理解,兴奋在同一细胞上的传导,并不限于朝向某一特定方向。体内神经纤维之所以有传入和传出之分,只是由于在整体的自然条件下,传入纤维只能在它们和感受器相连接的外周端被刺激,而传出纤维只能在它们的轴突始段产生冲动而传向外周,这并非因为这些纤维本身只能单方向传导兴奋。以动作电位为兴奋出现的指标,可以测定兴奋在各种细胞中的传导速度。例如,人体一些较粗的有髓神经纤维的传导速度最快可达每秒 100 m 以上,而一些细胞的无髓纤维每秒的传导距离还不到 1 m;构成心脏内部传导系统的浦肯野细胞的传导速度为 4~5 m/s,是心肌细胞中传导速度最快的。

(五) 细胞兴奋后兴奋性的变化

组织细胞在产生兴奋后,其兴奋性会出现一系列变化。

1. 绝对不应期　在兴奋发生后的最初一段时间内，无论施加多强的刺激也不能使细胞再次兴奋，这段时间称为**绝对不应期**(absolute refractory period)。细胞于此期的阈值无限大，兴奋性为零，其原因是兴奋发生时，大部分钠（或钙）通道已处于激活状态，不会被再激活；或者兴奋后最初的一段时间内，大部分钠（或钙）通道已进入失活状态，也不会再次接受刺激而被激活。在神经细胞或骨骼肌细胞中，绝对不应期的长短正好对应于锋电位发生的时期，所以锋电位不会发生融合。同时，锋电位产生的最高频率也受限于绝对不应期的长短。例如，神经细胞的绝对不应期约为 2 ms，故理论上其锋电位的最大频率可达到每秒 500 次；心室肌细胞的绝对不应期约为 200 ms，故理论上其产生动作电位的最大频率不超过每秒 5 次。

2. 相对不应期　绝对不应期之后，细胞的兴奋性逐渐恢复，接受刺激后可再次发生兴奋，但刺激强度必须大于原来的阈值，这一时期称为**相对不应期**(relative refractory period)。相对不应期是细胞兴奋性从零逐渐恢复到接近正常的时期。此期兴奋性较低的原因是失活的电压门控钠（或钙）通道虽已开始复活，但复活的通道数量较少（部分仍处于复活过程中），因此必须给予阈上刺激才能引发动作电位。在神经纤维中，相对不应期相当于动作电位中负后电位前半段。

3. 超常期　相对不应期过后，有的细胞会出现兴奋性轻度增高的时期，此期称为**超常期**(supranormal period)。在神经纤维中，超常期相当于动作电位中负后电位后半段。此时电压门控钠（或钙）通道已基本复活，但膜电位尚未完全恢复到静息电位，距离阈电位水平较近，因而只需阈下刺激就能使膜去极化达到阈电位而再次兴奋。

4. 低常期　超常期过后，有的细胞又会出现兴奋性的轻度减低，此期称为**低常期**(subnormal period)。低常期相当于动作电位中正后电位部分。在这个时期，电压门控钠（或钙）通道虽已完全复活，但膜电位处于轻度的超极化状态，与阈电位水平的距离加大，因此需要阈上刺激才能引起细胞再次兴奋。

三、局部电位

阈下刺激虽然未能使膜电位达到阈电位水平的去极化，但仍然能引起该段膜中部分 Na^+ 通道的开放，尽管开放的概率较低。这些少量开放的 Na^+ 通道允许 Na^+ 内流，和电刺激造成的去极化叠加，在受刺激的膜局部出现一个较小的去极化电位，称为**局部电位**(local potential)或局部兴奋(local excitation)。由于局部电位强度较弱，且很快被外流的 K^+ 所抵消，因而不能引起兴奋或动作电位。在阈下刺激的范围内，刺激强度越强，引起的膜去极化即局部电位的幅度越大，延续的时间也越长；只有当局部电位的幅度大到足以引发再生性循环的水平时，膜去极化速度才会突然加快，这样局部电位就会发展成为动作电位。

局部电位有以下三个基本特性。

1. 等级性反应　局部电位不是"全或无"的，而是随着阈下刺激的增大而增大。

2. 衰减性传导　局部电位不能在膜上做远距离的传播。由于细胞膜本身具有电阻特性，且膜内外都是电解质溶液，因此发生在膜某一点的局部电位只能使邻近的膜产生类似的去极化，但这种去极化会随着距离的增加而迅速减小直至消失。在一般神经细胞膜上，局部电位所波及的范围通常不超过数十乃至数百微米。对于某些本身不大的细胞，如神经元胞体，局部电位的这种电紧张性扩布(electrotonic propagation)具有重要的生理意义。

3. 可总和性　局部电位可以互相叠加。当一处产生的局部电位通过电紧张性扩布导致邻近处的膜也出现程度较小的去极化时，如果该处又因另一刺激产生了局部电位，那么这两个局部电位（当然不一定仅限于两者）单独出现时都不足以引发一次动作电位，但如果它们同时出现，则可以叠加起来，有可能达到阈电位水平并引发一次动作电位，这种现象称为兴奋的空间性总和。此外,局部电位的叠加也可以发生在连续受到数个阈下刺激的膜的某一点上,即当前面刺激引起的局部电位尚未消失时,与后面刺激引起的局部电位发生叠加,称为时间性总和。总和现象在神经元细胞的功能活动中十分重要和常见。

在体内,某些感受器细胞、部分腺细胞和平滑肌细胞,以及神经细胞体上的突触后膜和骨骼肌细胞的终板膜,在受到刺激时不产生"全或无"形式的动作电位,而是只出现原有静息电位的微弱而缓慢的变动,这些变动分别称为感受器电位、慢电位、突触后电位和终板电位。这些电位也具有类似局部电位的特性。这些形式的电变化实际上是使另一细胞或同一细胞的其他部分的膜产生"全或无"形式的动作电位的过渡性电变化。

第三节 肌细胞的收缩功能

人体各种形式的运动,主要依赖于肌细胞的收缩活动完成。例如,躯体的各种运动和呼吸动作通过骨骼肌的收缩来完成;心脏的泵血活动通过心肌的收缩来完成;一些中空器官如胃肠、膀胱、子宫、血管等器官的运动,则通过平滑肌的收缩来完成。

骨骼肌是人体内最多的组织,约占体重的40%。在骨骼和关节的协同作用下,骨骼肌通过收缩和舒张,完成人和高等动物的各种躯体运动。骨骼肌由大量成束的肌纤维组成,每条肌纤维就是一个肌细胞。成人肌纤维呈细长圆柱形,直径约为60 μm,长度可达数毫米至数十厘米。在多数肌肉组织中,肌束和肌纤维都呈平行排列,它们两端都和由结缔组织构成的肌腱相融合,后者附着在骨骼上。通常四肢的骨骼肌在附着点之间至少要跨过一个关节,因此肌肉通过收缩和舒张就可引起肢体的屈曲和伸直。机体的各种姿势和运动的维持等,都是许多骨骼肌相互配合活动的结果。每条骨骼肌纤维都是一个独立的功能和结构单位,它们至少接受一个运动神经末梢的支配。并且,体内的骨骼肌纤维只有支配它们的神经纤维有神经冲动传来时,才会进行收缩。因此,人体所有的骨骼肌活动都是在中枢神经系统的控制下完成的,并依赖于神经肌肉接头处的兴奋传递、兴奋-收缩耦联、收缩蛋白的横桥周期等多个亚细胞生物网络系统的协调活动。

一、骨骼肌神经肌肉接头处的兴奋传递

骨骼肌的收缩是在中枢神经系统的控制下完成的,每个肌细胞都受到来自运动神经元轴突分支的支配。只有当支配肌肉的神经纤维产生兴奋时,动作电位才会通过骨骼肌神经肌肉接头传递给肌肉,进而引起骨骼肌的兴奋和收缩。

(一)骨骼肌神经肌肉接头处的结构特征

骨骼肌神经肌肉接头(neuromuscular junction)是运动神经末梢与其所支配的骨骼肌细胞之间的特化结构,由接头前膜(prejunctional membrane)、接头后膜(postjunctional membrane)和接头间隙(junctional cleft)构成(图2-11)。接头前膜是运动神经轴突末梢膜的一部分。接头后膜是与接头前膜相对的骨骼肌细胞膜,也称为终板膜(end-plate membrane),为向内凹陷的浅槽。运动神经纤维在到达末梢处失去髓鞘,以裸露的轴突末梢嵌入终板膜浅槽中。终板膜槽底部进一步向内凹陷,形成许多皱褶,以增大其表面积。接头间隙是位于接头前膜与接头后膜之间20~30 nm的间隔,其中充满细胞外液。接头前膜内侧的轴浆中约有3×10^5个突触囊泡(synaptic vesicle)或突触小泡,每个囊泡内含约10^4个乙酰胆碱(acetylcholine,ACh)分子。接头后膜上含有N_2型ACh受体阳离子通道(N_2-ACh receptor cation channel),集中分布于皱褶的开口处。在接头后膜外表面还分布有乙酰胆碱酯酶(acetylcholinesterase,AChE),它能将ACh分解为胆碱和乙酸。

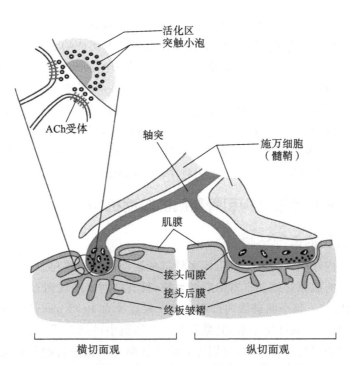

图 2-11 骨骼肌神经肌肉接头处的超微结构示意图

（二）骨骼肌神经肌肉接头处的兴奋传递过程

当神经末梢处有神经冲动传来时，在动作电位造成的局部膜去极化的影响下，大量囊泡向接头前膜的内侧面靠近，通过囊泡膜与接头前膜融合，并在融合处形成裂口，使囊泡中的 ACh 全部释放进入接头间隙。据推算，一次动作电位的到达，可引发大约 125 个囊泡的内容物释放，释放近 10^7 个 ACh 分子。轴突末梢处的电位变化引起囊泡释放的过程十分复杂，首先是轴突末梢膜的去极化，引起该处特有的电压门控钙通道开放，细胞外液中的 Ca^{2+} 进入轴突末梢，触发囊泡移动并释放的过程。Ca^{2+} 的进入量决定着囊泡释放的数目；细胞外液中低 Ca^{2+} 或（和）高 Mg^{2+} 都可阻碍 ACh 的释放，从而影响骨骼肌神经肌肉接头的正常功能。

当 ACh 分子通过接头间隙到达终板膜表面时，立即与集中存在于该处的 N_2 型乙酰胆碱受体的两个 α 亚单位结合。每分子的通道将结合两个分子的 ACh，由此引起蛋白质分子内部构象的变化，导致通道结构的开放。这种通道开放时，其孔道的横截面比前面提到的 Na^+ 通道的面积更大，可允许 Na^+、K^+ 甚至少量 Ca^{2+} 同时通过。由于这几种离子在膜内外正常时的分布特点，实际出现的是 Na^+ 的内流和 K^+ 的外流，其总的结果是使终板膜处原有静息电位减小，向零值靠近，即出现膜的去极化。这一电变化称为**终板电位**（endplate potential），它的出现较神经冲动到达接头前膜处晚 0.5~1.0 ms。终板电位与前述的局部电位电反应有类似的性质：不表现"全或无"特性，其大小与接头前膜释放的 ACh 的量成比例；无不应期，可表现总和现象等。一般记录到的终板电位是多数微终板电位总和的结果。终板电位产生时，它将以电紧张性扩布的形式影响终板膜周围的一般肌细胞膜。一般肌细胞膜与神经轴突的膜性质类似，其中主要含电压门控钠通道和电压门控钾通道。因而当与终板膜邻接的肌细胞膜的静息电位由于终板电位的影响而去极化到该处膜的阈电位水平时，就会引发一次整个肌细胞膜做"全或无"式传导的动作电位，后者再通过兴奋-收缩耦联，引起肌细胞出现一次机械收缩。

在骨骼肌神经肌肉接头处的兴奋传递过程中，ACh 的释放是一个关键性步骤。运动神经末梢释放 ACh 是一种**量子释放**（quantal release），即 ACh 的释放是以囊泡为基本单位进行的。一个囊泡被称为一个"量子"，释放时囊泡内的 ACh 倾囊而出。在神经末梢处于静息状态时，一般

重症肌无力

神经肌肉接头与疾病

只有少数囊泡随机释放,不能对肌细胞产生显著影响。正常情况下,一次神经冲动所释放的 ACh 以及它所引起的终板电位可超过引起肌细胞膜动作电位所需阈值的 3~4 倍,因此神经肌肉接头处的兴奋传递通常是一对一的关系,即运动纤维每有一次神经冲动到达末梢,都能"可靠地"使肌细胞兴奋一次,诱发一次收缩。接头传递能保持一对一的关系,还要靠每一次神经冲动所释放的 ACh 能够在它引起一次肌肉兴奋后被迅速清除,否则 ACh 将持续作用于终板而使终板膜持续去极化,并影响下次到来的神经冲动的效应。已知,ACh 的清除主要靠胆碱酯酶的降解作用来完成,此酶主要分布在接头间隙和接头后膜上,它们大约可以在 2.0 ms 的时间内将一次神经冲动所释放的 ACh 清除掉。许多药物可以作用于接头传递过程中的不同阶段,影响正常的接头功能。

二、骨骼肌细胞的微细结构和骨骼肌的收缩机制

(一) 骨骼肌细胞的微细结构

骨骼肌细胞是体内耗能做功以完成机体多种机械运动的功能单位。骨骼肌细胞在结构上的最大特点是含有大量的肌原纤维和丰富的肌管系统,且其排列高度规则有序。

1. 肌原纤维和肌节 每个肌纤维内部都含有大量直径为 1~2 μm 的纤维状结构,称为肌原纤维。它们平行排列,纵贯肌纤维全长,其数量在一个细胞中可达上千条之多(图 2-12)。每条肌原纤维都呈现出规则的明暗交替横纹,分别称为明带和暗带。在平行的各肌原纤维之间,明带和暗带分布在同一水平位置上,暗带的长度相对固定,不论肌肉处于静息状态、受到被动牵拉或进行收缩时,其长度都保持在 1.5 μm。在暗带中央,有一段相对透明的区域,称为 H 带,其长度会随肌肉所处状态的不同而发生变化。在 H 带中央,即整个暗带的中央,有一条横向的暗线,称为 M 线。与暗带不同,明带的长度是可变的,在肌肉处于静息状态时较长,并且在一定范围内可随肌肉所受的被动牵引力增大而变长;明带在肌肉收缩时亦可变短。明带中央也有一条横向的暗线,称为 Z 线(或 Z 盘)。肌原纤维上每一段位于两条 Z 线之间的区域,是肌肉收缩和舒张的基本单位,它包含一个位于中间部分的暗带和两侧各 1/2 的明带,合称为**肌节**(sarcomere)。由于明带的长度可变,在不同情况下肌节的长度可变动于 1.5~3.5 μm 之间。通常体内骨骼肌在静息状态时,肌节的长度为 2.0~2.2 μm。

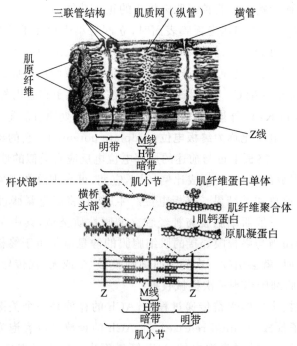

图 2-12 骨骼肌细胞、肌节组成示意图

用 X 线衍射等更为精密的方法可进一步发现,肌节的明带和暗带包含更细的、平行排列的丝状结构,称为肌丝。暗带中含有的肌丝较粗,直径约为 10 nm,称为粗肌丝,其长度与暗带相同;实际上,暗带的形成正是由于粗肌丝的存在,而 M 线则是将成束的粗肌丝固定在一定位置的某种结构。明带中的肌丝相对较细,直径约为 5 nm,称为细肌丝;它们由 Z 线结构向两侧明带延伸,每侧的长度都为 1.0 μm。在肌节总长度小于 3.5 μm 的情况下,细肌丝游离端必然有一段伸入暗带,与粗肌丝形成交错和重合的状态;由于两侧 Z 线伸入暗带的细肌丝未能相遇而隔有一段距离,这就形成了 H 带。当肌肉被拉长时,肌节的长度增大,这时细肌丝会从暗带重合区拉出,导致明带长度增大,H 带也相应地增大(图 2-12)。

2. 肌管系统 肌管系统是指包绕在每一条肌原纤维周围的膜性囊管状结构,由来源和功能都不相同的两组独立的管道系统组成。一部分肌管的走行方向和肌原纤维相垂直,称为横管或 T 管,是由肌细胞的表面膜向内凹陷而形成;它们穿行在肌原纤维之间,并在 Z 线水平(在某些动物中是在暗带和明带衔接处的水平)形成环绕肌原纤维的管道;它们相互交通,管腔通过肌膜凹陷处的小孔与细胞外液相通。肌原纤维周围还有另一组肌管系统,即肌质网,它们的走行方向和肌节平行,称为纵管或 L 管;纵管系统或肌质网主要包绕每个肌节的中间部分,形成一些相互沟通的管道。在接近肌节两端的横管处,管腔出现膨大,称为终池,它使得纵管以较大的面积和横管相靠近。每一横管和来自两侧肌节的纵管终池共同构成三联管(triad)结构(图 2-12)。据研究,横管和纵管的膜在三联管结构处并不接触,中间尚隔有约 12 nm 的间隙,说明两组管道的内腔并不直接沟通,这样的结构有利于细胞内外之间的信息传递。横管系统的作用是将肌细胞兴奋时出现在细胞膜上的电变化沿 T 管膜传入细胞内部;肌质网和终池是通过对 Ca^{2+} 的储存、释放和再积聚,触发肌节的收缩和舒张;而三联管结构则是将肌细胞膜的电变化和细胞内的收缩过程衔接或耦联起来的关键部位。

(二) 骨骼肌的收缩机制

目前公认的肌肉收缩机制是**肌丝滑行学说**(sliding filament theory)。其主要内容为在肌肉收缩时,虽然从外观上可以看到整个肌肉或肌纤维的缩短,但在肌纤维内并无肌丝或它们所含的分子结构的缩短,而只是在每一个肌节内发生了细肌丝向粗肌丝之间的滑行,即由 Z 线发出的细肌丝向暗带中央移动,导致各相邻的 Z 线互相靠近,肌节长度变短,从而造成整个肌原纤维、肌纤维乃至整条肌肉长度的缩短。滑行现象最直接的证明是肌肉收缩时并无暗带长度的变化,而只能看到明带长度的缩短;同时,暗带中央 H 带也相应地变窄。这说明细肌丝在肌肉收缩时没有缩短,而是向暗带中央移动,与粗肌丝发生了更大程度的重合。近年来,随着肌肉生物化学及其他细胞生物学技术的发展,肌丝滑行的机制已基本上从组成肌丝的蛋白质分子结构的水平得到了阐明。

1. 肌丝的分子结构 滑行现象的产生与组成肌丝的蛋白质分子结构及其特性直接相关。粗肌丝主要由肌球蛋白组成,这些分子在粗肌丝中呈现出独特且规则的排列。一条粗肌丝含有 200~300 个肌球蛋白分子,每个分子长 150 nm,呈长杆状,且在一端有球状膨大部。在组成粗肌丝时,各杆状部朝向 M 线聚合成束,形成粗肌丝的主干;而球状部则有规则地裸露在 M 线两侧的粗肌丝主干表面,形成横桥(图 2-13)。当肌肉处于静息状态时,横桥与主干的方向相垂直,并从粗肌丝表面突出约 6 nm。用 X 线衍射法可以证明,横桥在粗肌丝表面的分布位置是严格规则的:在粗肌丝的同一周径上,只能有两个相隔 180° 的横桥突出;在与此周径相隔 14.3 nm 的主干上,又有一对横桥突出,但与前一对有 60° 的夹角;如此反复排列,到第四对横桥出现时,其方向正好与第一对横桥相平行,且与第一对横桥相隔 42.9 nm(图 2-13)。上述横桥的分布情况正好与 1 条粗肌丝被 6 条细肌丝环绕的情况相对应:在所有横桥出现的位置,都正好有一条细肌丝与之相对;而对于每条细肌丝来说,粗肌丝表面每隔 42.9 nm 就伸出一个横桥与之相对(图 2-13)。这种对应关系对于粗肌丝、细肌丝之间的相互作用显然是十分有利的。

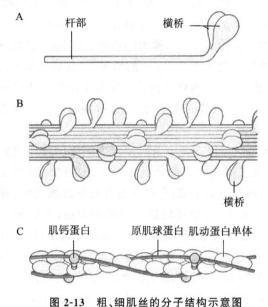

图 2-13 粗、细肌丝的分子结构示意图
A.肌球蛋白分子;B.肌球蛋白分子排列而成的粗肌丝;C.细肌丝

现已证明,横桥所具备的生物化学特性对于肌丝的滑行有重要意义。横桥的主要特性有两点:一是横桥在一定条件下可以和细肌丝上的肌动蛋白形成可逆性结合,同时伴随着横桥向 M 线方向的扭动,继而出现横桥和细肌丝的解离、复位,然后再与细肌丝上其他位点结合,引发新的扭动,如此反复,推动细肌丝持续向 M 线方向移动;二是横桥具有 ATP 酶的作用,可以分解 ATP 以获得能量,作为横桥摆动和做功的能量来源。由此可见,横桥和细肌丝的相互作用是引起肌丝滑行的必要条件。

细肌丝至少包含三种蛋白质,其中 60% 是肌动蛋白。肌动蛋白与肌丝滑行有直接的关系,故和肌球蛋白一同被称为收缩蛋白。肌动蛋白分子单体呈球状,但它们在细肌丝中聚合成双螺旋结构,成为细肌丝的主干(图 2-13)。细肌丝中还包含另外两种蛋白质,它们不直接参与肌丝间的相互作用,但可影响和控制收缩蛋白之间的相互作用,故称为调节蛋白。其中一种为原肌球蛋白,也呈双螺旋结构,在细肌丝中与肌动蛋白双螺旋并行。但在肌肉处于静息状态时,原肌球蛋白的位置恰好位于肌动蛋白和横桥之间,从而阻碍两者的相互结合;另一种调节蛋白为肌钙蛋白,肌钙蛋白在细肌丝上不直接与肌动蛋白分子相连接,而是以一定的间隔分布在原肌球蛋白的双螺旋结构之上。肌钙蛋白分子呈球状,含有三个亚单位(图 2-14);亚单位 C 中含有一些带双负电荷的结合位点,因而对胞质中出现的 Ca^{2+}(以及其他可能出现的二价正离子和 H^+)具有很强的亲和力;亚单位 T 的作用是将整个肌钙蛋白分子结合于原肌球蛋白上,而亚单位 I 则在亚单位 C 与 Ca^{2+} 结合时,将信息传递给原肌球蛋白,引起其分子构象发生改变,从而解除其对肌动蛋白与横桥相互结合的阻碍作用。

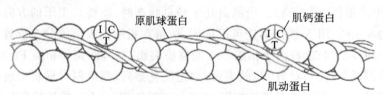

图 2-14 细肌丝的分子组成
I、T、C 分别代表肌钙蛋白的三个亚单位

2. 肌丝滑行的过程　粗肌丝与细肌丝间的相互滑行,是通过**横桥周期**(cross-bridge cycle)完成的。横桥周期是指肌球蛋白的横桥与肌动蛋白结合、扭动、复位的过程。①在舒张状态下,肌球蛋白头部呈竖起状态,ATP已分解,但其能量储存于头部,直到与肌动蛋白相结合后,这部分能量才能被释放出来。而此时无 Ca^{2+} 与肌钙蛋白结合,肌动蛋白上结合位点被肌钙蛋白-原肌球蛋白复合物所掩盖。② Ca^{2+} 从终池释放,与肌钙蛋白结合,细肌丝发生构象变化,并暴露肌动蛋白上的结合位点,使肌球蛋白附着于此结合位点,同时磷酸根(Pi)从横桥解离。③Pi的解离触发横桥摆动,导致结合的肌球蛋白头部发生旋转,从 90°变为 45°,纵向牵拉细肌丝,使粗肌丝和细肌丝发生较大程度的重合,从而使肌肉缩短,ADP 从头部解离。④横桥摆动到最大程度时,一个新的 ATP 分子结合到肌球蛋白头部,导致肌球蛋白-肌动蛋白解离。⑤ATP 分解为 ADP,脱磷酸释放出化学能使肌球蛋白头部复位,让头部附着于肌动蛋白的下一个结合位点,此时头部又结合着 ADP,为下一次的横桥周期做好准备。横桥的每一次摆动都会使肌节缩短约 10 nm(图 2-13)。

总之,横桥周期是把储存于 ATP 的化学能转化为机械能的一系列化学反应,而 ATP 在这个周期中有两个作用:一是提供肌肉收缩所需的能量,二是使横桥从肌动蛋白上解离。如果 ATP 耗竭,附着于肌动蛋白的横桥将无法解离,导致肌肉变得僵硬而无法舒张(图 2-15)。

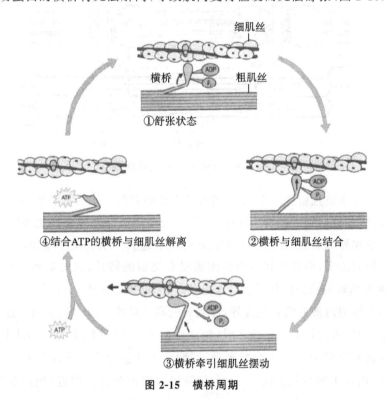

图 2-15　横桥周期

上述的横桥周期在肌节乃至整个肌肉中都是非同步进行的,这样才可能使肌肉产生恒定的张力和连续的缩短。参与横桥周期的横桥数目以及横桥周期的长短,是决定肌肉缩短程度、缩短速度以及所产生张力的关键因素。这些因素将在分析肌肉收缩的力学表现时再讨论。下面将叙述正常条件下引发和终止横桥周期的胞质中 Ca^{2+} 浓度的突然升高和快速下降的机制。

三、骨骼肌的兴奋-收缩耦联

在整体情况下,骨骼肌的收缩总是在支配它的躯体传出神经的兴奋冲动的影响下进行的;而直接用人工刺激作用于无神经支配的骨骼肌,同样可以引起收缩。但不论何种情况,刺激在引起收缩之前,都是先在肌细胞膜上引发一个可传导的动作电位,然后才出现肌细胞的收缩反应。因此,在以膜的电变化为特征的兴奋过程和以肌丝滑行为基础的收缩过程之间,必然存在着某种中介性过程把两者联系起来,这一过程称为**兴奋-收缩耦联**(excitation-contraction coupling)。目前认为,兴奋-收缩耦联至少包括以下三个主要步骤。①电兴奋通过横管系统传导至肌细胞的深处。②三联管结构处的信息传递。横管膜上的动作电位可引起相邻终池膜及肌质网膜上 Ca^{2+} 通道开放,使得 Ca^{2+} 顺浓度差由终池向胞质中扩散,导致胞质中 Ca^{2+} 浓度升高,并弥散至肌原纤维周围。随后,Ca^{2+} 与肌钙蛋白结合而触发肌丝滑行,引起肌肉收缩。③肌质网(即纵管)对 Ca^{2+} 的释放和再聚积。肌质网膜上存在钙泵,当胞质中 Ca^{2+} 增高时,钙泵被激活,分解 ATP 获得能量,将 Ca^{2+} 逆浓度差从胞质转运至肌质网中储存,导致胞质中 Ca^{2+} 浓度迅速降低,与肌钙蛋白结合的 Ca^{2+} 也发生解离,从而引起肌肉舒张(图 2-16)。

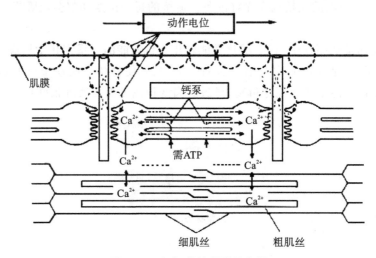

图 2-16　兴奋-收缩耦联示意图

横管系统对于正常肌细胞的兴奋-收缩耦联是十分必要的。用含有甘油的高渗林格液浸泡肌肉一段时间后,再将其放回到一般林格液中,这样的处理会选择性地破坏肌细胞的横管系统。这时如果再对肌肉施加外部刺激,虽然仍可在完好的肌细胞膜上引发动作电位,但不再能引起细胞收缩。近年来的研究表明,横管膜和一般肌细胞膜有类似的特性,且是后者的延续部分,也可以产生以 Na^+ 内流为基础的膜去极化或者动作电位;当一般细胞膜因兴奋而产生动作电位时,这一电变化可沿着凹入细胞内部的横管膜传导,深入到三联管结构和每个肌节的附近。

实际测定还证实,肌肉处于静息状态时,胞质中的 Ca^{2+} 浓度低于 10^{-7} mol/L,但在膜开始去极化的 1~5 ms 内升高到 10^{-5} mol/L 的水平,即增高 100 倍之多。研究者采用放射性 ^{45}Ca 自显影等技术证明,肌肉处于静息状态时,Ca^{2+} 主要停留和聚积在 Z 线附近,相当于肌质网的终池部位。肌肉收缩时,Ca^{2+} 会从这里向暗带区扩散,从而触发横桥周期。兴奋-收缩耦联过程可归纳为:当肌膜上的电变化沿横管系统到达三联管结构时,会激活相距不远的肌质网膜上的 Ca^{2+} 通道,通道上分子的变构作用使通道开放,于是肌质网内高浓度的 Ca^{2+} 靠易化扩散的方式进入胞质,胞质内 Ca^{2+} 浓度的升高促使肌钙蛋白与 Ca^{2+} 结合并引发肌肉收缩。

肌质网膜结构中存在一种特殊的离子转运蛋白,即钙泵。钙泵是一种 Ca^{2+} 依赖式 ATP 酶,目前已被分离提纯,它占肌质网膜蛋白质总量的 60%。在胞质中 Ca^{2+} 浓度增高的情况下,它可以分解 ATP 获得能量,将 Ca^{2+} 在逆浓度差的情况下由胞质转运到肌质网内腔中去。胞质中 Ca^{2+} 浓度的降低和与肌钙蛋白结合的 Ca^{2+} 的解离,会引起肌肉舒张。

四、影响骨骼肌收缩效能的因素

肌肉收缩效能是指肌肉收缩时产生的张力大小、缩短程度,以及产生张力或缩短的速度。根据肌肉收缩的这些外在表现,可将肌肉收缩分为**等长收缩**(isometric contraction)和**等张收缩**(isotonic contraction)两种形式。收缩时肌肉的长度保持不变而只有张力的增加,这种收缩形式称为等长收缩;收缩时只有肌肉缩短而张力保持不变,则称为等张收缩。最常见的收缩形式是先等长收缩以增加张力,当张力足以克服阻力时,再发生等张收缩使肌肉缩短。

影响肌肉收缩效能的因素包括前负荷、后负荷、肌肉收缩能力以及收缩的总和。分析某一因素影响的最简单办法,就是使其他因素保持在某一恒定值而仅改变要观察的因素的值,得到一组数据后做成含有坐标轴的曲线再进行分析。

(一) 前负荷

肌肉在收缩前所承受的负荷,称为**前负荷**(preload)。前负荷使肌肉在收缩前就处于某种程度的被拉长状态,使其具有一定的长度,称为初长度。由于前负荷的不同,同一肌肉可能会在不同的初长度条件下进行收缩。在实验过程中,为了保持肌肉本身的功能状态基本不变,通常选用代谢速度较慢的两栖类动物(如蛙的腓肠肌或缝匠肌)进行实验,实验布置如图 2-17A 所示。肌肉在下方被固定,连接一个灵敏的张力换能器来记录肌肉收缩前和收缩后的张力;肌肉的上方连接一个可移动的按钮,可以上下移动而改变肌肉的初长度,但不论初长度固定在什么位置,与旋钮相连的固定杆是不能动的,这就意味着把后负荷固定在无限大的位置,因此肌肉在收缩时不可能缩短而只能产生张力(即等长收缩),这样就可以观察不同初长度对同一肌肉在接受相同电刺激时产生张力的影响。

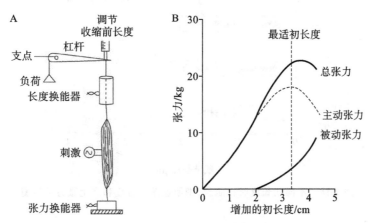

图 2-17 肌肉初长度对肌肉收缩的影响
A. 实验布置;B. 肌肉长度-张力关系曲线
主动张力=总张力-被动张力

图 2-17B 的肌肉长度-张力关系曲线反映了在依次改变肌肉的初长度时(横坐标),张力换能器上记录到的肌肉张力的产生情况(纵坐标)。实验中,前负荷可以用初长度来表示。当把肌肉牵拉到一定长度时,由于肌肉中结缔组织的回弹会产生一定的被动张力,若在此基础上刺激肌肉,肌肉会主动收缩并产生主动张力。此时实验记录到的张力实为被动张力与主动张力之和,称为总张力。从图中可以看出,不同前负荷或初长度对肌肉收缩所能产生的张力具有显著影响:当前负荷开始增加时,每次收缩所产生的主动张力也相应地增大,但在超过某一限度后,有可能会造成组织受损,此时再增加前负荷反而会使主动张力越来越小,甚至降为零。这一结果提示肌肉收缩存在一个最适初长度,在最适初长度下,肌肉收缩产生的张力最大。

肌肉初长度对收缩张力的影响与肌节长度的变化有关,即与肌节中粗肌丝和细肌丝的重合程度有关。肌肉之所以产生张力和缩短,主要依赖于粗肌丝表面的横桥和细肌丝之间的相互作用。而肌肉的初长度决定了每个肌节的长度,即细肌丝和粗肌丝的重合程度。这一重合程度又决定了在肌肉收缩时,有多少横桥可以与附近的细肌丝相互作用。从理论上分析,粗肌丝的长度是 1.5 μm,但正常时在 M 线两侧各 0.1 μm 的范围内没有横桥,因此在 M 线两侧有横桥的粗肌丝长度各为 0.65 μm。当每侧细肌丝伸入暗带 0.65 μm,即肌节总长度为 2.2 μm 时,粗肌丝上的每个横桥都能与细肌丝发生作用,从而达到最佳的收缩效果。当肌肉处于最适前负荷或最适初长度时,每个肌节的长度恰好为 2.2 μm,如图 2-18 所示,如果稍稍减少前负荷使肌节长度为 2.0 μm,虽然每侧细肌丝又多伸入暗带 0.1 μm(这时两侧细肌丝正好相遇),但这一段正是粗肌丝上无横桥伸出的部分,因而肌肉收缩时起作用的横桥数目并未增多。当进一步减少肌节的长度时,细肌丝可能会穿过 M 线或两侧肌丝相互重合和卷曲,从而造成收缩张力下降。反之,如果前负荷超过最适前负荷,收缩前肌节的长度将大于 2.2 μm,细肌丝和粗肌丝相互重合的程度会逐渐变小,使得肌肉收缩时起作用的横桥数也减少,进而造成所产生张力的下降。当前负荷使肌节长度增加到 3.5 μm 时,细肌丝将全部从暗带中拉出,这时肌肉受刺激时不再产生主动张力。在整体情况下,肌肉一般都处于最适初长度状态,这有利于产生最大的收缩张力。

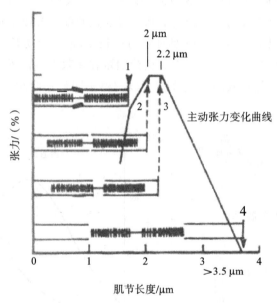

图 2-18 不同初长度时粗肌丝、细肌丝重合程度和产生张力关系图

(二) 后负荷

后负荷(afterload)是指肌肉收缩过程中承受的负荷。在固定前负荷进行等张收缩时,通过测定不同后负荷对收缩张力和缩短速度的影响,得到如图 2-19 的张力-速度关系曲线。在收缩的初始阶段,由于后负荷的存在,肌肉不能立即缩短,但其收缩的张力在不断增加,表现为等长收缩。当张力增加到某一临界值,即张力等于后负荷时,后负荷已不再阻止肌肉开始缩短,但此后的收缩张力保持不变,进入等张收缩。该曲线表明:随着后负荷的增加,张力也随之增加,但缩短速度变慢。当后负荷增加到一定程度时,肌肉不能再缩短,此时张力达到最大(即等于后负荷),而缩短速度为零。理论上可设想当后负荷为零时,缩短速度可达到最大,而此时张力为零。

(三) 肌肉收缩能力

肌肉收缩能力(muscle contractility)是指与负荷无关的、决定肌肉收缩效能的肌肉内在特性。在假定肌肉功能状态恒定的情况下,前负荷、后负荷的改变对肌肉收缩时的张力产生、缩短

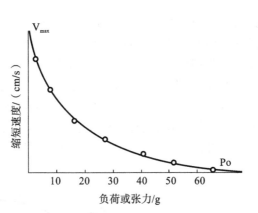

图 2-19　肌肉等张收缩时的张力-速度关系曲线

Po：最大收缩张力；V_{max}：最大缩短速度

速度以及做功能力等力学表现产生影响。但肌肉的状态并非固定不变，它也可以影响肌肉收缩能力。例如，缺氧、酸中毒、肌肉中能源物质缺乏，以及其他原因引起的兴奋-收缩耦联、肌肉蛋白质或横桥功能特性的改变，都可能降低肌肉收缩能力，而 Ca^{2+}、咖啡因、肾上腺素等体液因素则可能通过影响肌肉的收缩机制而提高肌肉收缩能力。

肌肉收缩能力主要由下列因素决定：①兴奋-收缩耦联中胞质内 Ca^{2+} 浓度；②肌球蛋白 ATP 酶的活性。许多神经递质、体液因子、病理因素和某些药物可以通过影响这两个因素进而影响肌肉收缩能力，特别是心肌，如低 Ca^{2+} 浓度、缺氧和酸中毒均能使心肌收缩能力下降。而对于骨骼肌，影响其收缩能力的因素主要是外源性的，即通过外在的神经支配调节参与收缩的运动单位的数量和肌肉收缩的频率。

（四）收缩的总和

收缩总和（summation of contraction）是指肌细胞收缩的叠加特性，是骨骼肌快速调节其收缩效能的主要方式，其中空间总和形式称为多纤维总和，时间总和形式称为频率总和。由于骨骼肌是随意肌，其收缩总和实质上是中枢神经系统调节骨骼肌收缩效能的方式。

多纤维总和（multiple fiber summation）原指多根肌纤维同步收缩产生的叠加效应。但在整体情况下，骨骼肌都以一个运动神经元及其轴突分支所支配的全部肌纤维所构成的运动单位（motor unit）为基本单位进行收缩，其叠加效应通常是参与同步收缩运动单位数目的增加，故又称为多运动单位总和。运动单位有大小之分，且大小相差很大（详见第十章第三节）。由于运动单位的总和依照一定的规律进行，即当收缩逐渐增强时，先增加小的运动单位的收缩，再增加大的运动单位的收缩；而当舒张时，先停止大的运动单位的收缩，后停止小的运动单位的收缩，这种调节收缩强度的方式即大小原则（size principle）。这种方式不仅能有效地实现收缩强度的调控，也有利于精细活动的调节，因为当收缩强度较弱时，参与收缩的运动单位较少且较小，使得调节比较灵活。

频率总和（frequency summation）是指提高骨骼肌收缩频率而产生的叠加效应，这是运动神经元通过改变冲动发放频率调节骨骼肌收缩形式和效能的一种方式。当整块骨骼肌或单个肌细胞受到一次短促的刺激时，会先产生一次动作电位，紧接着出现一次机械收缩，后者称为单收缩（single twitch）。收缩时肌肉所处的负荷条件不同，单收缩可以是等长收缩，也可以是等张收缩。前面叙述的肌肉收缩时各种力学表现就是以单收缩为观察对象进行分析的。但在正常人体内，当骨骼肌在运动神经的支配下进行自然收缩时，几乎都是接受来自神经的连续刺激，因此有必要进一步分析肌肉在不同频率的连续刺激下可能发生的情况。

如果给肌肉施加连续的脉冲刺激，肌肉的收缩情况将随刺激频率的变化而变化。如图 2-20

所示,在刺激的频率较低时,由于每个新的刺激到来时,前一次刺激引起的**单收缩**过程(包括舒张期)已经结束,于是每次刺激都会引起一次独立的单收缩。当刺激频率增加到某一程度时,后续的刺激有可能在前一次收缩的舒张期结束前到达肌肉。于是,肌肉在自身尚处于一定程度的缩短或张力存在的基础上进行新的收缩,发生了所谓收缩过程的复合,这样连续进行下去,肌肉就表现为**不完全强直收缩**(incomplete tetanus),其特点是每次新的收缩都出现在前一次收缩的舒张期过程中。如果刺激频率继续增加,肌肉就有可能在前一次收缩的收缩期结束以前或在收缩期的顶点就开始新的收缩。于是各次收缩的张力或长度变化可以融合并叠加起来,这就是**完全强直收缩**(complete tetanus)。

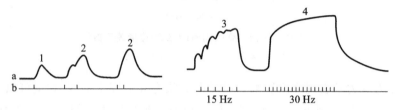

图 2-20 不同频率的连续刺激对骨骼肌收缩的影响

由于正常体内运动神经传到骨骼肌的兴奋冲动都是快速连续的,体内骨骼肌收缩几乎都属于完全强直收缩,只不过完全强直收缩的持续时间可长可短。完全强直收缩显然可以产生更大的收缩效果,例如,完全强直收缩所能产生的最大张力可达单收缩的 4 倍左右。这是因为肌肉在只接受一次刺激时,释放到胞质中的 Ca^{2+} 很快被肌质网上的钙泵泵回肌质网,而连续刺激可使胞质中的 Ca^{2+} 维持在一个饱和的高浓度水平。不同肌肉单收缩的持续时间不同,因而能引起不同肌肉出现完全强直收缩的最低临界频率也不同。例如,单收缩快速的眼球内直肌需要每秒约 350 次的高频刺激才能产生完全强直收缩,而收缩缓慢的比目鱼肌只需每秒约 30 次的频率就可产生完全强直收缩。但不论是不完全强直收缩还是完全强直收缩,伴随每次刺激出现的肌肉动作电位只会出现频率加快,却始终各自分离而不会发生融合或总和,这是由于肌肉的动作电位只持续 1~2 ms,当刺激频率加速到下一次刺激落于前一次刺激所引起的动作电位持续期间时,组织又正好处于兴奋的绝对不应期,这时新的刺激将无效,既不能引起新的动作电位产生,也不引起新的收缩。

五、平滑肌

平滑肌广泛分布于人体消化道、呼吸道、血管、泌尿系统、生殖系统等;它和骨骼肌不同,不是每条肌纤维(即肌细胞)的两端都通过肌腱同骨骼相连。平滑肌细胞互相连接,形成管状结构或中空器官,如胃和肠,在功能上可以通过缩短和产生张力使器官发生运动和变形;也可产生连续收缩或紧张性收缩,使器官对抗所加负荷而保持原有的形状,如动脉血管等。

平滑肌虽然也具有同骨骼肌类似的肌丝结构,但由于它们不存在像骨骼肌那样平行而有序的排列(平滑肌的肌丝有其独特的排列方式)。推测平滑肌胞质中有大量细肌丝存在,它们的排列大致与细胞长轴平行。估计连接在致密体上的 3~5 根细肌丝会被较少数目的粗肌丝包绕,形成相互交错式的排列,类似于骨骼肌中肌节的功能单位。平滑肌细胞中的细肌丝有同骨骼肌类似的分子结构,但不含肌钙蛋白。同一体积的平滑肌所含肌动蛋白的数量是骨骼肌的 2 倍,与此相反,平滑肌细胞质中肌球蛋白的数量却只有骨骼肌的 1/4。

一般平滑肌细胞呈梭形,直径为 2~5 μm,其长度可变性很大,产生张力的最适长度大约为 400 μm。它们没有骨骼肌(和心肌)那样发达的肌管系统。细胞被激活时,细胞外 Ca^{2+} 进入膜内,但平滑肌细胞中靠近膜的肌质网也构成了细胞内 Ca^{2+} 储存库。一些兴奋性神经递质、激素或药物同肌膜受体结合时,通过 G 蛋白在胞质中产生第二信使,引起 Ca^{2+} 储存库中的 Ca^{2+} 释出。

因平滑肌的细肌丝中不存在肌钙蛋白,因而 Ca^{2+} 引起平滑肌细胞中粗肌丝和细肌丝相互滑行的横桥周期的机制与骨骼肌不同。目前认为,横桥的激活开始于它的磷酸化,而这又依赖于肌球蛋白轻链激酶的活化;其过程中 Ca^{2+} 先与胞质中一种称为钙调蛋白(calmodulin)的特殊蛋白质结合,后者结合 4 个 Ca^{2+} 之后才使肌球蛋白轻链激酶活化,使 ATP 分解,由此产生的磷酸基结合于横桥并使横桥处于高自由状态。与骨骼肌相比,平滑肌横桥激活需要较长的时间,这和平滑肌收缩的缓慢相一致。

平滑肌细胞保持 -60~-55 mV 的静息电位,静息电位的产生机制和骨骼肌类似。单个平滑肌细胞有产生动作电位的能力,而且通过细胞间通道可使相邻细胞也产生动作电位。

复习思考题

一、名词解释

1. 单纯扩散　2. 原发性主动转运　3. 动作电位　4. 去极化　5. 复极化
6. 阈电位　7. 终板电位　8. 兴奋-收缩耦联　9. 前负荷　10. 完全强直收缩

二、问答题

1. 单纯扩散与易化扩散有哪些异同点?
2. 何谓继发性主动转运? 举例加以说明。
3. 简述钠泵的概念、功能和生理意义。
4. 试述神经纤维静息膜电位产生的机制。
5. 试述神经或骨骼肌细胞在兴奋及恢复过程中兴奋性变化的特点及产生原理。
6. 比较局部电位与动作电位的区别。
7. 试述骨骼肌兴奋-收缩耦联的基本过程。

扫码在线答题

(刘红霞)

第三章 血液

学习目标

素质目标：通过血液血型、交叉配血等基础知识的学习，培养学生树立甘于奉献以及全心全意为人民服务的思想，将维护民众健康作为自己的职业责任。

能力目标：建立对血液知识重要性的认知，能将血液学基础知识与正常人体功能及活动表现进行联系分析。能清晰解释临床输血的注意事项及临床血液检测指标的应用。

知识目标：掌握血细胞比容、血量、血浆渗透压的概念及其意义；红细胞的数量、功能、生理特性及其生成与调节的过程；生理性止血的概念及其过程；血液凝固的概念、基本过程和特点；ABO血型的分型、抗原和抗体以及血型鉴定过程；交叉配血试验的方法及输血原则。熟悉血液系统的组成、理化特性、免疫学特性及其功能；白细胞的数量，并概述其功能；血小板的数量、特性及功能；生理性抗凝系统的组成及意义。了解纤维蛋白溶解（纤溶）系统的组成及功能；ABO血型的遗传与分布特点；血细胞发生的部位、过程及生理性调节机制；Rh血型的分型、特点及临床意义。

血液（blood）是一种在心血管系统内循环流动的流体组织。血液运输到全身各个组织器官，保证各组织器官的正常血压和血流量。血液中含有多种成分，具有多种理化特性以维持机体正常的生命活动。当血液总量或组织器官的血流量不足时，可造成组织器官损伤，大量失血或血液循环障碍，严重时甚至危及生命。很多疾病可导致血液成分或性质发生特征性的变化，因此临床血液检查在医学诊断上具有极其重要的价值。

第一节 血液生理概述

一、血液的组成

血液是由**血浆**（plasma）和悬浮于其中的**血细胞**（blood cell）组成（图 3-1）。

（一）血浆

血浆是一种晶体物质溶液，包括水和溶于其中的多种电解质、小分子有机化合物、蛋白质和一些气体，其中水占91%～92%，溶质占8%～9%。

血液中的水作为溶剂参与各种化学反应，是细胞新陈代谢的必要成分，维持机体的循环血量和渗透压平衡。由于水比热较大，能吸收体内产生的大量热量，并通过血液流动将机体深部热量带到体表散发，从而有助于维持体温的相对恒定。

血浆中的电解质主要是以离子形式存在的无机盐，其中阳离子主要为 Na^+、K^+、Ca^{2+} 和

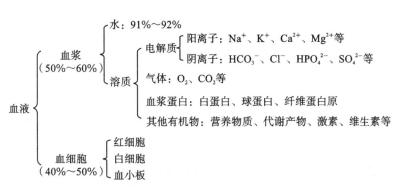

图 3-1 血液的组成

Mg^{2+} 等,阴离子主要为 Cl^-、HCO_3^-、HPO_4^{2-} 和 SO_4^{2-} 等。电解质参与维持机体渗透压、酸碱平衡以及保持组织兴奋性等。由于多种电解质、小分子有机物和水容易透过毛细血管壁和组织液进行物质交换,所以血浆中电解质含量与组织液相近。通过临床检测血浆中各种电解质的含量,可反映组织液中这些物质的浓度。

血浆中含有多种蛋白,统称为**血浆蛋白**(plasma protein)。血浆蛋白可分为**白蛋白**(albumin)、**球蛋白**(globulin)和**纤维蛋白原**(fibrinogen)三类。其中,球蛋白可分为 α_1 球蛋白、α_2 球蛋白、β 球蛋白和 γ 球蛋白。正常情况下,白蛋白/球蛋白比值为(1.5~2.5):1。白蛋白和大多数球蛋白主要由肝脏合成,所以肝功能异常可导致白蛋白/球蛋白比值下降。血浆蛋白的主要功能:参与血浆胶体渗透压的形成,保持部分水于血管内;作为载体协助运输激素、脂质、离子和维生素等低分子物质;参与血液凝固、抗凝和纤溶等生理过程;维持甲状腺激素、肾上腺皮质激素等激素在血浆中相对较长的半衰期;抵御病原微生物的入侵;发挥营养功能。

血浆中含有**非蛋白质氮**(non-protein nitrogen,NPN),是蛋白质和核酸的代谢产物,包括尿素、尿酸、肌酐、肌酸、氨基酸、多肽、氨和胆红素等。这些物质主要由肾排泄,因此测定非蛋白质氮可以了解体内蛋白质的代谢水平和肾的排泄功能。血浆中还含有不含氮的有机物,如葡萄糖、脂类、酮体、乳酸、激素和维生素等,这些物质可供机体的能量消耗或为调节机体正常生命活动所需。

血浆中还含有一定的气体,如 O_2 和 CO_2,与细胞呼吸和物质代谢有关。血浆的主要成分及正常值见表 3-1。需要注意的是,血液中的部分成分在进食和运动后可发生变化。

表 3-1 血浆的主要成分及正常值

成分	正常值(mmol/L)	成分	正常值(g/L)
水(91%~92%)		蛋白质(6%~8%)	
电解质(<1%)		白蛋白	45
Na^+	142	球蛋白	25
K^+	4.3	纤维蛋白原	3
Ca^{2+}	2.5	营养物质	
Mg^{2+}	1.1	葡萄糖	1
Cl^-	104	氨基酸	0.4
HCO_3^-	24	磷脂	5
HPO_4^{2-}/$H_2PO_4^-$	2	胆固醇	1.50~2.50
SO_4^{2-}	0.5	代谢产物	
气体		非蛋白质氮	0.3

续表

成分	正常值(mmol/L)	成分	正常值(g/L)
O_2	0.1	尿素	0.14
CO_2	1	肌酐	0.014
N_2	0.5		

(二) 血细胞

血细胞包括**红细胞**(erythrocyte; red blood cell, RBC)、**白细胞**(leukocyte; white blood cell, WBC)和**血小板**(platelet; thrombocyte)三类,其中红细胞数量最多,约占血细胞总数的99%,白细胞数量最少。

将新鲜血液经抗凝处理后,置于比容管中,以3000 r/min的转速离心30 min,可将血细胞与血浆分开,这是由于各种血细胞比重不同。比容管上部淡黄色透明液体为血浆,占全血总体积的50%~60%,比容管下部为不透明深红色的红细胞,在二者中间有一薄层灰白色不透明的白细胞和血小板。血细胞在全血中所占的容积百分比称为**血细胞比容**(hematocrit, Hct)(图3-2)。由于血液中的有形成分主要是红细胞,而白细胞和血小板仅占总容积的0.15%~1%,因此可用血细胞比容来反映血液中红细胞的相对浓度。正常成年男性的血细胞比容为40%~50%,成年女性为37%~48%,新生儿约为55%。贫血患者由于红细胞数量减少,血细胞比容会降低;严重腹泻或大面积烧伤时,患者体液中水分丧失使血浆量减少,血细胞比容会增高。

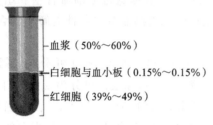

图3-2 血细胞比容

二、血液的理化特性

下文主要从血液的比重、血液黏度、血浆的pH和血浆渗透压四个方面阐述血液的理化特性。

(一) 血液的比重

正常人全血的比重为1.050~1.060,其高低主要取决于红细胞的数量,红细胞数量越多则比重越大。血浆的比重为1.025~1.030,其高低主要取决于血浆蛋白的含量。红细胞的比重为1.090~1.092,与红细胞内血红蛋白的含量呈正相关。通过测定全血和血浆蛋白的比重,可以间接估算红细胞或血浆蛋白的含量,利用红细胞和血浆比重的差异,可进行血细胞比容测定、红细胞沉降率测定以及红细胞与血浆的分离。

(二) 血液黏度

血液黏度(blood viscosity)来源于血液内部分子或颗粒间的摩擦。由于血液中含有血细胞和一些大分子物质,因此血液在血管内流动时具有较大的阻滞特性,这种特性称为血液黏度。假定水的黏度为1,则全血的相对黏度为4~5,血浆的相对黏度为1.6~2.4(温度为37 ℃时)。当温度不变时,全血的黏度主要取决于血细胞比容的高低,同时也受到血流切率的影响。血浆的黏度主要取决于血浆蛋白含量的多少。血液黏度是形成血流阻力的重要因素之一,当血液黏度升高时,血流阻力会增大,从而使血流速度减慢,易引起血管内凝血和血压升高。如大面积烧伤的患者,血液中水分大量渗出血管导致血液浓缩,进而使得血液黏度增高。

(三) 血浆的pH

正常人血浆的pH为7.35~7.45。血浆pH的相对稳定得益于血浆和红细胞中含有对酸碱物质具有缓冲功能的缓冲对,以及肺和肾功能的不断调节。血浆中主要的缓冲对有 $NaHCO_3$/H_2CO_3、蛋白质钠盐/蛋白质、Na_2HPO_4/NaH_2PO_4。红细胞中的缓冲对包括血红蛋白钾盐/血红蛋白、氧合血红蛋白钾盐/氧合血红蛋白、K_2HPO_4/KH_2PO_4、$KHCO_3$/H_2CO_3 等。当酸性或碱性物质进入血液时,血液中的缓冲物质可有效地缓冲血浆 pH 的改变。肺和肾可排出体内过多的酸或碱,使血浆 pH 波动范围极小,从而维持细胞的正常功能。血浆 pH 低于 7.35 时为酸中毒,高于 7.45 时为碱中毒。酸中毒或碱中毒都会影响机体的正常功能,血浆 pH 低于 6.9 或高于 7.8 时都将危及生命。

(四) 血浆渗透压

渗透压(osmotic pressure)是指溶液所具有的吸引和保留水分子的能力。把不同浓度的同一类溶液用半透膜隔开,水分子会通过半透膜从低浓度溶液向高浓度溶液中扩散,这种现象称为渗透。由于渗透现象的存在,高浓度一侧的液面会逐渐升高,两侧液面所能达到的最大压力差值即为两侧溶液的渗透压之差(图 3-3)。溶液渗透压的大小与溶液中所含溶质颗粒数目呈正相关,而与溶质颗粒的种类和大小无关。溶液的浓度越高,即单位容积中所含的溶质颗粒越多,其渗透压就越大,通过半透膜吸引和保留水分子的能力就越强。渗透克分子(osmole,Osm)是渗透压的单位,通常使用毫渗(即渗透克分子的千分之一,mOsm)来表示。

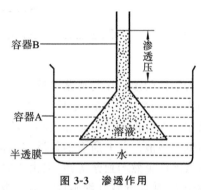

图 3-3 渗透作用

1. 血浆渗透压的组成 血浆中含有多种晶体物质和胶体物质。渗透压主要由晶体物质和胶体物质共同形成。其中,血浆中的小分子晶体物质,如无机盐、葡萄糖和尿素等,所形成的渗透压称为血浆**晶体渗透压**(plasma crystal osmotic pressure)。由于小分子晶体颗粒小且数量多,形成的血浆晶体渗透压较大,故血浆晶体渗透压是构成血浆渗透压的主体,其中 80% 来自 Na^+ 和 Cl^-。血浆中的蛋白质所形成的渗透压称为血浆**胶体渗透压**(plasma colloid osmotic pressure)。由于血浆蛋白颗粒大且数量少,形成的血浆胶体渗透压较小。人体正常血浆渗透压约为 300 mOsm/(kg·H_2O),其中血浆胶体渗透压仅为 1.5 mOsm/(kg·H_2O)。在血浆蛋白中,由于白蛋白分子量较小,其单位体积内的分子数远多于球蛋白和纤维蛋白原,故血浆胶体渗透压的 75%~80% 来自白蛋白。因此,若血浆中白蛋白数量减少,即使其他蛋白增加而蛋白总数保持不变,血浆胶体渗透压也将明显降低。

2. 血浆渗透压的作用

(1) 血浆晶体渗透压:正常人体内,细胞膜为半透膜,比如红细胞膜,允许水分子自由通过但不允许晶体物质自由通过,因此血浆晶体渗透压可维持细胞内外的水平衡,从而保持细胞的正常形态与体积。当由于某种原因导致血浆晶体渗透压升高时,细胞内外的水平衡被打破而使水分子外移到细胞外,将会引起细胞脱水;相反,当血浆晶体渗透压降低时,会引起细胞水肿,严重时甚至导致细胞破裂(图 3-4)。由于血浆中的晶体物质可自由通过毛细血管壁,使得血浆和组织液中的晶体物质的浓度和种类几乎相同,因此血浆和组织液的晶体渗透压基本相等。

(2) 血浆胶体渗透压:由于血浆蛋白分子量大且不易通过毛细血管壁,因此血管内血浆胶体渗透压大于血管外,且两者之间差异较大。这种差异是组织液中水分子进入毛细血管的主要动力。尽管血浆胶体渗透压的数值一般较低,但它在维持毛细血管内外水的平衡和保持正常血浆容量方面起着十分重要的作用。例如,在肾病综合征、肝硬化等疾病中,血浆蛋白减少,尤其是白蛋白减少时,会导致血浆胶体渗透压降低,从而使得毛细血管滤出液体增多,大量水分进入组织间隙,最终导致水肿(图 3-4)。

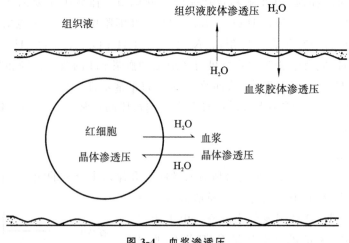

图 3-4 血浆渗透压

若溶液的渗透压与血浆渗透压相等,这类溶液称为**等渗溶液**(iso-osmotic solution),如在临床和生理实验中常用的 0.9% 的 NaCl 溶液(又称生理盐水)和 5% 的葡萄糖溶液等,红细胞悬浮于其中可保持正常的形态和大小。溶液的渗透压若高于血浆,则称为高渗溶液;若低于血浆,则称为低渗溶液。并非所有的等渗溶液都能使悬浮于其中的红细胞保持正常形态和大小,如 1.9% 的尿素溶液虽然与血浆等渗,但由于尿素能自由通过红细胞膜,不能在溶液中保持与红细胞内相等的张力,从而导致红细胞内渗透压增高,水进入细胞,红细胞破裂而发生溶血。所谓张力,是指溶液中不能通过红细胞膜的溶质颗粒所产生的渗透压。能够使悬浮于其中的红细胞保持正常形态和大小的溶液称为**等张溶液**(isotonic solution)。等张溶液是由不能自由通过细胞膜的溶质所形成的等渗溶液。0.9% 的 NaCl 溶液既是等渗溶液,也是等张溶液;1.9% 的尿素溶液虽然是等渗溶液,但不是等张溶液。

三、血液的功能

(一) 生理功能

1. 运输 血液将从肺部获取的 O_2 和从肠道吸收的营养物质运送到全身各器官组织和细胞,同时将内分泌腺产生的激素运输到相应的靶器官或靶细胞,还将机体在代谢过程中产生的代谢产物和 CO_2 经血液运送到肾、皮肤、消化道、肺等排泄器官,排出体外。

2. 维持内环境稳态 血液是内环境的重要组成部分。血液含有多种酸碱缓冲对,能缓冲酸碱变化,使血液的 pH 相对稳定。同时,血液中电解质、血浆蛋白等溶质及水含量的相对稳定,有助于调节渗透压平衡和血容量稳定。此外,血液的比热容较大,有利于维持体温的相对恒定。血液中还含有血细胞分泌的细胞因子和激素等,参与细胞的生长、发育和成熟的调控。

3. 防御和保护功能 血液中含有免疫分子,如由白细胞分泌和释放的免疫球蛋白、补体、细胞因子和酶等,这些分子是机体进行特异性和非特异性免疫的主要成分。它们在抵抗细菌、病毒和毒素等对机体的损害,以及清除衰老和坏死的组织细胞中发挥重要作用。

4. 参与生理性止血 血液中所含的多种凝血因子、抗凝因子以及血小板在机体凝血、抗凝和纤维蛋白溶解过程中具有重要作用。它们既能有效地防止机体失血,又能保持血管的畅通和血流的稳定。

5. 营养作用 机体新陈代谢所必需的营养物质,如葡萄糖、脂肪酸、氨基酸、维生素和激素等,均可通过血液运输到达相应的部位,以供给机体新陈代谢所需的原料和营养物质。

(二) 免疫功能

血液中的白细胞(包括中性粒细胞、嗜酸性粒细胞、嗜碱性粒细胞、单核细胞和淋巴细胞)以及血浆中的各种抗体和补体是机体免疫细胞和免疫分子的重要组成部分,在机体的免疫防御中发挥着重要的作用。白细胞和红细胞(含补体受体)一起随血液循环到达身体的各个系统发挥免疫功能。

当抗原物质突破防线进入机体后,会立即遭到机体内部屏障的清除。这些屏障包括淋巴系统、单核吞噬细胞系统、中性粒细胞、嗜酸性粒细胞以及补体等,它们对入侵的微生物和大分子物质具有吞噬、消化和消除的作用,这就是非特异性免疫(nonspecific immunity),又称先天免疫或固有免疫(innate immunity)。

血液还具有特异性免疫功能。T细胞是参与细胞免疫的淋巴细胞,释放出多种淋巴因子(如转移因子、移动抑制因子、激活因子、皮肤反应因子、淋巴毒素和干扰素等),与巨噬细胞、杀伤T细胞协同发挥免疫功能。B细胞是参与体液免疫的淋巴细胞,在抗原刺激下转化为浆细胞并合成免疫球蛋白,能与靶抗原结合的免疫球蛋白即为抗体。免疫球蛋白参与特异性免疫,其中乙型肝炎免疫球蛋白、破伤风免疫球蛋白、狂犬病免疫球蛋白等只针对一种病原体。

红细胞也与机体的免疫反应有关。红细胞表面存在补体受体,当相关抗原进入血液后,会被红细胞补体受体识别并黏附到红细胞表面(免疫黏附),形成的免疫复合物流经肝脾时会被巨噬细胞吞噬并清除。

第二节 血细胞生理

一、血细胞的生成

血细胞的生成是指各种血细胞在适宜的环境中不断生成、发育和成熟的过程,又称为**造血**(hemopoiesis)过程。各种血细胞在生成后,执行完其生理功能,便逐渐衰老和死亡,同时又有大量新生细胞进行补充。有序的造血过程确保了各种血细胞的新陈代谢正常进行,同时也维持了其数量和功能的相对稳定。

(一) 血细胞生成的部位

早期发育的胚胎在卵黄囊造血;从胚胎的第二个月开始,由肝和脾承担造血功能;第四个月以后,肝和脾的造血功能逐渐减弱,此时骨髓开始造血并逐渐增强;一直到婴儿出生时,几乎完全依赖骨髓进行造血;4岁以后,骨髓腔的增长速度超过造血细胞增加的速度,脂肪组织逐渐填充骨髓腔;18岁左右,主要的造血部位位于脊椎骨、髂骨、肋骨、胸骨、颅骨和长骨近端骨骺处,以保证机体功能需要。正常成人的各种血细胞均起源于骨髓,除T细胞(在胸腺组织)外,均在骨髓中发育成熟。在疾病或骨髓代偿功能不足时,肝、脾和淋巴结可恢复胚胎时期的造血功能,称为**髓外造血**(extramedullary haemopoiesis)。如果成人出现髓外造血,则是造血功能紊乱的表现。

(二) 血细胞生成的过程

成人各类血细胞均起源于骨髓造血干细胞。血细胞生成过程可以分为**造血干细胞**(hematopoietic stem cell)、**造血祖细胞**(hematopoietic progenitor cell)和形态可辨认的**前体细胞**(precursor cell)三个阶段。

造血干细胞来源于发育中的胚胎,受精卵经过数次分裂后开始分化为胚胎和胚外结构。胚外结构内层分化为最早的造血干细胞,从妊娠9～12周开始,肝脏的造血干细胞经血液循环迁徙,停留于骨髓中。成人的造血干细胞主要存在于扁平骨的红骨髓中,除了骨髓外,正常人体外周血中也有极少量的造血干细胞。足月的胎儿在分娩时,造血干细胞还处于从胎肝向骨髓转移的过程中,所以在脐血中会含有一定量的造血干细胞。造血干细胞具有对称性与非对称性有丝分裂的能力。通过对称性有丝分裂产生两个完全相同的子代干细胞;通过非对称性有丝分裂产生一个子代干细胞和一个早期祖细胞。造血干细胞具有自我复制能力、多向分化能力、重建长期造血能力和增殖潜能等特性,通过自我复制和自我维持可保持自身数量的相对稳定;通过多向分化可形成各系造血祖细胞。造血祖细胞的自我复制和更新能力降低,逐步限制了其多向分化能力,并限定了进一步分化的方向。在调节因子的作用下,造血祖细胞进行有限的细胞增殖,进一步发育和成熟。造血祖细胞的分化和增殖同步进行,所以造血祖细胞不是单一的群体,其生物学特性不完全相同。将各系列的造血祖细胞在体外培养,可以形成相应的血细胞集落(称为**集落形成单位**(colony forming unit,CFU))。根据分化方向的不同,可以将造血祖细胞分为红系集落形成单位(colony-forming unit-erythroid,CFU-E)、粒-巨噬细胞集落形成单位(CFU-GM)、巨核系集落形成单位(CFU-MK)和淋巴系集落形成单位(CFU-L)。在前体细胞阶段,造血细胞已经发育成形态学上可以辨认的各系幼稚细胞,这些细胞进一步分化、发育和成熟,成为具有特殊功能的各类终末血细胞,并有规律地释放入血液循环(图 3-5)。

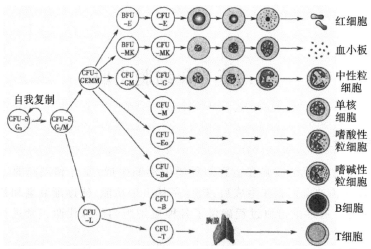

图 3-5 血细胞生成的过程

CFU-S,脾集落形成单位(造血干细胞);CFU-GEMM,粒红巨核巨噬系集落形成单位(髓系多向造血祖细胞);BFU-E,红系爆式集落形成单位;CFU-E,红系集落形成单位;BFU-MK,巨核系爆式集落形成单位;CFU-MK,巨核系集落形成单位(巨核细胞系祖细胞);CFU-GM,粒-巨噬细胞集落形成单位(粒细胞单核细胞系造血祖细胞);CFU-G,粒细胞集落形成单位(中性粒细胞造血祖细胞);CFU-M,巨噬细胞集落形成单位(单核系造血祖细胞);CFU-E$_o$,嗜酸系集落形成单位(嗜酸性粒细胞造血祖细胞);CFU-Ba,嗜碱系集落形成单位(嗜碱性粒细胞造血祖细胞);CFU-L,淋巴系集落形成单位(淋巴系祖细胞);CFU-B,B细胞集落形成单位;CFU-T,T细胞集落形成单位;G$_0$,G$_0$ 期;G$_1$/M,G$_1$ 期/M 期

造血干细胞定居、存活、增殖、分化和成熟的场所称为**造血微环境**(hemopoietic microenvironment)。造血器官中的基质细胞、基质细胞分泌的细胞外基质和各种造血调节因子,以及进入造血组织的神经和血管都属于造血微环境。正常的造血微环境在血细胞发生的全过程中起着调控、诱导和支持的作用。基质细胞包括骨髓中的网状细胞、内皮细胞、成纤维细胞、巨噬细胞和脂肪细胞等。这些细胞可产生细胞因子,进而调节造血干细胞的增殖与分化,为造血干细胞提供营养和黏附的场所。细胞外基质是指骨髓中的胶原、蛋白多糖和糖蛋白。胶原形成支架,构筑造血空间。蛋白多糖黏附于细胞表面,选择性结合细胞因子。糖蛋白促进细胞黏附,控制细胞移动。造血干细胞经静脉输入能很快**归巢**(homing)至骨髓,也与其表达各种黏附蛋白有关。各种引起造血微环境缺陷的因素均可导致机体造血功能异常。

体内各种血细胞均来源于造血干细胞,一些物理、化学和生物因素可损伤造血干细胞。在临床上,患有血液系统疾病、先天性遗传性疾病以及恶性肿瘤等疾病者会出现造血功能低下,可通过骨髓移植、脐血干细胞移植和外周血干细胞移植等方法将正常人的造血干细胞移植到患者体内,重建造血和免疫功能。由于造血干细胞来源有限,也可通过增加自身外周血中干细胞数量来进行自体外周血干细胞移植。正常生理情况下,骨髓可释放少量造血干细胞进入外周血液中,但外周血液中造血干细胞的数量只有骨髓浓度的1‰左右。如给予粒细胞集落刺激因子(G-CSF)将骨髓中造血干细胞动员释放到外周血,可使外周血中造血干细胞的数量提高数十倍甚至百倍,此时在外周血中可获得足够数量的造血干细胞进行外周血干细胞移植。

二、红细胞生理

(一) 红细胞的形态、数量和功能

1. 红细胞的形态和数量 正常成熟的红细胞为双凹圆碟形,直径为 7～8 μm,无细胞核和线粒体,糖酵解是其获得能量的唯一途径,糖酵解产生的 ATP 可以维持钠泵的活动,从而保持红细胞的形态。我国成年男性红细胞数量为 $(4.0～5.5)\times10^{12}/L$,平均为 $5.0\times10^{12}/L$;成年女性为 $(3.5～5.0)\times10^{12}/L$,平均为 $4.2\times10^{12}/L$。新生儿的红细胞数量为 $(6.0～7.0)\times10^{12}/L$,出生数周后逐渐下降,到儿童期时低于成人,青春期后逐渐增加至接近成人水平。红细胞内的蛋白质主要是**血红蛋白**(hemoglobin, Hb)。我国成年男性血红蛋白浓度为 120～160 g/L,女性为 110～150 g/L,新生儿为 170～200 g/L。正常人的红细胞数量和血红蛋白浓度不仅有性别和年龄差异,还可因生活环境和机体功能状态不同而有差异。如高原地区居民红细胞数量与血红蛋白浓度均高于平原地区的居民;妊娠后期因血浆量增多而使红细胞数量和血红蛋白浓度相对减少。红细胞数量和血红蛋白浓度低于正常,或其中一项明显低于正常,称为**贫血**(anemia)。贫血的临床表现是血液携氧能力降低,导致组织器官缺氧。患者早期症状为疲乏困倦和活动耐力减退。红细胞生成减少、红细胞破坏过多或失血过多都可引起贫血。

2. 红细胞的功能 红细胞的主要功能是运输 O_2 和 CO_2。红细胞主要通过血红蛋白而结合并携带 O_2 和 CO_2。血红蛋白只有存在于红细胞内才具有携带 O_2 和 CO_2 的功能,当红细胞发生破裂,血红蛋白从红细胞流出,称为**溶血**(hemolysis)。一旦发生溶血,其运输功能即会消失。另外,当血红蛋白与 CO 结合时,或其分子中所含的 Fe^{2+} 被氧化为 Fe^{3+} 时,其携带 O_2 的功能会丧失。红细胞内有多种缓冲对,对血液 pH 具有一定的缓冲调节作用。红细胞还具有免疫功能,其表面的 I 型补体受体可以防止免疫复合物在组织内沉积,从而避免引发免疫性疾病。

细胞的生理功能对于维持机体的正常生命活动及其重要,如果红细胞的数量、形态和功能等出现异常,就会出现红细胞相关疾病。例如,**急性失血性贫血**(acute hemorrhagic anemia)是由于外伤或疾病导致血管破裂,或存在凝血、止血障碍等原因,使得大量血液在短期内丢失,从而引起急性失血后的贫血,此时红细胞的数量急剧下降,运输功能大大减弱。再如,因叶酸缺乏导致的巨幼红细胞贫血,红细胞失去其正常形态而功能减弱。

(二) 红细胞的生理特性

1. 可塑变形性 正常红细胞在外力作用下具有变形的能力,这种特性称为**可塑变形性**(plastic deformation)。当外力撤销后,变形的红细胞又可恢复其正常的形态。这一特性有利于红细胞顺利通过口径比红细胞直径小的毛细血管和血窦孔隙(图 3-6)。正常成人红细胞的体积约为 90 μm³,表面积约为 140 μm²。若红细胞为等体积的球形,则其表面积仅约为 100 μm²。正常红细胞特有的双凹圆碟形使其具有较大的表面积与体积比,从而在外力作用下易于变形。球形红细胞由于表面积与体积之比降低,其变形能力降低;衰老红细胞的膜弹性降低,其变形能力也随之降低;血红蛋白变性或浓度过高时,红细胞内的黏度增加而使其变形能力降低。遗传性球

干细胞

形红细胞增多症是一种由于红细胞膜异常导致的遗传性溶血性贫血,属于染色体显性遗传病,患者红细胞膜骨架蛋白存在异常,红细胞膜通透性增加,钠盐被动流入细胞内,导致表面积减少并接近球形,变形能力减退;其膜上的 Ca^{2+} - Mg^{2+} - ATP 酶活性受到抑制,钙沉积在膜上,使膜的柔韧性降低,这类球形细胞在通过脾脏时极易发生溶血。

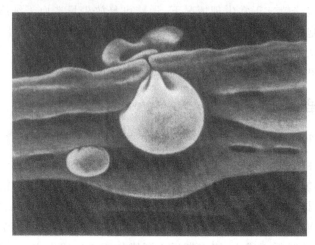

图 3-6　红细胞挤过鼠脾窦的内皮细胞裂隙

2. 悬浮稳定性　红细胞能较稳定地悬浮于血浆中而不易下沉的特性,称为红细胞的**悬浮稳定性**(suspension stability)。红细胞的表面积与体积的比值较大,可使红细胞与血浆之间产生的摩擦力较大,减缓红细胞下沉速度,所以红细胞具有悬浮稳定性。可通过测定红细胞沉降率观察这种特性。通常以红细胞在第一小时末下沉的距离来表示红细胞在血浆中沉降的速度,称为**红细胞沉降率**(erythrocyte sedimentation rate,ESR),简称**血沉**。将新鲜的静脉血经抗凝处理后,置于带有刻度的血沉管内垂直静置,第一小时末管内血细胞下沉的距离即为红细胞沉降率。用魏氏(Westergren)法测定,正常成年男性红细胞沉降率为 0～15 mm/h,成年女性为 0～20 mm/h。红细胞沉降率越高,表示红细胞的悬浮稳定性越小。

临床上可根据红细胞沉降率异常诊断某些疾病,如活动性肺结核、风湿热、肿瘤和贫血等疾病中,红细胞悬浮稳定性降低,红细胞沉降率降低;生理状态发生改变时,红细胞沉降率也可出现改变,如妇女在月经期和妊娠期,红细胞沉降率增高。红细胞沉降率增高主要是由于红细胞彼此以凹面相贴聚集在一起,形成红细胞**叠连**(erythrocyte rouleaux formation),导致红细胞的总面积与总体积之比减小,摩擦力减小。影响或决定红细胞叠连的主要因素是血浆成分的变化,而不是红细胞本身的变化。通常,血浆中纤维蛋白原、球蛋白及胆固醇增高时,可加速红细胞叠连,使红细胞沉降率加快;而血浆白蛋白和磷脂增多时则抑制红细胞叠连的发生,使红细胞沉降率降低。

3. 渗透脆性　正常情况下,红细胞内的渗透压与血浆渗透压基本相等,红细胞可保持其正常形态。如果将红细胞置于等渗溶液(如 0.9% NaCl 溶液)中,其形态和大小可保持不变;在高渗溶液中,红细胞将因水分外渗而发生皱缩。如果将红细胞置于 0.6%～0.8% NaCl 溶液中,水会在渗透压差的作用下渗入细胞,红细胞由正常双凹圆碟形逐渐胀大成为球形;在 0.42%～0.46% NaCl 溶液中,部分红细胞会继续胀大而开始破裂,导致溶血;在 0.32%～0.34% NaCl 溶液中,红细胞会全部胀裂而发生溶血。这一现象表明红细胞对低渗盐溶液具有一定的抵抗力,这种抵抗力通常用红细胞渗透脆性来表示。红细胞**渗透脆性**(erythrocyte osmotic fragility)是指红细胞在低渗盐溶液中发生膨胀、破裂的特性。红细胞渗透脆性越大,表示其对低渗溶液的抵抗能力越弱。在正常情况下,即使同一红细胞对低渗盐溶液的抵抗力也不完全相同。例如,衰老红细胞对低渗盐溶液的抵抗力较弱,即脆性较大;而初成熟的红细胞对低渗盐溶液的抵抗力较强,即脆性较小。红细胞渗透脆性常用于临床上某些疾病的诊断,如遗传性球形红细胞增多症患者的红细胞渗透脆性增大。

(三) 红细胞的生成与破坏

1. 红细胞的生成 红细胞在体内不断生成,同时也不断破坏,生成和破坏处于平衡,可维持血液中红细胞数量的相对稳定。正常成人每天约生成 2×10^{11} 个红细胞。骨髓是成人生成红细胞的唯一场所。骨髓造血干细胞会分化为红系造血祖细胞,然后经过原红细胞、早幼红细胞、中幼红细胞、晚幼红细胞及网织红细胞的阶段,最后发育成为成熟红细胞。从原红细胞到中幼红细胞阶段,经历 3~5 次有丝分裂。1 个原红细胞可产生 8~32 个晚幼红细胞。晚幼红细胞不再分裂,细胞内血红蛋白含量已达正常水平,细胞核逐渐消失,成为网织红细胞,需 3~5 天。网织红细胞在脾内停留 1~2 天,成熟后进入血液循环。当骨髓造血功能增强时,释放入血的网织红细胞大量增加,临床上通过检测循环血液中网织红细胞计数了解骨髓的造血功能。当机体的骨髓造血干细胞及其微环境受到放射线和抗癌药物等因素的严重损害时,骨髓的造血功能会减退或衰竭,从而引起贫血,称为**再生障碍性贫血**(aplastic anemia)。

(1) 红细胞生成的原料:红细胞的主要成分是血红蛋白。合成血红蛋白的主要原料包括铁和蛋白质。叶酸和维生素 B_{12} 是红细胞成熟所必需的辅酶物质。此外,红细胞生成还需要氨基酸、维生素 B_6、维生素 B_2、维生素 C、维生素 E 和微量元素铜、锰、钴、锌等。成人每天用于合成血红蛋白的铁量为 20~30 mg,其中 95% 来自体内铁的再利用,即衰老红细胞破坏后由血红蛋白分解释放的铁,每天约 25 mg。这部分铁以铁蛋白的形式储存于肝、骨髓和巨噬细胞系统中,并可被重复利用,故称为"内源性铁"。人体每天还可从食物中吸收少量铁,即"外源性铁",以补充体内铁的排泄。食物中的铁多以高铁(Fe^{3+})化合物的形式存在,须经胃酸作用还原成亚铁离子(Fe^{2+})或其他亚铁化合物,并在十二指肠和空肠上段被吸收。造血所需的蛋白质主要来源于食物,日常膳食所提供的蛋白质通常足够满足机体的造血需求。由于红细胞可优先利用体内的氨基酸来合成血红蛋白,所以单纯因缺乏蛋白质而引发的贫血较为罕见。进入血液循环的铁通过与**转铁蛋白**(transferrin)结合而被运送到幼红细胞。

正常成人每天从食物中吸收补充的铁仅为 1~2 mg,仅占食物中总含铁量的 1/10,不易造成铁缺乏。但在妊娠期、哺乳期和生长发育期,铁的需求量会增多;或在各种慢性失血情况下,如月经量过多、痔疮出血等,体内储存铁减少,导致血红蛋白生成减少,进而引起**缺铁性贫血**(iron deficiency anemia)。缺铁性贫血主要是因为红细胞生成的原料缺乏,血红蛋白生成减少,导致细胞的体积较小,因此也称为小细胞低色素性贫血。对于各种慢性失血的患者以及婴幼儿、孕妇和哺乳期妇女,应注意及时补充铁。

(2) 红细胞的成熟因子:叶酸和维生素 B_{12} 是合成 DNA 所需的重要辅酶。食物中的叶酸经肠黏膜吸收入血后,在维生素 B_{12} 的作用下转化成多谷氨酸四氢叶酸,参与 DNA 的合成。因此,当维生素 B_{12} 缺乏时,叶酸的利用率下降,导致体内叶酸的含量相对不足。当叶酸或维生素 B_{12} 不足时,DNA 的合成会减少,导致红细胞分裂障碍,红细胞数量减少而体积增大,称为**巨幼红细胞贫血**(megaloblastic anemia)。正常饮食时,食物中叶酸和维生素 B_{12} 的含量能满足红细胞生成的需要,但维生素 B_{12} 吸收需要内因子的参与。内因子是由胃黏膜的壁细胞产生的糖蛋白,能与维生素 B_{12} 结合,形成内因子与维生素 B_{12} 的复合物,保护维生素 B_{12} 免受消化液的破坏,并促进维生素 B_{12} 在回肠远端吸收进入血液。吸收入血的维生素 B_{12} 部分储存于肝,部分与运输蛋白结合参与叶酸的活化。临床上,如胃大部切除术或胃壁细胞损伤等情况易使内因子缺乏,或回肠切除术后可导致维生素 B_{12} 吸收障碍,均可发生巨幼红细胞贫血。

2. 红细胞生成的调节 红系造血祖细胞向红系前体细胞的增殖分化是红细胞生成的关键环

节。不同发育阶段的红系造血祖细胞因为细胞表面受体表达的差异而对不同造血调控因子呈现出不同的反应。干细胞因子(stem cell factor,SCF)、白细胞介素-3(interleukin-3,IL-3)和粒细胞-巨噬细胞集落刺激因子(GM-CSF)可刺激早期红系造血祖细胞(BFU-E)的增殖和发育为晚期红系造血祖细胞(CFU-E)。晚期红系造血祖细胞,又称为**红系集落形成单位**。它们在体外培养时只形成较小的集落,主要受**促红细胞生成素**(erythropoietin,EPO)的调节。而早期红系造血祖细胞因 EPO 受体较少而受 EPO 影响较小。

(1) 促红细胞生成素:促红细胞生成素是一种糖蛋白,主要由肾(特别是肾皮质、肾小管周围的间质细胞)合成。晚期红系造血祖细胞上 EPO 受体的数量最多。EPO 的主要作用是促进晚期红系造血祖细胞的增殖,并向原红细胞分化。EPO 的作用包括:①刺激有丝分裂,主要促进晚期红系造血祖细胞(CFU-E)的增殖,对早期红系造血祖细胞及幼红细胞的增殖也有一定的促进作用;②激活血红蛋白等红系特异基因的表达,促进红系造血祖细胞向原红细胞分化及幼红细胞血红蛋白的合成;③作为存活因子抑制 CFU-E 的凋亡而促进红细胞的生成;④促进网织红细胞的成熟与释放。当组织缺氧或耗氧量增加而刺激组织中的氧感受器时,可促进肾组织内 EPO 基因表达增加,进而增加 EPO 的合成和分泌,使循环血液中红细胞数量增加,提高血液的运氧能力,以满足组织对氧的需求。相反,当红细胞增多时,EPO 的分泌会减少,从而使红细胞生成减少。这一负反馈调节机制有助于保持血液中红细胞数量的相对稳定。高原地区居民(缺氧)或长期从事体力劳动的人(耗氧量增加),其 EPO 合成会增多,故其红细胞数量也较多。晚期肾病患者双侧肾实质严重破坏,导致 EPO 合成减少,故易发生肾性贫血。正常人从平原进入高原低氧环境后,由于肾产生 EPO 增多,可使外周血液的红细胞数量和血红蛋白含量增高。低氧促进 EPO 基因表达的机制与**低氧诱导因子-1**(hypoxia-inducible factor-1,HIF-1)的作用有关。HIF-1 是一种转录因子,低氧时肾内 HIF-1 的活性增强,可与位于 EPO 基因 3'端的增强子结合而促进 EPO 的表达。此外,肾外组织缺氧也可促进肾分泌 EPO,这可能是由于肾外组织产生了去甲肾上腺素、肾上腺素和若干种前列腺素等物质,从而刺激肾产生 EPO。在临床上,重组的人 EPO 可用于促进贫血患者的红细胞生成。

(2) 性激素:雄激素主要通过促进肾合成 EPO 来增强骨髓造血功能。此外,雄激素还可直接刺激骨髓红系造血祖细胞增殖,从而使红细胞数量增多。在临床上,应用雄激素治疗某些贫血取得了一定效果。相比之下,雌激素可降低红系造血祖细胞对 EPO 的反应性,从而抑制红细胞的生成。因此,青春期后男性红细胞数量多于女性。

除了性激素外,甲状腺激素、生长激素和糖皮质激素对红细胞生成也具有调节作用。转化生长因子 β、干扰素 γ 和肿瘤坏死因子等可抑制早期红系造血祖细胞的增殖,导致红细胞生成减少,这可能与慢性炎症时贫血的发生有关。

3. 红细胞的破坏 正常人红细胞的平均寿命为 120 天。当红细胞衰老时,其可塑变形性减弱而渗透脆性增加,在经过小血管或血窦孔隙时,或在血流加速而受到机械冲击时,红细胞较易破损,此时膜内酶活性下降也会影响膜的坚固性,使其易破损。红细胞不仅因衰老可被破坏,还可因其他物理、化学或病理原因受损。每天约有 0.8% 的衰老红细胞被破坏,其中有 90% 破损或衰老的红细胞被肝脏和脾中的巨噬细胞吞噬,这一过程称为血管外破坏。如脾功能亢进,可使红细胞清除量增加,导致脾性贫血。被破坏的红细胞释放出的铁和氨基酸可被再利用,而脱铁血红素转变为胆色素后随粪便和尿排出体外。另外 10% 的衰老红细胞在血管中受机械冲击而破损,这种在血管内破坏的红细胞释放出的血红蛋白会与血浆中的触珠蛋白结合,然后被肝脏摄取,血红蛋白中的血红素经代谢释放出铁,以铁黄素形式沉着在肝细胞中,脱铁血红素则被转变为胆色素后经胆汁排出。严重溶血时,血浆中血红蛋白浓度过高超过了触珠蛋白结合能力,未能与触珠蛋白结合的血红蛋白将直接由肾排出,形成血红蛋白尿。

三、白细胞生理

(一) 白细胞的形态、分类和数量

白细胞是有核血细胞,在血液中呈球形,进入组织后可有不同程度的变形。依据白细胞胞质中有无特殊的嗜色颗粒,将其分为粒细胞和无粒细胞两大类。粒细胞又分为**中性粒细胞**(neutrophil)、**嗜酸性粒细胞**(eosinophil)和**嗜碱性粒细胞**(basophil);无粒细胞又分为**单核细胞**(monocyte)和**淋巴细胞**(lymphocyte)。正常成人外周血中白细胞总数为$(4.0\sim10.0)\times10^9/L$,其中中性粒细胞占50%~70%,嗜酸性粒细胞占0.5%~5%,嗜碱性粒细胞占0~1%,单核细胞占3%~8%,淋巴细胞占20%~40%。我国健康成人血液白细胞正常值及主要功能见表3-2。

表3-2 我国健康成人血液白细胞正常值及主要功能

名称	均值	百分比/(%)	主要功能
中性粒细胞	$4.5\times10^9/L$	50~70	吞噬细菌和坏死细胞
嗜酸性粒细胞	$0.1\times10^9/L$	0.5~5	限制肥大细胞和嗜碱性粒细胞引起的速发型过敏反应
嗜碱性粒细胞	$0.025\times10^9/L$	0~1	释放组胺和肝素、过敏性慢反应物质
淋巴细胞	$1.8\times10^9/L$	20~40	参与特异性免疫反应
单核细胞	$0.45\times10^9/L$	3~8	吞噬细菌、异物、颗粒与衰老和损伤的细胞

正常人血液中白细胞数量和分类可因年龄和机体功能状态的不同而有变化。新生儿白细胞数较高,为$(12.0\sim20.0)\times10^9/L$,新生儿白细胞主要为中性粒细胞,约占总数的65%,之后淋巴细胞增多,可占70%,3~4岁后淋巴细胞逐渐减少,到青春期时基本与成人相同。进食、情绪激动、剧烈运动和疼痛等生理活动可使白细胞增多,如剧烈运动可使白细胞增高达$35\times10^9/L$。女性妊娠、分娩时白细胞总数均可升高,分娩时可增至$(17.0\sim34.0)\times10^9/L$,分娩后2~5天恢复到原水平。白细胞数量还存在日周期变化,昼夜波动,下午白细胞数稍高于清晨。

(二) 白细胞的生理特性和功能

各类白细胞所具有的变形、游走、趋化和吞噬等特性,是其执行防御功能的基础。除淋巴细胞外,所有白细胞都能伸出伪足进行变形运动,从而穿过毛细血管壁到达血管外,称为**白细胞渗出**(diapedesis)。渗出到血管外的白细胞也可借助变形运动在组织内游走,在某些化学物质吸引下,可迁移到炎症或病灶区域发挥吞噬等生理作用。白细胞向某些化学物质迁移和游走的过程称为**趋化性**(chemotaxis)。能吸引白细胞发生定向运动的化学物质,称为**趋化因子**(chemokine),如人体细胞的降解产物、抗原-抗体复合物、细菌毒素和细菌等。白细胞会按照趋化因子的浓度梯度游走到炎症部位,并吞噬细菌等异物。白细胞还可分泌多种细胞因子(如白细胞介素、干扰素和肿瘤坏死因子等)以及集落刺激因子等,通过自分泌或旁分泌作用参与炎症和免疫反应的调控。白细胞将细菌等异物包围并吞入胞质内的过程称为**吞噬**(phagocytosis)。

白细胞的吞噬具有选择性。正常细胞的表面光滑,且存在可排斥吞噬的保护性蛋白,故不易被吞噬;坏死组织和外源性颗粒因缺乏相应的保护机制而易被吞噬。此外,在特异性抗体和某些补体的激活产物调理下,白细胞对外源性异物的识别和吞噬作用加强,从而参与机体的非特异性免疫功能;而淋巴细胞则通过抗原-抗体反应参与特异性免疫功能。

1. 中性粒细胞 中性粒细胞的胞核呈分叶状,故又称**多形核白细胞**(polymorphonuclear

leukocyte)，为白细胞的主要分类。血液中的中性粒细胞约有一半随血液循环，称为循环池；循环6～8 h后，它们很快进入组织并不再返回血液中。通常白细胞计数即指这部分白细胞的数量。另一半则附着在小血管壁，称为边缘池。这两部分可以互换，以保持动态平衡。肾上腺素可促进中性粒细胞自边缘池进入循环池，在5～10 min内即可使外周血中的中性粒细胞增高50%。此外，在骨髓中还备有2.5×10^{12}个成熟的中性粒细胞，为外周血中性粒细胞总数的15～20倍，在机体需要时，可在数小时内大量释放进入血液循环。

中性粒细胞具有很强的变形、游走和吞噬能力，是血液中主要的吞噬细胞。当病原微生物，特别是化脓性细菌入侵时，中性粒细胞会在其产生的趋化物质作用下，渗出血管并游走到炎症区域，集中到病灶部位。在感染发生时，中性粒细胞是首先到达炎症部位的效应细胞，中性粒细胞吞噬细菌后立即启动非氧杀菌和依氧杀菌过程。中性粒细胞颗粒可释放含有水解酶、乳铁蛋白、杀菌性通透性增加蛋白等抗菌性蛋白分子，对细菌进行非氧杀菌；同时，它们也可以通过产生大量具有较强细胞毒性作用的活性氧基团（如超氧阴离子、过氧化氢、羟自由基及单线态氧等）进行依氧杀菌。非氧杀菌能力低于依氧杀菌能力，杀死菌后，溶酶体中大量的溶酶体酶会分解细菌。当中性粒细胞吞噬细菌后，其本身会开始溶解解体，释放的各种溶酶体酶又可溶解周围组织而形成**脓液**(pus)。此外，中性粒细胞还可吞噬和清除衰老的红细胞和抗原-抗体复合物。

2. 嗜酸性粒细胞 血液中的嗜酸性粒细胞数量变化呈现明显的日周期性波动，清晨细胞数减少，午夜时增多。当血液中糖皮质激素含量增加时，嗜酸性粒细胞数目减少；反之，则会增加。体内嗜酸性粒细胞主要存在于组织中，数量约为血液中的100倍。嗜酸性粒细胞胞质的嗜酸性颗粒中含有过氧化物酶、**主要碱性蛋白**(major basic protein, MBP)和嗜酸性粒细胞阳离子蛋白等。虽然嗜酸性粒细胞具有较弱的吞噬能力，但因缺乏溶菌酶而基本无杀菌作用。其主要作用包括：①限制肥大细胞和嗜碱性粒细胞引起的Ⅰ型超敏反应；②参与对蠕虫的免疫反应；③在哮喘中引起组织损伤。

3. 嗜碱性粒细胞 通常嗜碱性粒细胞存在于血液中，只有在炎症时受趋化因子的诱导才会迁移到组织中。嗜碱性粒细胞的胞质中有较大的碱性染色颗粒，颗粒内含有肝素、组胺、过敏性慢反应物质和嗜酸性粒细胞趋化因子等多种活性因子。肝素具有抗凝血作用，还可作为酯酶的辅基，加速脂肪分解为游离脂肪酸的过程。组胺和过敏性慢反应物质可使毛细血管通透性增加，导致局部水肿，同时可使细支气管平滑肌收缩等，从而引起哮喘和荨麻疹等Ⅰ型超敏反应症状。当嗜碱性粒细胞被激活时，会释放嗜酸性粒细胞趋化因子A，吸引嗜酸性粒细胞聚集于局部，以限制嗜碱性粒细胞在过敏反应中的作用。另外，嗜碱性粒细胞还在机体抗寄生虫免疫应答中起重要作用。

4. 单核细胞 单核细胞最初从骨髓进入血液时，是未成熟的细胞，吞噬能力较弱。只有在血液中停留2～3天，穿过毛细血管迁移入组织后，才转变为巨噬细胞(macrophage)。此时，细胞体积增大，含较多的溶酶体和线粒体，酸性磷酸酶、葡萄糖苷酶、组织蛋白酶和溶菌酶等多种酶的数量也明显增加，吞噬能力显著增强。巨噬细胞能吞噬和消灭细菌、病毒和原虫等大的致病物及颗粒，以及衰老和损伤的红细胞和血小板等，其吞噬能力比中性粒细胞更强。巨噬细胞溶酶体中含有的大量脂酶，可消化某些细菌（如结核杆菌）的脂膜。当细菌入侵时，巨噬细胞会立即发挥抗感染作用。巨噬细胞需要数天至数周才能成为炎症局部的主要吞噬细胞。巨噬细胞还参与激活淋巴细胞的特异性免疫功能，识别和杀伤肿瘤细胞。活化的单核巨噬细胞能合成和释放多种细胞因子参与机体的防御反应，如肿瘤坏死因子、白介素、干扰素和集落刺激因子等。活化的单核巨噬细胞对肿瘤和病毒感染的细胞的杀伤能力非常强大。单核巨噬细胞还可有效地加工处理并呈递抗原，在特异性免疫应答的诱导和调节中起关键作用。此外，单核细胞还可在组织中发育成树突状细胞。树突状细胞仅有微弱的吞噬活性，但却是功能最强的抗原提呈细胞，参与机体特异性免疫应答的始动过程。

5. 淋巴细胞　淋巴细胞在免疫应答反应中起核心作用。淋巴细胞分为 T 细胞、B 细胞和自然杀伤细胞（natural killer cell，NK cell）。T 细胞占淋巴细胞总数的 70%～80%，由造血干细胞在骨髓中生成，其成熟有赖于胸腺的存在，主要参与机体的细胞免疫。B 细胞由骨髓生成后，不直接依赖胸腺，而是在骨髓或肠道淋巴组织中发育成熟，主要执行体液免疫功能。自然杀伤细胞参与机体天然免疫过程，具有抗肿瘤、抗感染和免疫调节作用。

（三）白细胞的生成与破坏

白细胞由骨髓造血干细胞分化形成。白细胞的生成与稳定受到许多因素的调节。能促进白细胞分裂、分化和成熟的一系列因子称为**造血生长因子**（hematopoietic growth factor），这些因子可在体外刺激造血细胞形成集落，也称**集落刺激因子**（colony stimulating factor，CSF），分别由淋巴细胞、巨噬细胞、内皮细胞及间质细胞等释放产生。例如，粒细胞-巨噬细胞集落刺激因子（granulocyte-macrophage colony stimulating factor，GM-CSF），主要刺激中性粒细胞、单核细胞和嗜酸性粒细胞的生成；粒细胞集落刺激因子（G-CSF），主要促进粒细胞系的增殖和成熟；巨噬细胞集落刺激因子（M-CSF），可调节单核细胞前体细胞的增殖与分化。乳铁蛋白和转化生长因子-β（TGF-β）可抑制白细胞的生成。GM-CSF 和 G-CSF 已经应用于临床治疗中性粒细胞减少症。

白细胞在血液中的停留时间很短，仅为 6～12 h，然后会穿越毛细血管壁进入组织，故组织中的白细胞数量相当庞大，约为循环粒细胞的 20 倍。粒细胞进入组织后不再返回血管内，而在组织中衰老死亡，因此白细胞主要在组织中发挥作用。中性粒细胞停留 4～8 h 后进入组织，4～5 天后衰老死亡，或经胃肠道排出；如有细菌入侵，中性粒细胞在吞噬过量细菌后，会发生"自我溶解"，与破坏的细菌和组织碎片共同形成脓液。单核细胞在血液中停留 2～3 天后进入组织并发育成为巨噬细胞，在组织中可停留 3 个月。淋巴细胞可往返于血液、组织液及淋巴液之间，并能增殖与分化，其存活时间较难判断，生存期可从数日到数月，少数可达数年。衰老的白细胞主要在肝和脾内被巨噬细胞吞噬和分解。还有一部分白细胞可从黏膜上皮渗出，随分泌物一起排出体外。

四、血小板生理

（一）血小板的形态和数量

血小板仅存在于哺乳动物血液中。血小板无细胞核，呈双面微凸的圆盘状，直径为 2～3 μm。当血小板与玻片接触或受到刺激时，可伸出伪足而呈不规则形状，常成群分布在红细胞之间，其体积比红细胞和白细胞小。电镜下可见血小板内含致密体、α 颗粒和溶酶体等多种颗粒，以及开放管道系统、致密管道系统和微管等。血小板膜上存在多种糖蛋白（glycoprotein，GP），它们具有受体功能。如 GPⅠb/Ⅸ/Ⅴ是由 GPⅠb、GPⅨ和 GPⅤ通过非共价键组成的糖蛋白复合物，可与血管性血友病因子（von Willebrand factor，vWF）结合。属于整合素家族的 GPⅡb/Ⅲa 复合物（整合素 $\alpha_{Ⅱb}\beta_3$）为血小板膜上含量最为丰富的糖蛋白，可与纤维蛋白原及 vWF 结合。GPⅠb/Ⅸ/Ⅴ及 GPⅡb/Ⅲa 与相应配体的结合在引起血小板黏附、聚集及血小板内信号途径活化中有重要作用。

健康成人血小板数量为 $(100～300)×10^9/L$。血小板数量在一定范围内有生理波动，午后较清晨高，冬季较春季高，静脉血较毛细血管血高，妇女月经期血小板减少，妊娠、进食、运动、缺氧和严重损伤等可使血小板增多。当血小板数量超过 $1000×10^9/L$ 时，容易发生血栓。血小板可维持血管壁的完整性。当血小板数量低于 $50×10^9/L$ 时，毛细血管脆性增高，微小的创伤或仅血压升高即可导致毛细血管破裂，易产生出血倾向。约有 10% 血小板储存于脾脏中，当机体需要时进入血液循环。当血管损伤时,血小板可被激活,在生理性止血(见本章第三节)过程中发挥重要作用。

(二) 血小板的生理特性

1. 黏附　血小板与非血小板表面的黏着称为**血小板黏附**(platelet adhesion)。血小板黏附是血小板在止血过程和血栓形成中发挥作用的起始环节。当血管内皮受损时,血小板即可黏附于内皮下组织。这一过程中,糖蛋白Ⅰb起关键作用。血小板黏附需要血小板膜上GPⅠb/Ⅸ/Ⅴ复合物、内皮下成分(主要是Ⅰ型和Ⅲ型胶原纤维)及血浆vWF的参与。GPⅠb/Ⅸ/Ⅴ复合物是血小板表面主要的黏附受体。当血管内皮损伤而暴露其内膜下的胶原组织时,血浆中的vWF会与胶原纤维结合,引起vWF变构,随后血小板膜上的GPⅠb会与变构的vWF结合,从而使血小板黏附于内皮下胶原纤维。在GPⅠb/Ⅸ/Ⅴ复合物缺乏、vWF缺乏和胶原纤维变性等情况下,血小板的黏附功能受损,可能存在出血倾向。

2. 聚集　血小板之间彼此黏着和聚合在一起称为**血小板聚集**(platelet aggregation)。这一过程需要纤维蛋白原、Ca^{2+}和血小板膜上GPⅡb/Ⅲa的参与。未受刺激的血小板膜上的GPⅡb/Ⅲa不能与纤维蛋白原结合。当血小板黏附于血管破损处时或在致聚剂的激活下,GPⅡb/Ⅲa活化,纤维蛋白原受体暴露,在Ca^{2+}的作用下,纤维蛋白原可与活化的GPⅡb/Ⅲa结合,连接相邻的血小板,由纤维蛋白原充当桥梁,使血小板聚集成团。GPⅡb/Ⅲa的异常(血小板无力症)或纤维蛋白原缺乏均可引起血小板聚集障碍。

血小板聚集时,由圆盘形变成球形,伸出一些小的伪足,释放活性物质。血小板聚集分为两个时相:第一时相为可逆性聚集,发生迅速且可解聚;第二时相为不可逆性聚集,发生缓慢且不可再解聚。能引起血小板聚集的因素有多种,包括生理性致聚剂(如ADP、胶原、凝血酶、血栓烷A_2、肾上腺素和5-羟色胺等)和病理性致聚剂(如细菌、病毒和药物等)。组织损伤,特别是由血小板释放的内源性ADP,是促使血小板不可逆性聚集的主要因素。

血小板合成和释放的**血栓烷A_2**(thromboxane A_2,TXA_2)具有强烈的促进血小板聚集和收缩血管的作用。血小板内并没有TXA_2的储存,当血小板受到刺激而被激活时,血小板内的磷脂酶A_2也被激活,进而裂解膜磷脂,游离出花生四烯酸,后者在环加氧酶的作用下生成前列腺素G_2和H_2(PGG_2和PGH_2),并进一步在血栓烷合成酶作用下生成TXA_2。临床上可用阿司匹林抑制环加氧酶,从而减少TXA_2的生成并抑制血小板聚集。此外,血管内皮细胞还可释放一氧化氮(NO),通过提高血小板内cGMP浓度来抑制血小板聚集。凝血酶引起的血小板聚集与ADP相似,也呈剂量依赖性,可引起单相或双相血小板聚集。胶原只引起血小板单相的不可逆聚集,且血小板聚集与血小板释放同时发生,故胶原所诱发的血小板单相聚集与内源性ADP的释放和TXA_2的形成有关。

3. 释放　血小板受刺激后将储存在致密体、α颗粒或溶酶体中的活性物质排出的现象称为**血小板释放**(platelet release)。由血小板释放的活性物质主要包括ADP、ATP、5-羟色胺、Ca^{2+}、β-血小板球蛋白、血小板因子、vWF、纤维蛋白原、凝血因子、血小板源生长因子和血管内皮生长因子等。其中,**血管内皮生长因子**(vascular endothelial growth factor,VEGF)和**血小板源生长因子**(platelet-derived growth factor,PDGF)可促进血管内皮细胞、平滑肌细胞和成纤维细胞的增殖,有利于受损血管的修复。5-羟色胺和儿茶酚胺可使小动脉收缩,参与生理性止血和凝血过程。另外,血小板释放的活性物质还包括血小板临时合成的TXA_2和前列腺素等。这些活性物质有助于小血管收缩、血小板活化和聚集,从而加速止血和凝血过程。能引起血小板聚集的因素多数也能引起血小板释放,而且血小板黏附、聚集与释放几乎同时发生。

4. 收缩　血小板内存在着类似肌细胞的收缩蛋白系统,如肌动蛋白、肌球蛋白、微管及各种相关蛋白等。血小板活化后,胞质内 Ca^{2+} 浓度增高,通过分解 ATP 引起血小板收缩。在血凝块中,血小板的伪足通过膜上活化的 GPⅡb/Ⅲa 结合于纤维蛋白索上。当血凝块中的血小板发生收缩时,可使血块回缩。若血小板数量减少、功能降低或 GPⅡb/Ⅲa 缺陷,可使血块回缩不良。临床上可根据血块回缩状态评估血小板的数量或功能是否正常。

5. 吸附　血小板表面能吸附血浆中多种凝血因子,如凝血因子Ⅰ、Ⅴ、Ⅺ、Ⅷ等。当血管破损时,血小板可黏附和聚集于破损部位,可吸附大量凝血因子,使局部的凝血因子浓度升高,有利于血液凝固和生理性止血。

(三) 血小板的生理功能

1. 参与生理性止血　小血管受损后,血液将从血管内流出,但在正常人,数分钟后出血将自行停止,这一过程称为生理性止血。小血管损伤会刺激血小板黏附到破损处周围,并聚集形成血小板血栓。同时,血小板吸附血液中的凝血因子,促进血液凝固,形成血凝块以堵住破损处,从而有效止血。正常出血时间不超过 9 min。若血小板减少,出血时间则会相应延长。

2. 促进血液凝固　血小板中所含的与凝血有关的因子统称为**血小板因子**(platelet factor, PF),如纤维蛋白原激活因子(PF_2)、凝血活酶因子(PF_3)、抗肝素因子(PF_4)和抗纤维蛋白溶酶因子(PF_6)等。其中,较为重要的因子是 PF_3,它是血小板膜上的磷脂成分,能吸附血液中的凝血因子Ⅸ、Ⅷ、Ⅹ、Ⅴ、Ⅱ和 Ca^{2+},从而参与凝血过程。

3. 维持血管内皮细胞完整性　血小板可随时附着在血管壁上,填补血管内皮脱落留下的间隙,及时修复毛细血管壁以维持其正常通透性。此外,血小板释放的**血小板源生长因子**(PDGF)能促进血管内皮细胞、平滑肌细胞以及成纤维细胞的增殖,利于修复受损血管。在临床上,当血小板减少到 $50×10^9/L$ 以下时,毛细血管壁的脆性增加,微小的创伤或血压升高即可使之破裂而出现小的出血点,使皮肤、黏膜下出现瘀点,甚至出现大片的紫癜或瘀斑,称为**血小板减少性紫癜**(thrombocytopenic purpura)。

(四) 血小板的生成与破坏

血小板是由骨髓中成熟的**巨核细胞**(megakaryocyte)通过胞质脱落而形成的有生物活性的小块胞质。巨核细胞由造血干细胞首先分化而来,经过巨核细胞系祖细胞、原巨核细胞、幼巨核细胞等阶段,最后发育为成熟巨核细胞。成熟巨核细胞紧靠骨髓血窦壁外,其胞质形成突起(即前血小板),穿过血窦壁进入窦腔,胞质突起脱落下来后便成为血小板并进入血液。一个巨核细胞可形成 2000~5000 个血小板。进入血液的血小板中,一半以上在血液中循环,其余储存于脾脏。

骨髓中巨核细胞的增殖与分化以及血小板的生成受到一系列造血生长因子的调节。一是巨核细胞集落刺激因子,负责调节巨核细胞系祖细胞增殖;二是**血小板生成素**(thrombopoietin, TPO),负责调节巨核细胞的成熟并促进血小板生成。血小板生成素是调节血小板生成的重要因子。TPO 是由 332 个氨基酸残基组成的糖蛋白,其分子量为 50~70 kD,主要由肝实质细胞产生,肾脏也会产生少量。TPO 能促进造血干细胞的存活和增殖,刺激造血干细胞向巨核细胞系祖细胞分化,并特异地促进巨核祖细胞增殖、分化以及巨核细胞的成熟与血小板的释放,是刺激巨核细胞增殖和分化作用最强的细胞因子。

血小板进入血液后,其寿命为 7~14 天,但只在最初 2 天具有生理功能。通过用 ^{51}Cr 或 ^{32}P 标记血小板并观察其破裂情况,可证明血小板的破坏随血小板的日龄增高而增多。衰老的血小板主要在脾、肝和肺组织中被吞噬。除了衰老的血小板可被吞噬、破坏外,在生理性止血过程中,血小板也可发生解体而被破坏。

第三节　生理性止血

正常情况下,小血管损伤后,血液从小血管内流出,几分钟后出血自行停止的现象被称为**生理性止血**(physiological hemostasis)。临床上常用针刺破耳垂或指尖,让血液自然流出,并测定出血延续的时间,此时间称为**出血时间**(bleeding time)。出血时间的长短可以反映生理性止血功能的强弱。生理性止血功能是机体重要的保护机制之一。生理性止血功能减退时容易发生出血,且出血时间会延长;当生理性止血功能过度增强时,则容易形成血栓。通常,机体的生理性止血功能处于平衡状态,当血管受损时,一方面能迅速止血,另一方面能将止血反应限制在损伤局部,同时保持血流正常进行。

一、生理性止血的基本过程

生理性止血主要包括血管收缩、血小板血栓形成和血液凝固三个过程(图3-7)。

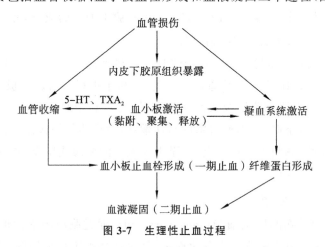

图3-7　生理性止血过程

1. 血管收缩　血管受损后,生理性止血的最初表现为受损血管局部和附近小血管收缩,导致局部血流减少,从而减轻或阻止出血。受损血管受刺激后,会引起血管反射性收缩、血管局部平滑肌收缩以及血小板释放缩血管物质(如5-羟色胺和肾上腺素等,进一步促进血管收缩)。

2. 血小板止血栓形成　血管受损后,血管内膜下胶原组织会被暴露,从而激活血小板,使血小板黏附并聚集于破损部位。局部受损红细胞释放的ADP和局部凝血过程中生成的凝血酶均可使血小板活化而释放内源性ADP,使血小板固定于内皮下胶原的血小板上,从而发生不可逆聚集。此外,受损血管内皮生成的前列环素(PGI_2)减少,也有利于血小板的聚集,最终形成血小板止血栓而堵住伤口,实现初步止血,称为一期止血。

3. 血液凝固　血管受损也可启动凝血系统,导致局部迅速发生血液凝固。血浆中的纤维蛋白原会转变成不溶性的纤维蛋白,交织成网,进一步加固止血栓,称为二期止血。最后,局部纤维组织增生,并长入血凝块中,达到永久性止血。

生理性止血的三个过程是相继发生并相互重叠、相互促进、密切相关的。

二、血液凝固

血液凝固(blood coagulation)是指血液由流动的液态转变为不能流动的凝胶状态的过程。血液凝固的本质是血浆中的可溶性纤维蛋白原转变成不溶性的纤维蛋白,并交织成网。由于纤维蛋白具有良好的弹性,所以形成的血凝块也具有较好的弹性。血液凝固是一个复杂的酶促反应过程,涉及多种凝血因子的参与。正常人血凝块(图 3-8)形成的时间为 4~12 min(玻管法),称为**凝血时间**(clotting time,CT)。在血液凝固后,静止 1~2 h,可见血凝块回缩,并有淡黄色的液体析出,这种液体称为**血清**(blood serum)。在凝血过程中,凝血因子会被消耗,因此血清和血浆的主要区别为血清中没有纤维蛋白原和凝血因子,但增加了少量在凝血过程中由血小板释放的物质。

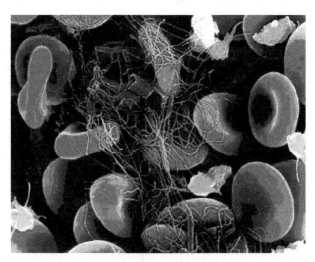

图 3-8 血凝块扫描电镜图

（一）凝血因子

血液和组织中直接参与血液凝固的物质,统称**凝血因子**(blood coagulation factor;clotting factor)。目前已知的凝血因子共有 14 种,按照国际命名法依发现的先后顺序用罗马数字编号的有 12 种,分别为凝血因子Ⅰ~ⅩⅢ(简称 FⅠ~FⅩⅢ),其中 FⅥ是血清中活化的 FⅤa,已不再视为独立的凝血因子(表 3-3)。此外,前激肽释放酶、高分子量激肽原和血小板磷脂等也直接参与血液凝固的过程。在凝血因子中,除 FⅣ是 Ca^{2+} 外,其余均为蛋白质。正常情况下,凝血因子大多以无活性的酶原形式存在,必须要经其他酶水解后才具有活性,这一过程称为凝血因子的激活。被激活的因子,其右下角标以"a"(表示其为活化型),如 FⅡa、FⅩa 等。除 FⅢ外,其他凝血因子均存在于新鲜血浆中,且多数在肝脏中合成。其中,FⅡ、FⅦ、FⅨ和 FⅩ的合成需要维生素 K 的参与,故又称为依赖维生素 K 的凝血因子。因此,当肝功能受损或维生素 K 缺乏时,可出现凝血功能障碍而有出血倾向。

表 3-3 按国际命名法编号的凝血因子

因子	名称	合成部位	血清中	功能
Ⅰ	纤维蛋白原	肝细胞	无	形成纤维蛋白
Ⅱ	凝血酶原	肝细胞(需维生素 K)	几乎没有	激活纤维蛋白原为纤维蛋白
Ⅲ	组织因子	内皮细胞和其他细胞	—	启动外源性凝血过程
Ⅳ	Ca^{2+}	—	存在	辅因子,参与多步过程
Ⅴ	前加速素易变因子	内皮细胞和血小板	无	加速因子Ⅹa激活凝血酶原
Ⅶ	前转变素稳定因子	肝细胞(需维生素 K)	存在	与 FⅢ形成复合物,参与外源性凝血过程
Ⅷ	抗血友病因子	肝细胞	无	辅因子,加速 FⅨa 激活 FⅩ

续表

因子	名称	合成部位	血清中	功能
Ⅸ	血浆凝血活酶	肝细胞（需维生素K）	存在	与FⅨa及Ⅷa形成复合物，激活FⅩ
Ⅹ	Stuart-Prower因子	肝细胞（需维生素K）	存在	形成FⅩ复合物，激活凝血酶原
Ⅺ	血浆凝血活酶前质	肝细胞	存在	激活FⅨ
Ⅻ	接触因子或Hageman因子	肝细胞	存在	启动内源性凝血过程，激活FⅪ
ⅩⅢ	纤维蛋白稳定因子	肝细胞和血小板	几乎没有	使纤维蛋白单体交联聚合形成纤维蛋白网

（二）凝血过程

血液凝固是凝血因子按一定顺序相继激活的级联放大反应，最终激活的凝血酶将纤维蛋白原转化为纤维蛋白凝块。凝血过程可分为**凝血酶原酶复合物**（prothrombinase complex）（也称凝血酶原激活物）的形成、凝血酶的形成和纤维蛋白的生成三个基本阶段（图3-9）。

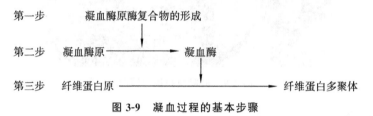

图3-9 凝血过程的基本步骤

1. 凝血酶原酶复合物的形成 凝血酶原酶复合物由内源性凝血途径和外源性凝血途径形成。两条途径的启动方式和参与的凝血因子不同，但内、外两条途径中的某些凝血因子可以相互激活，因此两条途径有密切联系。

（1）内源性凝血途径：**内源性凝血途径**（intrinsic coagulation pathway）涉及的凝血因子全部来自血液。通常当血液与带负电荷的异物表面（如胶原纤维、玻璃、硫酸酯和白陶土等）接触时，会启动内源性凝血途径。血管内皮损伤时，血浆中FⅫ与血管内膜下带负电荷的胶原纤维接触并被激活形成FⅫa，随即FⅫa激活FⅪ为FⅪa。同时，FⅫa还可激活前激肽释放酶成为激肽释放酶，激肽释放酶又能正反馈促进FⅫa的激活，通过这一正反馈过程形成大量的FⅫa。从FⅫ接触异物表面到FⅪa形成的过程称为表面激活，该阶段高分子量激肽原作为辅因子能加速FⅫa及FⅪa对前激肽释放酶和FⅪ的激活。

表面激活阶段形成的FⅪa在Ca^{2+}存在的情况下，进一步激活FⅨ为FⅨa。FⅨa在Ca^{2+}的参与下，与活化的FⅧa结合在血小板磷脂表面（PF_3），形成内源性凝血途径**FⅩ酶复合物**（tenase complex），使FⅩ激活为FⅩa。随后，FⅩa与活化的FⅤa在Ca^{2+}的参与下，结合在血小板磷脂表面（PF_3），形成FⅩa-FⅤa-Ca^{2+}-磷脂复合物，即凝血酶原酶复合物。

生理情况下，血浆中的FⅧ与vWF以非共价形式结合成复合物，保护FⅧ不被活化的蛋白质C降解。vWF缺陷时，血浆FⅧ水平降低，FⅧ活化为FⅧa后会从vWF上释放出来。因此，缺乏FⅧ时导致凝血速度缓慢，临床上称为**血友病**（hemophilia）A。缺乏FⅨ可引起**血友病B**，缺乏FⅪ可引起的疾病过去也称为**血友病C**。血友病A和血友病B是性联隐性遗传性出血性疾病，是最常见的先天性出血性疾病之一。缺乏FⅧ或FⅨ都能引起FⅩ酶复合物生成障碍而发生出血性疾病。血浆中的vWF可保护FⅧ不被降解。因此，vWF缺陷时血浆FⅧ会减少，形成的血友病称为血管性血友病。

（2）外源性凝血途径：**外源性凝血途径**（extrinsic coagulation pathway）是指来自血液之外

的**组织因子**(tissue factor,TF;即FⅢ)暴露于血液而启动的凝血过程。FⅢ是一种跨膜糖蛋白,存在于大多数组织细胞中。正常情况下,直接与循环血液接触的血细胞和内皮细胞不表达FⅢ。只有在组织损伤和血管破裂等情况下,FⅢ才会释放,进而与血浆中的FⅦ结合并激活,形成FⅦa-FⅢ复合物。此复合物在血小板磷脂和Ca^{2+}的存在下,迅速激活FⅩ为FⅩa。随后的反应与内源性凝血途径完全相同。FⅢ作为辅因子,可使FⅦa激活FⅩ的效应提高1000倍,FⅩa又可激活FⅦ,使更多的FⅩ被激活,形成外源性凝血途径的正反馈效应。另外,FⅦa-FⅢ复合物还可激活FⅨ,而FⅨa也能激活FⅦa,从而将内源性凝血途径与外源性凝血途径联系起来,相互促进,共同完成凝血过程。细菌内毒素、补体C5a、免疫复合物和肿瘤坏死因子等均可刺激血管内皮细胞和单核细胞表达FⅢ,从而启动凝血过程,引起**弥散性血管内凝血**(disseminated intravascular coagulation,DIC)。

2. 凝血酶的形成 凝血酶原(FⅡ)在凝血酶原酶复合物的作用下被激活成为凝血酶(FⅡa)。凝血酶原酶复合物中的FⅤa作为辅因子,可使FⅩa激活凝血酶原的速度提高10000倍。凝血酶的主要作用是分解纤维蛋白原成为纤维蛋白单体,其具体作用如下。①凝血酶使纤维蛋白原(四聚体)N端脱下四段小肽,即两个A肽和两个B肽,从而转变为纤维蛋白单体。②激活FⅩⅢ,生成FⅩⅢa。在Ca^{2+}的作用下,FⅩⅢa使纤维蛋白单体相互聚合,形成交联纤维蛋白多聚体凝块,其中交联蛋白多聚体不溶于水。③激活FⅤ、FⅧ和FⅪ,形成凝血过程中的正反馈机制。④使血小板活化,为FⅩ酶复合物和凝血酶原酶复合物的形成提供磷脂表面,并加速凝血过程。当血小板活化后,带负电荷的磷脂(如磷脂酰丝氨酸等)由膜内翻转到外表面,促进FⅩ酶复合物和凝血酶原酶复合物的形成。凝血酶还可激活血小板,提供有效的磷脂表面。

3. 纤维蛋白的形成 凝血酶分解纤维蛋白原(FⅠ)成为纤维蛋白单体(FⅠa)。在Ca^{2+}的存在下,凝血酶激活FⅩⅢ为FⅩⅢa。同时,在Ca^{2+}的参与下,FⅩⅢa使纤维蛋白单体相互聚合,形成不溶于水的纤维蛋白多聚体(纤维蛋白丝)交织成网,网罗血细胞聚在一起,形成稳定的血凝块。

血液凝固是一系列的酶促放大反应过程,其中某些环节存在正反馈调节。凝血过程一旦启动,会迅速形成"瀑布"样反应链,直到完成为止。若其中某个环节受阻,整个凝血过程将终止(图3-10)。

(三)体内生理性凝血机制

组织损伤时释放出的组织因子和暴露出的胶原可分别启动外源性凝血途径和内源性凝血途径,进而参与生理性止血过程。但临床观察发现,FⅦ缺乏的患者会出现明显的出血症状,而先天性缺乏FⅫ、前激肽释放酶或高分子量激肽原的患者则几乎没有出血症状,因此可推断外源性凝血途径在体内生理性凝血反应的启动中起关键作用。通过外源性凝血途径形成的FⅦa-FⅢ复合物可有效地激活FⅨ;另外由外源性凝血途径生成的少量凝血酶可促进FⅤ、FⅧ、FⅪ和血小板的激活且产生放大效应,进而激活内源性凝血途径而形成大量的FⅩ酶复合物,随后形成凝血酶原酶复合物,最终激活凝血酶和纤维蛋白而完成凝血过程。因此,组织因子是生理性凝血反应的启动因子,而内源性凝血途径对凝血反应开始后的维持和巩固起到非常重要的作用。临床上,缺乏FⅧ和FⅨ的患者可有明显的出血症状。

(四)血液凝固的负性调控

正常人在日常活动中,即使发生轻微的血管损伤,体内也常有低水平的凝血系统激活,但循环血液并不会凝固。即使在组织损伤引发生理性止血时,止血栓也仅局限于损伤部位。这些现象表明,生理性凝血过程在时间和空间上受到了严格的控制,是多因素综合作用的结果。

1. 血管内皮的抗凝作用 血管内皮细胞在防止血液凝固反应的蔓延中起重要作用。正常的血管内皮可防止凝血因子、血小板与内皮下的成分接触,从而避免凝血系统的激活和血小板的活化。血管内皮还具有抗凝血和抗血小板的功能。血管内皮细胞膜上存在硫酸乙酰肝素蛋白多

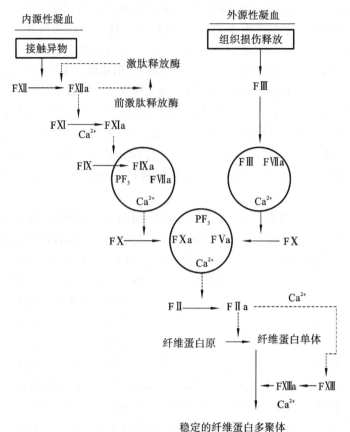

图 3-10 凝血过程示意图

糖、凝血酶调节蛋白,并能合成和分泌组织因子途径抑制物、抗凝血酶等生理性抗凝物质。血管内皮细胞还能释放 PGI_2 和 NO,以抑制血小板活化和聚集。通过上述过程,内皮细胞可灭活从凝血部位扩散而来的活化凝血因子,阻止血栓延伸到未损伤的内皮细胞部位。此外,血管内皮细胞还可合成和分泌组织型纤溶酶原激活物,以促进纤维蛋白的溶解,保证血管通畅。

2. 生理性抗凝物质 血浆中重要的抗凝物质主要包括丝氨酸蛋白酶抑制物、蛋白质 C 系统、组织因子途径抑制物和肝素等。

(1) 丝氨酸蛋白酶抑制物:血浆中含有多种抗凝物质,其中丝氨酸蛋白酶抑制物包括抗凝血酶、肝素辅因子Ⅱ、C_1 抑制物、$α_1$ 抗胰蛋白酶、$α_2$ 抗纤溶酶、$α_2$ 巨球蛋白等。其中,最重要的是抗凝血酶,其次是肝素辅因子Ⅱ,它们分别可灭活 70% 和 30% 的凝血酶。**抗凝血酶**(antithrombin)是由肝细胞和血管内皮细胞分泌的丝氨酸蛋白酶抑制物,可与凝血酶及 FⅨa、FⅩa、FⅪa 和 FⅫa 等的丝氨酸残基结合而使其失去活性,从而阻断凝血过程。抗凝血酶的直接作用较弱且缓慢,但与肝素结合后,其抗凝作用可增强 2000 倍以上。但正常血浆中肝素的含量极少,因此,抗凝血酶主要与内皮细胞表面的硫酸乙酰肝素结合,以增强内皮细胞的抗凝作用。

(2) 蛋白质 C 系统:蛋白质 C 系统包括**蛋白质 C**(protein C,PC)、凝血酶调节蛋白(thrombomodulin,TM)、蛋白质 S 和蛋白质 C 的抑制物等。蛋白质 C 是由肝细胞合成的、存在于血浆中的依赖于维生素 K 的酶原。凝血酶调节蛋白可使凝血酶激活蛋白质 C 的速度提高 1000 倍。当凝血酶与血管内皮细胞上的凝血酶调节蛋白结合后,可激活蛋白质 C,后者可灭活 FⅤa 和 FⅧa,抑制 FⅩa 的活性,并促进纤维蛋白的降解。蛋白质 S 可增强活化的蛋白质 C 对 FⅤa 和 FⅧa 的灭活作用。蛋白质 C 基因缺陷会使患者发生静脉血栓的风险增大。

(3) 组织因子途径抑制物:**组织因子途径抑制物**(tissue factor pathway inhibitor,TFPI)是由

小血管内皮细胞产生的糖蛋白,是外源性凝血途径的特异性抑制剂。可抑制 FXa 的活性,在 Ca^{2+} 存在的情况下,与 FⅦa - FⅢ 复合物及 FXa 结合,形成 FⅦa - FⅢ - TFPⅠ - FXa 四聚体,进而灭活 FⅦa - FⅢ 复合物,从而抑制外源性凝血途径。TFPⅠ 可与内皮细胞表面的硫酸乙酰肝素结合,是体内主要的生理性抗凝物质。注射肝素可促使内皮细胞释放与其结合的 TFPI。

(4)肝素:**肝素**(heparin)是由肥大细胞、嗜碱性粒细胞产生的一种酸性黏多糖,几乎存在于所有组织中,尤其在肝、肺等组织中含量最多。肝素具有很强的抗凝作用,在体内及体外均能发挥抗凝作用。肝素通过增强抗凝血酶的活性来间接发挥抗凝作用,此外还能抑制凝血酶原的激活,阻止血小板黏附、聚集、释放。肝素还能促使血管内皮细胞释放抗凝物质和纤溶酶原激活物,并刺激血管内皮细胞释放 TFPI。同时,肝素还能增强蛋白质 C 的活性和刺激血管内皮细胞释放纤溶酶原激活物,从而增强纤维蛋白溶解。肝素在体内的抗凝作用比体外更强。此外,肝素还能激活血浆中的酯酶,加速血浆中乳糜微粒的清除,防止与血脂有关的血栓形成。

在临床工作中,常需要加速或防止血液凝固。例如,在手术中常用温热的生理盐水纱布压迫伤口以止血,就是通过提高局部温度、增加酶的活性、提供粗糙表面以利于 FⅫ 的激活以及血小板黏附、聚集,从而加速血液凝固的过程。反之,若把血液置于低温环境中或增加异物表面的光滑度(如涂有硅胶或液体石蜡的表面),则血液凝固的过程将会减慢。Ca^{2+} 作为重要的凝血因子,在多个环节上发挥凝血作用。在临床上,可通过添加 Ca^{2+} 或除去 Ca^{2+} 来达到"促凝"或"抗凝"的目的。例如,在临床化验或输血时,常加入一定量的草酸盐或枸橼酸盐以除去 Ca^{2+},从而阻断凝血过程,起到抗凝作用。另外,维生素 K 拮抗剂(如华法林)可抑制 FⅡ、FⅦ、FⅨ、FⅩ 等维生素 K 依赖性凝血因子的合成,从而发挥体内抗凝作用。

三、纤维蛋白溶解

生理性止血过程中形成的止血栓能使出血停止,并逐渐促进伤口愈合。随后,形成止血栓的纤维蛋白会被逐步降解液化,使得被堵塞的血管重新畅通,同时也有利于受损组织的再生和修复。纤维蛋白在纤维蛋白溶解酶(纤溶酶)的作用下被降解液化的过程称为**纤维蛋白溶解**(fibrinolysis),简称纤溶。纤溶过程能使血液由胶冻状态恢复为液态。在生理情况下,止血栓的溶解液化在空间与时间上都受到严格控制。

纤维蛋白溶解酶原(plasminogen,简称纤溶酶原,又称血浆素原)、**纤维蛋白溶解酶**(plasmin,简称纤溶酶,又称血浆素)、**纤溶酶原激活物**(plasminogen activator)以及纤溶抑制物均参与纤溶过程。纤溶过程可分为纤溶酶原的激活与纤维蛋白(或纤维蛋白原)的降解两个阶段(图 3-11)。纤溶酶原、纤溶酶、纤溶酶原激活物和抑制物,以及纤溶的系列酶促反应,总称为**纤维蛋白溶解系统**(fibrinolysis system),简称为纤溶系统。

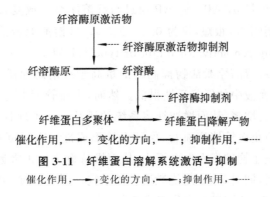

图 3-11 纤维蛋白溶解系统激活与抑制
催化作用,———;变化的方向,----;抑制作用,----

(一)纤溶酶原的激活

纤溶酶原是一种由肝、肾等多种组织合成的蛋白质,正常情况下以无活性的酶原形式存在。纤溶酶原在纤溶酶原激活物的作用下脱下一段肽链,水解激活成纤溶酶。根据来源不同,可将纤溶酶原激活物分为三类:血管激活物、组织激活物和血浆激活物。

当血管中出现血凝块时,可刺激血管内皮细胞大量释放血管激活物,并吸附于血凝块上,称为**组织型纤溶酶原激活物**(tissue-type plasminogen activator,t-PA)。t-PA是血液中主要的内源性纤溶酶原激活物。在生理情况下,新鲜分泌的t-PA即具有较弱的纤溶酶原激活作用。而在纤维蛋白存在的条件下,t-PA对纤溶酶原的亲和力大大增加,其激活效应可增强1000倍。目前,重组人组织型纤溶酶原激活剂已作为溶栓剂被广泛应用于临床血栓栓塞的治疗中。

组织激活物存在于子宫、前列腺、肺等许多组织中,当这些组织损伤时,其释放量会增多。因此,上述器官进行手术时,患者易发生术后渗血,且月经血也不凝固。肾脏合成和释放的尿激酶是一种活性很强的组织激活物,也称为**尿激酶型纤溶酶原激活物**(urokinase-type plasminogen activator,u-PA),已被广泛应用于临床治疗血栓。u-PA是血液中活性仅次于t-PA的生理性纤溶酶原激活物。u-PA通过与多种靶细胞膜上的相应受体即**尿激酶型纤溶酶原激活物受体**(urokinase-type plasminogen activator receptor,u-PAR)结合,可促进结合于靶细胞表面的纤溶酶原的激活。u-PA的主要功能是溶解血管外蛋白,其次才是清除血浆中的纤维蛋白。

血浆激活物也称为依赖于凝血FⅫ的激活物。如前激肽释放酶被FⅫa激活后会生成激肽释放酶,可激活纤溶酶原。FⅫa既是内源性凝血途径的启动因子,又可间接导致纤溶酶原的激活,从而使凝血与纤溶形成对立统一体,保持血液的流动状态。

(二)纤维蛋白与纤维蛋白原的降解

纤溶酶是一种丝氨酸蛋白酶,其底物包括纤维蛋白和纤维蛋白原。在纤溶酶的作用下,纤维蛋白和纤维蛋白原逐步分解成可溶性的小肽,称为纤维蛋白降解产物。这些产物不会再凝固,部分还具有抗凝作用。纤溶酶是血浆中活性最强的蛋白水解酶,对FⅡ、FV、FⅧ、FX和FⅫ等也有一定的降解作用。在正常情况下,血液中的抗纤溶酶的含量高于纤溶酶的含量,因而纤溶酶的作用不易发挥。但在血管受损而出现血凝块或血栓后,由于纤维蛋白能吸附纤溶酶原和激活物而不吸附抑制物,因而纤溶酶会大量形成并发挥作用,使血凝块或血栓发生溶解液化。纤溶酶活性异常增强称为**纤溶亢进**(hyperfibrinolysis)。纤溶亢进时,由于凝血因子的大量分解和纤维蛋白降解产物的抗凝作用,患者可能具有出血倾向。

(三)纤溶抑制物

体内有多种物质可抑制纤溶系统的活性,这些物质称为纤溶抑制物,主要包括**α_2-抗纤溶酶**(α_2-antiplasmin,α_2-AP)和纤溶酶原激活物抑制物两类。α_2-抗纤溶酶由肝产生,是一种球蛋白,血小板α颗粒中也储存有少量α_2-AP。α_2-AP通过与纤溶酶结合成复合物而迅速抑制纤溶酶的活性,因此纤溶酶的半衰期($T_{1/2}$)很短,仅为0.1~0.5 s。纤溶酶原激活物抑制物主要为**纤溶酶原激活物抑制物-1**(plasminogen activator inhibitor type-1,PAI-1)。

血管内皮细胞分泌的纤溶酶原激活物抑制物的量高于纤溶酶原激活物,同时抗纤溶酶对纤溶酶具有灭活作用,因此,血液中的纤溶活性很低。然而,当血管壁上有纤维蛋白形成时,血管内皮分泌的纤溶酶原激活物会增多,从而增加纤溶系统的活性。在生理状态下,纤溶与抗纤溶之间维持动态平衡状态,既可防止血栓堵塞血管,保证血栓形成部位有适度的纤溶过程,又可防止全身性纤溶系统的亢进,防止血管破裂而出血不止,从而维持血流的正常运行。凝血过程与纤溶系统均能由FⅫa启动而激活,同时FⅫa还能激活补体系统。因此,FⅫa能将凝血、纤溶、激肽以及补体等系统有效地联系起来,共同维持血流正常运行。

第四节 血量、血型与输血原则

一、血量

血量(blood volume)是指全身血液的总量。正常成人血量占体重的 7%～8%，即每千克体重含有 70～80 mL 血液。血量与年龄、性别和机能状态等有关。大部分血液在心血管中循环流动，称为循环血量；小部分血液滞留在肝、肺、腹腔静脉及皮下静脉丛内，称为储备血量。在剧烈运动、情绪激动或大失血等紧急情况时，储备血量可被释放出来补充循环血量。

足够的血量是维持正常血压和各组织、器官正常血供的必要条件。血量不足时会使血压下降、血流减慢和组织细胞缺血，最终引起组织细胞或器官的代谢障碍。在生理情况下，血量在神经和体液的调节下保持相对稳定。通常成人一次失血 500 mL 以下，即不超过血液总量的 10% 时，可通过心血管系统的调节及储存血量动员等机体的代偿作用，使血量很快恢复到正常水平。其中水和电解质可因组织液回流加速，在 1～2 h 内恢复；血浆蛋白可由肝脏加速合成，在 24 h 左右恢复正常；红细胞在骨髓造血功能作用下，可在 1 个月内恢复到正常水平。中等量失血即一次失血约 1000 mL，达全身血量的 20% 时，人体功能不能通过代偿恢复正常，会出现血压下降、脉搏加快、四肢冰冷、眩晕、恶心和乏力等现象，严重时出现昏迷，需要输血和输液等处理。大量失血即失血量达血液总量的 30% 以上时，如不及时抢救，会危及生命。在日常生活中，少量失血可没有明显临床症状，即使正常人一次献血 200～400 mL，对身体也无影响。但如果大量失血，最有效的方法就是输血，临床上在输血前必须确定血型。

二、血型

血型(blood group)是指血细胞膜上(临床上通常用红细胞)存在的特异性抗原类型，这种抗原是由种系基因控制的多态性抗原，称为血型抗原。不同的血细胞有不同的血型，如红细胞血型、白细胞血型和血小板血型等。自 1900 年 Landsteiner 发现第一个人类血型系统—ABO 血型系统以来，至今已发现 45 种红细胞血型系统，如 Rh、MNSs 和 Lewis 等血型系统。目前发现的人类白细胞抗原有 112 种，血小板有 10 余个特异性抗原和 7 个血型系统。血型具有遗传特性，正常情况下血型终身不变，但在某些特定情况下，血型抗原可发生改变，如干细胞移植后的患者有可能长期甚至终身改变成供者的血型。

临床上的血型多根据红细胞膜上特异性抗原的类型来决定。红细胞膜上特异性抗原是指镶嵌于红细胞膜上、能使红细胞发生凝集反应而起抗原作用的特异性蛋白质、糖蛋白或糖脂(即凝集原)。血清中有能与红细胞膜上的抗原起反应的特异性抗体，是一种 γ-球蛋白(即凝集素)。当抗原(凝集原)与其对应的抗体(凝集素)相遇时，红细胞会彼此聚集在一起，形成一个个不规则的红细胞团，这种现象称为**红细胞凝集**(agglutination)，红细胞凝集的本质是抗原-抗体反应。每个抗体上具有 2～10 个抗原结合位点，可与若干个红细胞抗原结合，从而作为桥梁使红细胞聚集成簇。凝集反应后可在补体的参与下出现红细胞破裂，发生溶血。

在红细胞血型中，ABO 血型和 Rh 血型系统与临床安全输血最为密切。

(一) ABO 血型系统

1. ABO 血型分型 ABO 血型系统是根据红细胞膜上存在的 A 抗原和 B 抗原进行分型的，红细胞膜上只含有 A 抗原者称 A 型血，只含 B 抗原者称 B 型血，同时含 A 和 B 两种抗原者称

AB 型血,既没有 A 抗原也没有 B 抗原者称 O 型血。ABO 血型的血清中存在与 A 和 B 抗原相对应的天然抗体,分别为抗 A 抗体和抗 B 抗体。四种血型均含有 H 抗原,A、B 抗原都是在 H 抗原的基础上形成的,但其抗原性较弱,血清中检测不到抗 H 抗体。不同血型的血清中不含对抗自身抗原的抗体。

ABO 血型系统存在几种亚型,与临床密切相关的亚型是 A 型中的 A_1 和 A_2 亚型。A_1 型红细胞上含有 A 和 A_1 抗原,而其血清中含有抗 B 抗体;A_2 型血的红细胞上含有 A 抗原,而其血清中含有抗 B 和抗 A_1 抗体。同样,AB 型中也有 A_1B 和 A_2B 两种亚型。ABO 血型系统中不同血型的抗原与抗体的分布情况见表 3-4。

表 3-4 ABO 血型系统

血型		红细胞抗原	血清抗体
A 型	A_1	A + A_1	抗 B
	A_2	A	抗 B + 抗 A_1
B 型		B	抗 A + 抗 A_1
AB 型	A_1B	A + A_1 + B	无抗 A,无抗 A_1,无抗 B
	A_2B	A + B	抗 A_1
O 型		无 A,无 B	抗 A + 抗 B + 抗 A_1

我国汉族人群中,A_2 型和 A_2B 型者分别只占 A 型和 AB 型人群的 1% 以下,而且 A_2 型和 A_2B 红细胞相比 A_1 型和 A_1B 型红细胞,其抗原性要弱得多。在用抗 A 抗体进行血型鉴定时,有时不易检测到,这样就容易将 A_2 型和 A_2B 型误定为 O 型和 B 型。在输血时要注意 A_2 和 A_2B 亚型的存在,因为 A_1 型红细胞的抗原可与 A_2 型血清中的抗 A_1 抗体发生凝集反应。

2. ABO 血型系统的抗原 ABO 血型系统抗原的特异性取决于红细胞膜上糖蛋白或糖脂上所含的糖链,这些糖链是由暴露在红细胞膜表面的少数糖基组成的寡糖链。ABO 血型系统抗原的特异性就取决于这些寡糖链的组成和连接顺序。A、B 抗原都是在 H 抗原的基础上形成的,H 抗原是在 H 基因编码的岩藻糖基转移酶的作用下,将岩藻糖连接到含四个糖基的前驱物质半乳糖末端上形成的。在 A 基因控制下细胞合成转糖基酶,能将一个 N-乙酰半乳糖胺基连接到 H 抗原上,形成 A 抗原;在 B 基因控制下合成转糖基酶,能将一个半乳糖基连接到 H 抗原上,形成 B 抗原(图 3-12)。O 型血的红细胞不含 A 和 B 抗原,但含有 H 抗原。

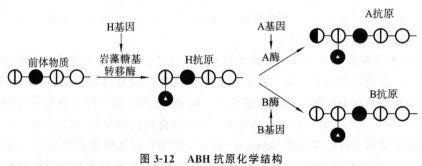

图 3-12 ABH 抗原化学结构

○ 半乳糖　● N-乙酰半乳糖胺　○ 葡萄糖　● N-乙酰葡萄糖胺　▲ 岩藻糖

正常人的 A 抗原和 B 抗原终身不变。但不同的地域或不同的民族之间,抗原存在差异。汉族人群中 A、B、O 型血的人数分别占总人数的 30% 左右,AB 型人数少,只占总人数的 10% 左右。A、B、H 抗原不只存在于红细胞膜上,也存在于淋巴细胞、血小板、上皮细胞及内皮细胞的细胞膜上。

3. ABO 血型的抗体 血型抗体有天然抗体和免疫抗体两种,ABO 血型系统的抗体属于天然抗体,存在于血清中。新生儿血液中尚无 ABO 血型抗体,出生后 2~8 月开始产生,8~10 岁达到高峰。天然抗体多为 IgM,分子量大,不能通过胎盘。因此,孕妇与胎儿血型不合时,母亲体内的天然抗体不会通过胎盘进入胎儿体内而使胎儿的红细胞发生凝集反应。免疫抗体是机体接受了与自身红细胞抗原不同的抗原刺激而通过免疫反应产生的。免疫抗体多属于 IgG,分子量小,能通过胎盘进入胎儿体内。因此,若母亲过去因输血或妊娠接受过与自身抗原不同的外源性抗原时,通过免疫反应会产生免疫性抗体。在妊娠时,若孕妇与胎儿血型不合,可因母亲体内的免疫性抗体进入胎儿体内而引起胎儿红细胞破坏,进而引发新生儿溶血。母亲血浆中存在很多可溶性 A 或 B 抗原物质,进入胎儿体内的免疫性抗体可被可溶性抗原中和。此外,胎儿红细胞上的 A 抗原或 B 抗原很少,所以母婴血型不合较为常见。所以因 ABO 血型不合而发生新生儿溶血的仅为少数。

4. ABO 血型的遗传 ABO 血型中控制 A、B 和 H 抗原生成的基因位于 9 号染色体(9q34.1~9q34.2)等位基因上。在一对染色体上只可能出现 A、B 和 O 三个等位基因中的两个,一个来自父体,另一个来自母体,它们决定子代血型的遗传基因型。三个基因可组成六组基因型(AA、AO、BB、BO、AB、OO),由于 A 和 B 基因为显性基因,O 为隐性基因,故血型的表现仅有四种(AA 和 AO 为 A 型血,BB 和 BO 为 B 型血,AB 为 AB 型血,OO 为 O 型血),因此血型相同的人其遗传基因型却不一定相同。根据血型遗传规律,可以推测子代可能的血型和不可能的血型,也可由子女的血型表现型来推断亲子关系。如 A 型血或 B 型血的父母完全可能生下 O 型血的子女,而 O 型血的子女则不可能有 AB 型血的父母。法医学上根据血型判断亲子关系只能做出否定判断,不能做出肯定判断。

5. ABO 血型的鉴定 正确鉴定血型是保证输血安全的前提和根本保障。临床上 ABO 血型鉴定的方法包括**正向定型**(forward typing)和**反向定型**(reverse typing)。正向定型是用已知的标准血清检测未知的抗原,即将被鉴定者的红细胞混悬液与标准血清相混合,根据是否出现凝集反应,分析判断被测红细胞上的抗原,再确定其血型。反向定型是用已知血型的红细胞与待鉴定的血清反应后,根据是否出现凝集反应来判断鉴定的血清中所含的血型抗体,从而判断被鉴定者的血型。临床上在输血前,既做正向定型,同时也做反向定型,相互印证,保障安全。新生儿血液中的血型抗体来自母体,故鉴定新生儿血型时只进行正向定型。

(二) Rh 血型系统

1. Rh 血型的分型 人类红细胞膜上还有另一类抗原,即 Rh 抗原(Rh 凝集原)。Rh 凝集原最早是在恒河猴(Rhesus monkey)的红细胞上发现的,命名为 Rh 抗原。现发现有 40 多种 Rh 抗原,与临床关系密切的是 D、E、C、c、e 五种抗原。在这五种抗原中,D 抗原的抗原性最强,红细胞膜上有 D 抗原者称为 Rh 阳性者,没有 D 抗原者则称为 Rh 阴性者。我国汉族人群中有 99% 是 Rh 阳性者。而有些少数民族,Rh 阴性者占比较大,如塔塔尔族为 15.8%,苗族为 12.3%,乌孜别克族为 8.7%。

2. Rh 血型的特点 与 ABO 血型系统不同,Rh 血型系统的一个显著特点是没有天然抗体。只有当 Rh 阴性者在接受 Rh 阳性者的血液后,才会通过体液免疫反应而获得抗 Rh 的免疫性抗体,输血后 2~4 个月血清中产生的抗 Rh 抗体的水平达到高峰。此外,Rh 血型系统另一个特点是 Rh 抗体主要是 IgG,其分子量小,能通过胎盘。

3. Rh 血型的临床意义 Rh 型血的测定在临床上有重要意义。Rh 阴性者第一次输入 Rh 阳性血液后,由于其体内没有天然的抗 Rh 抗体,不会发生凝集反应。在输入 Rh 抗原的情况下,Rh 阴性受血者的体内将产生抗 Rh 抗体,当他们再次输入 Rh 阳性血液时,则会发生抗原-抗体免疫反应,进而引起溶血反应,因此在临床上给患者重复输血时,即便是同一供血者的血液,也要进行交叉配血试验,以避免因 Rh 血型不合而引起输血反应。当 Rh 阴性的孕妇怀有 Rh 阳性的胎儿时,Rh 阳性胎儿的少量红细胞或 D 凝集原可进入母体,使母体产生抗 Rh 抗体,经过胎盘进入胎儿血液,导致胎儿的红细胞发生溶血,严重时会导致流产或死胎。由于一般只有在妊娠晚期或分娩时才有一定量的红细胞进入母体,故 Rh 阴性母亲在怀第一胎 Rh 阳性胎儿时,对胎儿的影响较小,很少出现新生儿溶血现象,但在第二次妊娠时(或曾输入 Rh 阳性血液的母亲在怀第一胎时),母体内产生的抗体可进入胎儿体内引起严重的新生儿溶血。怀孕次数越多,症状越严重,因此对于 Rh 阴性孕妇应予以高度重视。

三、输血原则

输血(blood transfusion)已成为临床治疗某些疾病、抢救大失血和保证一些手术顺利进行的重要手段。若输血不当,会对患者造成严重伤害,甚至引起溶血导致死亡。在准备输血时,首先必须鉴定血型,遵循输血的基本原则,即同型输血、交叉配血、紧急时才可少量缓慢输注异型血以及提倡成分输血。

在输血反应中,因血型不合引起的输血反应是常见且较严重的,因此务必要保证供血者与受血者的血型相同。既要注意 ABO 血型系统,也要注意 Rh 血型系统。输血时一定要保证供血者的红细胞不被受血者血清中的抗体凝集。

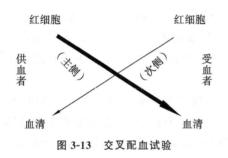

图 3-13 交叉配血试验

临床上输血时,即使是同型血输血,也必须进行常规的**交叉配血试验**(cross-match test)。将供血者的红细胞与受血者的血清相配合,称为交叉配血主侧;再将受血者红细胞与供血者血清相配合,称为交叉配血次侧(图 3-13)。如果交叉配血主侧和次侧均没有发生凝集反应,称为配血相合,可以进行输血,此即为同型输血;如果主侧发生凝集反应,不管次侧是否凝集,则为配血不合,绝对不能输血;如果主侧不发生凝集反应,而次侧发生凝集反应,则遵循异型输血原则。交叉配血试验可以避免血型鉴定错误,或发现供血者与受血者之间可能存在的其他抗原-抗体反应,从而确保输血安全。

在无法得到同型血液而又必须输血的紧急情况下,可适当输入异型血,如可将少量的 O 型血输给其他血型的受血者,或者将少量其他血型的血输给 AB 型血的受血者。此时一定要保证供血者红细胞不被受血者血清中抗体所凝集,但输血量要少(一般少于 200 mL),且输血速度要缓慢。这是因为虽然供血者红细胞膜上的抗原不与受血者血清中的抗体发生凝集反应,但受血者红细胞膜上的抗原会与供血者血清中的抗体发生凝集反应。务必保证血清中抗体效价小于 1∶200,如果输血量过多或输血速度过快,供血者血浆中抗体可能因过多或不能被迅速稀释而导致抗体效价过高,从而与受血者红细胞膜上抗原发生凝集反应。在输血时要密切观察受血者的情况,若发生输血反应,应立即停止输血。

以往曾称 O 型血的人为"万能供血者",AB 型血的人为"万能受血者",这是不严谨的。O 型血的人不是"万能供血者",因为 O 型血的红细胞虽然不含有 A 和 B 抗原,不会被受血者血清中抗体所凝集,但 O 型血的血浆中含有抗 A 和抗 B 抗体,能与其他血型受血者的红细胞发生凝集反应。AB 型血的人也不是"万能受血者",虽然 AB 型受血者血清中不含抗 A 和抗 B 抗体,供血者的红细胞不会与受血者的抗体发生凝集反应,但 AB 型受血者红细胞上的 A 和 B 抗原会与供血者血清中的抗 A 和抗 B 抗体结合而发生凝集反应。

对于处于生育年龄的妇女和需要反复输血的患者来说,还必须确保供血者与受血者的 Rh 血型相合,以避免因 Rh 血型不合而引起的输血反应。

随着医学和科学技术的发展,输血疗法从单纯输全血发展为成分输血。为了提高疗效,目前提倡成分输血。**成分输血**(transfusion of blood component)是把血液中的不同成分(红细胞、粒细胞、血小板和血浆等)制备成高纯度或高浓度的制品输给患者。如严重贫血患者只是红细胞数量减少,血液总量不一定减少,则输注浓缩红细胞悬液是最佳选择;对于大面积烧伤的患者,因创面渗出使血浆丢失严重,应输注血浆或其代用品如右旋糖酐等溶液;对于出血性疾病患者,可输注浓缩血小板悬液或含凝血因子的新鲜血浆。成分输血可提高疗效,减少不良反应并节约血源。

近年来在临床上**自体输血**(autologous blood transfusion)正在迅速发展。自体输血是指在手术前先抽取并保存患者自己的一部分血液,在之后进行手术时可按需要再将血液输给患者自己。也可在手术过程中无菌收集出血,经适当处理后输回给患者。自体输血可避免因异体输血带来的疾病传播和输注异体血细胞引起的并发症。

复习思考题

一、名词解释

1. 血清   2. 血细胞比容   3. 血浆晶体渗透压   4. 血沉   5. 红细胞渗透脆性
6. 血液凝固   7. 血型   8. 生理性止血   9. 血浆胶体渗透压   10. 交叉配血

二、问答题

1. 简述血浆渗透压的概念、分类、作用和临床意义。临床上给患者输液时为什么采用0.9%氯化钠或5%葡萄糖溶液?
2. 简述红细胞生成的部位、原料、成熟因子和调节因子。
3. 简述临床上贫血的类型及其形成原因。
4. 简述血液凝固的基本过程和内、外源性凝血途径的异同点。
5. 为什么供血者与受血者有相同血型也要做交叉配血试验?

扫码在线答题

(赵艳芝)

第四章　血液循环

扫码看PPT

学习目标

素质目标：了解社会-心理因素对心血管系统的影响，认识心理健康和生理健康的统一性。能用辩证的观点解释心血管功能活动的规律。

能力目标：能运用本章所学知识解释心血管常见疾病（心律失常、心力衰竭、高血压、水肿、冠心病等）的病因及发病机制，并能进行预防与干预。能理解抗心律失常药、降压药的作用原理与途径。

知识目标：能正确叙述心脏的泵血过程和机制；影响心输出量的因素及心力储备，心脏功能评价指标；心室肌细胞和窦房结P细胞的跨膜电位及形成机制；心肌的生理特性及影响因素。能正确解释动脉血压的形成及影响因素；中心静脉压和影响静脉回流的因素；微循环的组成及调节；组织液的生成与回流及其影响因素。能举例说明颈动脉窦和主动脉弓压力感受性反射、颈动脉体和主动脉体化学感受性反射的反射过程及临床意义。能比较心血管的神经支配及作用；肾上腺素和去甲肾上腺素对心血管的作用，肾素-血管紧张素系统、血管升压素的作用。能区分心音的产生及特点。能描述心电图的主要波形及各波形意义。能理解冠脉循环的特点及调节。

心血管系统（cardiovascular system）由心脏、血管以及流动于其中的血液组成，而血管又由动脉、静脉和毛细血管组成。起主要作用的心血管系统与起辅助作用的淋巴系统（lymphatic system）共同组成了循环系统（circulatory system）。在生命活动过程中，心脏不断进行收缩和舒张交替的活动，推动血液在心血管系统中按单一方向、周而复始地循环流动，称为**血液循环**（blood circulation）。

血液循环的主要功能包括：完成体内的物质运输，如运输营养物质、代谢产物、激素和其他体液性因素；维持内环境稳定；调节体温；发挥内分泌功能，如心肌细胞能合成心房钠尿肽，血管内皮细胞能合成 NO 等物质。心血管系统的活动受神经和体液因素的调节，可同时与多个系统相互协调、相互配合，从而使机体能很好地适应内、外环境的变化。循环系统的功能一旦发生障碍，机体的新陈代谢就不能正常进行，一些重要器官将受到严重损伤，甚至危及生命。

第一节　心脏的泵血功能

心脏的主要功能是泵血功能。心脏收缩时将血液泵入动脉，通过动脉系统将血液分配到全身各组织器官，以维持组织器官的血液灌流；心脏舒张时则通过静脉系统使血液回流到心脏，使心脏充盈，为下一次泵血做好准备。如此依靠心脏节律性的收缩和舒张的交替活动来完成心脏的泵血功能。

一、心脏的泵血过程和机制

(一) 心动周期

心脏一次收缩和舒张构成的一个机械活动周期,称为**心动周期**(cardiac cycle)。在一个心动周期中,心房和心室的机械活动可分为收缩期和舒张期,即心动周期包括心房收缩期和心房舒张期,心室收缩期和心室舒张期。由于心室在心脏泵血过程中起主要作用,所以心动周期通常是指心室的活动周期。

心动周期的长短与心率成反比。心率(heart rate)是指每分钟心脏跳动的次数。心率受年龄、性别及其他生理或病理因素的影响。正常成人在安静状态下的心率为60~100次/分,以平均心率75次/分计算,则每个心动周期持续0.8 s。如图4-1所示,在一个心动周期中,心房和心室的活动按一定顺序和时程先后进行,先是左、右心房同步收缩0.1 s,然后舒张0.7 s;待心房收缩结束转入舒张期时,左、右心室进入同步收缩期,持续约0.3 s,然后再舒张约0.5 s。在心室舒张期的前0.4 s,心房也处于舒张状态,这一时期称为全心舒张期。心房和心室的舒张期都长于收缩期。心率加快时,心动周期缩短,收缩期和舒张期都相应缩短,但舒张期缩短的程度更大,使得心室的充盈时间缩短,这对心脏的持久活动不利。

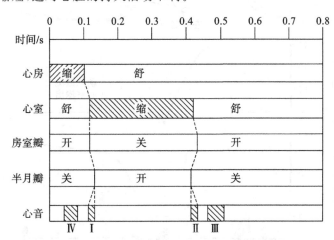

图 4-1 心动周期中心房和心室活动的顺序及时间关系

(二) 心脏的泵血过程

在心脏的泵血过程中,心室的活动起主导作用。左、右心室的泵血过程相似,且几乎同时进行。现以左心室为例,从心室内压力变化、瓣膜开闭、血流情况以及心室容积变化几方面,阐明一个心动周期中心室射血和充盈的过程和机制(图4-2,表4-1)。

1. 心室收缩期 心室收缩期可分为等容收缩期和射血期,射血期又可分为快速射血期和减慢射血期。

(1) 等容收缩期:心室收缩前,心房处于收缩期,此时,半月瓣关闭,房室瓣开放,血液从心房流入心室。心房收缩结束后,心室开始收缩,心室内的压力迅速升高,当心室压升高超过心房压时,心室内血液出现向心房反流的倾向,从而推动房室瓣关闭,阻止血液倒流入心房。此时心室压仍低于主动脉压,半月瓣仍处于关闭状态,心室暂时成为一个封闭的腔。从房室瓣关闭至主动脉瓣开放前这段时间,心室收缩而心室容积不变,故称为等容收缩期(isovolumic contraction period),此期历时约0.05 s。等容收缩期的长短与心肌收缩能力及大动脉血压有关,当大动脉血压升高或心肌收缩能力减弱时,等容收缩期将延长。

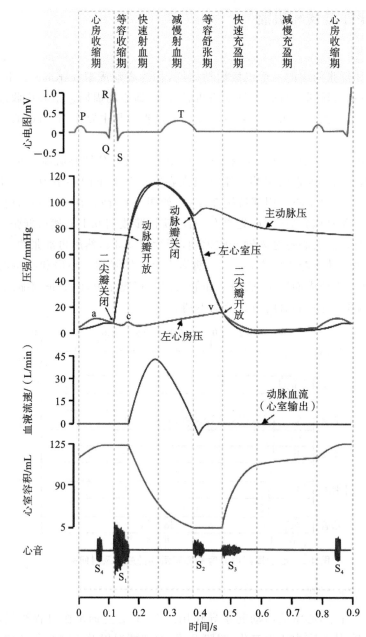

图 4-2 心动周期各时相中左心室压力、容积和瓣膜等变化示意图

P、Q、R、S、T,表示心电图基本波形;a、c、v,表示三个向上的心房波;S_1、S_2、S_3、S_4,分别表示第一心音、第二心音、第三心音、第四心音

表 4-1 心动周期中左心室压力、瓣膜、容积、血流方向的变化

时相	压力变化	房室瓣	动脉瓣	心室容积	血流方向	特点
等容收缩期	心房压＜心室压＜主动脉压	关	关	不变	无	心室压急剧升高;期末主动脉压达最低值
快速射血期	心房压＜心室压＞主动脉压	关	开	剧减	心室→主动脉(快)	期末心室压、主动脉压达最高值
减慢射血期	心房压＜心室压＜主动脉压	关	开	减小	心室→主动脉(慢)	期末心室容积减至最小

续表

时相	压力变化	房室瓣	动脉瓣	心室容积	血流方向	特点
等容舒张期	心房压＜心室压 ＜主动脉压	关	关	不变	无	心室压急剧下降
快速充盈期	心房压＞心室压 ＜主动脉压	开	关	剧增	心房→心室（快）	心室压最低；主要充盈时期
减慢充盈期	心房压＞心室压 ＜主动脉压	开	关	增加	心房→心室（慢）	—
心房收缩期	心房压＞心室压 ＜主动脉压	开	关	增加	心房→心室	期末心室容积增至最大

(2) 射血期：心室继续收缩，心室压进一步升高，当心室压升高至超过主动脉压时半月瓣开放，血液从心室射入主动脉，进入射血期（ejection period）。根据射血速度的快慢，射血期可分为快速射血期和减慢射血期。

①快速射血期：在射血期的早期，由于心室射入主动脉的血量较多，血液流速也很快，故称为快速射血期（rapid ejection phase），此期持续约 0.1 s。在快速射血期，心室射血量约占总射血量的 2/3，心室容积明显缩小，但由于心室肌强烈收缩，心室压继续上升至峰值，主动脉压也随之进一步升高至峰值。

②减慢射血期：在射血期的后期，由于心室肌收缩强度减弱和心室内血量的减少，射血的速度逐渐减慢，故称为减慢射血期（reduced ejection phase），此期持续约 0.15 s。此期，心室压和主动脉压均由峰值逐渐下降。在减慢射血期，甚至在快速射血期的中后期，心室压已低于主动脉压，但心室内的血液依靠心室的继续收缩而获得较高的动能，故仍能在惯性作用下逆压力梯度继续射入主动脉。随着心室内血液继续射入主动脉，心室容积继续缩小。

2. 心室舒张期 心室舒张期可分为等容舒张期和心室充盈期，心室充盈期又可分为快速充盈期、减慢充盈期和心房收缩期。

(1) 等容舒张期：心室完成收缩射血后开始舒张，心室压随之快速下降，主动脉内血液向心室方向反流，推动半月瓣关闭。此时心室压仍高于心房压，故房室瓣仍处于关闭状态，心室再度成为一个封闭的腔。从半月瓣关闭至房室瓣开放前的这段时间，心室肌舒张而心室容积不变，称为等容舒张期（isovolumic relaxation phase），此期历时 0.06～0.08 s。

(2) 心室充盈期：心室继续舒张，心室压下降至低于心房压时，房室瓣开放，血液由心房进入心室，进入心室充盈期。

①快速充盈期：在心室充盈期初期，由于心室肌很快舒张，心室压明显降低，甚至成为负压，心房和心室之间形成很大的压力梯度，这时心房和大静脉内的血液因心室的"抽吸"作用而快速流入心室，心室容积迅速增加，故称为快速充盈期（rapid filling phase）。此期心室充盈血量约为总充盈量的 2/3，历时约 0.11 s。

②减慢充盈期：随着血液不断流入心室，心室压开始升高，心房和心室之间压力梯度逐渐减小，血液流入心室的速度减慢，称为减慢充盈期（reduced filling phase），此期历时 0.22 s，心室容积进一步增大。

③心房收缩期：在心室舒张期的最后 0.1 s，进入心房收缩期（atrial systole）。心房收缩使心房压升高，心房内的血液顺压力梯度流入心室，使心室进一步充盈。此期心室的充盈量约占总充盈量的 25%。

综上所述，心室肌节律性收缩和舒张是造成心室压变化，导致心房与心室之间以及心室与主动脉之间产生压力梯度的根本原因，而压力梯度是推动血液在心房、心室以及主动脉之间流动的主要动力。由于心脏瓣膜的结构特点和启闭活动,血液只能从心房流向心室、心室再流向动脉这一个方向流动。在心脏泵血过程中,心室肌的收缩导致心室压升高是心脏泵血的动力,而心室肌的舒张是心室充盈血液的主要动力。

右心室的泵血过程与左心室基本相同,但由于肺动脉压约为主动脉压的1/6,因此在心动周期中,右心室内压的变化幅度要比左心室内压小得多。

(三)心房在心脏泵血中的作用

1. 心房的初级泵作用 心室在心脏泵血过程中起主导作用,心房只起辅助作用。在心动周期中,心房大部分时间处于舒张状态,其主要作用是接纳、储存从静脉不断回流的血液。在心室舒张期的前0.4 s,心房也处于舒张期(全心舒张期),静脉血经心房流入心室。只有在心室舒张期的最后0.1 s,心房才开始收缩,增加心房与心室的压力梯度,促使心室的进一步充盈。但由于心房壁薄,收缩力不强,收缩时间短,故其收缩对心室的充盈仅起辅助作用。心房收缩期间,心室的充盈量约占每个心动周期中心室总充盈量的25%。但心房的收缩可使心室的充盈量增加,心室舒张末期容积增大,从而使心肌初长度增加,心肌的收缩力增大,提高心室的泵血功能。因此心房的收缩起初级泵的作用,有利于静脉回流和心室射血。当心房发生纤维性颤动而不能正常收缩时,心室充盈血量减少,这对于机体安静状态下的心室射血量没有明显影响。但如果心率加快或心室顺应性降低,心室舒张期的被动充盈量减少,则可因心室舒张末期充盈量减少而使心室射血量降低。

心房颤动

2. 心动周期中心房压的变化 由图4-2可知,在心动周期中,左心房压力曲线依次出现a、c、v三个较小的正向波。左心房收缩时,左心房内压升高形成a波的升支;随后由于左心房血液流入左心室以及心房舒张,左心房压力回降形成a波的降支。接着,左心室收缩,心室压升高,心室内的血液向上推顶已关闭的房室瓣,使之凸入心房,引起心房压轻度升高而形成c波的升支;左心室射血后心室容积减小,房室瓣向下移动,使心房容积扩大,心房压降低,形成c波的降支。在此后的心室射血期以及等容舒张期,房室瓣都处于关闭状态,而血液不断从静脉回流入心房,使心房内血量增加,心房压持续升高,形成v波的升支;随后,房室瓣开放,血液迅速由心房流入心室,心房压迅速下降而形成v波的降支。在心动周期中,右心房也有类似的心房压波动,且可逆向传播到腔静脉,使腔静脉内压也发生同样的波动。

二、心脏泵血功能的评价

心脏的主要功能是泵血,对心脏泵血功能进行评价在临床医学实践和科学研究中有重要意义。

(一)每搏输出量和射血分数

1. 每搏输出量 一侧心室一次收缩射出的血量,称为每搏输出量(stroke volume),简称搏出量。正常成人在安静状态下,左心室舒张末期容积约为125 mL,收缩末期容积约为55 mL,二者之差即为搏出量,平均约为70 mL(60~80 mL)。可见,心室在每次收缩射血时并未将心室内充盈的血液全部射出。

2. 射血分数 评价心脏泵血功能不能只依据搏出量的大小,还要考虑到心室舒张末期容积。搏出量占心室舒张末期容积的百分比,称为射血分数(ejection fraction),健康成人的射血分数为55%~65%。正常情况下,搏出量与心室舒张末期容积是相适应的,即当心室舒张末期容积增加时,搏出量也相应增加,而射血分数基本保持不变。对于心室功能减退、心室异常扩大的患者,其搏出量可能与正常人无明显差异,但心室舒张末期容积增大,射血分数明显下降。因此,射血分数比搏出量能更准确地反映心脏泵血功能,对早期发现心脏泵血功能异常具有重要意义。

(二)每分输出量和心指数

1. 每分输出量 一侧心室每分钟射出的血量,称为每分输出量(minute volume),也称心输出量(cardiac output)。心输出量等于心率与搏出量的乘积。左、右两侧心室的心输出量基本相等。如果心率为75次/分,搏出量为70 mL,则心输出量约为5 L/min。心输出量与机体的新陈代谢水平相适应,受性别、年龄及其他生理因素影响。安静状态下,一般健康成年男性的心输出量为4.5~6 L/min,比同体重女性的心输出量高10%左右。青年人的心输出量比老年人高。成人在剧烈运动时,其心输出量可高达25~35 L/min,而在麻醉情况下则可降至2.5 L/min。

2. 心指数 由于不同身材的机体具有不同的耗氧量和能量代谢水平,心输出量也就不同,因此对不同身材的个体进行心功能测量时,用心输出量作为评价指标是不全面的。调查资料表明,人在安静状态时的心输出量和基础代谢率一样,与体表面积成正比,并不与体重成正比。单位体表面积(m^2)的心输出量称为心指数(cardiac index)。在安静状态和空腹情况下测定的心指数称为静息心指数,可作为比较不同身材个体心功能的评定指标。比如,中等身材的成人体表面积为1.6~1.7 m^2,在安静状态和空腹情况下心输出量为5~6 L/min,故静息心指数为3.0~3.5 L/(min·m^2)。同一个体在不同年龄段或不同生理情况下代谢水平不同,心指数也会发生变化。10岁左右儿童的静息心指数最高,可达4 L/(min·m^2),之后随着年龄增长,静息心指数逐渐下降,到80岁时,静息心指数可低至2 L/(min·m^2)。此外,在妊娠、肌肉运动、情绪激动和进食时,心指数会有不同程度的增高。

(三)心脏做功量

心脏所做的功有两类:一类是外功,主要是通过心室收缩产生和维持一定的压力(心室压),并推动血液流动(心输出量)完成射血过程所做的机械功,也称压力-容积功;另一类是内功,指心脏活动中用于完成离子跨膜主动转运、产生兴奋和收缩、产生和维持心壁张力、克服心肌组织内部的黏滞阻力等所消耗的能量。以下主要讨论外功。

1. 每搏功 指心室一次收缩射血所做的功,简称搏功(stroke work),即心室完成一次心搏所做的机械外功。心室收缩射血所释放的机械能主要表现为将心室内一定容积的血液提升到一定压力水平从而射入动脉而增加的血液势能(压力-容积功),以及使血液以一定的速度向前流动而增加的血流动能。由于人体在安静状态下,血流动能仅占约1%,故一般忽略不计。因此,每搏功近似于压力-容积功,即

$$每搏功(J) = 搏出量(L) \times 心动周期中心室压增量(mmHg)$$

可见,心肌收缩射血所释放的机械能主要用于射出具有一定压力增量的一定容积的血液。心室压增量为射血期左心室平均压与心室舒张末期压之差。由于射血期左心室内压不断变化,在实际应用中常以平均动脉压代替射血期左心室平均压,以左心房平均压代替左心室舒张末期压,因此

$$每搏功(J) = 搏出量(L) \times (平均动脉压 - 左心房平均压)(mmHg)$$

在实际计算左心室每搏功时,可用下式:

$$左心室每搏功(J) = 搏出量(L) \times 13.6(kg/L) \times 9.807(N/kg)$$
$$\times (平均动脉压值 - 左心房平均压值)(mm) \times (1/1000)$$

上式中,每搏功的单位是焦(J),可换算为牛顿(N)乘米(m)。其中13.6 kg/L是汞的密度,9.807 N/kg是重力加速度,(平均动脉压-左心房平均压)的汞柱高度之差单位为毫米(mm),故需乘1/1000将高度差的单位换算为米(m)。

当搏出量为70 mL,平均动脉压为92 mmHg,左心房平均压为6 mmHg,则每搏功为0.803 J。

2. 每分功 每分功(minute work)是指心室每分钟内收缩射血所做的功,亦即心室完成每分输出量所做的机械外功。

每分功＝每搏功(J)×心率(次/分)

若按心率为 75 次/分计算,则每分功为 60.2 J/min。

当动脉血压升高时,射血阻力增加,心肌必须增加收缩强度才能克服射血阻力来保持搏出量不变,因此心脏做功量必然增加。可见,用心脏做功量来评定心脏泵血功能较单纯用心输出量更为全面、客观,尤其是在动脉血压水平不同的个体之间,或在同一个体动脉血压发生改变前后,用心脏做功量来比较心脏泵血功能更显其优越性。若长期主动脉高压,心脏做功量增加,易引起左心衰竭。

在正常情况下,左、右心室的输出量基本相等,但肺动脉平均压仅为主动脉平均压的 1/6 左右,故右心室做功量也只有左心室的 1/6 左右。

三、心脏泵血功能的储备

正常心脏的泵血功能有相当大的储备量。健康成人在安静状态下,心输出量约为 5 L/min,而在剧烈运动时,心输出量可达 25～30 L/min,是安静状态的 5～6 倍。这种心输出量随机体代谢需要而增加的能力,称为心泵功能储备或**心力储备**(cardiac reserve)。心力储备可用心脏每分钟能射出的最大血量,即心脏的最大输出量来表示。心力储备的大小主要决定于搏出量增加和心率增快的程度,因此心力储备包括搏出量储备和心率储备两部分。

（一）搏出量储备

搏出量等于心室舒张末期容积与收缩末期容积之差,故搏出量储备分为收缩期储备和舒张期储备两部分。

1. 收缩期储备 可通过增加心肌收缩能力和提高射血分数,减小收缩末期容积来实现。健康成人在安静状态下的收缩末期容积约为 55 mL,当心肌做最大程度收缩时,心室收缩末期容积可减小到 15～20 mL,因此收缩期储备可达 35～40 mL。

2. 舒张期储备 可通过增加心室舒张末期容积来实现。安静状态下,左心室舒张末期容积约为 125 mL,由于心肌可伸展性小,心室腔不能过度扩大,故心室最大充盈时一般只能达到 140 mL 左右,因此舒张期储备仅为 15 mL 左右。由此可见,收缩期储备要比舒张期大得多。

（二）心率储备

正常成人在安静状态时的心率为 60～100 次/分。如果搏出量保持不变,心率在一定范围内加快至 160～180 次/分时,心输出量可增加至安静状态时的 2～2.5 倍,称为心率储备。但若心率超过 180 次/分,由于舒张期过短,心室充盈不足,可导致搏出量明显减少,从而使心输出量减少。

在进行剧烈运动或强体力活动时,交感-肾上腺髓质系统活动增强,机体主要通过动用收缩期储备和心率储备,使心输出量增加,以满足机体新陈代谢增强的需求。

经常训练的运动员的心肌纤维增粗,心肌收缩能力增强,因而其收缩期储备增大。同时,由于其心脏收缩与舒张的速度加快,最高心率可达 200～220 次/分,因此心率储备也增加,最大心输出量可达 35 L/min 以上,是安静状态时的 7 倍甚至更多。

心力衰竭患者的心肌收缩能力减弱,射血后心室剩余血量增多,收缩期储备和舒张期储备均减小,安静状态下就需要动用心率储备来维持心输出量。心力衰竭患者的心率达 120～140 次/分时心输出量就开始下降,可见心力衰竭患者的心率储备也比正常人低。

四、影响心输出量的因素

如前所述,心输出量等于搏出量和心率的乘积,因此凡能影响搏出量和心率的因素均可以影响心输出量。机体通过调节搏出量和心率来改变心输出量,使心输出量能适应机体在不同情况

心力衰竭

下的代谢需要。

(一) 影响搏出量的因素

搏出量的多少取决于心室肌的前负荷、后负荷和心肌收缩能力等因素。

1. 心室肌的前负荷 心室肌的前负荷是指心室肌在收缩之前所承受的负荷。同骨骼肌一样,前负荷也使心室肌处于一定的初长度。心室肌的初长度取决于心室舒张末期的血液充盈量,即心室舒张末期容积相当于心室的前负荷。由于心室舒张末期压易于测量,且心室舒张末期容积与心室舒张末期压在一定范围内有良好的相关性,故在实验中常用心室舒张期末压来反映前负荷的大小。又由于正常人心室舒张末期的心室压与心房压几乎相等,且心房压更方便测定,故又常用心室舒张末期的心房压来反映心室的前负荷。简而言之,心室肌的前负荷可用心肌的初长度、心室舒张末期容积、心室舒张末期压、心室舒张末期心房压来代表。

(1) 心室功能曲线:常用心室功能曲线来分析前负荷或初长度对于心脏泵血功能的影响。在实验中逐步改变心室舒张末期压,并测量相对应的搏出量或每搏功,然后以心室舒张末期压为横坐标,以每搏功为纵坐标,绘制出的曲线称为**心室功能曲线**(ventricular function curve)(图 4-3)。

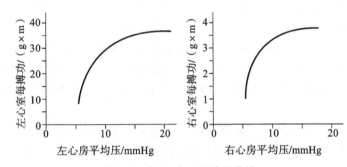

图 4-3 犬左、右心室功能曲线

实验中分别用左、右心房平均压代替左、右心室舒张末期压

心室功能曲线大致可分为以下三段。①左心室舒张末期压在 5~15 mmHg 范围内,曲线处于上升阶段,表明随着左心室舒张末期压增大,每搏功也增大。12~15 mmHg 的左心室舒张末期压是心室肌的最适前负荷。一般情况下,心室舒张末期压只有 5~6 mmHg,说明心室有较大的初长度储备。②左心室舒张末期压在 15~20 mmHg 范围内时,曲线趋于平坦,表明前负荷在其上限范围内的变动对每搏功的影响不大。③左心室舒张末期压高于 20 mmHg 后,曲线平坦或轻度下倾,表明即使前负荷超过 20 mmHg,每搏功仍基本不变或仅轻度减少。只有在发生严重病理变化的心室,心室功能曲线才会出现降支。

从心室功能曲线看,在一定范围内增加前负荷(初长度)时,心肌收缩能力增加,搏出量增加,每搏功增大。这种通过改变前负荷即初长度来调节心肌收缩能力的方式又称为**异长自身调节**(heterometric autoregulation)。与初长度对骨骼肌收缩力的影响相似,初长度对心肌收缩能力的调节也是通过改变粗、细肌丝的有效重叠程度来实现的。肌节长度在 2.0~2.2 μm 时,粗、细肌丝的重叠程度最佳,活化的横桥数目最多,肌节收缩产生的张力最大,此时的初长度为最适初长度。在肌节长度未达最适初长度之前,随着初长度的增加,粗、细肌丝的有效重叠程度增加,活化的横桥数目增多,肌节乃至心室收缩产生的张力增大,搏出量增多,每搏功增大。可见,心室功能曲线是心肌初长度与主动张力间的关系在整个心室功能上的体现。

与骨骼肌不同的是,心室肌具有较强的抗过度延伸的特性。心肌的可伸展性较小,主要是因为肌节内的连接蛋白有很强的黏弹性并将肌球蛋白固定在肌节的 Z 盘上,可限制肌节的被动拉长。另外,心肌细胞外的间质内含有大量的胶原纤维,且心室壁多层纤维呈交叉方向排列,心肌肌节处于最适初长度时,产生的静息张力已经很大,使心肌不易伸展。因此即使前负荷明显增大,心肌肌节一般也不超过2.30 μm,如果强行将肌节拉伸至2.6 μm或更长,心肌会断裂。因此,当心肌前负荷明显增大时,搏出量和每搏功不会明显下降,心室功能曲线也不会出现明显的降支。但在一些慢性心脏病患者中,当心肌被过度扩张时,心室功能曲线会出现降支,表明此时心肌的收缩功能已严重受损。

异长自身调节的生理意义在于对搏出量的微小变化进行精细调节,使心室射血量与静脉回心血量保持平衡,从而使心室舒张末期容积和压力保持在正常范围内。比如,体位改变或动脉血压突然升高,以及左、右心室搏出量的不平衡,都会使心室的充盈量发生微小变化,然后通过异长自身调节来调整搏出量,从而搏出量与回心血量之间重新达到平衡状态。

(2)影响前负荷的因素:心室的前负荷取决于心室舒张末期充盈的血量,也就是静脉回心血量和射血后心室剩余血量之和。通常情况下,静脉回心血量是决定心室前负荷的主要因素。

①静脉回心血量:静脉回心血量受到心室充盈时间、静脉回流速度、心室舒张功能、心包内压和心室顺应性等因素的影响。

a. 心室充盈时间:当心率增快时,心动周期(尤其是心室舒张期)缩短,因而心室充盈时间缩短,静脉回心血量减少;反之,心室充盈时间延长,静脉回心血量增多。但若心率过慢,心室完全充盈后继续延长充盈持续时间,则不能进一步增加静脉回心血量。

b. 静脉回流速度:在心室充盈时间不变的情况下,静脉回流速度越快,静脉回心血量越多;反之,则静脉回心血量越少。在全心舒张期,静脉回流速度取决于外周静脉压与心房、心室压之差。当外周静脉压增高,如循环血量增多、外周静脉管壁张力增高,或心房、心室压降低时,静脉回流速度加快。

c. 心室舒张功能:心室舒张是耗能的过程,与心室收缩后心肌细胞内Ca^{2+}的回降速度有关。Ca^{2+}的回降速度越快,心肌舒张速度越快,快速充盈期的心室负压越大,抽吸作用就越强,在相同的静脉压条件下,静脉回心血量越多。

d. 心包内压:正常情况下,心包有助于防止心室的过度充盈。当发生心包积液时,心包内压增高,限制了心室的充盈,导致静脉回心血量减少。

e. 心室顺应性:心室顺应性(ventricular compliance)是指心室壁受外力作用时能发生变形的难易程度,通常用单位压力变化所引起的心室容积改变($\Delta V/\Delta P$)来表示。心室顺应性增高时,在心室舒张末期压相同的条件下,心室充盈血量增多;反之,心室充盈血量减少(图4-4)。当发生心肌纤维化、心肌肥厚时,心室顺应性降低,心室充盈量减少。

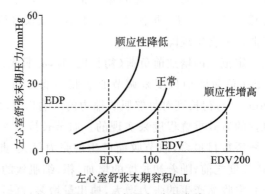

图4-4 心室压力-容积曲线

EDP,舒张末期压力;EDV,舒张末期容积

②射血后心室内剩余血量:如果静脉回心血量不变,射血后心室内剩余血量增加,则心室充盈量也增加。但实际上,射血后心室内剩余血量增加时,舒张期心室压也增高,静脉回心血量将减少,因而心室充盈量并不一定增加。

2. 心室肌的后负荷 心室收缩时必须克服大动脉血压的阻力才能将血液射入动脉,因此大动脉血压是心室收缩时所遇到的后负荷。在心肌初长度、收缩能力和心率都不变的情况下,如果大动脉血压增高,则等容收缩期心室压的峰值将增高,导致等容收缩期延长而射血期缩短,同时射血期心室肌纤维缩短的程度和速度均减小,射血速度减慢,搏出量减少。

当大动脉血压突然增高从而引起搏出量减少时,射血后心室内的剩余血量将增多,若舒张期静脉回心血量不变或无明显减少,则心室舒张末期容积将增大。此时可继发引起异长自身调节,增加心肌收缩能力,使搏出量恢复到正常水平。尽管此时大动脉血压仍处于高水平,但心脏的搏出量将不再减少。

在整体条件下,正常人主动脉血压在 80~170 mmHg 范围内变动时,心输出量没有明显的改变。这是因为机体除了通过异长自身调节使搏出量增加之外,还可通过神经和体液机制以等长调节方式使心肌收缩能力增强(见本节下文),有助于搏出量的恢复。但如果大动脉血压长期升高(如高血压),心室肌将因长期收缩加强,心脏做功量增加而出现心肌代偿性肥厚、心脏扩张,导致心脏泵血功能减退,严重时可出现心力衰竭。因此,高血压患者应用降压药治疗,以减小心肌收缩射血的后负荷。

3. 心肌收缩能力 心肌不依赖于前、后负荷而能改变其收缩强度和速度等力学活动的内在特性,称为心肌收缩能力(cardiac contractility)。在完整的心室,心肌收缩能力增强可使心室功能曲线向左上方移位,说明在同样的前负荷条件下,心肌收缩产生的张力增加,每搏功增加。这种与心肌细胞的初长度无关,通过改变心肌收缩能力而对心脏泵血功能进行的调节称为**心肌等长调节**(myocardial homometric regulation)。

凡能影响心肌细胞兴奋-收缩耦联过程中各个环节的因素都可影响心肌收缩能力,其中活化的横桥数目和肌球蛋白头部 ATP 酶的活性是影响心肌收缩能力的主要环节。在一定的初长度下,粗、细肌丝的重叠程度决定了两者结合形成的横桥数量,但并非所有这些横桥都能被激活为活化的横桥。因此,在初长度不变的情况下,心肌可通过增加活化的横桥数目来增强心肌收缩能力。活化的横桥在全部横桥中所占的比例取决于兴奋时胞质内 Ca^{2+} 的浓度和(或)肌钙蛋白对 Ca^{2+} 的亲和力。儿茶酚胺(去甲肾上腺素和肾上腺素)与心肌细胞的 β 肾上腺素能受体结合后,可激活细胞膜上的 L 型钙通道,促进胞质内 Ca^{2+} 浓度升高;钙增敏剂(如茶碱)可增加肌钙蛋白对 Ca^{2+} 的亲和力,提高肌钙蛋白对胞质中 Ca^{2+} 的利用率;甲状腺激素可提高肌球蛋白 ATP 酶的活性。上述因素均可使心肌活化横桥数增多,导致心肌收缩能力增强。而老年人和甲状腺功能减退的患者,因为肌球蛋白 ATP 酶活性降低,故心肌收缩能力减弱。

(二)心率对心输出量的影响

正常成人在安静状态下心率为 60~100 次/分,平均为 75 次/分。心率在年龄、性别和不同生理状态下会发生较大的变动。新生儿的心率较快,随着年龄的增长,心率逐渐减慢,至青春期接近成人水平。成年女性的心率比男性稍快。在同一个体,安静或睡眠时的心率较慢,而运动或情绪激动时心率加快。

在一定范围内(小于 180 次/分),心率加快,心输出量增多。如果心率过快,超过 160~180 次/分,由于心室舒张期明显缩短,心室充盈血量明显减少,因此搏出量明显减少,心输出量减少。反之,如果心率过慢,低于 40 次/分时,虽然心室舒张期明显延长,但是心室充盈已接近极限,此时心室的充盈量和搏出量不再随舒张期的延长而增加,且心率过慢,所以心输出量仍会减少。

在整体情况下,心率受神经和体液因素的调节。剧烈运动时,交感神经兴奋,心率加快;安静时,迷走神经兴奋,心率减慢。血液中肾上腺素、去甲肾上腺素和甲状腺激素水平升高可加快心率。此外,心率还受体温的影响,体温每升高 1 ℃,心率每分钟可增加 12~18 次。

五、心音

在心动周期中,心肌收缩、瓣膜开闭、血液流速,以及血液撞击心室壁及大动脉壁引起的振动可传递到胸壁,借助听诊器便可在胸部某些部位听到相应的声音,称为心音(heart sound)。用传感器将这些机械振动转换成电信号并记录下来的图形,称为心音图(phonocardiogram)。

正常心脏在一个心动周期中,可产生四个心音,即第一心音、第二心音、第三心音和第四心音。通常听诊只能听到第一心音和第二心音,在某些青年人和健康儿童可听到第三心音,用心音图可记录到四个心音。

1. 第一心音 第一心音发生在心室收缩期,标志着心室收缩的开始。第一心音是由于房室瓣突然关闭引起心室内血液和室壁的振动,以及心室射血引起的大血管壁和血液涡流所发生的振动而产生的。其特点是音调较低,持续时间较长。第一心音在心尖搏动处(左第五肋间锁骨中线处)听诊时最为清楚。

2. 第二心音 第二心音发生在心室舒张期,标志着心室舒张期的开始。第二心音的产生主要与主动脉瓣和肺动脉瓣关闭,血流冲击大动脉根部引起血液、管壁及心室壁的振动有关。其特点是音调较高,持续时间较短。第二心音在胸骨旁第二肋间(即主动脉瓣和肺动脉瓣听诊区)听诊时最为清楚。

3. 第三心音 第三心音出现在心室快速充盈期末,是快速充盈期末室壁和乳头肌突然伸展及充盈血流突然减速引起振动所致,是一种低音调、低振幅的振动。

4. 第四心音 第四心音出现在心室舒张的晚期,是心房收缩使血液流入心室产生的振动,也称为心房音。正常心房收缩时一般不产生声音,但异常强烈的心房收缩和在左心室壁顺应性下降时,可产生第四心音。

心音听诊对于心脏疾病的诊断具有重要意义。心脏的某些异常活动,比如瓣膜关闭不全或狭窄等可以产生杂音或其他异常的心音。

第二节 心脏的电生理学及生理特性

心脏泵血功能的实现有赖于心房和心室肌细胞节律性的收缩与舒张,而心脏节律性的活动是在心肌细胞生物电活动的基础上产生的。

心脏由多种不同的心肌细胞组成。根据组织学和电生理学特点,心肌细胞分为两类:一类是普通的心肌细胞,又称为工作细胞,包括心房肌细胞和心室肌细胞,这类细胞有稳定的动作电位,主要执行收缩功能;另一类是自律细胞,主要包括窦房结P细胞和浦肯野细胞,它们组成心脏特殊传导系统,这类细胞大多没有稳定的静息电位,可自动产生节律性兴奋,但无收缩性。

根据心肌细胞动作电位去极化速度的快慢及其不同产生机制,又可将心肌细胞分成快反应细胞(fast response cell)和慢反应细胞(slow response cell)两类。快反应细胞包括心房肌细胞、心室肌细胞和浦肯野细胞等,这类细胞动作电位去极化速度快,幅度大,兴奋传导速度快;慢反应细胞则包括窦房结P细胞和房室结细胞等,这类细胞动作电位去极化速度慢,幅度小,兴奋传导速度慢。

一、心肌细胞的电活动

与神经细胞和骨骼肌细胞相比,心肌细胞跨膜电位的形状及形成机制都很复杂,且不同类型心肌细胞的跨膜电位在幅度、时程及离子基础上也有很大差别。下面将分别介绍工作细胞(以心室肌细胞为主)和自律细胞的跨膜电位及形成机制。

(一) 心室肌细胞的跨膜电位及形成机制

1. 静息电位 心室肌细胞的静息电位稳定,约为 $-90\ mV$,其形成机制与神经纤维、骨骼肌

心音听诊

细胞相似,主要与 K^+ 平衡电位、少量 Na^+ 内流和生电性钠泵活动产生电位有关。心室肌细胞膜上有丰富的内向整流钾通道(inward rectifier K^+ channel, I_{K1} channel),属于非门控通道,不受电压和化学信号的控制,其开放程度受膜电位的影响。在静息状态下,I_{K1} 通道处于开放状态,K^+ 顺浓度差外流引起的 K^+ 平衡电位是构成静息电位的主要成分。此外,静息状态时,心肌细胞膜对 Na^+ 也有一定的通透性,少量 Na^+ 内流可抵消部分 K^+ 外流形成的电位差,使静息电位略低于 K^+ 平衡电位;生电性钠泵逆浓度差不对等地转运 Na^+ 和 K^+ 也可影响静息电位,使细胞内的负电位有所增大。所以,心室肌静息电位实际值是上述三种电活动所产生电位的代数和。

2. 动作电位 心室肌细胞动作电位的主要特征是复极化过程较为复杂,持续时间长。心室肌细胞的动作电位通常分为 0 期、1 期、2 期、3 期、4 期五个时期(图 4-5)。其中 0 期为去极化期,1 期、2 期、3 期为复极化期,4 期为静息期。

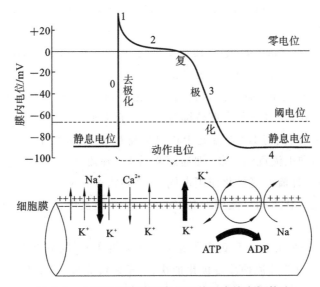

图 4-5 心室肌细胞动作电位及其形成的离子基础

(1) 0 期:当心室肌细胞受到适宜刺激时,膜电位由静息时的 -90 mV 迅速上升至 $+30$ mV 左右,形成动作电位的上升支,其中超过 0 mV 的部分称为超射。此期去极化时程短,仅占 1~2 ms,速度快,可达 200~400 V/s,且幅度高,约为 120 mV。

0 期去极化主要由 Na^+ 内流引起。当心室肌细胞受到适宜刺激时,引起细胞膜上部分钠通道开放,少量 Na^+ 内流,使膜发生去极化,当去极化达到阈电位(-70 mV)时,钠通道瞬间大量激活而开放,出现再生性 Na^+ 内流,膜电位迅速由静息状态的 -90 mV 上升到 $+30$ mV 左右,直至接近 Na^+ 平衡电位水平,形成动作电位上升支。0 期去极化的钠通道是快通道,不仅激活快,其失活也很快,当膜去极化至 0 mV 左右时,钠通道就开始失活而关闭。由于钠通道激活快,又有再生性 Na^+ 内流循环出现,这是心室肌细胞动作电位 0 期去极化速度快、升支陡峭的原因。在心脏电生理学中,通常将这种 0 期去极化过程中由快钠通道引起的心肌细胞称为快反应细胞,其形成的动作电位称为快反应动作电位,因而心室肌细胞属于快反应细胞。

快钠通道可被河鲀毒素(TTX)选择性阻断,但心肌细胞快钠通道对 TTX 的敏感性低,仅为神经纤维和骨骼肌细胞的 1/1000~1/100。临床上常通过阻断快钠通道治疗心律失常(常用Ⅰ类抗心律失常药)。TTX 不能作为抗心律失常药。

(2) 1 期:即快速复极化初期。0 期结束后,进入复极化 1 期,膜内电位由 $+30$ mV 迅速下降到 0 mV 左右,此期历时约 10 ms。0 期和 1 期膜电位的变化很快,在记录的动作电位图形上呈尖峰状,故常把这两部分合称为锋电位。在 1 期,快钠通道已经失活,瞬时外向电流(transient

outward current,I_{to})激活,I_{to} 的主要离子成分是 K^+,K^+ 快速外流,使膜电位迅速复极化至 0 mV 左右。I_{to} 通道在膜电位去极化到 −30 mV 时被激活,历时 5～10 ms。

(3) 2 期:即平台期。1 期复极化膜电位达 0 mV 左右后,复极化过程变得非常缓慢,记录的动作电位图形较平坦,故称为平台期(plateau),此期历时 100～150 ms。平台期是心室肌细胞动作电位持续时间长的主要原因,也是区别于神经细胞和骨骼肌细胞动作电位的主要特征。平台期的形成与外向电流(K^+ 外流)和内向电流(主要是 Ca^{2+} 内流)处于平衡状态有关。

平台期的主要内向电流是 L 型钙离子通道激活引起的 Ca^{2+} 内流。L 型钙离子通道在细胞膜去极化达 −40 mV 时缓慢激活,至 2 期开始时完全激活。L 型钙离子通道的激活、失活以及复活过程均较缓慢,故又称慢通道。钙通道阻滞剂(如维拉帕米)通过影响动作电位的平台期改变动作电位的时程和心肌收缩能力。

平台期的外向电流主要是延迟整流钾通道(delayed rectifier K^+ channel,I_K channel)激活引起的 K^+ 外流和内向整流钾电流(inward rectifier K^+ current,I_{K1})。心室肌细胞膜上的钾通道在动作电位 0 期去极化至 −40 mV 时激活,而在复极化到 −50 mV 时去激活。该通道的激活和去激活较为缓慢,持续数百毫秒。因为该通道激活缓慢,故 I_K 电流称为延迟整流钾电流。I_{K1} 具有内向整流特性,即 I_{K1} 通道对 K^+ 通透性因膜的去极化而降低,这种特性阻碍了平台期 K^+ 外流,使膜电位难以快速复极化,这也是平台期持续时间长的重要原因。

在平台期初期,Ca^{2+} 内流与 K^+ 外流处于相对平衡状态,所以膜电位保持在 0 mV 左右。随后,钙通道逐渐失活,内向电流逐渐减弱,钾通道激活 K^+ 外流逐渐增多,至平台期末钙通道失活关闭,Ca^{2+} 内流停止,K^+ 外流的复极化作用占优势,即转入 3 期复极。

(4) 3 期:即快速复极化末期。此期膜电位由 0 mV 快速复极化至 −90 mV,完成整个复极化过程,历时 100～150 ms。

3 期形成的机制主要是由于 L 型钙离子通道失活关闭,Ca^{2+} 内流停止,而 I_K 外向电流随着时间推移而递增,再生性的 K^+ 外流使膜复极化加快,直至复极完成。I_{K1} 在 3 期复极化末期也起明显作用,加速了 3 期的终末复极化。

从 0 期去极化开始至 3 期复极化结束的这段时间,称为动作电位时程。心室肌动作电位时程为 200～300 ms。

(5) 4 期:即静息期。3 期结束后,膜电位将恢复到静息电位水平。由于动作电位产生期间有 Na^+、Ca^{2+} 内流和 K^+ 外流,导致细胞膜内、外离子分布改变,因此 4 期离子的跨膜转运仍在进行,以恢复细胞内外离子的正常浓度差,维持心肌细胞正常的兴奋性。通过钠泵的主动转运,每消耗 1 个 ATP 可排出 3 个 Na^+ 和摄入 2 个 K^+。而 Ca^{2+} 的排出主要通过 Na^+-Ca^{2+} 交换体的继发性主动转运,使 3 个 Na^+ 进入细胞的同时将细胞内的 1 个 Ca^{2+} 排出,此外细胞膜上钙泵也可将细胞内少量 Ca^{2+} 排出细胞外。

心房肌细胞也属于快反应细胞,因其膜上 I_{K1} 通道密度低,且受 Na^+ 内流的影响较大,故静息电位比心室肌细胞小,约为 −80 mV。心房肌细胞动作电位的形状与心室肌细胞基本相似,但由于心房肌细胞膜上存在乙酰胆碱敏感的钾通道以及较发达的 I_{to} 通道,膜对 K^+ 的通透性较大,K^+ 外流和复极化速度较快,所以心房肌细胞动作电位时程较短,历时 150～200 ms。

(二) 自律细胞的跨膜电位及形成机制

自律细胞与非自律细胞跨膜电位的最大区别在于自律细胞没有稳定的静息电位,存在 4 期自动去极化现象。自律细胞动作电位 3 期复极化末达到最大极化状态时的电位值,称为最大复极电位,此后 4 期膜电位并不稳定于这一水平,而是立即开始自动去极化,当去极化达到阈电位水平时,即爆发一次新的动作电位。4 期自动去极化是自律细胞产生自动节律性兴奋的基础。对

心律失常
及抗心律
失常药

于不同类型的心肌自律细胞,4 期自动去极化的机制不完全相同。以下主要讨论窦房结 P 细胞和浦肯野细胞的跨膜电位。

1. 窦房结 P 细胞的跨膜电位 窦房结 P 细胞的跨膜电位(图 4-6)明显不同于心室肌细胞,P 细胞跨膜电位的特点有:①0 期去极化幅度低,去极化速度慢;②无明显的复极化 1 期和 2 期,只有 0 期、3 期和 4 期;③最大复极电位为 $-70\ mV$,阈电位为 $-40\ mV$;④4 期自动去极化速度快。

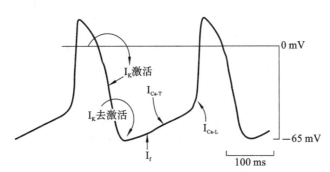

图 4-6 窦房结 P 细胞的跨膜电位及离子基础示意图

0 期:当窦房结 P 细胞 4 期自动去极化至阈电位($-70\ mV$)时,膜上 L 型钙离子通道激活,Ca^{2+} 内流形成 0 期去极化。由于 L 型钙离子通道的激活和失活都比较缓慢,所以其 0 期去极化速度较慢,持续时间较长,这种 0 期去极化过程中由慢钙通道介导的动作电位称为慢反应动作电位,故窦房结 P 细胞属于慢反应细胞。

3 期:与心室肌细胞动作电位相比,窦房结 P 细胞动作电位无明显的 1 期和 2 期,0 期去极化后直接进入 3 期复极化过程。这是因为窦房结 P 细胞上很少表达 I_{to} 通道和缺乏 I_{K1} 通道。此期 L 型钙离子通道失活,I_K 通道激活,K^+ 外流增加,使膜复极化至最大复极电位。

4 期:窦房结 P 细胞在 3 期复极达到最大复极电位后立即开始自动去极化。窦房结 P 细胞 4 期自动去极化机制包括外向电流减弱和内向电流增强两个方面,涉及的离子流主要有以下三种。①I_K 电流:I_K 通道的逐渐失活关闭所造成的 K^+ 外流进行性衰减是窦房结 P 细胞 4 期自动去极化最重要的离子基础。②I_f 电流:I_f 电流是一种进行性增强的 Na^+ 内向离子流,I_f 通道的最大激活电位约在 $-100\ mV$。而正常情况下,窦房结 P 细胞的最大复极电位约为 $-70\ mV$。在此电位水平,I_f 通道的激活十分缓慢,电流强度也较小,因此 I_f 电流在窦房结 P 细胞 4 期自动去极化过程中所起的作用不大,而在浦肯野细胞 4 期自动去极化过程中起重要作用。③T 型钙电流(I_{Ca-T}):除 L 型钙离子通道外,窦房结 P 细胞还存在 T 型钙通道。当 4 期自动去极化到 $-50\ mV$ 时,T 型钙通道被激活开放,引起少量 Ca^{2+} 内流,成为 4 期自动去极化后期的一个组成部分。

2. 浦肯野细胞的跨膜电位 浦肯野细胞的动作电位分为 0 期、1 期、2 期、3 期和 4 期五个时相(图 4-7)。其动作电位 0 期至 3 期的形态与产生机制与心室肌细胞基本相同,0 期去极化也是由细胞膜上快钠通道开放,Na^+ 内流引起的,因此浦肯野细胞也属于快反应细胞。与心室肌细胞动作电位最大的不同是浦肯野细胞 4 期存在自动去极化现象,因此浦肯野细胞是快反应自律细胞。

浦肯野细胞 4 期自动去极化的形成机制也包括外向电流减弱和内向电流增强两个方面,前者是由于 I_K 通道的逐渐关闭引起的 K^+ 外流逐渐减弱,而后者则因为 I_f 通道的激活引起的 I_f 电流逐渐增强。浦肯野细胞的最大复极电位($-90\ mV$)与 I_f 通道充分激活的电位水平($-100\ mV$)较接近,因而认为 I_f 电流的增强在浦肯野细胞的 4 期自动去极化过程中起主要作用。但由于 I_f 通道的激活开放速度较慢,4 期自动去极化速度(约为 $0.02\ V/s$)较慢,因而自动节律性较低。

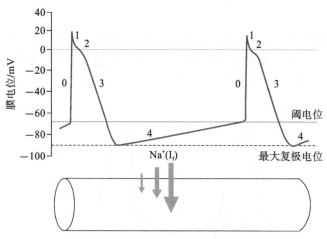

图 4-7 浦肯野细胞的起搏机制

二、心肌的生理特性

心肌细胞具有兴奋性、自律性、传导性和收缩性四种生理特性。其中兴奋性、自律性和传导性都以细胞膜的生物电活动为基础,属于电生理特性;而收缩性属于心肌的一种机械特性。心肌细胞的这些生理特性对于心脏有序且协调的功能活动具有十分重要的作用。

(一) 兴奋性

心肌属于可兴奋组织,在受到适宜刺激时可产生动作电位,即具有兴奋性。同神经纤维相似,心肌在兴奋过程中,兴奋性也会发生周期性变化。

1. 心肌细胞兴奋性的周期性变化 心肌细胞每发生一次兴奋,其膜电位就发生一系列的变化,而引起 0 期去极化的离子通道(钠通道或 L 型钙离子通道)则从备用状态经历激活、失活和复活等变化过程,兴奋性也随之发生相应的周期性改变。现以心室肌细胞为例,说明在一次兴奋过程中兴奋性的周期性变化(图 4-8)。

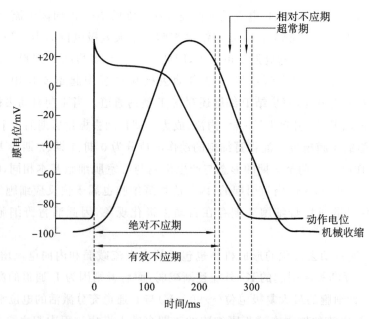

图 4-8 心室肌细胞兴奋过程中兴奋性的变化及与机械收缩的关系

(1) **有效不应期**:包括绝对不应期和局部反应期。心肌细胞兴奋时,从动作电位0期开始到3期复极化至-55 mV的这段时期内,膜的兴奋性为0,即对任何强度的刺激都不能产生去极化反应,这个时期称为绝对不应期(absolute refractory period,ARP)。膜电位由-55 mV继续复极化到约-60 mV的这段时间内,如果给予一个足够强的刺激,细胞膜可产生局部去极化反应,但仍不能发生动作电位,这一时期称为局部反应期(local response period,LRP)。所以,从0期开始至复极化达-60 mV这一不能产生动作电位的时期,统称为有效不应期(effective refractory period,ERP)。产生有效不应期的原因是这段时间内钠通道全部失活(绝对不应期),或仅少量复活(局部反应期),但不足以使膜去极化至阈电位。

(2) **相对不应期**:在3期复极化-60 mV至-80 mV的这段时期内,心肌细胞对阈刺激不产生动作电位,但对于阈上刺激则可产生一次新的动作电位,这段时间称为相对不应期(relative refractory period,RRP)。其原因是此时已有相当数量的钠通道复活至备用状态,但在阈刺激激活的钠通道数量产生的内向电流,仍不足以使膜去极化至阈电位水平,只有阈上刺激才能产生新的兴奋,故此期兴奋性低于正常。

(3) **超常期**:在3期复极化-80 mV到-90 mV的这段时期内,钠通道已基本复活至备用状态,且此时膜电位与阈电位水平之间的差距小,给予心肌细胞一个阈下刺激,就有可能引起一个新的动作电位,说明心肌细胞的兴奋性高于正常,故这段时间称为超常期(supranormal period,SNP)。

在相对不应期和超常期,膜电位小于静息电位水平,钠通道尚未完全恢复至备用状态,因此,若此时接受一次刺激,所产生的动作电位0期去极化幅度和速率均小于正常动作电位,动作电位的时程和不应期也较短,兴奋的传导速度也较慢,容易引起期前收缩和心律失常。

2. 影响兴奋性的因素 心肌兴奋性的高低可用阈值大小来衡量,阈值高则表示兴奋性低,阈值低则表示兴奋性高。影响兴奋性的因素包括静息电位(或最大复极电位)与阈电位的距离,以及引起动作电位0期去极化的离子通道的状态。

(1) **静息电位或最大复极电位水平与阈电位之间的差距**:若阈电位水平不变,而静息电位或最大复极电位增大,则它与阈电位之间的差距就加大,引起兴奋所需的刺激强度增大,兴奋性降低。反之,静息电位或最大复极电位减小,与阈电位之间的差距就小,则兴奋性升高。但当静息电位显著减小时,可由于部分钠通道失活使阈电位水平上移,则兴奋性反而降低。如当细胞外K^+浓度轻度升高时,由于膜电位轻度减小,膜电位与阈电位差距小,则细胞兴奋性增高;而当细胞外K^+浓度显著升高时,则膜电位显著减小,部分钠通道失活,因此兴奋性反而降低。

如果静息电位或最大复极电位不变,而阈电位水平上移,则静息电位和阈电位之间的差距加大,引起兴奋所需的刺激强度增大,兴奋性降低。反之,阈电位水平下移则可使兴奋性增高。比如低血钙时,阈电位水平下移,兴奋性升高。

(2) **引起0期去极化的离子通道性状**:引起动作电位0期去极化的钠通道和L型钙离子通道都有静息(备用)、激活和失活3种功能状态。这些通道处于哪种状态取决于当时的膜电位水平和动作电位时程。以快反应细胞为例,当细胞膜电位处于静息电位水平时,钠通道处于备用状态,此时兴奋性正常。当膜发生去极化达到阈电位水平时,大量钠通道处于激活开放状态,并发生再生性Na^+内流,产生兴奋。随后钠通道迅速失活,此时兴奋性为0。处于失活状态的钠通道不能马上再次激活,待膜电位复极化到约-60 mV时,钠通道才逐渐开始复活,且复活需要一个时间过程,兴奋性也逐渐恢复。只有当膜电位恢复到静息电位水平时,钠通道才全部恢复到静息(备用)状态,兴奋性也恢复正常水平。因此兴奋性的周期性变化主要取决于钠通道当时的功能状态。慢反应细胞的兴奋性取决于L型钙离子通道的功能状态,但L型钙离子通道的激活、失活和复活速度均较慢,其有效不应期也较长,可持续到完全复极之后。

3. 兴奋性的周期性变化与收缩活动的关系 与神经细胞和骨骼肌细胞相比,心肌细胞的有效不应期特别长,相当于整个收缩期和舒张早期。因此,在心肌收缩开始至舒张早期的时段内给予刺激,心肌细胞不会再接受刺激发生新的兴奋和收缩,这就导致了心肌不会像骨骼肌那样发生完全强直收缩,而是始终保持收缩和舒张的交替活动,从而保证心脏的泵血功能。

正常情况下,窦房结产生的每一次兴奋,都是在心肌前一次兴奋的不应期结束后才传到心房肌和心室肌的,因此整个心脏按照窦房结的兴奋节律来进行兴奋和收缩。如果心房或心室在有效不应期后、下一次窦房结兴奋到达前,受到一次窦房结以外的刺激,心房或心室则可提前产生一次兴奋和收缩,分别称为**期前兴奋**(premature excitation)和**期前收缩**(premature systole)。期前兴奋也有其自身的有效不应期,当紧接在期前兴奋后的一次窦房结兴奋传到心房或心室时,若落在期前兴奋的有效不应期内,则此次正常下传的窦房结兴奋将不能引起心房或心室的兴奋和收缩,必须等下一次窦房结的兴奋传来时才能引起兴奋和收缩。所以心肌期前收缩之后往往会出现一段较长的舒张期,称为**代偿性间歇**(compensatory pause)(图4-9)。

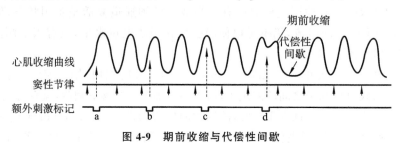

图4-9 期前收缩与代偿性间歇

(二) 自动节律性

自动节律性(autorhythmicity)简称自律性,是指心肌细胞在没有外来刺激作用的条件下,自动产生节律性兴奋的能力。具有自律性的细胞称为自律细胞。心肌细胞的自律性来源于动作电位4期自动去极化。单位时间内自动发生兴奋的次数常作为衡量自律性高低的指标。

1. 心脏的起搏点 心脏特殊传导系统中的绝大部分细胞具有自律性,但自律性高低存在较大差异。其中窦房结P细胞自律性最高,约为100次/分;房室交界和房室束次之,分别约为50次/分和40次/分;浦肯野细胞最低,约为25次/分。正常情况下,整个心脏的活动总是按照当时自律性最高的组织所发出的节律性兴奋来进行。由于窦房结的自律性最高,其发出的兴奋依次激动心房肌、房室交界、心室内传导组织和心室肌,进而控制整个心脏的兴奋和收缩,因此窦房结为**正常起搏点**(normal pacemaker)。由窦房结起搏而形成的心脏节律称为**窦性心律**(sinus rhythm)。心脏其他部位的自律细胞在正常情况下不能表现它们自身的自律性,仅起兴奋传导作用,故称为**潜在起搏点**(latent pacemaker)。如果窦房结下传的兴奋出现传导阻滞,或潜在起搏点的自律性增高,潜在起搏点则取代窦房结控制整个心脏的兴奋和收缩,此时这些异常的起搏部位称为**异位起搏点**(ectopic pacemaker)。由异位起搏点兴奋控制的心脏节律性活动称为**异位节律**(ectopic rhythm)。

窦房结对于潜在起搏点的控制,主要通过以下两种机制实现。

(1) 抢先占领:由于窦房结的自律性高于潜在起搏点,潜在起搏点在4期自动去极化尚未达到阈电位水平之前,就被窦房结下传兴奋所激活而产生动作电位,使潜在起搏点自身的自律性不能表现出来。

(2) 超速驱动阻抑:自律细胞在受到高于其固有频率的刺激时,就按外加刺激的频率发生兴奋,称为超速驱动。在外来的超速驱动刺激停止后,自律细胞不能立即呈现其固有的自律性活动,须经一段时间后才逐渐恢复其自身的自律性活动,这种现象称为超速驱动阻抑。窦房结对于潜在起搏点自律性的直接抑制作用就是一种超速驱动阻抑。超速驱动阻抑具有频率依赖性,窦房结和潜在起搏点自动兴奋频率差值越大,对潜在起搏点的压抑效应越强,驱动中断后停止活动的时间也越长。因此,对于安装有心脏起搏器的患者,若需临时中断起搏器工作,必须先使起搏器的驱动频率逐步减慢,以免发生心搏骤停。

2. 影响自律性的因素 自律性的产生基础是 4 期自动去极化。因此,自律性的高低主要取决于 4 期自动去极化的速度,也受最大复极电位与阈电位水平之间差距的影响(图 4-10)。

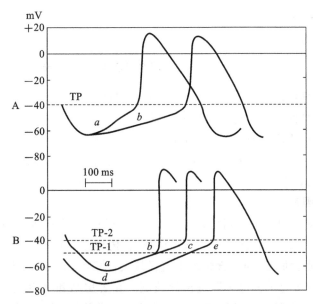

图 4-10 影响自律性的因素

A:4 期自动去极化速度由 a 减至 b 时,自律性降低;B:最大复极电位由 a 超极化至 d,
或阈电位由 TP-1 上移到 TP-2 时,自律性降低。TP:阈电位。

(1)4 期自动去极化速度:动作电位 4 期自动去极化的速度是影响自律性最重要的因素。4 期自动去极化速度快,从最大复极电位到达阈电位的时间就短,单位时间内产生兴奋的次数就多,自律性增高。反之,自律性降低。比如交感神经兴奋,节后纤维释放去甲肾上腺素,增加 I_{Ca-T} 和 I_f 电流,使窦房结 P 细胞 4 期自动去极化速度增加,自律性升高,心率加快;而迷走神经兴奋,释放乙酰胆碱,增加外向 K^+ 电流而降低内向电流,减慢 4 期自动去极化速度,使自律性降低,心率减慢。

(2)最大复极电位和阈电位水平之间的差距:阈电位水平下移,或最大复极电位水平上移,都能使二者之间的差距缩小,自动去极化达到阈电位水平所需的时间缩短,自律性增高;反之,则自律性降低。

(三) 传导性

传导性(conductivity)是指心肌细胞传导兴奋的能力或特性。传导性的高低可以用传导速度来衡量。兴奋不仅可以在同一心肌细胞上传导,也可以在心肌细胞间传导。相邻心肌细胞之间以闰盘相连,闰盘中的缝隙连接形成沟通相邻细胞间的亲水性通道,兴奋可以局部电流的形式通过缝隙连接直接传给相邻的心肌细胞,实现心肌细胞的同步性活动。

1. 兴奋在心脏内的传导 兴奋在心脏内的传导是通过特殊传导系统有序进行的。正常情况下,窦房结发出的兴奋通过心房肌传至左、右心房,引起心房收缩。同时,窦房结的兴奋通过心房肌细胞组成的优势传导通路迅速传到房室交界,而后经房室束、左束支和右束支、浦肯野纤维传至心室肌,引起整个心室的兴奋和收缩(图 4-11)。

所有心肌细胞均具有传导性,但由于不同心肌细胞的电生理特性不同,细胞间的缝隙连接分布密度和类型不同,因此兴奋在心脏各部位的传导速度存在较大差异。心房肌细胞传导速度约为 0.4 m/s,优势传导通路速度较快,为 1.0~1.2 m/s。房室交界由于纤维细、缝隙连接数量少且分化程度低,故传导速度最慢,仅为 0.02 m/s。浦肯野纤维由于纤维粗、缝隙连接数量多、呈网

心脏起搏器

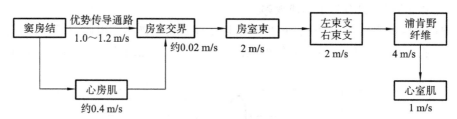

图 4-11 兴奋在心脏内的传导途径及传导速度

状分布于心室壁,故传导速度最快,可达 4 m/s。心室肌的传导速度约为 1 m/s。由于房室交界的兴奋传导速度最慢,且此处是心房兴奋传向心室的唯一通路,所以兴奋由心房传至心室需经一个时间延搁,这一现象称为**房室延搁**(atrioventricular delay)。房室延搁保证了心室收缩发生在心房收缩完毕之后,不会产生心房和心室收缩重叠的现象,有利于心室的充盈和射血。但使得房室交界成为传导阻滞的好发部位。

2. 影响传导性的因素

(1) 结构因素:传导速度与心肌纤维的直径大小呈正相关。直径越小,其内阻越大,局部电流传播的距离越近,兴奋传导速度越慢。反之,直径越大,传导速度越快。房室交界细胞直径最小,约为 3 μm,所以传导速度最慢;而浦肯野纤维直径最大,约 70 μm,所以传导速度最快。此外,细胞间缝隙连接的数量和功能状态也可影响传导速度。在窦房结和房室交界,细胞间的缝隙连接数量少,传导速度较慢。心肌缺血可使细胞间缝隙连接通道关闭,传导速度减慢。

(2) 生理因素:影响传导性的主要因素。

①0 期去极化的幅度和速度:动作电位 0 期去极化的速度和幅度是影响心肌传导速度最重要的因素。0 期去极化的速度越快,局部电流形成就越快,邻近未兴奋部位膜去极化达到阈电位水平的时间就越短,传导速度也越快。0 期去极化的幅度越大,细胞膜上兴奋部位和未兴奋部位之间的电位差就越大,形成的局部电流就越强,传导速度也越快。反之,则传导速度慢。

②邻近未兴奋部位膜的兴奋性:兴奋的传导是细胞膜兴奋部位与邻近未兴奋部位间存在电位差,产生局部电流,使邻近未兴奋部位去极化达到阈电位发生兴奋的过程,最终使细胞膜依次发生兴奋,故而邻近未兴奋部位膜的兴奋性也会影响兴奋的传导。如果未兴奋部位膜上的钠通道在失活状态,则导致传导阻滞;如果膜上的钠通道处于部分失活状态,则产生 0 期去极化缓慢、幅度小的动作电位,导致兴奋传导速度减慢。如果邻近膜静息电位与阈电位水平差距加大,去极化到达阈电位所需时间延长,则兴奋传导速度减慢。

③膜电位的影响:动作电位 0 期去极化的幅度和速度受膜电位的影响。以快反应细胞为例,正常静息电位水平时,钠通道处于最佳可利用状态,膜受刺激后钠通道开放数量增加,速度快,因此 0 期去极化幅度大、速度快;而静息电位水平减小时,钠通道可利用率低,动作电位 0 期去极化速度就慢,幅度也小。当膜电位降至 −55 mV 时,钠通道失活关闭,0 期最大去极化速度几乎为 0。

(四) 收缩性

与骨骼肌相似,心肌细胞在收缩之前先产生动作电位,然后通过兴奋-收缩耦联使胞质中的 Ca^{2+} 浓度升高,引起肌丝滑行而完成肌肉收缩。但心肌收缩有其自身的特点。

1. 对细胞外液 Ca^{2+} 依赖性较强 心肌细胞的肌质网很不发达,Ca^{2+} 储存量较少,因此维持正常收缩需依赖细胞外液中 Ca^{2+} 的进入。心肌收缩需要的 Ca^{2+},80%~90%由肌质网释放,10%~20%在动作电位平台期经 L 型钙离子通道内流。虽然经 L 型钙离子通道内流的 Ca^{2+} 仅占心肌收缩所需 Ca^{2+} 的 10%~20%,但肌质网中 Ca^{2+} 的释放必须由细胞外液中内流的 Ca^{2+} 来触发,称为钙致钙释放。在一定范围内,升高胞质中 Ca^{2+} 浓度,可增强心肌的收缩力。当细胞外液 Ca^{2+} 浓度显著降低时,心肌细胞仍能产生动作电位,却不能引起收缩,这一现象称为兴奋-收缩脱耦联。

2. 同步收缩 心肌细胞之间存在缝隙连接,兴奋可在细胞间迅速传播,因此,心肌可看作是一个功能上的合胞体。心脏实际上由两个合胞体所组成,左、右心房是一个合胞体,左、右心室也是一个合胞体。心肌受到刺激兴奋后,整个心房肌细胞、整个心室肌细胞先后发生同步收缩。这种同步收缩也称"全或无"式收缩。心房或心室的同步收缩,有利于心脏的射血过程。

3. 不发生强直收缩 心肌细胞兴奋后的有效不应期特别长,相当于整个收缩期和舒张早期,在此期内,任何刺激都不会使心肌细胞产生新的兴奋和收缩。因此心脏不会像骨骼肌那样产生完全强直收缩,而是始终保持收缩与舒张交替进行的节律性活动,从而保证了心脏的正常泵血功能。

三、体表心电图

在心动周期中,窦房结发出的兴奋按一定的途径依次传向心房和心室,引起整个心脏的兴奋。在心脏兴奋过程中产生的生物电活动,通过周围的导电组织和体液传到体表。将记录电极置于体表的特定部位,即可将心脏兴奋过程中所发生的电变化引导出来,经处理后记录到特殊的记录纸上,便成为心电图(electrocardiogram,ECG)。心电图反映的是整个心脏兴奋的产生、传导和兴奋恢复过程中的生物电变化,而与心脏的机械收缩活动无直接关系。在临床上心电图波形改变常作为诊断心脏疾病的依据之一,在对各种心律失常、心肌病变和心肌缺血等的诊断中尤为重要。

在心电图记录中,由于电极放置位置不同,不同的导联记录到的心电图波形也有所不同。但心脏每次兴奋在心电图记录中基本上都会出现一个 P 波、一个 QRS 波群和一个 T 波,有时在 T 波后还可出现一个小的 U 波。下面以标准Ⅱ导联为例(图 4-12),介绍心电图中的各波段及其生理意义。

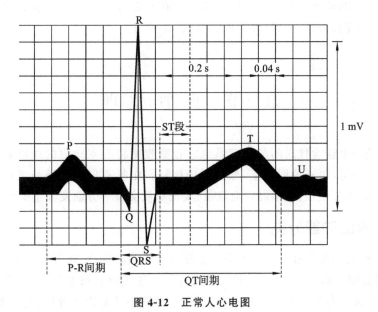

图 4-12 正常人心电图

(一) 正常心电图波形和间期的意义

1. P 波 反映左、右两心房的去极化过程。P 波波形小而圆钝,时间一般不超过 0.11 s,波幅不超过 0.25 mV。

2. QRS 波群 反映左、右两心室的去极化过程。典型的 QRS 波群包括三个紧密相连的波。第一个向下的是 Q 波,其后是高耸向上的 R 波,最后是向下的 S 波。QRS 波群时间为 0.06~0.10 s,代表兴奋在心室内传播所需的时间。

3. T波 代表左、右两心室的复极化过程。T波时间为0.05~0.25 s,波幅为0.1~0.8 mV。T波方向与QRS波群的主波方向相同,且T波波幅不低于R波的1/10。如果有心肌缺血、炎症、电解质失调或药物引起心肌损伤,T波可出现低平、双向或倒置。

4. U波 T波后0.02~0.04 s出现的宽而低的波。波幅小于0.05 mV,时间为0.1~0.3 s,方向一般与T波一致。U波的成因和意义尚不十分清楚,推测U波可能与浦肯野纤维网的复极化有关。

5. P-R间期(或P-Q间期) 从P波起点到QRS波群起点之间的时间。反映窦房结产生兴奋经心房传至心室所需要的时间。一般历时0.12~0.20 s。房室传导阻滞或心房传导阻滞时,P-R间期延长。

6. QT间期 从QRS波群起点到T波终点之间的时间,反映左、右心室开始兴奋到兴奋完全恢复的时间,即去极化到完全复极化的时间。QT间期时间与心率呈反比,心率加快,QT间期缩短。慢性心肌缺血和电解质代谢紊乱时QT间期延长。

7. ST段 从QRS波群终点到T波起点之间的水平线。正常时,ST段与基线平齐,表示心室肌各部均处于去极化状态(相当于动作电位的平台期),各部分之间的电位差很小。心肌损伤、缺血时,ST段出现压低或抬高。

(二) 心电图与心肌细胞动作电位的关系

心电图是在心肌细胞生物电变化的基础上产生的,心电图的波形与单个心肌细胞的动作电位波形明显不同:①单个心肌细胞动作电位的记录方法是细胞内记录法,所记录到的电变化是细胞内、外的电位差;而心电图是电极位于体表的细胞外记录。②心肌细胞的电变化是单个心肌细胞在静息时或兴奋时的膜内、外电位差;而心电图则反映整个心脏在兴奋过程中的综合电变化。③细胞内记录法记录的单个细胞动作电位的波形是恒定的;而细胞外记录法记录的心电图波形,随记录电极在身体表面的部位不同(即不同的导联)而不同。

第三节 血管生理

人体的血管是一个连续且封闭的管道系统。心室收缩将心室充盈的血液射入动脉,经毛细血管、静脉,回流入心房,再充盈回心室,如此循环往复。血管不仅为血液的流动提供了通道,而且在推动血液流动、调节血压、调节器官血流量、实现物质交换等方面发挥重要作用。

一、各类血管的功能分类

血管分为动脉、毛细血管和静脉三大类。根据血管的功能特点,血管可分为以下几类。

1. 弹性储器血管 指主动脉、肺动脉及其大分支。这类血管管壁厚,含有丰富的弹性纤维,可扩张性及弹性很大。心室收缩射出的血液,一部分通过小动脉进入外周,另一部分则储存在大动脉内,使之扩张。心室舒张时,被扩张的大动脉管壁发生弹性回缩,把在射血期多容纳的那部分血液继续推向外周。大动脉的这种弹性储器作用可缓冲血压波动,并使心脏间断的射血变成血管中连续的血流。

2. 分配血管 指中动脉及其分支,其作用是将血液分配至各组织器官。

3. 毛细血管前阻力血管 指小动脉和微动脉。其管径小,血流阻力大。微动脉的管壁富含平滑肌,通过平滑肌的舒张、收缩活动,血管管径发生明显变化,从而影响血流的阻力和所在器官、组织的血流量,对维持动脉血压具有重要的意义。

4. 毛细血管前括约肌 指环绕在真毛细血管起始部的平滑肌。其收缩与舒张可控制毛细血管的开放和关闭,从而决定某一时间内毛细血管开放和关闭的数量。

5. 交换血管 指毛细血管。其管壁薄,仅由单层内皮细胞组成,通透性高、数量多,是血液与组织进行物质交换的场所。

6. 毛细血管后阻力血管 指微静脉。其管径小,对血流也产生一定的阻力。其舒张、收缩活动可影响毛细血管前阻力和毛细血管后阻力的比值,从而改变毛细血管血压以及体液在血管内和组织间隙内的分配。

7. 容量血管 指静脉系统。其数量多、管壁薄、管腔大,管壁平滑肌较少,故其可扩张性大。正常安静状态下,静脉容纳 60%～70% 的循环血量。当静脉管壁平滑肌收缩时,可调节有效循环血量。

8. 短路血管 指在血管床中联系小动脉和小静脉之间的吻合支。主要分布在手指、足趾、耳廓等处的皮肤中,与体温调节有关。

二、血流量、血流阻力和血压

血液在心血管系统中流动的物理现象称为血流动力学。血流动力学是研究血流量、血流阻力与血压之间相互关系的科学。

(一)血流量和血流速度

1. 血流量 血流量也称为容积速度,指单位时间内流过血管某一截面的血量,通常以 L/min 或 mL/min 表示。血流量(Q)与血管两端压力差(Δp)成正比,与管道对血流的阻力(R)成反比。可用下式表示:

$$Q = \frac{\Delta p}{R}$$

式中,Q 相当于心输出量,Δp 相当于主动脉压与右心房压力之差,R 相当于总外周阻力。由于右心房压力接近0,故 Δp 接近平均动脉压。

对某一器官而言,Q 为器官血流量,Δp 为灌注该器官的平均动脉压与静脉压之差,R 为该器官的血流阻力。

2. 血流速度 血液中的一个质点在血管内移动的线速度,称为血流速度。血液在血管内流动时,其血流速度与血流量成正比,与血管的截面积成反比。主动脉的总截面积最小,血流速度最快;毛细血管的总截面积最大,血流速度最慢。

(二)血流阻力

血流阻力(blood resistance)指血液流经血管时遇到的阻力。血流阻力来自血液与血管壁之间的摩擦及血液质点之间的摩擦,血流阻力可用下列公式计算。

$$R = \frac{8\eta L}{\pi r^4}$$

式中,R 为血流阻力,η 为血液黏滞度,L 为血管长度,r 为血管半径。从上述公式可知,血流阻力 R 与血管半径 r 的4次方成反比,与血管长度 L、血液黏滞度 η 成正比。血液黏滞度主要取决于血液中的红细胞数量,红细胞数量越多,则血液黏滞度越高。一般情况下,血管长度与血液黏滞度变化不大,故血流阻力主要取决于血管半径,而血管半径易受神经、体液因素的影响而发生变化。机体通过调节血管的管径来改变血流阻力,进而调节各器官的血流量。生理情况下,体循环中血流阻力的大致分配:主动脉和大动脉约占9%,小动脉及分支约占16%,微动脉约占41%,毛细血管约占27%,静脉约占7%。小动脉和微动脉是形成血流阻力的主要部位,称为阻力血管,其产生的血流阻力称为外周阻力。

（三）血压

血压（blood pressure）是指血管内流动的血液对单位面积血管壁的侧压力，即压强。常以毫米汞柱（mmHg）、帕（Pa）或千帕（kPa）表示，心房压和大静脉压较低，常以厘米水柱（cmH$_2$O）表示，1 mmHg＝0.133 kPa＝1.36 cmH$_2$O。血压分为动脉血压、毛细血管血压和静脉血压。临床上所说的血压通常是指动脉血压。血压是推动血液克服血流阻力而流动的动力，当血液流经主动脉、毛细血管、静脉时，因不断克服血管对血流的阻力而消耗能量，故血压逐渐降低。正常人主动脉平均压约为 100 mmHg，毛细血管近动脉端压力约为 30 mmHg，毛细血管近静脉端压力约为 12 mmHg，血液流至右心房时，血压接近于零（图 4-13）。

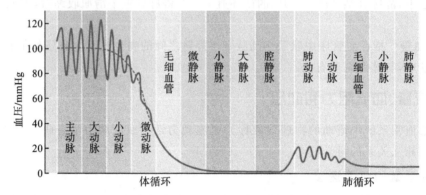

图 4-13　正常人平卧位时不同血管血压示意图

三、动脉血压和动脉脉搏

（一）动脉血压

1. 动脉血压的形成　动脉血压形成的前提是循环系统中有足够的血量充盈，后者可用**循环系统平均充盈压**（mean circulatory filling pressure）来反映。在动物实验中，用电刺激造成实验动物心室颤动使心脏射血和血流暂时停止，循环系统中各处的压力很快达到平衡，这一压力数值即为循环系统平均充盈压。其数值的大小取决于循环血量和血管系统容量之间的相对关系。如果循环血量增多或血管系统容量减小，循环系统平均充盈压就增高；反之，如果循环血量减少或血管系统容量增大，则循环系统平均充盈压降低。用苯巴比妥麻醉的狗，其循环系统平均充盈压约为 7 mmHg。人的循环系统平均充盈压也接近这一数值。

动脉血压形成的一个基本因素是心脏射血。心脏射血时，心室收缩释放的能量可分为两部分，一部分作为动能推动血液流动；另一部分是势能即压强能，形成对血管壁的侧压，并使血管壁扩张。当心室舒张时，大动脉发生弹性回位，将一部分势能转化为推动血液的动能，使血液继续在血管中向前流动。

与动脉血压形成有关的另外两个因素是外周阻力（小动脉和微动脉对血流的阻力），以及主动脉和大动脉管壁的可扩张性。假如没有外周阻力，心室射出的血液将全部流到外周，即心室收缩释放的能量可全部表现为血流的动能，因而对血管壁的侧压不会增加。实际上，小动脉和微动脉对血流有较高的阻力，以及主动脉和大动脉管壁具有较高的可扩张性，因此左心室一次收缩所射出的血液，在心室收缩期内约有三分之一流至外周，其余约三分之二被暂时储存在主动脉和大动脉内，使主动脉和大动脉进一步扩张，主动脉压也就随之升高。心室舒张时，虽然射血停止，但被扩张的弹性储器血管发生弹性回缩，将在心室收缩期储存的那部分血液继续推向外周，并使主动脉压在心室舒张期仍能维持在较高的水平（图 4-14）。

2. 动脉血压的测量　测量动脉血压是临床上监测生命体征常用和重要的方法之一。其测量

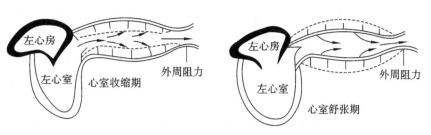

图 4-14 大动脉的弹性储器作用

方法有两种：直接测量法和间接测量法。直接测量法是将导管的一端插入动脉，另一端连接到一装有水银的 U 形管，从 U 形管两边水银面的高度差即可读出测定部位的血压值。由于水银柱的惯性较大，不能很好反映动脉血压的动态变化，故用这种方法只能测出动脉血压的平均值。间接测量法在临床上常用科罗特科夫（Korotkoff）音听诊法，具体方法：被测者一般取坐位或平卧位，上臂的中点保持与心脏同一水平位置。测量者将血压计的橡皮袖带以适当松紧度缠绕于上臂，袖带下缘位于肘弯横纹上方 2~3 cm 处。将听诊器膜型体件置于肘窝部肱动脉搏动处。给袖带气囊迅速充气加压，当所加压力高于收缩压时，肱动脉的血流完全被阻断，听诊器听不到脉搏声。继续充气使汞柱再升高 20~30 mmHg，然后以 2~3 mmHg/s 的速度缓慢放气，使袖带压力逐渐降低。当袖带压力刚刚低于收缩压的一瞬间，血流突入被压迫阻断的血管段，形成涡流而产生杂音，故听到的第一次声响所对应的压力读数即为收缩压。当袖带压力降到等于或稍低于舒张压时，血流完全恢复畅通，血管杂音突然变小并最后消失，声音消失时对应的压力读数即为舒张压（图 4-15）。

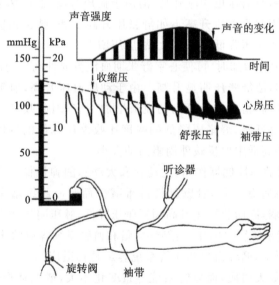

图 4-15 Korotkoff 音听诊法间接测量肱动脉血压的示意图

3. 动脉血压的正常值 一般所说的动脉血压是指主动脉压。在心室收缩中期，主动脉压升高所达到的最高值称为**收缩压**（systolic pressure）。在心室舒张末期，主动脉压下降所达到的最低值称为**舒张压**（diastolic pressure）。收缩压和舒张压的差值称为**脉搏压**（pulse pressure），简称**脉压**。一个心动周期中，每一瞬间动脉血压的平均值称为**平均动脉压**（mean arterial pressure），简略估算，其值约等于舒张压与 1/3 脉压之和。动脉血压值习惯以收缩压/舒张压（mmHg/kPa）表示，如 120/80 mmHg。我国健康成人在安静状态时的收缩压为 100~120 mmHg，舒张压为 60~80 mmHg，脉压为 30~40 mmHg，平均动脉压接近 100 mmHg。

动脉血压存在个体、年龄和性别差异。男性和女性的动脉血压都随年龄的增长而逐渐升高，且收缩压的升高比舒张压的升高更为显著。一般说来,女性在更年期前动脉血压比同龄男性低,更年期后则趋于相同或略高。此外,正常人血压还存在明显的昼夜波动。大多数人的血压在凌晨2～3时最低,在上午6～10时及下午4～8时各有一个高峰,从晚上8时起血压呈缓慢下降趋势,表现为"双峰双谷"的现象。这种现象在高血压患者和老年人中更为显著。根据血压昼夜波动规律,临床上偶测血压时,应选择高峰时段,可选择上午6～10时及下午4～8时。了解这种现象,对于制订高血压患者的给药方案、精确给药的时间及剂量有一定的指导意义。但在发病时间较长的高血压患者中,这种血压的日节律减弱甚至消失。

4. 影响动脉血压的因素 生理情况下,动脉血压的变化,往往是多种因素综合作用的结果。为了便于分析讨论,下面在对动脉血压各种因素进行分析时,都是在假定其他条件不变,单独分析某一因素变化对动脉血压产生的影响。

(1) 心脏每搏输出量:当心脏每搏输出量增大时,心室收缩期射入主动脉的血量增多,动脉管壁所承受的压强增大,故收缩压升高明显。由于动脉血压升高,血流速度就加快,大动脉内增加的血量大部分可在心室舒张期流向外周。到心室舒张末期,大动脉内存留的血量与搏出量增加之前相比,增加并不多。因此,动脉血压的升高主要表现为收缩压明显升高,而舒张压升高的幅度相对较小,因而脉压增大。反之,当搏出量减少时,则主要使收缩压降低,脉压减小。故在一般情况下,收缩压的高低主要反映心脏每搏输出量的多少。

(2) 心率:心率直接影响心动周期的长短,从而影响收缩期和舒张期的时程,其中对舒张期的时程影响最为显著。心率加快时,心室舒张期明显缩短,在心室舒张期流向外周的血液就减少,故心室舒张末期主动脉内存留的血量增多,舒张压升高。舒张末期主动脉内存留血量的增多使收缩期动脉内的血量增多,收缩压也相应升高,但由于血压升高,血流速度加快,在心室收缩期亦有较多的血液流向外周,因此收缩压升高不如舒张压升高显著,脉压相应减小。相反,心率减慢时,舒张压降低的幅度比收缩压降低的幅度大,故脉压增大。

(3) 外周阻力:外周阻力增加时,可使心室舒张期血液流向外周的速度减慢,心室舒张末期存留在主动脉中的血量增多,故舒张压明显升高。由于动脉血压升高,血流速度加快,在心室收缩期内有较多的血液流向外周,留在大动脉内的血流增加不多,因此收缩压升高的幅度较小,脉压减小。相反,当外周阻力降低时,舒张压降低的幅度比收缩压降低的幅度大,脉压变大。由此可见,一般情况下,舒张压的高低主要反映外周阻力的大小。

(4) 主动脉和大动脉的弹性储器作用:主动脉和大动脉的弹性储器作用,可以缓冲动脉血压的波动。老年人由于动脉管壁硬化,管壁弹性纤维减少而胶原纤维增多,导致血管可扩张性降低,对血压的缓冲作用减弱,因而收缩压升高而舒张压降低,脉压明显增大。

(5) 循环血量和血管系统容量的比例:循环血量和血管系统容量的比值决定了循环系统平均充盈压的高低。正常情况下,循环血量和血管系统容量是相适应的,循环系统平均充盈压变化不大。如果循环血量减少(如大出血)而血管系统容量变化不大,或循环血量不变而血管系统容量增加(如大量毛细血管扩张),则循环血量和血管系统容量的比值减小,循环系统平均充盈压降低,导致动脉血压降低。

原发性
高血压

(二) 动脉脉搏

1. 动脉脉搏的产生及传播 在每个心动周期中,心室的舒张和收缩活动导致动脉血压发生周期性的波动。这种周期性的压力变化可引起动脉管壁发生搏动,称为**动脉脉搏**(arterial pulse)。动脉脉搏波可沿动脉管壁向外周血管传播,其传播速度较血流速度快得多。一般来说,动脉管壁的弹性越好,脉搏波的传播速度就越慢。由于主动脉的弹性最好,故脉搏波在主动脉的传播速度最慢,为3～5 m/s,在大动脉为7～10 m/s,到小动脉段可加快到15～35 m/s。老人主动脉管壁的弹性下降,脉搏波的传播速度可增至10 m/s左右。

2. 动脉脉搏的波形 用脉搏描记仪记录到的浅表动脉脉搏的波形,称为脉搏图或脉搏波(图 4-16)。典型的脉搏波包括上升支和下降支。

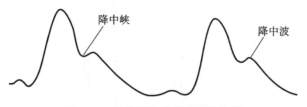

图 4-16 正常颈总动脉脉搏的波形

(1) 上升支:在心室快速射血期,动脉血压迅速上升,血管壁突然扩张形成脉搏波的上升支。其上升速度和幅度受射血速度、心输出量、血流阻力和动脉弹性等因素的影响。如果心室射血遇到的阻力大,心输出量少,射血速度慢,则脉搏波形中上升支的斜率小,幅度也较低;反之,射血所遇阻力小,心输出量大,射血速度快,则上升支较陡,幅度也较大。

(2) 下降支:下降支分为前、后两段。前半段由减慢射血期形成,由于射血速度减慢,进入主动脉的血量少于流向外周的血量,被扩张的大动脉开始回缩。随后,心室舒张,主动脉内的血液向心室方向反流,反流的血液使主动脉瓣迅速关闭,同时使主动脉根部的容积增大,并受到闭合的主动脉瓣的阻挡,因而形成一个折返波,即降中波,其前面的小切迹为降中峡。降中峡发生在主动脉瓣关闭的瞬间。之后血液继续流向外周,扩张的动脉回位,后半段平坦,缓慢下降。

四、静脉血压和静脉回心血量

静脉是血液回流入心脏的通道。由于整个静脉系统的容量很大,而且静脉容易被扩张,又能够收缩,因此静脉可起血液储存库的作用,并可有效地调节回心血量和心输出量,使循环功能适应机体在不同生理条件下的需要。

(一) 静脉血压

体循环血液由左心室射出,经过动脉和毛细血管不断克服外周阻力消耗能量,到达微静脉时,血压已降至 15~20 mmHg。右心房作为体循环的终点,血压最低,接近于零。通常将右心房和胸腔内大静脉的血压称为**中心静脉压**(central venous pressure),正常变动范围为 4~12 cmH_2O,而将各器官静脉的血压称为**外周静脉压**(peripheral venous pressure)。中心静脉压的高低取决于心脏射血能力和静脉回心血量之间的关系。如果心脏射血能力较强,能及时将回流入心脏的血液射入动脉,中心静脉压就较低;反之,心脏射血能力减弱时,中心静脉压就升高。另外,如果静脉回流量增多(如静脉回流速度加快或心室舒张期延长),中心静脉压也将升高。可见,中心静脉压是反映心血管功能的一项重要指标,也可作为控制补液速度和补液量的监测指标。临床上在以输液治疗休克患者时,除必须观察动脉血压变化外,还要观察中心静脉压的变化。如果中心静脉压偏低或有下降趋势,常提示输液量不足;如果中心静脉压高于正常或有升高的趋势,则提示输液过多、过快或心脏射血功能不全。

(二) 重力对静脉压的影响

血管系统内的血液因受地球重力场的影响,可对血管壁产生一定的**静水压**(hydrostatic pressure)。因此,各部分血管中的血压除由心脏做功所形成的那部分外,还应加上从该血管所在位置到右心房之间垂直高度所产生的静水压。当人体处于不同体位时,各部分血管的静水压有所不同。平卧位时,身体各部分血管的位置大多处在与心脏相同的水平,故静水压也大致相同。当人体从平卧位转为直立位时,足部血管的血压比卧位时高约 90 mmHg(图 4-17);而心脏水平以上的部分,血管内的压力较平卧时低,如颅顶矢状窦内压力可降至-10 mmHg 左右。

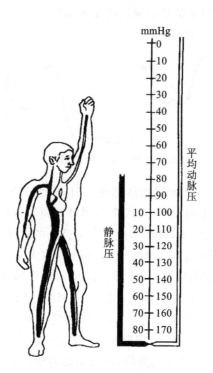

图 4-17 直立体位对静脉压的影响

重力对处于同一水平的动脉和静脉的静水压的影响是相同的,但它对静脉的影响远比对动脉的大。因为静脉管壁较薄,可扩张性大,其充盈程度受跨壁压的影响较大。**跨壁压**(transmural pressure)是指血管内血液对管壁的压力和血管外组织对管壁的压力之差。一定的跨壁压是保持血管充盈扩张的必要条件。当跨壁压减小到一定程度时,血管就不能保持扩张状态而发生塌陷。与动脉相比,处于同一水平的静脉,其跨壁压较低,血管外组织对管壁的压力大于静脉压而使静脉发生塌陷,静脉的容积也减小;而当跨壁压增大时,静脉会充盈扩张,容积也增大。例如,人在直立体位时,颈部的静脉塌陷,而足部的静脉则充盈扩张。

(三)静脉回心血量

单位时间内的静脉回心血量取决于外周静脉压和中心静脉压之差,以及静脉对血流的阻力。故凡能影响外周静脉压、中心静脉压以及静脉阻力的因素,都能影响静脉回心血量。

1. 体循环平均充盈压 体循环平均充盈压是反映血管系统充盈程度的指标。实验证明,血管系统内血液充盈程度越高,静脉回心血量越多。当循环血量增加或容量血管收缩时,体循环平均充盈压升高,因而静脉回心血量增多;反之,循环血量减少或容量血管舒张时,体循环平均充盈压降低,则静脉回心血量减少。

2. 心肌收缩能力 心脏收缩时将血液射入动脉,舒张时则可从静脉抽吸血液。如果心肌收缩能力较强,射血分数较高,心室舒张期心室压就较低,对心房和大静脉内血液的抽吸力量也就较大。如右心衰竭时,右心室射血能力显著减弱,心室舒张期血液淤积在右心房和大静脉内,右心室内压将增高,静脉回心血量明显减少,患者可出现颈外静脉怒张、肝充血肿大、下肢水肿等体征;左心衰竭时,左心房压和肺静脉压升高,血液淤积在肺部,可造成肺淤血和肺水肿。

3. 骨骼肌的挤压作用 人体在直立状态下进行下肢肌肉活动,与没有肌肉活动时的静脉回心血量不同。这是因为:一方面,肌肉收缩时肌肉内和肌肉间的静脉受到挤压,使静脉血流加快;另一方面,静脉内存在瓣膜,使静脉内的血液只能向心脏方向流动而不能倒流。这样,骨骼肌和静脉瓣膜一起,对静脉回流起着"泵"的作用,这种"泵"称为静脉泵或肌肉泵。当下肢肌肉进行节律性的舒张与收缩活动(如步行)时,肌肉泵的作用就能很好地发挥。因为肌肉收缩时可将静脉内的血液挤向心脏,当肌肉舒张时,静脉内压力降低,有利于微静脉和毛细血管内的血液流入静脉,使静脉充盈。肌肉泵的这种作用,对于直立时降低下肢静脉压和减少血液在下肢静脉内淤积具有重要意义。例如,在站立不动时,足部的静脉压可达到 90 mmHg,而在步行时可降至 25 mmHg 以下;在跑步时,两下肢肌肉泵每分钟挤出的血液可达数升。在这种情况下,下肢肌肉泵的做功在一定程度上加速了全身的血液循环,对心脏泵血起辅助作用。但是,若肌肉维持在紧张性收缩状态而不是进行节律性的舒张与收缩活动,则静脉将持续受压,静脉回流反而减少。

4. 体位改变 体位改变主要通过影响静脉的跨壁压,进而影响静脉回心血量。当人体从平卧位转为直立位时,身体低垂部分的静脉可因跨壁压增大而充盈扩张,容纳更多的血液,因而回心血量减少。当人体处于直立位时,身体中大多数容量血管处于心脏水平以下,若站立不动,身体低垂部分的静脉充盈扩张,可比在平卧位时多容纳 400~600 mL 血液,导致回心血量暂时减少,中心静脉压降低,搏出量减少和收缩压降低。这些变化可通过神经和体液调节机制,使动脉血压迅速恢复(见本章第四节)。人体站立时下肢静脉容纳血量增加的多少受静脉瓣、肌肉运动和呼吸运动等因素的影响。例如,下肢静脉瓣膜受损时常不能长久站立。即使是正常人,如果长久站立不动也会使回心血量减少,动脉血压降低。体位改变对静脉回心血量的影响在高温环境中更加明显。在高温环境中,皮肤血管舒张,皮肤血管中容纳的血量增多。因此,如果人在高温环境中长时间站立不动,回心血量就会明显减少,导致心输出量减少和脑部供血不足,可引起头晕甚至昏厥。长期卧床的患者,由于静脉管壁的紧张性较低、可扩张性较大,加之腹壁和下肢肌肉的收缩力量减弱,对静脉的挤压作用减弱,故由平卧位突然站立时,可因大量血液淤滞在下肢,回心血量过少而发生昏厥。

5. 呼吸运动 呼吸运动也可影响静脉回流。通常情况下,胸膜腔内压低于大气压,称为胸膜腔负压。由于胸膜腔内压为负压,胸腔内大静脉的跨壁压较大,经常处于充盈扩张状态。在吸气时,胸腔容积加大,胸膜腔负压(绝对值)增大,使胸腔内的大静脉和右心房扩张,压力降低,因此有利于外周静脉内的血液回流至右心房,使回心血量增加,心输出量也相应增加;呼气时,胸膜腔负压(绝对值)减小,由静脉回流入右心房的血量也相应减少。由此可见,呼吸运动对静脉回流起着"呼吸泵"的作用。

长跑比赛后为什么不应立即停止活动

五、微循环

微循环(microcirculation)是指微动脉和微静脉之间的血液循环。其最根本的功能是进行血液和组织之间的物质交换。同时,微循环还控制流经组织的血流量,影响动脉血压和静脉回流量,并通过组织液的生成和回流影响全身或局部体液的分布。

(一)微循环的组成

一个典型的微循环由微动脉、后微动脉、毛细血管前括约肌、真毛细血管、通血毛细血管、微静脉和动静脉吻合支等部分组成(图 4-18)。身体各器官、组织的结构和功能不同,微循环的组成也不同。人手指甲皱皮肤的微循环组成比较简单,微动脉和微静脉之间仅由袢状的毛细血管相连,而骨骼肌和肠系膜的微循环组成则比较复杂。

1. 微动脉 微动脉是小动脉的末梢分支,管壁有完整的平滑肌层,其收缩和舒张可控制微血管的血流量。因而称其为控制微循环的"总闸门"。

2. 后微动脉 微动脉分支成为管径更细的**后微动脉**(metarteriole),其管壁只有一层平滑肌细胞。每根后微动脉向一根至数根真毛细血管供血。

3. 毛细血管前括约肌 在真毛细血管起始端通常有 1~2 个平滑肌细胞,形成环状的毛细血管前括约肌,其收缩状态决定进入真毛细血管的血流量,在微循环中起"分闸门"的作用。

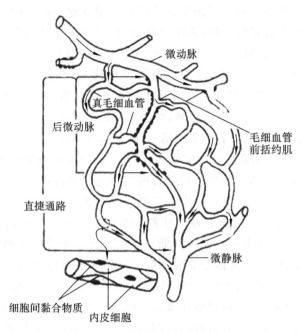

图 4-18 肠系膜微循环组成模式图

4. 真毛细血管 真毛细血管壁由单层内皮细胞构成,外面有基膜包围,总厚度约为 0.5 μm。内皮细胞之间相互连接处存在细微的裂隙,成为沟通毛细血管内、外的通路,因此真毛细血管壁的通透性较大。真毛细血管的数量多,与组织液进行物质交换的面积大。

5. 通血毛细血管 通血毛细血管是后微动脉的直接延伸,其管壁平滑肌逐渐减少至消失。

6. 微静脉 毛细血管内的血液经微静脉进入静脉。最细的微静脉管径不超过 30 μm,管壁没有平滑肌,在功能上属于交换血管。较大的微静脉管壁有平滑肌,属于毛细血管后阻力血管,起控制微循环血流量的"后闸门"的作用,其活动还受神经、体液因素的影响。微静脉的功能在于其舒张和收缩状态可影响毛细血管血压,从而影响毛细血管处的液体交换和静脉回心血量。

7. 动静脉吻合支 吻合微动脉和微静脉的通道,其管壁结构类似于微动脉。

(二) 微循环的血流通路

1. 迂回通路 血液从微动脉流经后微动脉、毛细血管前括约肌进入真毛细血管网,最后汇入微静脉。该通路中真毛细血管数量多、管壁薄、通透性大,迂回曲折,相互交错形成网状,穿插于细胞间隙。毛细血管中血流缓慢,是血液和组织液之间进行物质交换的主要场所,所以迂回通路又称营养通路。在一个微循环通路中,真毛细血管并不都是处于开放状态,开放的真毛细血管数量与器官当时的代谢水平相适应。

2. 直捷通路 直捷通路是指血液从微动脉经后微动脉和通血毛细血管进入微静脉的通路。直捷通路多见于骨骼肌的微循环,相对短而直,血流阻力小,流速较快,经常处于开放状态。其主要功能是使一部分血液能迅速通过微循环而进入静脉,以保证静脉回心血量。

3. 动静脉短路 动静脉短路是指血液从微动脉经过动静脉吻合支直接流入微静脉的血流通路。动静脉吻合支不能进行物质交换,而是在体温调节中发挥重要作用。在人体某些部位的皮肤和皮下组织,特别是手指、足趾、耳廓等处,通路较多。在环境温度适宜时,该通路多处于关闭状态;当环境温度升高时,动静脉吻合支开放增多,皮肤血流量增加,有利于散热;而当环境温度降低时,动静脉短路关闭,皮肤血流量减少,有利于体热的保存。动静脉短路的开放会相对减少组织对血液中氧的摄取。在某些病理状态下,如发生感染性休克或中毒性休克时,动静脉短路大量开放,可加重组织的缺氧状况。

(三) 微循环血流量的调节

交感神经支配微动脉、后微动脉和微静脉,以影响微动脉为主。当交感神经兴奋时,微循环的"总闸门"和"后闸门"趋于关闭,微循环的流入量和流出量均减少,尤以前者为甚。肾上腺素、去甲肾上腺素和血管紧张素等可引起微循环血管收缩,但这些激素水平一般变化不大;而局部代谢产物(如 CO_2、乳酸、腺苷等)可使后微动脉和毛细血管前括约肌舒张。实际上,在神经和体液因素的共同作用下,后微动脉和毛细血管前括约肌不断发生每分钟 5~10 次的交替性收缩和舒张(即血管舒缩活动),它们控制着毛细血管的开放和关闭。当后微动脉和毛细血管前括约肌收缩时,其后的真毛细血管关闭,导致该毛细血管周围组织代谢物积聚、O_2 分压降低。而积聚的代谢产物和低氧状态,导致局部的后微动脉和毛细血管前括约肌舒张及真毛细血管开放,继之代谢产物被血流清除,接着后微动脉和毛细血管前括约肌又收缩,使真毛细血管关闭,如此周而复始,导致不同部位的毛细血管网交替开放和关闭(图 4-19)。据估计,安静时骨骼肌组织中只有 20%~35% 的真毛细血管处于开放状态,在组织代谢水平增高时,将有更多的真毛细血管开放,使血液和组织液之间的交换面积增大且距离缩短,使流经毛细血管的血量与组织代谢水平相适应。

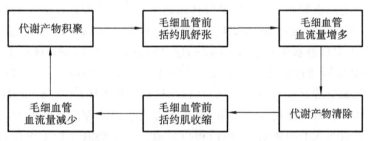

图 4-19 微循环血流量的调节示意图

(四) 血液和组织液之间的物质交换

组织、细胞之间的空间被**组织液**(interstitial fluid)充满。组织液是组织、细胞赖以生存的环境,细胞通过细胞膜和组织液进行物质交换,而组织液则通过毛细血管壁与血液进行物质交换。因此,组织、细胞和血液之间的物质交换需以组织液作为中介。不同大小和性质的分子在血液和组织液之间的交换方式也有所不同。

1. 扩散 血液和组织液之间进行物质交换的最主要方式是扩散。扩散的速率与毛细血管的通透性、有效交换面积以及溶质分子在血浆和组织液中的浓度差等因素成正比,与毛细血管的厚度成反比。脂溶性物质(如 O_2、CO_2 等),可直接通过内皮细胞进行扩散,扩散面积大,扩散速率高;非脂溶性物质(如 Na^+、Cl^- 和葡萄糖等),不能直接通过细胞膜,而是通过毛细血管壁的孔隙进行扩散。因此,毛细血管壁对这些溶质的通透性与其分子大小有关,分子越小,通透性越大。

2. 滤过与重吸收 当毛细血管内、外两侧的静水压不等时,水分子即可通过毛细血管壁从静水压高的一侧向静水压低的一侧移动。另外,当毛细血管内、外两侧的渗透压不等时,水分子可从渗透压低的一侧向渗透压高的一侧移动。由于血浆蛋白等胶体物质较难通过毛细血管壁的孔隙,因此血浆胶体渗透压能限制血浆中的水分子向毛细血管外移动;同样,组织液胶体渗透压则可限制组织液中的水分子向毛细血管内移动。在生理学中,将由于血管壁两侧静水压和胶体渗透压的不同而引起的液体由毛细血管内向毛细血管外的移动称为**滤过**(filtration),而将液体向相反方向的移动称为**重吸收**(reabsorption)。滤过与重吸收在组织液的生成中起重要作用。

3. 吞饮 当溶质分子直径大于毛细血管壁裂隙时,如分子量较大的血浆蛋白等,在毛细血管内皮细胞一侧的大分子物质可被内皮细胞膜包围并吞饮入细胞内,形成吞饮囊泡,继而被运送至细胞的另一侧,并被排至细胞外,从而使被转运物质穿过整个内皮细胞。

六、组织液的生成与回流

存在于组织和细胞间隙内的液体称为组织液,它是组织细胞和血液之间进行物质交换的媒介。组织液的绝大部分呈胶冻状,不能自由流动,不会因重力作用而流至身体的低垂部分,也无法被注射器抽吸出来。组织液中只有极小一部分呈液态,可自由流动。组织液中各种离子成分与血浆相同,组织液中也存在各种血浆蛋白质,但其浓度明显低于血浆。

(一)组织液的生成

组织液是血浆滤过毛细血管壁而形成的。液体通过毛细血管壁的滤过和重吸收的动态平衡取决于四个因素,即毛细血管血压、组织液胶体渗透压、组织液静水压力、血浆胶体渗透压。其中,前两者是促使液体由毛细血管内向外滤过的力量,后两者是促使液体从毛细血管外向内重吸收的力量。促进液体滤过和重吸收的力量之差,称为**有效滤过压**(effective filtration pressure, EFP),如下式所示:

有效滤过压=(毛细血管血压+组织液胶体渗透压)-(血浆胶体渗透压+组织液静水压)

毛细血管血压在动脉端约为 30 mmHg,在静脉端平均约为 12 mmHg。血浆胶体渗透压、组织液胶体渗透压和组织液静水压分别为 25 mmHg、15 mmHg 和 10 mmHg。因此

毛细血管动脉端有效滤过压=(30+15)-(25+10)= 10 mmHg

毛细血管静脉端有效滤过压=(12+15)-(25+10)= -8 mmHg

在毛细血管动脉端,有效滤过压为正值,血浆滤过到组织间隙生成组织液;静脉端有效滤过压为负值,液体被重吸收入毛细血管,组织液得以回流。由于血液流经毛细血管时,毛细血管血压是逐渐降低的,所以越是靠近动脉端,有效滤过压的正值就越大,组织液生成的速度就越快;相反,越是靠近静脉端,有效滤过压的负值就越大,组织液回流的速度就越快。从毛细血管动脉端到静脉端,有效滤过压呈动态变化,通过毛细血管发生的滤过和重吸收是一个没有明显界限的逐渐移行的过程,提示在毛细血管全长都有滤过和重吸收,只是在动脉端以滤过为主,在静脉端以重吸收为主。总的来说,流经毛细血管的血浆有 0.5%~2%在动脉端滤过生成组织液,生成的组织液约有 90%在静脉端被重吸收回血液,其余约 10%则进入毛细淋巴管生成淋巴液,再经淋巴系统回流到血液,使组织液的生成和回流保持动态平衡(图 4-20)。

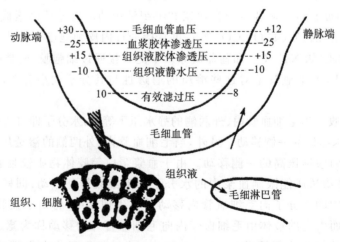

图 4-20 组织液生成与回流示意图

图中数值单位为 mmHg

(二)影响组织液生成的因素

在正常情况下,组织液不断生成又不断地回流,保持动态平衡,使血量和组织液量维持相对稳定。如果这种动态平衡被破坏,发生组织液生成过多或回流减少,组织间隙中就有过多的液体积聚,形成组织**水肿**(edema);反之,若组织液生成减少或回流过多,就会导致组织脱水。

1. 毛细血管血压 毛细血管血压是促使组织液生成,阻止组织液回流的主要因素。在其他因素不变的情况下,毛细血管血压增高,有效滤过压增大,使组织液生成增多,引起水肿。例如,右心衰竭时,右心室射血功能减弱,舒张期心室压升高,中心静脉压升高,静脉血回流减少,部分血液淤积在外周静脉,可逆行性引起毛细血管血压升高,引起组织水肿。

2. 血浆胶体渗透压 血浆胶体渗透压主要取决于血浆蛋白尤其是白蛋白的浓度。在某些肾病患者中,部分蛋白质可随尿排出;肝脏疾病可能会使蛋白质合成减少;营养不良患者的蛋白质摄入严重不足。这些因素都可使血浆蛋白含量减少,血浆胶体渗透压降低,导致有效滤过压增大而引起水肿。

3. 毛细血管壁的通透性 蛋白质不易通过正常的毛细血管壁。但在烧伤、过敏、感染等情况下,毛细血管壁的通透性异常增大,部分血浆蛋白渗出毛细血管,使病变部位的血浆胶体渗透压下降,组织液胶体渗透压升高,有效滤过压增大,结果导致组织液生成增多引起水肿。

4. 淋巴回流 由毛细血管滤过的液体约有 10% 通过淋巴系统回流。淋巴回流具有调节体液平衡和防止发生水肿的作用。当淋巴管道发生阻塞(如丝虫病患者或行乳腺肿瘤根治术而将腋窝淋巴结切除后患者)时,受阻部位远心端的组织液回流受阻,出现局部水肿。由淋巴管阻塞引起的水肿,称为**淋巴水肿**(lymphedema)。

水肿

七、淋巴循环

淋巴系统(lymphatic system)是组织液向血液系统回流的一个重要的辅助系统。其淋巴回流速度较为缓慢,但在组织液生成和回流的平衡中起重要作用。

(一)淋巴液的生成与回流

未被毛细血管重吸收的组织液进入淋巴管即成为**淋巴液**(lymph fluid)。毛细淋巴管以稍膨大的盲端始于组织间隙,其管壁由单层内皮细胞组成,管壁外无基质,故通透性很高;内皮细胞呈叠瓦状排列,形成只向管内开放的单向活瓣。另外,当组织液积聚在组织间隙中时,组织中的胶原纤维和毛细淋巴管之间的胶原细丝可将叠瓦状排列的内皮细胞边缘拉开,使内皮细胞之间出现较大的缝隙(图 4-21)。因此,组织液包括其中的血浆蛋白分子可自由进入毛细淋巴管生成淋巴液且不能返回组织液。

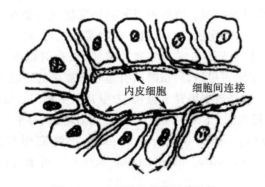

图 4-21 毛细淋巴管盲端的结构

正常成人在安静状态下大约每小时有 120 mL 淋巴液进入血液循环,其中约 100 mL 经由胸导管,20 mL 经由右淋巴导管进入血液。组织液和毛细淋巴管内淋巴液的压力差是组织液进入淋巴管的动力。组织液压力升高时,能加快淋巴液的生成。淋巴液由毛细淋巴管汇入淋巴管,途中经过淋巴结并获得淋巴细胞,汇聚后经胸导管和右淋巴导管流入静脉。

(二) 淋巴回流的生理意义

1. 回收蛋白质 液体由毛细血管进入组织成为组织液时,同时也有一部分蛋白质滤出到组织液中。这些蛋白质不能逆浓度差进入毛细血管,但易进入毛细淋巴管,最后经淋巴系统回流入静脉。每天由淋巴液带回到血液的蛋白质约占血液中蛋白质的一半,这对于维持血浆和组织液中蛋白质的正常浓度非常重要。

2. 运输营养物质 由小肠吸收的营养物质,尤其是脂肪,经小肠绒毛的毛细淋巴管吸收而进入血液,经这一途径输送入血液的脂肪占小肠总吸收量的80%~90%。少量胆固醇和磷脂也经小肠绒毛的毛细淋巴管吸收入血。

3. 调节血浆和组织液之间的液体平衡 生成的组织液中约有10%是经淋巴系统回流入血液的。因此,淋巴循环对血浆和组织液之间的液体平衡起调节作用。

4. 防御和免疫功能 当组织受损伤时,红细胞、异物等进入淋巴循环,在经过淋巴结时可被其中的巨噬细胞吞噬。此外,淋巴结还能产生具有免疫功能的淋巴细胞,参与机体的免疫反应。

第四节 心血管活动的调节

人体在复杂多变的环境中从事各项活动,各器官组织的代谢水平不同,对血流量的需求也不同。机体通过神经调节、体液调节和自身调节等机制对心脏和各部分血管的活动进行调节,从而适应各器官组织在不同情况下对血流量的需求。

一、神经调节

心肌和血管平滑肌均受自主神经的调控。机体对心血管活动的神经调节是通过各种心血管反射实现的。

(一) 心脏和血管的神经支配

1. 心脏的神经支配 支配心脏的传出神经为心交感神经和心迷走神经。

(1) 心交感神经及其作用:心交感神经的节前纤维来自第1~5胸段脊髓中间外侧柱的神经元,其轴突末梢释放的神经递质为乙酰胆碱,可激活节后神经元N_1胆碱能受体。心交感节后神经元位于星状神经节或颈交感神经节。节后神经元的轴突组成心脏神经丛,支配心脏各个部分,包括窦房结、房室交界、房室束、心房肌和心室肌。动物实验发现,两侧心交感神经对心脏的支配存在差异,左侧心交感神经主要支配房室交界和心室肌,兴奋时以加强心肌收缩能力的效应为主;而右侧心交感神经主要支配窦房结,兴奋时以引起心率加快的效应为主。

心交感神经节后纤维末梢释放去甲肾上腺素,去甲肾上腺素与心肌细胞膜上的$β_1$受体结合,通过G蛋白-AC-cAMP途径激活PKA,引起心肌收缩能力增强、心率加快和传导性增加,这些效应分别称为**正性变力作用**(positive inotropic action)、**正性变时作用**(positive chronotropic action)和**正性变传导作用**(positive dromotropic action),可被$β_1$受体拮抗剂**美托洛尔**(metoprolol)阻断。

去甲肾上腺素与$β_1$受体结合后,通过G蛋白-AC-cAMP-PKA通路,使细胞内的cAMP浓度升高,PKA活性增强,使心肌细胞膜的L型钙离子通道磷酸化而被激活,开放概率增加,进而使平台期Ca^{2+}内流增加,内流的Ca^{2+}又激活连接肌质网(JSR)膜上的雷诺丁(ryanodine)受体

(RyR),通过钙致钙释放机制使胞质中 Ca^{2+} 浓度进一步升高,引起正性变力作用。在窦房结 P 细胞,钙通道的磷酸化可使 4 期 Ca^{2+} 内流增加,4 期自动去极化速度加快,自律性增加,引起正性变时作用。另外,去甲肾上腺素引起的窦房结 P 细胞 4 期 I_f 增加也与正性变时作用有关。心肌慢反应细胞膜上的 L 型钙离子通道的磷酸化,可使 Ca^{2+} 内流增加,0 期去极化的速度和幅度增大,房室传导速度加快,引起正性变传导作用。

(2) 心迷走神经及其作用:心迷走神经的节前纤维起源于延髓的迷走神经背核和疑核,进入心脏后与心内神经节发生突触联系,释放的神经递质为乙酰胆碱。心迷走神经节后纤维支配窦房结、心房肌、房室交界、房室束及其分支,而对心室肌的支配很少。两侧心迷走神经对心脏的支配也有所差异,但不如两侧心交感神经支配的差异显著。左侧心迷走神经对房室交界的作用占优势,兴奋时引起的效应以房室传导速度减慢为主;右侧心迷走神经主要影响窦房结,兴奋时主要引起心率减慢。

心迷走神经节后纤维末梢释放乙酰胆碱,作用于心肌细胞膜上的 M 型胆碱能受体(简称 M 受体)后可引起心率减慢、房室传导速度减慢、心房肌收缩力减弱,分别称为**负性变时作用**(negative chronotropic action)、**负性变传导作用**(negative dromotropic action)和**负性变力作用**(negative inotropic action)。心迷走神经对心脏的抑制作用可被 M 受体拮抗剂阿托品阻断。

乙酰胆碱激活心肌细胞膜 M 受体后,通过 G 蛋白-AC-cAMP-PKA 通路,使细胞内的 cAMP 浓度降低,PKA 活性降低,因而表现出与 β_1 受体激活相反的效应。负性变时作用与窦房结 P 细胞动作电位 4 期的 Ca^{2+} 内流减少和 I_f 通道介导的 Na^+ 内流减少有关,使 4 期自动去极化速度减慢,自律性降低。此外,M 受体激活后,还可通过 G 蛋白直接激活乙酰胆碱依赖性钾通道(I_{K-Ach} 通道),引起 K^+ 外流增加,最大舒张电位增大,远离阈电位水平,进一步降低了窦房结 P 细胞的自律性。心房肌的负性变力作用主要是由于心房肌细胞 L 型钙离子通道被抑制、Ca^{2+} 内流减少。同时,I_{K-Ach} 通道被激活,复极时 K^+ 外流加速,平台期缩短,Ca^{2+} 内流进一步减少,心房肌收缩能力减弱。负性变传导作用主要与慢反应细胞 0 期 Ca^{2+} 内流减弱、0 期去极化速度和幅度降低有关。

心交感神经和心迷走神经对心脏的作用是相互协调、相互拮抗的。在正常安静状态下,心迷走神经的活动占优势;在机体处于运动或兴奋状态时,心交感神经的活动占优势。

(3) 支配心脏的肽能神经纤维:心脏中存在多种肽能神经纤维,如神经肽 Y、血管活性肠肽、降钙素基因相关肽和阿片肽等,它们可与单胺类和乙酰胆碱等神经递质共存于同一神经元内,参与对心肌和冠状血管活动的调节。

2. 血管的神经支配 除真毛细血管外,其他所有血管的血管壁都有平滑肌分布,小动脉和微动脉较多。绝大多数血管平滑肌接受自主神经的支配。支配血管平滑肌的神经纤维称为**血管运动神经纤维**(vasomotor nerve fiber),可分为**缩血管神经纤维**(vasoconstrictor nerve fiber)和**舒血管神经纤维**(vasodilator nerve fiber)两大类。

(1) 缩血管神经纤维:缩血管神经纤维都是交感神经纤维,故一般称为**交感缩血管神经纤维**(sympathetic vasoconstrictor nerve fiber)。其节前神经元位于脊髓胸、腰段的中间外侧柱,其末梢释放乙酰胆碱,与节后神经元膜上的 N_1 受体结合可引起节后神经元兴奋;节后神经元位于椎旁和椎前神经节内,其末梢释放去甲肾上腺素。它所支配的血管平滑肌细胞上有 α 和 β_2 两类肾上腺素能受体。去甲肾上腺素与 α 受体结合后,可使血管平滑肌收缩;与 β_2 受体结合后,则使血管平滑肌舒张。但是,去甲肾上腺素与血管平滑肌 α 受体结合的能力较强,与 β_2 受体结合的能力较弱。因此,交感缩血管神经纤维兴奋时主要引起缩血管效应。体内几乎所有血管平滑肌都接受交感缩血管神经纤维的支配,但不同部位的血管,缩血管神经纤维分布的密度不同。在皮肤血管中,缩血管神经纤维分布最密,在骨骼肌和内脏的血管中分布次之,在冠状血管和脑血管中分布最少。在同一器官中,动脉中缩血管神经纤维密度高于静脉,微动脉中分布的密度最高,而毛细血管前括约肌中一般没有神经纤维分布。

人体内多数血管只接受交感缩血管神经纤维的单一支配。在安静状态下,交感缩血管神经纤维持续发放 1～3 Hz 的低频冲动,称为**交感缩血管紧张**(sympathetic vasoconstrictor tone),这种紧张性活动可使血管平滑肌保持一定程度的收缩状态。当交感缩血管紧张增强时,血管平滑肌进一步收缩;当交感缩血管紧张减弱时,血管平滑肌的收缩程度减弱,血管舒张。在不同的生理状况下,交感缩血管神经纤维的放电频率在低于 1 次/秒至 8～10 次/秒的范围内变动,可使血管口径发生很大程度的变化,从而有效调节不同器官的血流阻力和血流量。

(2) 舒血管神经纤维:体内有少部分血管除接受交感缩血管神经纤维的支配外,还接受舒血管神经纤维的支配。舒血管神经纤维主要分为交感舒血管神经纤维和副交感舒血管神经纤维。

① 交感舒血管神经纤维:在动物实验中发现,支配骨骼肌微动脉的交感神经中除有缩血管神经纤维外,还有舒血管神经纤维。**交感舒血管神经纤维**(sympathetic vasodilator nerve fiber)末梢释放乙酰胆碱,作用于 M 受体,引起血管舒张,阿托品可阻断其效应。交感舒血管神经纤维在平时没有紧张性活动,只有在情绪激动状态和发生防御反应时才发放冲动,使骨骼肌血管舒张,血流量增多。

② 副交感舒血管神经纤维:体内少数器官如脑膜、唾液腺、胃肠外分泌腺和外生殖器等,其血管平滑肌除接受交感缩血管神经纤维的支配外,还接受**副交感舒血管神经纤维**(parasympathetic vasodilator nerve fiber)的支配。副交感舒血管神经纤维末梢释放乙酰胆碱,与血管平滑肌上的 M 受体结合,引起血管舒张。副交感舒血管神经纤维的活动只对少数器官组织的局部血流量起调节作用,对循环系统的总外周阻力影响很小。

(二) 心血管中枢

在中枢神经系统中,与控制心血管活动有关的神经元集中的部位称为**心血管中枢**(cardiovascular center),广泛分布在中枢神经系统中从脊髓到大脑皮层的各个水平。它们虽功能各异,但互相联系,使整个心血管系统的活动协调一致,并与整个机体的活动相适应。

1. 延髓 延髓是调节心血管活动的基本中枢。实验表明,只要保持延髓及其以下中枢部分完整,血压就能接近正常水平,并能完成一定的心血管反射。延髓心血管中枢至少包括以下四个功能部位。

(1) 缩血管区:包括心交感神经中枢和交感缩血管中枢。这些神经元在平时都有紧张性活动,分别称为**心交感紧张**(cardiac sympathetic tone)和**交感缩血管紧张**(sympathetic vasoconstrictor tone)。这些神经元位于**延髓头端腹外侧区**(rostral ventrolateral medulla,RVLM)。它们的轴突下行到脊髓灰质的侧角,即中间外侧细胞柱,其紧张性活动增强时,可引起心脏活动加强,血管收缩。

(2) 舒血管区:位于**延髓尾端腹外侧区**(caudal ventrolateral medulla,CVLM),该部位的神经元兴奋时可抑制延髓头端腹外侧区神经元的活动,使交感缩血管紧张降低,血管舒张。

(3) 传入神经接替站:指**孤束核**(nucleus tractus solitarii,NTS),它接受来自颈动脉窦和主动脉弓的压力感受器、颈动脉体和主动脉体的化学感受器以及心肺感受器传入的信息,然后发出纤维至延髓的缩血管区、舒血管区、心抑制区和中枢神经系统其他部位的神经元,从而影响心血管的活动。

(4) 心抑制区:延髓的迷走神经背核和疑核是迷走神经节前纤维的起源处。

2. 延髓以上的心血管中枢 在延髓以上脑干部分、大脑和小脑中,均存在与心血管活动有关的神经元。它们在心血管活动调节中所起的作用较延髓心血管中枢更为高级,参与对心血管活动和机体其他功能之间的复杂整合。例如,下丘脑是一个非常重要的整合部位,在体温调节、摄食行为、水盐平衡以及恐惧、发怒等情绪反应的整合中,都起着非常重要的作用。这些反应都包含相应的心血管活动的变化。大脑边缘系统中的某些结构,如颞极、额叶的眶面、扣带回前部、杏仁核、隔区、海马等,能影响下丘脑和脑干等处心血管神经元的活动,并与机体的各种行为改变相协调。当大脑皮层运动区兴奋时,除引起相应的骨骼肌收缩外,还能引起该骨骼肌的血管舒张。刺激小脑某些部位也可引起心血管活动的变化,如刺激小脑顶核可引起血压升高、心率加快。

(三) 心血管反射

当机体处于不同的生理状态或机体内、外环境发生变化时,可引起各种**心血管反射**(cardiovascular reflex),使心输出量和各器官的血管舒张、收缩状况发生相应的改变,以适应当时机体所处的状态或环境的变化。

1. 颈动脉窦和主动脉弓压力感受性反射 压力感受性反射(baroreceptor reflex)也称**减压反射**(depressor reflex),是通过刺激颈动脉窦和主动脉弓压力感受器而引起的。

(1) 动脉压力感受器:动脉压力感受器是指存在于心血管系统相应部位血管壁外膜下的感觉神经末梢,其中最重要的是颈动脉窦和主动脉弓压力感受器(图 4-22)。颈动脉窦和主动脉弓压力感受器的适宜刺激是血管壁的被动扩张,而非血压本身,它们实质上是一种牵张感受器。当动脉血压升高时,动脉管壁被牵张的程度就增大,压力感受器发放的神经冲动频率也就增多。在一定范围内,压力感受器的传入冲动频率与动脉管壁被扩张的程度成正比。另外,在同一血压水平,颈动脉窦和主动脉弓压力感受器对搏动性压力刺激比持续性压力刺激更为敏感。

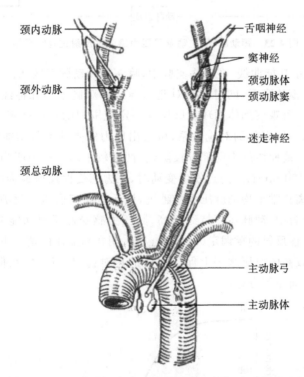

图 4-22 颈动脉窦、主动脉弓的压力感受器和颈动脉体、主动脉体的化学感受器

(2) 传入神经及其中枢联系:颈动脉窦压力感受器的传入神经纤维组成**窦神经**(carotid sinus nerve),窦神经合并入舌咽神经后进入延髓,与孤束核的神经元发生突触联系。主动脉弓压力感受器的传入神经纤维加入迷走神经干内,并随之进入延髓,到达孤束核。家兔的主动脉弓压力感受器传入纤维自成一束,与迷走神经伴行,称为**主动脉神经**(aortic nerve)或**减压神经**(depressor nerve)。压力感受器的传入冲动到达孤束核后,不仅与延髓尾端腹外侧区发生联系,引起延髓头端腹外侧区心血管神经元抑制,使交感紧张降低,还与迷走神经背核和疑核发生联系,使迷走紧张增强。此外,压力感受器的传入冲动还与心血管中枢多级水平的神经元发生联系,经过多级水平的整合后再下传给传出神经和效应器官,完成反射。

(3) 反射效应:动脉血压升高时,颈动脉窦和主动脉弓压力感受器传入冲动增多,压力感受性反射增强,使心迷走中枢的紧张性加强,心交感中枢和交感缩血管中枢的紧张性降低,导致心迷走神经的传出冲动频率增加,而心交感神经和交感缩血管神经的传出冲动频率降低,引起心肌收缩能力减弱、心率减慢以及血管舒张,其结果是心输出量减少、外周血管阻力减小,动脉血压降至正常水平。反之,当动脉血压降低时,压力感受器传入冲动减少,使心迷走中枢紧张性降低,心交感中枢和交感缩血管中枢紧张性增加,引起心肌收缩力增强、心率加快以及血管收缩,导致心输出量增多、外周血管阻力增大,血压回升(图 4-23)。

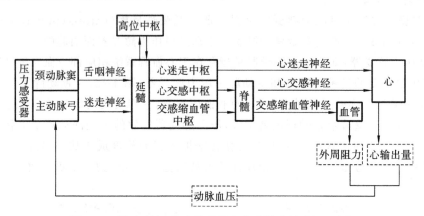

图 4-23 颈动脉窦、主动脉弓压力感受性反射过程示意图

(4) 压力感受性反射功能曲线:在动物实验中,将一侧颈动脉窦区和循环系统其他部分分离,仅保留该侧窦神经与中枢的联系,同时切断对侧窦神经和双侧主动脉神经。人为由低到高地改变游离的颈动脉窦内压,可观察到体循环动脉压在一定范围内随颈动脉窦内压的升高而降低,根据颈动脉窦内压和动脉血压变化的对应关系,可绘出压力感受性反射功能曲线(图 4-24)。由图可见,压力感受性反射功能曲线的中间部分较陡峭,两端较平坦。这说明当颈动脉窦内压在正常平均动脉压水平(约为 100 mmHg)附近发生变动时,压力感受性反射最为敏感,纠正血压变化的能力最强;动脉血压偏离正常平均动脉压水平越远,该反射纠正血压变化的能力越弱。在实验性高血压动物或高血压患者中,动脉血压持续升高,其压力感受性反射功能曲线可向右上方移位,这一现象称为压力感受性反射的**重调定**(resetting),表明在高血压的情况下压力感受性反射的工作范围发生变化,即在较高的血压水平上保持血压的相对稳定。反之,在低血压患者中,其压力感受性反射功能曲线可向左下方移位。

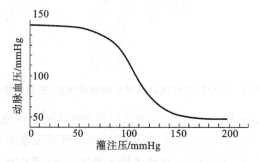

图 4-24 压力感受性反射功能曲线

(5) 压力感受性反射的生理学意义:压力感受性反射属于典型的负反馈调节,且具有双向调节能力。其生理意义主要是在心输出量、外周阻力、循环血量等突然改变的情况下,对动脉血压

进行快速和准确的调节,使动脉血压稳定在正常范围内,防止发生过大的波动,因此在生理学中将动脉压力感受器的传入神经称为**缓冲神经**(buffer nerve)。例如,由平卧位突然改变为直立位或急性出血时,动脉血压突然降低,颈动脉窦内压降低,通过压力感受性反射使动脉血压回升,避免血压过低引起昏厥甚至休克。需要注意的是,压力感受性反射主要是针对动脉血压的快速变化进行调节,而对长期缓慢的血压变化并不敏感。

2. 颈动脉体和主动脉体化学感受性反射 在颈总动脉分叉处和主动脉弓区域,存在着颈动脉体和主动脉体化学感受器(图4-23)。当血液中的某些化学成分发生变化时,如缺氧、CO_2分压过高或H^+浓度过高等,可刺激颈动脉体和主动脉体**化学感受器**(chemoreceptor),其感觉信号分别经窦神经(合并入舌咽神经)和主动脉神经(合并入迷走神经)传至孤束核,然后使延髓内呼吸运动神经元和心血管运动神经元的活动发生改变。主要是引起呼吸加深、加快(见第五章第四节);同时,间接引起心肌收缩能力增强,心输出量增加,心率加快,外周阻力增大,血压升高。通常情况下,颈动脉体和主动脉体化学感受性反射的效应主要是调节呼吸,对心血管活动的调节作用并不明显,只有在低氧、窒息、失血、酸中毒或动脉血压过低等情况下才发挥作用,对维持动脉血压和血液的重新分配具有重要的意义,以保证心、脑等重要脏器的血液供应。

3. 心肺感受器引起的心血管反射 在心房、心室和肺循环大血管壁内存在许多调节心血管活动的**心肺感受器**(cardiopulmonary receptor),其传入神经纤维行走于迷走神经干内,也有少数经交感神经进入中枢。引起心肺感受器兴奋的适宜刺激有两类。一类是对血管壁的机械牵张,如当心房、心室或肺循环大血管中压力升高或血容量增多而使心脏或血管壁受到牵拉时,感受器兴奋。在生理情况下,心房壁的牵张主要由血容量增多而引起,因此心房壁的牵张感受器也称**容量感受器**(volume receptor)。另一类是某些化学物质,如前列腺素、缓激肽等。

大多数心肺感受器受刺激时引起的反射效应是心迷走神经紧张性加强,心交感神经和交感缩血管神经紧张性降低,导致心率减慢,心输出量减少,外周阻力降低,故血压下降。另外,心肺感受器还能抑制肾交感神经,导致肾血流量增加;减少血管升压素和醛固酮的释放而引起肾排水和排钠量增多,使循环血量和细胞外液量减少。

二、体液调节

心血管活动的体液调节是指血液和组织液中的一些化学物质对心血管活动的调节作用。在体液因素中,一些化学物质是通过血液携带的,可广泛作用于心血管系统,属于全身性体液调节;一些化学物质则在组织中形成,主要作用于局部的血管,对局部组织的血流起调节作用,属于局部性体液调节。

(一) 肾上腺素和去甲肾上腺素

肾上腺素(epinephrine,E)和**去甲肾上腺素**(norepinephrine,NE;noradrenaline,NA)都属于儿茶酚胺类物质。循环血液中的肾上腺素和去甲肾上腺素主要来自肾上腺髓质,其中肾上腺素约占80%,去甲肾上腺素约占20%。有一小部分去甲肾上腺素由肾上腺素能神经末梢释放进入血液循环。

肾上腺素和去甲肾上腺素对心脏和血管的作用有许多共同点,但并不完全相同,这是因为两者对不同的肾上腺素能受体的结合能力不同。肾上腺素与α和β(包括$β_1$和$β_2$)两类受体结合的能力都很强。在心脏,肾上腺素与$β_1$受体结合后可产生正性变时和正性变力作用,使心输出量增加,故临床上常用作强心药。在血管,肾上腺素的作用取决于血管平滑肌上α和$β_2$受体的分布情况。在皮肤、肾和胃肠血管平滑肌上,α受体占优势,肾上腺素可引起这些器官的血管收缩。在骨骼肌和肝血管平滑肌上,$β_2$受体占优势,小剂量的肾上腺素常以兴奋$β_2$受体为主,引起血管舒张,而大剂量时则因α受体也兴奋,故引起血管收缩,外周阻力升高,动脉血压升高。

去甲肾上腺素主要与α受体结合,也可与心肌细胞膜的β_1受体结合,但与血管平滑肌细胞膜上β_2受体结合的能力较弱。静脉注射去甲肾上腺素可使全身血管广泛收缩,动脉血压明显升高,故临床上常用作升压药。因血压升高又可使压力感受性反射活动加强,由于压力感受性反射对心脏的效应超过去甲肾上腺素对心脏的直接效应,故导致心率减慢。

(二) 肾素-血管紧张素系统

肾素是由肾近球细胞合成和分泌的一种酸性蛋白酶。肾素可使血浆中来自肝脏的血管紧张素原水解而产生一个十肽,称为血管紧张素Ⅰ。在血浆或组织中,特别是肺循环血管内皮表面存在血管紧张素转换酶,可使血管紧张素Ⅰ水解而产生一个八肽,即血管紧张素Ⅱ。血管紧张素Ⅱ在血浆和组织中的血管紧张素酶的作用下,转化为七肽的血管紧张素Ⅲ。

一般而言,血管紧张素Ⅰ作用不明显。血管紧张素Ⅱ有广泛的作用:①兴奋血管平滑肌细胞膜上血管紧张素Ⅱ受体,使全身微动脉收缩,外周阻力增大;也可使静脉收缩,回心血量增加,心输出量增多,故动脉血压升高;②作用于脑的某些部位,使交感缩血管中枢的紧张性增强,同时刺激机体产生渴觉并加强饮水行为;③作用于交感神经末梢,促进去甲肾上腺素的释放;④可刺激肾上腺皮质球状带合成和释放醛固酮,后者可促进肾小管和集合管对Na^+和水的重吸收,使细胞外液量增加。血管紧张素Ⅲ的缩血管效应仅为血管紧张素Ⅱ的10%~20%,但刺激肾上腺皮质球状带合成和释放醛固酮的作用强于血管紧张素Ⅱ。

生理情况下,血液中的血管紧张素浓度很低。机体大量失血时,循环血量明显减少,动物血压迅速下降,肾血流量减少,可刺激肾球旁细胞分泌大量的肾素,使血液中血管紧张素增多,从而使动脉血压回升和循环血量增加。

(三) 血管升压素

血管升压素(vasopressin,VP)是下丘脑的视上核和室旁核的神经元合成的神经肽激素,合成后沿这些神经元的轴突所组成的下丘脑垂体束进入神经垂体储存,当机体活动需要时释放进入血液循环。血管升压素有V_1和V_2两种受体,V_1受体主要分布在血管平滑肌细胞膜上,激活后可引起血管平滑肌收缩,血流阻力增大,动脉血压升高。V_2受体主要分布在肾集合管上皮细胞的细胞膜上,激活后可引起集合管上皮细胞对水的通透性增加,使水的重吸收增多而引起抗利尿作用,故血管升压素又称**抗利尿激素**(antidiuretic hormone,ADH)(见第八章第四节)。在生理情况下,血浆中血管升压素升高时首先引起抗利尿效应,只有当血管升压素浓度明显升高时才引起缩血管效应,使动脉血压升高。当血浆晶体渗透压升高,如大量出汗、严重呕吐、腹泻或循环血量减少时,血管升压素释放增加,调节细胞外液量,从而实现对动脉血压的长期调节作用。

(四) 血管内皮生成的血管活性物质

血管内皮细胞可生成并释放多种血管活性物质,引起血管平滑肌舒张和收缩。

1. 血管内皮生成的舒血管物质 血管内皮生成和释放的舒血管物质主要有**一氧化氮**(nitric oxide,NO)和**前列环素**(prostacyclin)。在离体实验中观察到,将乙酰胆碱作用于内皮完整的血管,可引起血管舒张;若去除血管内皮,乙酰胆碱则产生缩血管效应。这是由于血管内皮细胞可生成并释放一种重要的舒血管物质,该物质早年被命名为**内皮舒张因子**(endothelium-derived relaxing factor,EDRF),后来明确 EDRF 就是 NO,其前体是 L-精氨酸,在一氧化氮合酶(NOS)的催化下生成。NO 可激活血管平滑肌内的可溶性鸟苷酸环化酶(sGC),升高 cGMP 浓度,降低游离Ca^{2+}浓度,引起血管舒张。前列环素也称**前列腺素I_2**(prostaglandin I_2,PGI_2),可在内皮细胞内由前列环素合成酶催化合成。

2. 血管内皮生成的缩血管物质 血管内皮细胞也可合成多种缩血管物质,其中目前研究较多的是**内皮素**(endothelin,ET)。内皮素是目前已知的作用强烈的缩血管物质之一,它与血管平滑肌上的特异性受体结合后,促进肌质网释放Ca^{2+},从而加强血管平滑肌的收缩。

(五) 激肽释放酶-激肽系统

激肽原(kininogen)在**激肽释放酶**(kallikrein)作用下水解生成激肽(kinin),激肽具有舒血管活性,可参与对血压和局部组织血流量的调节。

激肽释放酶可分为两大类,一类存在于血浆中,称为血浆激肽释放酶,使高分子量激肽原水解成为九肽的缓激肽;另一类存在于肾、唾液腺、胰腺等器官组织内,称为组织激肽释放酶,作用于血浆中的低分子量激肽原,使低分子量激肽原水解成十肽的赖氨酸缓激肽,也称**胰激肽**或**血管舒张素**(kallidin)。赖氨酸缓激肽在氨基肽酶的作用下脱去赖氨酸,成为缓激肽。

缓激肽和血管舒张素是已知作用最强烈的舒血管物质。在一些腺体器官中生成的激肽,可使器官局部的血管舒张,血流量增加。循环血液中的缓激肽和血管舒张素等激肽也参与对动脉血压的调节,可使全身血管舒张,外周阻力减小,动脉血压降低。

(六) 心房钠尿肽

心房钠尿肽(atrial natriuretic peptide, ANP)是主要由心房肌细胞合成和释放的一种多肽。当循环血量增加,回心血量增多时,可使心房壁受到牵拉刺激,引起 ANP 释放增多。ANP 的主要生物学效应有以下几点。①降低血压:ANP 可使血管舒张,外周阻力降低,血压降低;也可使心率减慢、搏出量减少,故心输出量减少。②利钠、利尿和调节循环血量:ANP 作用于肾脏可增加肾小球滤过率,也可抑制肾小管和集合管对 Na^+ 和水的重吸收,使肾排水和排 Na^+ 增多;还能抑制肾近球细胞释放肾素,抑制肾上腺皮质球状带释放醛固酮;在脑内,ANP 可抑制血管升压素的释放。这些作用都可导致机体细胞外液量减少,循环血量减少。③调节细胞增殖:ANP 可抑制血管内皮细胞、平滑肌细胞、心肌成纤维细胞和肾小球细胞等多种细胞的增殖,是一种细胞增殖的负调控因子。④ANP 还具有对抗肾素-血管紧张素系统、内皮素和交感系统等缩血管作用。

(七) 前列腺素

前列腺素(prostaglandin, PG)是一类活性强、种类多、功能复杂的二十碳不饱和脂肪酸,其前体物质是花生四烯酸或其他二十碳不饱和脂肪酸。全身各部位的组织细胞几乎都含有生成前列腺素的前体及酶,因此都能产生前列腺素。不同类型的前列腺素对血管平滑肌的作用不同,例如前列腺素 E_2(PGE_2)具有强烈的舒血管作用,前列腺素 $F_{2\alpha}$($PEF_{2\alpha}$)则能使静脉收缩。

(八) 阿片肽

体内的**阿片肽**(opioid peptide)包括 β-内啡肽、脑啡肽和强啡肽等多种类型。血浆中的 β-内啡肽可进入脑内并作用于某些与心血管活动有关的神经核团,使交感神经活动抑制,心迷走神经活动加强,血压降低。脑啡肽也可作用于外周血管壁的阿片受体,引起血管舒张。

(九) 组胺

组胺(histamine)是由组氨酸在脱羧酶的作用下生成的。许多组织,特别是皮肤、肺和肠黏膜的肥大细胞中含有大量组胺。当组织受到损伤或发生炎症和过敏反应时,这些肥大细胞都可释放组胺。组胺具有强烈的舒血管作用,并能使毛细血管壁的通透性增加,导致组织液生成增多,引起局部组织水肿。

三、自身调节

心血管活动的自身调节包括心脏泵血功能的自身调节和组织器官血流量的自身调节。关于心脏泵血功能的自身调节,参见前文影响心输出量的因素中的异长、等长调节部分。关于器官组织血流量的自身调节机制,一般认为主要有以下两类。

(一) 代谢性自身调节机制

组织细胞代谢需要消耗 O_2，并产生各种代谢产物，如 CO_2、H^+、腺苷、乳酸、K^+ 等。当组织代谢活动增强时，多种代谢产物积聚，局部组织中 O_2 分压降低，引起局部组织的微动脉和毛细血管前括约肌舒张，使局部组织血流量增多，从而向组织提供更多 O_2，与增加的组织代谢水平相适应；局部血流量增多，血流速度加快，可带走引起血管舒张的多种代谢产物，进而使微动脉和毛细血管前括约肌收缩，如此周而复始。局部组织微循环这种随 O_2 分压下降和多种代谢产物增加而引起的局部舒血管效应，称为代谢性自身调节机制。这种代谢性局部舒血管效应有时相当明显，即使交感缩血管神经活动加强，该局部组织的血管仍能舒张。

(二) 肌源性自身调节机制

许多血管平滑肌本身经常保持一定的紧张性收缩，称为**肌源性活动**(myogenic activity)。当血管平滑肌受到牵张刺激时，其肌源性活动加强。因此，当某一器官血管的灌注压突然升高时，血管跨壁压增大，血管平滑肌受到的牵张刺激增加，于是肌源性活动增强。这种现象在毛细血管前阻力血管处表现特别明显。其结果是器官的血流阻力增大，器官的血流量不致因灌注压升高而增多，即器官血流量能保持相对稳定。当器官血管的灌注压突然降低时，则发生相反的变化，即阻力血管舒张，血流量仍保持相对稳定。这种肌源性的自身调节现象，在肾血管中表现特别明显，也可见于脑、心、肝、肠系膜和骨骼肌的血管，但皮肤血管一般不出现这种调节现象。在实验中用罂粟碱、水合氯醛或氰化钠等药物抑制平滑肌的活动后，肌源性自身调节现象会随之消失。

四、社会心理因素对心血管活动的影响

人体的心血管活动除受自然环境因素影响外，还受社会、心理因素的影响。近年来的研究发现，许多心血管疾病的发生、发展与社会心理因素有着密切的关系。例如，长期承受巨大的生活和工作压力，长期处于极度紧张的工作氛围中等，如果得不到良好的生理和心理调节，持久的紧张性刺激可引起人体一系列的生理和心理应激反应。这些反应表现为自主神经功能失调、交感神经功能亢进，从而导致心率加快、血压升高；同时，肾上腺髓质和皮质激素分泌增多，动脉血压升高，使原发性高血压的发病率明显提高。此外，社会心理因素还可诱导心肌缺血、心律失常、血小板功能受损和血管内皮功能破坏等一系列严重的心血管系统病变。

总之，在生活中，社会环境、人际关系、生活方式等社会因素无不作用于中枢神经系统，引起心理活动变化，进而影响人的生理功能，尤其是对心血管系统的活动产生较大影响。

第五节　器官循环

体内各器官的血流量，一般与该器官的动、静脉压差成正比，与该器官的血流阻力成反比。由于各器官的结构和功能不同，器官内部的血管分布也各有特点，因此其血流量的调节除服从一般规律外，还有其各自的特点。本节主要讨论冠脉循环、肺循环和脑循环。

一、冠脉循环

(一) 冠脉循环的解剖特点

冠脉循环(coronary circulation)是营养心脏自身的血液循环。心脏的血液供应来自左、右冠状动脉。左、右冠状动脉由升主动脉根部发出，其主干走行于心脏表面，小分支常以垂直于心脏

表面的方向穿入心肌,并在心内膜下层分支成网。这种分支方式使冠状动脉小分支容易在心肌收缩时受到压迫。心脏的毛细血管网分布非常丰富,毛细血管数和心肌纤维数的比例几乎为1:1,有利于心肌与冠状动脉血液进行充分的物质交换。当心肌发生代偿性肥厚时,心肌纤维直径增大,但毛细血管数量并不相应增加,所以肥厚的心肌容易发生供血不足。此外,冠状动脉之间有侧支互相吻合,但这种吻合支在正常时较细小,血流量很少。因此当冠状动脉突然阻塞时,不易很快建立起侧支循环,可导致心肌梗死。但是,如果冠状动脉阻塞是缓慢形成的,则侧支可逐渐扩张,可以建立新的有效侧支循环,从而起到一定的代偿作用。

(二) 冠脉循环的生理特点

1. 路径短、血压高 冠状动脉直接开口于主动脉根部,且冠脉循环的路径短,故血压高、血流快,循环周期只需几秒钟即可完成。

2. 血流量大 健康成人在安静状态下,冠状动脉血流量为每100g心肌60~80 mL/min,中等体重的人,其总的冠状动脉血流量约为225 mL/min,占心输出量的4%~5%;而心脏的重量只占体重的0.5%。当心肌活动加强,冠状动脉达到最大舒张状态时,冠状动脉血流量可增加到每100g心肌300~400 mL/min。充足的冠状动脉血流量是心脏泵血功能的基本保证,一旦冠状动脉血流量不足,则可导致心肌缺血,心功能出现严重障碍。

3. 摄氧率高,耗氧量大 心肌富含肌红蛋白,其摄氧能力很强。健康成人在安静状态下,冠状动脉血中的氧含量约为20 mL/100 mL(血液),冠状窦静脉血中的氧含量约为6 mL/100 mL(血液),动、静脉血氧差达到14 mL/100 mL(血液),摄氧率可达70%左右,比骨骼肌的摄氧率高1倍左右,从而能满足心肌对氧的需求。另外,由于心肌耗氧量大,即使在安静状态下,经冠状动脉毛细血管后,冠状静脉血液中的氧含量较低,即动、静脉血中的含氧量差异很大。因此,当机体进行剧烈运动时,心肌耗氧量增加,心肌提高从单位血液中摄氧的潜力就较小,此时主要通过扩张冠状动脉来增加其血流量,以满足心肌当时对氧的需求。

4. 血流量受心肌收缩的影响显著 由于冠状动脉的大部分分支深埋于心肌组织中,心脏在每次收缩时对埋于其内的血管产生压迫,从而影响冠状动脉血流。左冠状动脉血流受心肌收缩的影响尤为显著。左心室在等容收缩期开始时,由于心肌收缩的强烈压迫,左冠状动脉血流量急剧减少,甚至发生逆流。在左心室快速射血期,主动脉压升高,冠状动脉血压也随之升高,冠状动脉血流量增加;但进入减慢射血期后,冠状动脉血流量又减少。心肌舒张时,对冠状动脉的压迫解除,冠状动脉血流阻力减小,血流量迅速增加,并在舒张早期达到高峰,然后逐渐减少。在左心室深层,心肌收缩对冠状动脉血流量的影响更为显著。

一般情况下,左心室在收缩期的血流量仅有舒张期的20%~30%;当心肌收缩加强时,心室收缩期血流量所占比例则更小。当体循环外周阻力增大时,由于动脉血压尤其是舒张压升高,冠状动脉血流量增加。当心率加快时,由于心室舒张期明显缩短,因而冠状动脉血流量减少。可见,动脉舒张压的高低及心室舒张期的长短是影响冠状动脉血流量的重要因素。在某些病理情况(如主动脉瓣关闭不全)下,常因动脉舒张压过低而发生心肌供血不足。右心室壁比左心室壁薄,收缩时对冠状动脉血流量的影响不如对左心室明显(图4-25)。在安静状态下,右心室收缩期的血流量和舒张期血流量相差不大,或略多于后者。

(三) 冠状动脉血流量的调节

在对冠状动脉血流量进行调节的各种因素中,最重要的是心肌代谢水平。交感神经和副交感神经也支配冠状血管平滑肌,但它们的调节作用是次要的。

1. 心肌代谢水平的影响 心肌收缩的能量几乎仅来源于有氧代谢。实验表明,当心肌耗氧量增加或心肌组织中的O_2分压降低时,都可引起冠状动脉舒张,增加心肌血流量;在切断支配心脏的神经后,上述现象仍然存在。目前认为,心肌代谢增强引起冠状动脉舒张的原因并非低氧本

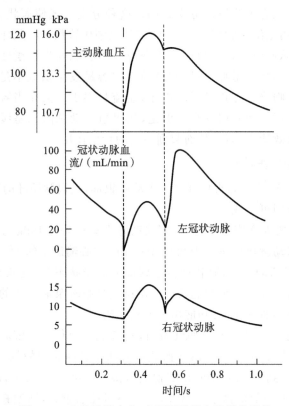

图 4-25 心动周期中左、右冠状动脉血流量的变化

身,而是心肌产生的某些代谢产物增多。在各种代谢产物中,腺苷所起的作用最为重要。当心肌代谢增强时,耗氧量增加,局部组织中的 O_2 分压降低,心肌细胞中的 ATP 分解为 ADP 和 AMP。AMP 进一步分解产生腺苷。腺苷对冠状动脉具有强烈的舒张作用。心肌的其他代谢产物,如 H^+、CO_2、乳酸、缓激肽、前列腺素 E 等也有舒张冠状动脉的作用。

2. 神经调节 冠状动脉受交感神经和迷走神经的双重支配。交感神经兴奋时,可激活冠状动脉平滑肌上的 α 受体,使血管收缩;也可激活心肌细胞膜上的 β 受体,使心率加快,心肌收缩能力增强,耗氧量增加,代谢加强而使代谢产物增多,继发性引起冠状动脉舒张,从而使交感神经的直接缩血管效应被掩盖。迷走神经兴奋时,通过激活血管平滑肌上的 M 受体,使冠状动脉舒张;也可通过激活心肌细胞膜上的 M 受体,使心率减慢,心肌代谢率降低而使代谢产物减少,继发性引起冠状动脉收缩。总之,在整体水平,神经因素的影响可在很短的时间内就被心肌代谢水平改变引起的血流变化所掩盖。在剧烈运动或大失血等情况下,交感神经兴奋使全身血管收缩,而冠状血管(及脑血管)却无明显收缩,即通过血量的重新分配,保证心、脑等重要器官相对较多的血液供应。

3. 体液调节 肾上腺素和去甲肾上腺素可通过增强心肌代谢水平和耗氧量使冠状动脉血流量增加;也可直接作用于冠状动脉平滑肌上的 α 受体或 β 受体,从而引起冠状动脉收缩或舒张。甲状腺激素增多时,心肌代谢水平提高,耗氧量增加,可使冠状动脉舒张,血流量增加。血管紧张素 II 和大剂量血管升压素能使冠状动脉收缩,血流量减少。

二、肺循环

肺循环(pulmonary circulation)的功能是使血液在流经肺毛细血管时与肺泡进行气体交换,将含氧量较低的静脉血转变为含氧量较高的动脉血。肺循环与支气管动脉末梢之间有吻合支沟通,一部分支气管静脉血可经吻合支进入肺静脉,使主动脉血液中掺入 1%~2% 的未经气体交换

冠心病

的静脉血。

(一) 肺循环的生理特点

1. 血流阻力小、血压低 肺动脉及其分支短而粗,管壁薄,其管壁厚度仅为主动脉的 1/3,易于扩张,总横截面积大,且肺循环的血管全部被胸膜腔负压所包绕,故肺循环的血流阻力很小,右心室的心输出量却与左心室基本相同,因此肺循环压力也明显低于体循环。肺动脉压为主动脉压的 1/6~1/5,平均肺动脉压约为 13 mmHg。肺循环毛细血管平均压约为 7 mmHg,低于血浆胶体渗透压,故肺组织间基本没有组织液。所以,肺循环血流阻力小、血压低。当发生左心衰竭时可引起肺毛细血管血压升高,当高于血浆胶体渗透压时,血浆可能滤出毛细血管而进入肺组织间隙和肺泡内,从而形成肺淤血和肺水肿,导致呼吸功能障碍。

2. 血容量变化大 通常情况下,肺部的血容量约为 450 mL,约占全身血量的 9%。由于肺组织和肺血管的可扩张性大,故肺部血容量的变化范围较大,起储血库的作用。肺血容量在用力呼气时可减少到 200 mL 左右,而在深吸气时可增加到 1000 mL 左右。当机体失血时,肺循环可将一部分血液转移到体循环中,起代偿作用。在呼吸周期中,肺循环血容量可发生周期性变化,影响左心室输出量和动脉血压。动脉血压随着呼吸周期出现的波动,称为动脉血压的呼吸波。动脉血压在吸气相之初逐渐下降,至吸气相中期降到最低点,在吸气相后半期逐渐回升,在呼气相前半期继续上升,至呼气相中期达最高点,在呼气相后半期又开始下降,周而复始。

3. 毛细血管的有效滤过压为负压 肺循环毛细血管血压平均为 7 mmHg,血浆胶体渗透压平均为 25 mmHg。由于肺组织液的静水压和胶体渗透压都很低,因此,有效滤过压为负值。这一负压有助于肺循环毛细血管处的液体重吸收,使得肺部组织间隙中的液体量较少,且肺泡膜与毛细血管壁紧紧相贴,有利于肺泡和血液之间的气体交换。这一负压还有助于对肺泡内液体的吸收,使肺泡内不会有液体积聚,因而有利于肺通气。在某些病理情况(如左心衰竭)下,肺静脉血压升高,肺毛细血管血压也随之升高,可使液体滤出到组织间隙形成肺水肿。

(二) 肺循环血流量的调节

由于肺血管的管径大、管壁薄,可扩张性大,因此其口径变化在大多情况下是被动的,但肺循环血流量仍受神经、体液和局部组织化学因素的调节和影响。

1. 神经调节 肺循环血管受交感神经和迷走神经的双重支配。交感神经兴奋的直接效应是肺血管收缩、血流阻力增大,血流量减少。但在整体情况下,交感神经兴奋时体循环血管收缩,可将一部分血液挤入肺循环,使肺循环血流量增加。刺激迷走神经的直接效应是肺血管舒张,肺循环血流量增加。

2. 肺泡气的 O_2 分压 肺泡气 O_2 分压对肺循环血管的收缩和舒张具有较大影响。急性或慢性低氧都能使肺循环血管收缩,血流阻力增大。尤其在肺泡气的 CO_2 分压升高时,低氧引起的肺部微动脉收缩更加显著。由此可见,肺循环对局部低氧发生的反应与体循环不同。关于肺循环对低氧发生缩血管反应的机制,目前尚不完全清楚。肺泡气低氧引起局部缩血管反应具有一定的生理意义。当一部分肺泡因通气不足而发生 O_2 分压降低时,这些肺泡周围的血管收缩,血流量减少,可使较多的血液流经通气充足、O_2 分压较高的肺泡,进而提高肺换气的效率。当吸入气 O_2 分压过低时,如在高海拔地区,可引起肺循环微动脉广泛收缩,血流阻力增大,肺动脉压显著升高。因此,长期居住在低海拔地区的人若以较快的速度登上高海拔地区,常可发生肺动脉高压,甚至发生肺水肿;高原居民常因肺动脉高压使右心室负荷长期加重而导致右心室肥厚。

3. 血管活性物质的作用 肾上腺素、去甲肾上腺素、血管紧张素Ⅱ、血栓素 A_2、前列腺素 F_{2a} 等可使肺循环微动脉收缩;而组胺、5-羟色胺等则能使肺循环微静脉收缩,但在流经肺循环后即分解失活。

三、脑循环

脑的血液供应来自颈内动脉和椎动脉,在脑底部形成脑底动脉环,由此发出分支,供应大脑的不同部位。颈内动脉供应大脑半球前 2/3 和部分间脑;椎动脉供应大脑半球后 1/3、间脑后部、小脑和脑干。脑静脉血先汇入硬脑膜静脉窦,再经颈内静脉注入腔静脉。

（一）脑循环的特点

1. 血流量大,耗氧量大 脑的重量仅占体重的 2% 左右,但其血流量却占心输出量的 15% 左右,约为 750 mL/min。由于脑组织代谢水平高,故耗氧量很大。安静时脑组织的总耗氧量占全身总耗氧量的 20%。脑组织对缺血和缺氧的耐受性较低,如果脑血流量完全中断数秒钟即可导致意识丧失,中断 5 min 以上将产生不可逆的脑损伤。

2. 血流量变化小 脑位于坚硬的骨性颅腔内,容积较为固定。除脑组织外,颅腔内还有脑血管和脑脊液,脑组织和脑脊液均不可压缩,因而脑血管的舒张与收缩活动受到很大限制,脑血流量的变化范围也较小。脑组织增加血液供应主要依靠提高脑循环的血流速度来实现。

3. 存在血-脑脊液屏障和血-脑屏障 详见后文。

（二）脑血流量的调节

1. 自身调节 脑血流量与动、静脉压差成正比,与血流阻力成反比。正常情况下,脑循环的灌注压为 80~100 mmHg。当平均动脉压在 60~140 mmHg 范围内变动时,脑血管可通过自身调节机制使脑血流量保持相对稳定。当平均动脉压低于 60 mmHg 时,脑血流量将明显减少,可引起脑功能障碍;若平均动脉压高于 140 mmHg,脑血流量则明显增加,严重时可因脑毛细血管血压过高而引起脑水肿。

2. CO_2 和 O_2 分压对脑血流的影响 血液 CO_2 分压升高时,细胞外液中 H^+ 浓度升高,会引起脑血管扩张,脑血流量增加。过度通气时,CO_2 呼出过多,使得血液中 CO_2 分压过低,脑血管收缩,脑血流量减少,可引起头晕等症状。脑血管对 O_2 分压的变化很敏感,O_2 分压升高可使脑血管收缩,缺氧会使脑血管舒张。血液中 CO_2 分压升高和 O_2 分压下降对脑血管的直接舒血管效应非常明显。目前认为,CO_2 分压升高会通过 NO 介导引起脑血管舒张,而 O_2 分压下降引起的舒血管效应则依赖于 NO、腺苷的释放和钾通道的激活等。

3. 神经调节 脑血管受交感缩血管神经纤维和副交感舒血管神经纤维的支配,但神经纤维的分布较少,所起的作用也很小。刺激或切断上述支配神经后,脑血流量无明显改变。此外,在多种心血管反射中,脑血流量也无明显变化。

（三）血-脑脊液屏障和血-脑屏障

脑脊液(cerebrospinal fluid)主要由脉络丛分泌,其成分与血浆成分不同。脑脊液中蛋白质含量极微,葡萄糖、K^+、HCO_3^- 和 Ca^{2+} 浓度较血浆低,但 Na^+ 和 Mg^{2+} 浓度较血浆高。可见血液和脑脊液之间物质交换并不是被动的过程,而是主动转运过程。另外,一些大分子物质较难从血液进入脑脊液,很可能在血液与脑脊液之间存在某种特殊的屏障,称为**血-脑脊液屏障**(blood-cerebrospinal fluid barrier)。这一屏障的组织学基础是无孔的毛细血管壁和脉络丛细胞中运输各种物质的特殊载体系统,对不同物质通透性不同。CO_2、O_2 等脂溶性物质很容易通过屏障,但该屏障对许多离子的通透性较低。

血液与脑组织之间也存在类似的屏障,可限制物质在血液和脑组织之间的自由交换,故称为**血-脑屏障**(blood-brain barrier)。脂溶性物质(如 O_2、CO_2、酒精以及某些麻醉剂等)很容易通过血-脑屏障。对于不同的水溶性物质来说,其通透性并不一定与其分子大小有关。如氨基酸和葡萄糖的通透性较高,而蔗糖、甘露醇和许多离子的通透性则很低,甚至不能通过血-脑屏障。这说明脑内毛细血管处的物质交换与身体其他部位的毛细血管是不同的,存在许多主动转运。利用电子显微镜观察,可见脑内大多数毛细血管表面被星状胶质细胞伸出的突起(血管周足)所包围。因此推测,毛细血管内的血液与神经元之间的物质交换,可能都由神经胶质细胞介导。可以认为,毛细血管内皮细胞、内皮下基膜和星状胶质细胞的血管周足等构成血-脑屏障。此外,毛细血管壁对各种物质的特殊通透性也与这种屏障有重要的关系。

血-脑脊液屏障和血-脑屏障对于保持神经元周围化学环境的相对稳定和防止血液中有害物质侵入脑内具有重要的生理意义。

复习思考题

一、名词解释

1. 每搏输出量　　2. 射血分数　　3. 心输出量　　4. 心指数　　5. 并长直身调节
6. 心力储备　　　7. 动脉血压　　8. 收缩压　　　9. 舒张压　　　10. 平均动脉压
11. 脉搏压　　　12. 中心静脉压　13. 微循环　　14. 有效滤过压

二、问答题

1. 以左心室为例,试述心脏泵血的过程。
2. 影响心输出量的因素有哪些？如何影响？
3. 试述心室肌细胞和窦房结 P 细胞动作电位的离子机制,各有何特征？
4. 试述心肌兴奋过程中兴奋性的周期性变化及其生理意义。
5. 试述正常心脏兴奋传导的途径、特点及房室延搁的生理意义。
6. 与骨骼肌对比,心肌的收缩性有哪些特点？
7. 久蹲后突然站立,血压如何变化？机体如何快速进行调节？
8. 动脉血压如何形成并维持相对稳定？
9. 试述影响动脉血压的因素及机制。
10. 简述中心静脉压的概念、影响因素及临床意义。
11. 试述影响静脉回流的因素。
12. 试述组织液的生成过程及其影响因素。
13. 在动物实验中,夹闭一侧颈总动脉后,动脉血压有何变化？其机制如何？
14. 心迷走神经兴奋如何影响心肌细胞电活动和收缩功能？
15. 心交感神经兴奋如何影响心肌细胞电活动和收缩功能？
16. 肾上腺素和去甲肾上腺素对心血管的作用有何异同？

(胡志红　任爱红)

扫码在线答题

第五章 呼 吸

学习目标

素质目标：以整体观念理解呼吸系统与人体其他系统之间的联系，强化科研素养，解决与呼吸系统相关的医学问题，关爱患有呼吸系统疾病的患者。

能力目标：能结合不同疾病状态下通气功能指标的异常分析其原因。能结合生理、病理状态下呼吸气体的运输及其影响因素，掌握正常呼吸的调控机制并能结合病例进行分析。

知识目标：能叙述肺通气的动力和阻力；理解胸膜腔负压的形成和意义；说明肺表面活性物质的生理意义；理解肺的顺应性；叙述肺容积、肺容量和肺通气量的测定及意义；解释肺通气/血流比值对肺换气的意义；比较肺换气和组织换气的过程和影响因素。掌握 O_2 和血红蛋白结合的特点，氧解离曲线的概念及其影响因素；掌握 CO_2 的主要运输形式；掌握化学感受器的分类和化学性因素调节的途径；掌握肺牵张反射的概念及其意义；了解 CO_2 解离曲线、呼吸中枢的概念和部位。

呼吸（respiration）是机体与外界环境之间进行气体交换的过程。机体在新陈代谢的过程中，需要不断地从外界环境中获取 O_2，并将代谢产生的 CO_2 排出。呼吸对于维持机体内环境的相对稳定，保障新陈代谢和其他生命活动的正常进行具有重要作用。呼吸一旦停止，生命也将结束。

在人和高等动物，呼吸包括三个相互衔接且同时进行的环节：①**外呼吸**（external respiration），是指肺毛细血管血与外界环境之间进行气体交换的过程，包括肺通气（pulmonary ventilation）和肺换气（gas exchange in lungs）两个过程；②**气体运输**，即 O_2 和 CO_2 在血液中的运输；③**内呼吸**（internal respiration），是指组织细胞与组织毛细血管之间的气体交换以及组织细胞内氧化代谢的过程，其中组织细胞与组织毛细血管之间的气体交换也称组织换气（gas exchange in tissue）（图 5-1）。

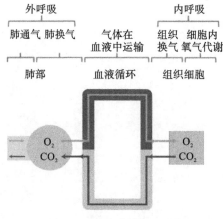

图 5-1 呼吸的简化示意图

第一节 肺通气

肺通气是指外界大气和肺泡之间发生气体交换的过程,是外呼吸的一部分。实现肺通气的结构有呼吸道、肺泡、胸膜腔、膈肌和胸廓等。呼吸道是气体进出肺的通道,包括鼻、咽、喉、气管、支气管。气体经过呼吸道进入肺的过程中,呼吸道对吸入的气体起加温、加湿、过滤和清洁作用,还能通过防御性呼吸反射(咳嗽反射和喷嚏反射)等发挥保护功能;肺泡是肺换气的主要场所;密闭的胸膜腔连接肺和胸廓,胸膜腔内负压的存在使肺和胸廓在呼吸运动中耦联,使得两者能够同步地进行扩张和收缩;膈肌和胸廓中的胸壁肌是实现肺通气的主要动力组织。

一、肺通气的原理

在肺通气的过程中,气体进出肺取决于推动气体流动的动力和阻止气体流动的阻力间的相互作用。动力必须克服阻力才能实现肺通气。

(一) 肺通气的动力

气体的流动总是从压力高处流向压力低处。因此,要实现肺通气,在肺泡气与外界大气之间必须存在一定的压力差,这个压力差是实现肺通气的直接动力(direct force)。在一定的海拔高度,外界大气的压力(即大气压)是相对恒定的,因而在肺通气过程中,压力差来源于肺泡内气体的压力变化,即肺内压的变化。根据物理学原理,肺内压的变化取决于呼吸过程中肺的扩张和缩小,但实际上肺自身并不具有主动扩张和收缩能力,肺的扩张和收缩是借助于胸膜腔的连接随胸廓的节律性扩张和收缩来实现的,而胸廓的扩张和收缩是由呼吸肌的舒张和收缩实现的。这种由呼吸肌的舒张和收缩所引起的胸廓节律性扩张和收缩,称为**呼吸运动**(respiratory movement),是实现肺通气的原动力(primary force)。

1. 呼吸运动的过程 呼吸运动包括吸气运动(inspiratory movement)和呼气运动(expiratory movement)。吸气运动时胸廓扩大,呼气运动时胸廓缩小。

(1)参与呼吸运动的肌肉:胸廓的形状类似于中空的圆锥体,上小下大。肋骨从上到下逐渐加长,并且由后向前下斜行。肋骨之间为肋间肌,分为肋间外肌和肋间内肌。肋间外肌位于肋间隙浅层,起自上一肋骨近脊椎端的下缘,斜向前下方走行,止于下一肋骨近胸骨端的上缘。而肋间内肌位于肋间隙深层,其走行方向与肋间外肌相反,起自下一肋骨的上缘,肌束自后下斜向前上,止于上一肋骨的下缘。胸廓的底是膈肌,膈肌分隔胸腔和腹腔,静止时形似穹窿,中心向上隆起。呼吸运动是由呼吸肌的舒张和收缩引起的。呼吸肌可分为吸气肌、呼气肌和辅助吸气肌等。主要吸气肌是膈肌和肋间外肌,主要呼气肌为肋间内肌和腹肌。此外,还有一些在用力呼吸时参与呼吸运动的辅助吸气肌。

(2)平静呼吸的过程:正常人在安静状态下,平稳而均匀的自然呼吸称为平静呼吸,呼吸频率为12~18次/分。平静呼吸时,吸气肌收缩,因此吸气运动是一个主动过程。当肋间外肌收缩时,由于脊椎的位置是固定的,胸骨则可上下移动,因此肋骨和胸骨上举,同时肋骨下缘向外侧偏转,胸腔的前后径和左右径均增大。当膈肌收缩时,隆起的中心下移,从而使胸腔的上下径增大。吸气时,胸腔的上下径、前后径和左右径都增大,胸腔的扩大使肺的容积也随之增大,肺内压降低。当肺内压低于大气压时,外界气体在压力差的作用下流入肺内,这一过程称为吸气(inspiration)。平静呼气时,呼气肌不发生收缩,而是由膈肌和肋间外肌舒张所致,因此平静的呼气运动是一个被动过程。膈肌和肋间外肌发生舒张时,肺依靠自身的回缩力而回位,并牵引胸廓,使胸腔的上下径、前后径和左右径均缩小,从而引起胸腔和肺的容积减小,肺内压升高。当肺内压高于大气压时,压力差推动气体由肺内流出,这一过程称为**呼气**(expiration)。

(3) 用力呼吸的过程:当机体进行劳动或运动、呼吸道阻力增大、呼吸不通畅,或者吸入气中O_2含量减少或CO_2含量增加时,呼吸运动将加深加快,称为**用力呼吸**(forced breathing)。用力呼吸时,吸气运动和呼气运动均为主动过程。用力吸气时,除膈肌和肋间外肌收缩外,胸锁乳突肌及斜角肌也发生收缩,使胸骨柄及第一对肋骨向上、向外提起,胸廓上部扩展,胸廓和肺的容积进一步扩大,机体可吸入更多的气体。用力呼气时,除吸气肌舒张外,还有呼气肌参与收缩。腹肌收缩时腹内压增高,压迫腹腔脏器推动膈肌上移,使胸腔的上下径减小;肋间内肌收缩,使肋骨和胸骨下移,同时肋骨内旋,使胸腔的前后径和左右径进一步缩小。呼气肌的参与使呼气运动增强,胸腔和肺容积在平静呼气的基础上进一步缩小,肺内压升高,呼出更多的气体。

机体在缺氧或CO_2增多较为严重的情况下,可出现**呼吸困难**(dyspnea),不仅表现为呼吸明显加深,还可出现鼻翼扇动,主观上有胸部困压感。

2. 呼吸型式 根据参与呼吸活动的呼吸肌主次不同,呼吸运动可呈现以下呼吸型式。

(1) **腹式呼吸**(abdominal breathing):以膈肌舒张和收缩活动为主的呼吸运动称为腹式呼吸。由于膈肌的舒张和收缩可引起腹腔内器官位移,故呼吸运动表现为腹部的明显起伏。

(2) **胸式呼吸**(thoracic breathing):以肋间外肌舒张和收缩活动为主的呼吸运动称为胸式呼吸。由于肋间外肌的舒张和收缩活动,呼吸运动表现为胸部的明显起伏。

一般情况下,正常成人的呼吸运动既有膈肌的运动,又有肋间外肌的运动,因此腹壁和胸壁的起伏都不太明显,表现为腹胸混合式呼吸。只有在胸部或腹部活动受限时,其中某一种呼吸型式才会占优势,表现为某种单一型式的呼吸运动。如胃肠道胀气、腹腔巨大肿块、腹水或腹膜炎等患者以及妊娠晚期女性,因膈肌运动受限,主要依靠肋间外肌舒张和收缩而呈胸式呼吸。如患者存在胸水、胸膜炎等情况,由于胸廓运动受限,主要依靠膈肌舒张和收缩而呈现腹式呼吸。正常婴幼儿也呈腹式呼吸,这是由于婴幼儿的肋骨排列基本与脊柱垂直,倾斜度小,胸廓运动幅度小,不易扩大胸腔容量,因此主要依靠膈肌进行舒张和收缩而呈腹式呼吸。

人工呼吸

3. 呼吸运动中肺内压的变化 **肺内压**(intrapulmonary pressure)是指肺泡内气体的压力。在呼吸过程中,肺内压呈周期性变化。吸气时,随着肺容积增大,肺内压逐渐降低,当其低于大气压时,外界气体进入肺内;随着肺内气体量的增加,肺内压也逐渐升高,至吸气末,肺内压升高至与大气压相等,气流便暂停。呼气时,发生相反的变化,随着肺容积减小,肺内压逐渐升高,当其高于大气压时,气体流出肺;随着肺内气体量的减少,肺内压也随之降低,至呼气末,肺内压又降至与大气压相等,气流再次暂停(图 5-2)。

在呼吸过程中,肺内压变化的程度与呼吸运动的深浅、急缓以及呼吸道是否通畅等因素有关。平静呼吸时,吸气时的肺内压较大气压低 1~2 mmHg,呼气时的肺内压较大气压高 1~2 mmHg。用力呼吸或呼吸道不通畅时,肺内压的波动较大。如紧闭声门并用力呼吸,吸气时的肺内压可较大气压低 30~100 mmHg,呼气时可较大气压高 60~140 mmHg。

4. 胸膜腔及胸膜腔内压

(1) **胸膜腔**(pleural cavity):位于肺表面的脏层胸膜和衬于胸廓内壁的壁层胸膜之间存在一个潜在的密闭腔隙,即为胸膜腔。胸膜腔不与外界连通,腔内无气体,仅有约 10 μm 厚的浆液。这些浆液有两方面的作用:一是浆液分子之间的内聚力使脏层胸膜和壁层胸膜相互紧贴,不易分开,使得胸廓和肺的活动连接在一起,因而在吸气和呼气时,肺可随着胸廓的呼吸运动同步扩张和收缩;二是这一薄层浆液起到润滑作用,可减小呼吸运动时两层胸膜之间的摩擦。

(2) **胸膜腔内压**(intrapleural pressure):胸膜腔内的压力称为胸膜腔内压,简称胸内压。

①胸膜腔内压及其测量:胸膜腔内压可采用直接法或间接法进行测量。直接法是将与检压

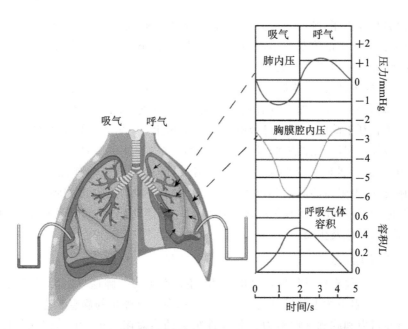

图 5-2 吸气和呼气过程中,肺内压、胸膜腔内压和呼吸气体容积的变化过程

计相连接的注射针头斜刺入胸膜腔内,检压计的液面可直接显示出胸膜腔内压的数值(图 5-2 左)。这种方式是一种有创性检查,其有刺破胸膜脏层和肺的风险,一般只用于动物实验。间接法是让受试者吞下带有薄壁气囊的导管至下胸段食管内,测量食管内压。由于食管位于胸腔内,且其管壁薄而软,呼吸过程中食管内压的变化值与胸膜腔内压的变化值基本一致,故可以通过测量食管内压间接反映胸膜腔内压,与直接法的测量结果相近。

经测量,在平静呼吸时胸膜腔内压始终低于大气压,若把大气压看作 0,则胸膜腔内压为负压,习惯上称为胸膜腔负压或胸内负压。胸膜腔内压随呼吸运动而发生周期性波动。平静呼气末胸膜腔内压较大气压低,为 $-5\sim-3$ mmHg,吸气末为 $-10\sim-5$ mmHg(图 5-2)。用力呼吸时,胸膜腔内压波动幅度增加。例如,紧闭声门用力吸气时,胸膜腔内压可降至 -90 mmHg;而当紧闭声门用力呼气时,胸膜腔内压可高达 110 mmHg。

②胸膜腔内压的形成:胸膜腔内压的形成与肺和胸廓的自然容积不同有关。在生长发育过程中,胸廓的发育速度较肺快,因此胸廓的自然容积大于肺的自然容积。由于两层胸膜的牵引作用,胸廓和肺总是同步活动。被动扩张的肺产生的向内回缩的回位力牵引胸廓,使胸廓容积缩小。当胸廓的容积小于其自然容积时,胸廓将产生向外扩展的回位力,使胸廓的容积趋于扩大,以回到其自然容积状态。

胸膜腔负压的形成与作用于胸膜腔的两种力有关,一是肺泡内的压力,即肺内压,趋向于使肺泡扩张;二是肺回缩压,趋向于使肺泡缩小(图 5-2 左,箭头所示)。胸膜腔内压就是这两种方向相反的力的代数和,即

$$\text{胸膜腔内压} = \text{肺内压} + (-\text{肺回缩压}) \tag{5-1}$$

如前所述,在吸气末或呼气末,肺内压等于大气压,故此时

$$\text{胸膜腔内压} = \text{大气压} + (-\text{肺回缩压}) \tag{5-2}$$

若以大气压为 0 计,则

$$\text{胸膜腔内压} = -\text{肺回缩压} \tag{5-3}$$

可见,胸膜腔内压的大小主要是由肺回缩压决定的。

自婴儿出生后的第一次呼吸开始,肺被充气扩张,由于肺受到胸廓的牵引,始终不能回到自身的自然容积,肺的回缩力始终存在,胸膜腔内压便形成。因此,在平静呼吸时,胸膜腔内压为负

压。吸气时,胸廓和肺扩张,肺的回缩力更大,因此吸气时胸膜腔负压大于呼气时。

婴儿期由于胸廓和肺的容积差小,故胸膜腔负压也较小。随着个体的生长发育,胸廓和肺的容积差变大,胸膜腔负压也逐渐变大。

③胸膜腔内压的生理意义:胸膜腔内保持负压的一个重要前提条件是胸膜腔处于密闭状态,不与大气连通。胸膜腔负压的保持具有重要意义:它不仅使肺能够随着胸廓的张缩而同步张缩,保持肺的扩张,还有利于静脉血和淋巴液的回流。临床上,如发生胸部外伤或因肺部疾病引起肺泡、脏层胸膜破裂等,一旦密闭的胸膜腔与大气相通,空气在压力差的驱动下进入胸膜腔而形成气胸(pneumothorax)。此时胸膜腔负压减小或消失,肺由于自身的弹性而发生回缩,形成肺不张,不仅影响肺通气,也阻碍静脉血和淋巴回流。严重气胸时,不仅患侧呼吸和循环功能受到影响,由于纵隔向健侧偏移,还可出现纵隔随呼吸发生左右摆动,健侧的呼吸和循环功能也将受累。此时若不紧急处理,将危及生命。

(二)肺通气的阻力

肺通气过程中,不仅有促进气体流动的动力,还存在阻力。肺通气阻力可分为弹性阻力和非弹性阻力两类。弹性阻力约占肺通气总阻力的70%,在气流停止的静息状态下仍存在,属于静态阻力,包括肺弹性阻力和胸廓弹性阻力。非弹性阻力约占总阻力的30%,仅在气体流动时发生,属于动态阻力,包括气道阻力、惯性阻力和组织的黏滞阻力。临床上,肺通气障碍最常见的原因是肺通气阻力增大。

1. 弹性阻力和顺应性 弹性阻力(elastic resistance,R)是当受到外力作用于弹性组织,使其发生弹性变形时,弹性组织对抗外力使其变形的力。肺和胸廓都具有弹性,均可认为是弹性组织,在肺通气的过程中都会产生弹性阻力。由于肺和胸廓的弹性阻力难以直接测定,因此弹性阻力的大小通常用顺应性的大小来衡量。

(1)顺应性(compliance):弹性组织在外力作用下发生变形的难易程度。对空腔器官来说,顺应性(C)的大小可以用单位跨壁压的变化(Δp)所引起腔内容积的变化(ΔV)来表示。图5-3A中两个大小相同的橡皮囊,上方为薄壁囊,下方为厚壁囊,如果给予相同的跨壁压(Δp),薄壁囊的容积变化(ΔV_1)大于厚壁囊的容积变化(ΔV_2),因此薄壁囊的顺应性($\Delta V_1/\Delta p$)大于厚壁囊的顺应性($\Delta V_2/\Delta p$)。在同等的跨壁压作用下,如果引起更大的容积改变,则说明该弹性组织顺应性大,易被扩张。弹性组织的顺应性和弹性阻力呈反比关系,所以弹性组织的顺应性越大,表示其弹性阻力越小。

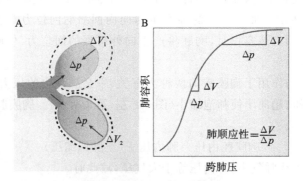

图5-3 顺应性示意图

A.橡皮囊的顺应性,实线为扩张前,虚线为扩张后;
B.猫离体肺测得的静态顺应性曲线

测定肺顺应性时,受试者通常平静地坐在或躺在检测设备上,然后进行分步吸气(或打气入肺)或分步呼气(或从肺内抽气),每次吸气或呼气后,受试者屏气并保持呼吸道通畅。由于屏气期间没有气体流动,肺内压等于大气压,而跨肺压等于肺内压与胸膜腔内压的差值,因此只需测量胸膜腔内压即可算出跨肺压。根据测定的肺容积和胸膜腔内压数据,可绘制成压力-容积曲线(pressure-volume curve),即肺的顺应性曲线。图 5-3B 为猫离体肺在无气流情况下所测得的静态顺应性曲线,曲线呈"S"形,在较大或较小肺容积处,顺应性曲线较平坦,而在中等肺容积处曲线较陡。曲线的斜率反映不同肺容量下的肺顺应性。斜率大,表示肺顺应性大,则肺弹性阻力小;反之亦成立。正常成人平静呼吸时,肺顺应性约为 0.2 L/cmH$_2$O,位于顺应性曲线中段部分,斜率大而弹性阻力小,故平静呼吸时呼吸较为省力。

肺顺应性受到肺总量的影响。肺总量是肺所能容纳的最大气体量。不同个体因身材的不同,肺总量也不相同。对比肺总量较大者和肺总量较小者,当吸入相同容积气体时,肺总量较大者肺发生的扩张较小,弹性回缩力也较小,因此仅需较小的跨肺压变化即可完成,故其肺顺应性较大;反之亦然,肺总量较小者,肺顺应性也较小。为了排除肺总量的影响,将肺顺应性除以肺总量即可测定单位肺容量的顺应性,称为比顺应性(specific compliance),用于比较不同肺总量个体的肺弹性阻力。由于平静吸气是从功能余气量(见本节后文)开始的,所以肺的比顺应性可用下式计算:

$$比顺应性 = \frac{平静呼吸时的肺顺应性(L/cmH_2O)}{功能余气量(L)} \tag{5-4}$$

(2)肺弹性阻力的来源:如图 5-4 所示,分别向动物离体肺内注入气体和注入生理盐水,可观察到两组对应的肺顺应性曲线。向离体肺注入气体比注入生理盐水所需的跨肺压要大得多,这是因为注入空气时,肺泡内衬液和肺泡气体之间存在液-气界面,液体层的水分子之间有较大的吸引力。球形液-气界面每一点上力的合力方向是指向中心的,有使肺缩小的倾向,这就是**表面张力**,是吸气的阻力;而注入生理盐水时,消除了液-气界面,因此没有肺泡表面张力,只有肺组织本身的弹性成分(如弹力纤维和胶原纤维等结构)所产生的弹性回缩力。

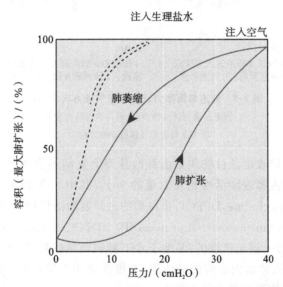

图 5-4 肺的压力-容积曲线

实线表示向动物离体肺内注入气体后的肺顺应性曲线,虚线表示向动物离体肺内注入生理盐水后的肺顺应性曲线。向动物离体肺内首次注入空气时有明显的滞后现象,滞后程度可以用充气(向上箭头)与抽气(向下箭头)两条曲线之间的最大横距表示。注入生理盐水时液-气界面消失,滞后现象也消失

此外,由图 5-4 中还可看出,向动物离体肺内充气和放气时的肺顺应性曲线彼此分离,不发生重叠,这一现象称为滞后现象(hysteresis);而向肺内注入生理盐水时,滞后现象不明显,表明滞后现象的发生主要与肺泡表面张力有关。

由此可见,肺的弹性阻力方向始终指向肺泡中心,具有使肺泡回缩的趋势,因此肺弹性阻力

属于单向阻力,即只对吸气活动构成阻力,而不对呼气活动构成阻力,反而是呼气活动的动力来源之一。目前认为,肺的弹性阻力主要来自两个方面:一是肺泡表面张力,约占肺总弹性阻力的2/3,是肺弹性阻力的主要来源;二是由肺组织本身的弹性成分所形成的弹性回缩力,约占肺总弹性阻力的1/3。

①肺表面张力的大小:根据 Laplace 定律,即

$$p = \frac{2T}{r} \tag{5-5}$$

式中,p 为肺泡内液-气界面的压强,即肺回缩压,它可引起肺泡回缩;T 为肺泡内液-气界面的表面张力系数,r 为肺泡半径。根据公式可以看出,如果表面张力系数 T 不变,则肺泡内液-气界面的压强 p 与肺泡半径 r 成反比,即小肺泡的回缩力大,而大肺泡的回缩力小。正常成人的肺内有3亿多个大小不等的肺泡,而这些大小不同的肺泡之间是彼此连通的,根据该公式的推导,气体在连通的肺泡间流动,将会出现小肺泡内的气体在压力驱动下流入大肺泡,小肺泡萎陷关闭而大肺泡过度膨胀,肺泡失去稳定性(图5-5(A))。如果肺泡表面张力过大,还会降低肺顺应性,使吸气阻力增加,甚至由于其对肺间质水分的抽吸作用,导致肺水肿。但上述情况在正常人体内不会发生,这是由于肺泡内液-气界面存在**肺表面活性物质**(pulmonary surfactant)(图5-5(B))。

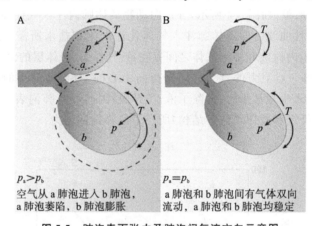

图 5-5 肺泡表面张力及肺泡间气流方向示意图
A. 没有肺表面活性物质;B. 有肺表面活性物质
箭头方向表示气体流动的方向

②肺表面活性物质:肺表面活性物质是由肺泡Ⅱ型上皮细胞合成和分泌的一种复杂的脂类和蛋白质混合物,脂类约占肺表面活性物质总量的90%,其中60%以上是二棕榈酰磷脂酰胆碱(dipalmitoyl phosphatidyl choline,DPPC);蛋白质约占肺表面活性物质总量的10%,主要是表面活性物质结合蛋白(surfactant-associated protein,SP)。DPPC 是双嗜性分子,分子的一端是非极性的脂肪酸,不溶于水;另一端是极性的,易溶于水。肺表面活性物质分子垂直排列于肺泡内液-气界面,DPPC 极性端插入肺泡内表面的液体层,非极性端朝向肺泡腔,形成单分子层分布在液-气界面,并且其密度可随肺泡的张缩而改变。

肺表面活性物质的主要作用是降低肺泡液-气界面的表面张力,减小肺泡的回缩力,这一作用具有重要的生理意义:①减小吸气阻力,增大肺顺应性,减少吸气做功。成年人患肺炎、肺血栓等疾病时,也可出现肺表面活性物质减少,发生肺不张。②维持肺泡大小的稳定性。肺表面活性物质在肺泡液-气界面以单分子层分布,使得其密度可随肺泡半径的减小而增大,也可随肺泡半径的增大而减小。所以,在小肺泡(或呼气)时,肺表面活性物质的密度较大,降低表面张力的作用较强,肺泡表面张力较小,从而防止肺泡萎陷;而在大肺泡(或吸气)时,肺表面活性物质的密度减小,肺泡表面张力增加,从而防止肺泡过度膨胀,因此可以维持肺泡容积的稳定性(图5-5(B))。

③防止肺水肿。表面张力是指向肺泡中心的,对肺毛细血管血浆和肺组织间质具有"抽吸"作用。由于存在肺表面活性物质,通过降低肺泡表面张力,减弱其抽吸作用,可阻止液体渗入肺泡,防止肺水肿的发生。

临床上,在发生肺充血、肺组织纤维化或肺表面活性物质减少时,肺的弹性阻力增加,顺应性降低,患者表现为吸气困难;而在肺气肿时,肺弹性成分被大量破坏,肺回缩力减小,弹性阻力减小,顺应性增大,患者则表现为呼气困难。这些情况都会导致肺通气功能降低。

(3) **胸廓弹性阻力**:胸廓弹性阻力源于胸廓的弹性成分。与肺不同的是,胸廓弹性阻力的方向可随胸廓所处的位置变化(图 5-6)。当胸廓处于自然位置(如平静吸气末)时,肺容量约为肺总量的 67%,此时胸廓无变形,不表现出弹性阻力(图 5-6(A))。当肺容量小于肺总量的 67%(如平静呼气或深呼气末)时,胸廓被牵引向内而缩小,此时其弹性阻力向外,成为吸气的动力、呼气的阻力(图 5-6(B));当肺容量大于肺总量的 67%(如深吸气)时,胸廓被牵引向外而扩大,此时其弹性阻力向内,成为吸气的阻力、呼气的动力(图 5-6(C))。所以胸廓的弹性阻力既可能是吸气或呼气的阻力,也可能是吸气或呼气的动力,应视胸廓的位置而定,而肺的弹性阻力始终是吸气的阻力、呼气的动力。胸廓的顺应性可因肥胖、胸膜增厚、腹腔内占位性病变、胸廓畸形等原因降低,但临床上因此引起的肺通气障碍较少见,所以临床意义相对较小。

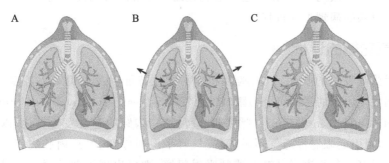

图 5-6 胸廓弹性阻力的方向随胸廓所处的位置变化
A. 平静吸气末;B. 呼气末;C. 深吸气

肺和胸廓是相互串联的两个弹性体,其总弹性阻力为肺和胸廓的弹性阻力之和。在平静呼气末,胸廓的位置和肺容量的大小取决于向内的肺回缩力和向外的胸廓弹性回位力之间的平衡状态。当肺回缩力下降(如肺气肿)时,平衡位置向外移位,胸廓外扩呈桶状;当肺回缩力增高(如肺纤维化)时,平衡位置向内移位,胸廓容积减小。

2. 非弹性阻力 在肺通气过程中的非弹性阻力(inelastic resistance)包括惯性阻力、黏滞阻力和气道阻力。惯性阻力(inertial resistance)是气流在发动、变速、换向时因气流和组织的惯性所产生的阻力;黏滞阻力(viscous resistance)来自呼吸时组织相对移位摩擦而形成的阻力。平静呼吸时,呼吸频率低、气流速度慢,惯性阻力和黏滞阻力都很小,可忽略不计。**气道阻力**(airway resistance)是气流流经呼吸道时气体分子之间和气体分子与气道壁之间摩擦而产生的阻力,占非弹性阻力的 80%~90%。下面仅讨论气道阻力。

健康人平静呼吸时,呼吸道的总气道阻力主要发生在鼻(约占总气道阻力的 50%)、声门(约占 25%)及气管和支气管(约占 15%)等部位,口径小于 2 mm 的细支气管仅占约 10% 的总气道阻力。气道阻力越小,呼吸越省力;当气道阻力增大时,呼吸较费力。气道阻力受气流形式、气流速度和气道管径等因素的影响。气流速度快或者气流形式呈湍流(如气道黏膜水肿或气道某处有黏液、渗出物、肿瘤或异物等造成狭窄)时都能使气道阻力增大。

根据流体力学的原理,气流在管道中以层流的形式流动时,气道阻力符合泊肃叶定律,即
$$R = 8\eta L / \pi r^4 \tag{5-6}$$
式中,R 是气道阻力,η 是气体的黏滞度,L 是气道长度,r 是气道半径。可见,气道阻力 R 与气道

半径 r 的四次方成反比,因此气道口径是影响气道阻力最重要的因素。

影响气道口径的因素主要有以下几个方面。

(1) 跨壁压:指呼吸道内外的压力差。呼吸道内压力高,则跨壁压大,气道被动扩张,气道阻力变小;反之亦然。

(2) 肺实质对气道壁的牵引:小气道的弹力纤维和胶原纤维与肺泡壁的纤维彼此穿插,这些纤维使得一些没有软骨支持的细支气管保持通畅。

(3) 自主神经系统的调节:呼吸道平滑肌受交感和副交感神经的双重支配。副交感神经末梢释放乙酰胆碱,其可与气道平滑肌 M_3 受体结合,使气道收缩,气道半径变小,气道阻力增加;而交感神经末梢释放去甲肾上腺素,其可与气道平滑肌 β_2 受体结合,使之舒张,气道半径变大,气道阻力减小。所以,临床上常用拟肾上腺素类药物解除支气管痉挛,缓解呼吸困难。呼吸道平滑肌的舒缩活动还受自主神经末梢释放的共存递质的调节,如血管活性肠肽、神经肽 Y、速激肽等。

(4) 化学因素的影响:前列腺素(prostaglandin,PG)家族中的 $PGF_{2\alpha}$ 可使气道平滑肌收缩,而 PGE_2 使之舒张;发生变态反应时,肺间质的肥大细胞释放组胺和白三烯等物质,可使支气管痉挛性收缩;吸入气 CO_2 含量增加可刺激支气管和肺的 C 类纤维,反射性引起支气管收缩。气道上皮细胞还可合成和释放内皮素,使气道平滑肌收缩。哮喘患者内皮素的合成和释放增加,提示内皮素可能参与哮喘的病理生理过程。

二、肺通气功能的评价

肺通气过程受呼吸肌的收缩活动、胸廓和肺的弹性特征以及气道阻力等多种因素的影响。肺通气障碍根据发生原因的不同可分为**限制性通气不足**(restrictive hypoventilation)和**阻塞性通气不足**(obstructive hypoventilation)。呼吸肌麻痹、肺和胸廓的弹性发生变化,以及气胸等引起肺的扩张受限时,可引起限制性通气不足;而支气管平滑肌痉挛、气道内肿瘤或异物、喉头水肿、气道内腺体分泌过多引起气道半径减小或呼吸道阻塞,则可出现阻塞性通气不足。临床上测定患者肺通气功能,不仅可判断是否存在肺通气功能障碍及其障碍程度,还有助于鉴别肺通气功能降低的类型。

(一) 肺容积和肺容量

在呼吸运动中,吸入和呼出的气体容积可使用肺量计进行测量和记录。肺容积、肺容量和肺通气量反映的是进出肺的气体量,除余气量和功能余气量外,肺容积和肺容量的其他指标均可使用肺量计直接测定。

1. 肺容积 肺容积(pulmonary volume)是指不同状态下肺所能容纳的气体量,随呼吸运动而变化。通常将肺容积分为潮气量、补吸气量、补呼气量和余气量这四个互不重叠的容积(图5-7),它们全部相加后等于肺总量。

(1) **潮气量**(tidal volume,TV):每次呼吸时吸入或呼出的气体量。正常成人平静呼吸时,潮气量为 400~600 mL,平均为 500 mL。运动时,潮气量增大。潮气量的大小取决于呼吸肌收缩的强度、胸和肺的机械特性以及机体的代谢水平等因素。

(2) **补吸气量**(inspiratory reserve volume,IRV):平静吸气末,再尽力吸气所能吸入的气体量。它反映吸气的储备量。正常成人的补吸气量为 1500~2000 mL。

(3) **补呼气量**(expiratory reserve volume,ERV):平静呼气末,再尽力呼气所能呼出的气体量。它反映呼气的储备量。正常成人的补呼气量为 900~1200 mL。

(4) **余气量**(residual volume,RV):最大呼气末尚存留于肺内不能再呼出的气体量。正常成人的余气量为 1000~1500 mL。余气量的存在可避免肺泡在低肺容积条件下发生塌陷。若肺泡塌陷,则需要极大的跨肺压才能使塌陷的肺泡再次扩张。支气管哮喘和肺气肿患者由于呼气困

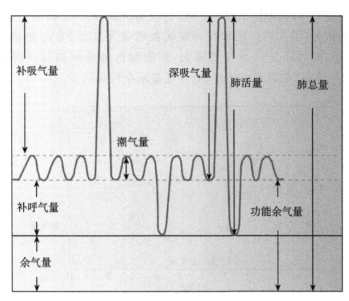

图 5-7 肺容积和肺容量示意图

难,余气量增加。

2. 肺容量 肺容量(pulmonary capacity)指两项或两项以上肺容积的联合气体量。肺容量包括深吸气量、功能余气量、肺活量和肺总量(图 5-7)。

(1) **深吸气量**(inspiratory capacity,IC):平静呼气末做最大吸气时所能吸入的气体量。它等于潮气量与补吸气量之和,是衡量最大通气潜力的重要指标之一。胸廓、胸膜、肺组织和呼吸肌等发生病变时,均可使深吸气量减少而最大通气潜力降低。

(2) **功能余气量**(functional residual capacity,FRC):平静呼气末尚存留于肺内的气体量。它等于补呼气量与余气量之和,约为 2500 mL。功能余气量的生理意义在于其可缓冲呼吸过程中肺泡气 O_2 分压(PO_2)和 CO_2 分压(PCO_2)的急剧变化。由于功能余气量的稀释,吸气时肺内 PO_2 不会突然升得太高,PCO_2 不会降得太低;反之呼气时 PO_2 和 PCO_2 亦不会发生过大升降,从而保证肺泡气和动脉血的 PO_2 和 PCO_2 不会随呼吸而发生大幅度波动,有利于肺换气。肺气肿患者的功能余气量增大,而肺实质病变患者则功能余气量减小。

(3) 肺活量、用力肺活量和用力呼气量。

①**肺活量**(vital capacity,VC):在用力做最大深吸气后,再用力呼气,从肺内所能呼出的气体量。它等于潮气量、补吸气量与补呼气量之和。正常成年男性的肺活量平均为 3500 mL,女性平均为 2500 mL。肺活量有较大的个体差异,受到身材、性别、年龄、呼吸肌强弱及体位等因素的影响。因其测定方法简单,同一个体重复性好,因此肺活量可作为肺功能测定的常用指标,反映肺一次通气的最大能力。

测定肺活量时不限制呼气的时间。当受试者的肺组织弹性降低或呼吸道狭窄时,肺通气功能已明显受影响,如延长检测时间,测得的肺活量仍可正常。因此,为了充分反映肺组织的弹性状态和气道通畅程度等变化,可测量用力肺活量和用力呼气量。

②**用力肺活量**(forced vital capacity,FVC):一次最大深吸气后,再尽力尽快呼气所能呼出的最大气体量。正常时,用力肺活量略小于在没有时间限制条件下测得的肺活量,但在气道阻力增高时,用力肺活量可明显低于肺活量。

③**用力呼气量**(forced expiratory volume,FEV):也称为时间肺活量,指一次最大深吸气后尽力尽快呼气,在一定时间内所能呼出的气体量。为排除背景肺容量差异的影响,通常以第 1 s、2 s、3 s 末的 FEV 占 FVC 的百分数来表示。正常人的 FEV_1/FVC、FEV_2/FVC 和 FEV_3/FVC

分别约为 83%、96% 和 99%,其中以 FEV_1/FVC 的应用价值最大,是临床上鉴别阻塞性肺疾病和限制性肺疾病常用的指标(图 5-8)。阻塞性肺疾病如哮喘等患者 FEV_1 的降低比 FVC 更明显,因而 FEV_1/FVC 变小,此外还显示余气量增大;而限制性肺疾病如肺纤维化等患者 FEV_1 和 FVC 均下降,但 FEV_1/FVC 仍可基本正常,此外还显示余气量减少。

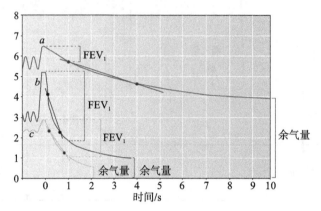

图 5-8 用力肺活量(FVC)和用力呼气量(FEV)对比示意图
a—阻塞性肺疾病患者的测量结果;b—正常人的测量结果;c—限制性肺疾病患者的测量结果

(4) **肺总量**(total lung capacity,TLC):肺所能容纳的最大气体量,它等于肺活量与余气量之和。成年男性约为 5000 mL,女性约为 3500 mL,其大小因性别、年龄、身材、运动锻炼情况和体位而异,在限制性通气不足时肺总量降低。

(二) 肺通气量和肺泡通气量

1. 肺通气量(pulmonary ventilation volume) 每分钟吸入或呼出的气体总量称为肺通气量,它等于潮气量与呼吸频率的乘积。正常成年人平静呼吸时,潮气量约为 500 mL,呼吸频率为 12~18 次/分,则肺通气量为 6~9 L/min。肺通气量的大小因性别、年龄、身材和机体活动状态而异。劳动或运动时,肺通气量增大。

受试者在尽力做深而快的呼吸时,每分钟所能吸入或呼出的最大气体量称为最大随意通气量(maximal voluntary ventilation)。它反映单位时间内充分发挥全部通气能力所能达到的最大通气量,是估计机体能进行多大运动量的一项重要生理指标。测定最大随意通气量时,一般只测量 10 s 或 15 s 的最深最快的吸入或呼出气体量,再换算成每分钟的通气量。正常成年人一般可达 150 L,约为平静呼吸时肺通气量(6 L/min)的 25 倍。当肺或胸廓顺应性降低、呼吸肌收缩力量减弱或气道阻力增大时,最大随意通气量减小。

将平静呼吸时的每分通气量与最大通气量进行比较,可了解通气功能的储备能力,通常用通气储量百分比表示,即

$$通气储量百分比 = \frac{最大通气量 - 每分平静通气量}{最大通气量} \times 100\% \tag{5-7}$$

正常人的通气储量百分比应等于或大于 93%。

2. 肺泡通气量 在肺通气的过程中,每次吸入的气体并不是全都参与了气体交换,只有进入有正常血供的肺泡中的那部分气体才能进行气体交换。在吸入的气体中,有一部分将留在鼻或口至终末细支气管之间的呼吸道内,这部分留存在传导性呼吸道内的气体不参与肺泡与血液之间的气体交换,被称为**解剖无效腔**(anatomical dead space)。解剖无效腔与体重相关,约 2.2 mL/kg。体重为 70 kg 的正常成年人,其解剖无效腔约为 150 mL。由于血流在肺内分布不均,有些肺泡得不到足够的血液供应,进入肺泡的气体也不能全都与血液进行气体交换,未能进行气体交换的这部分肺泡容积称为**肺泡无效腔**(alveolar dead space)。正常人肺泡无效腔接近于 0。肺泡无效腔

与解剖无效腔一起合称为**生理无效腔**(physiological dead space)。健康人平卧时,生理无效腔等于或接近于解剖无效腔(图5-9)。

由于无效腔的存在,计算出的吸入气体容积(肺通气量)并不能全部到达肺泡与血液进行有效的气体交换,因此为了计算真正有效的气体交换量,应以**肺泡通气量**(alveolar ventilation)为准。肺泡通气量是指每分钟吸入肺泡的新鲜空气量,等于潮气量和无效腔气量之差与呼吸频率的乘积。如果潮气量为500 mL,无效腔为150 mL,则每次吸入肺泡的新鲜空气量为350 mL。如果功能余气量为2500 mL,则每次呼吸仅使肺泡内的气体更新1/7左右。潮气量减少或功能余气量增加,均降低肺泡气体的更新率,不利于肺换气。

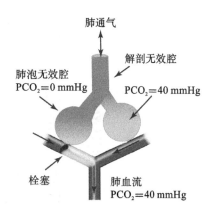

图5-9 无效腔示意图

此外,潮气量和呼吸频率的变化对肺通气量和肺泡通气量有不同的影响。当潮气量减半而呼吸频率加倍或潮气量加倍而呼吸频率减半时,肺通气量维持不变,肺泡通气量却发生明显变化。由表5-1可知,对肺换气而言,在一定的呼吸频率范围内,深而慢的呼吸比浅而快的呼吸更能增加肺泡通气量,呼吸效率更高,但需注意深而慢的呼吸会增加呼吸做功。

表5-1 不同呼吸频率和潮气量时的肺通气量和肺泡通气量

呼吸类型	呼吸频率/(次/分)	潮气量/mL	肺通气量/(mL/min)	肺泡通气量/(mL/min)
正常呼吸	16	500	8000	5600
浅而快的呼吸	32	250	8000	3200
深而慢的呼吸	8	1000	8000	6800

(三) 最大呼气流速-容积曲线

让受试者尽力做深吸气后,再尽力尽快深呼气至余气量,同步记录呼出的气量和流速,即可绘制成最大呼气流速随肺容积变化的关系曲线,即最大呼气流速-容积(maximum expiratory flow-volume, MEFV)曲线,肺容积变化常用肺容积占肺活量的百分数(%肺活量)表示。肺容积较大(曲线TLC端)时,呼气流速随呼气肌用力程度的增加而增大,曲线上升并很快达到峰值,因此MEFV曲线的升支较陡。MEFV曲线的降支下降缓慢,表示呼气过程中不同肺容积时的最大呼气流速。当小气道阻力增高时,在某一给定的肺容积,其最大呼气流速降低,MEFV曲线降支下移(图5-10),因此可用于诊断气道堵塞的情况。

(四) 气道反应性测定

气道反应性测定又称支气管激发试验(bronchial provocation test, BPT),是支气管吸入刺激性物质后,测试其收缩反应程度的一种试验。测定时,用标准的雾化器雾化吸入一定量的激发剂(如组胺和乙酰胆碱),比较吸入前和吸入后的肺通气功能指标的变化,如用第1 s用力呼气量(FEV_1)、呼吸阻力等衡量气道对刺激的反应程度。这一测定方法常用的结果表达是PC20。P表示"激发的"(provoking);C表示激发剂的"浓度"(concentration);20表示通气功能的指标下降20%。所以,PC20-FEV_1指进行激发试验后,引起FEV_1下降20%的激发剂浓度。

通常情况下,正常人气道受到微量的物理、化学、过敏原或运动等刺激后,并不发生平滑肌收缩或仅发生微弱的收缩反应,而在同样刺激下,某些疾病(如哮喘)患者则可因气道炎症而处于过度反应状态,被激发出敏感而过强的支气管平滑肌收缩反应,引起气道缩窄和气道阻力增加。因此,气道反应性测定不仅能用于哮喘的诊断,还可通过动态检测作为哮喘治疗效果和预后判断的一项指标,是一种非常有价值的测定方法。需注意的是,患者进行检查前不能停药,检查前FEV_1

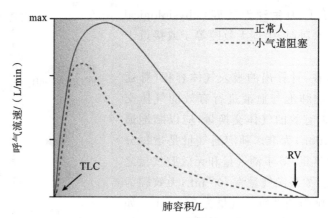

图 5-10 最大呼气流速-容积曲线

TLC，肺总量；RV，余气量

很低时不能进行检查。

（五）呼吸功

在呼吸运动中，呼吸肌克服通气阻力（包括弹性阻力和非弹性阻力）而实现肺通气所做的功即为呼吸功（work of breathing）。通常以单位时间内的跨壁压变化乘肺容积（潮气量或每分肺通气量）变化来计算。正常人平静呼吸时，呼吸功主要用于吸气运动，一次呼吸所做的功仅约 0.25 J，其耗能仅占全身总耗能的 3%～5%。当进行剧烈运动时，呼吸幅度增大，潮气量增加，呼吸耗能可升高 25～50 倍，但由于全身总耗能也同时增大数十倍，因此呼吸耗能在总耗能中仍占很小的比例。在病理情况下，弹性阻力或非弹性阻力增大，呼吸功也增大。

第二节 肺换气和组织换气

肺换气与肺通气是伴随发生的，肺通气是肺换气的重要前提。在肺通气过程中，肺泡内气体不断更新，保持肺泡 PO_2 和 PCO_2 的相对稳定，气体穿过肺泡-毛细血管之间的组织层与血液进行气体交换，这就是肺换气。组织细胞与流经组织的毛细血管内的血液发生气体交换，称为组织换气。肺换气和组织换气的原理一样，气体交换都是以扩散（diffusion）的方式进行的。

一、气体交换的基本原理

（一）气体的扩散

气体的分压是指在混合气体中，每一种气体组分所产生的压力。在温度恒定的条件下，气体的分压可用混合气体的总压力乘各气体组分所占的体积百分比进行计算。例如，空气是混合气体，总压力为 760 mmHg，其中 O_2 所占的体积百分比约为 21%，那么 O_2 分压（PO_2）为 760×21%＝159.6 mmHg；空气中 CO_2 的容积百分比约为 0.04%，则 CO_2 分压（PCO_2）为 760×0.04%＝0.3 mmHg。当不同区域之间存在压力差时，气体分子将从分压高处向分压低处发生净转移，这一过程称为气体的扩散。

混合气体中各种气体都依照其各自的分压差从分压高处向分压低处扩散，直至达到动态平衡。单位时间内气体扩散的容积称为气体扩散速率（diffusion rate，D）。气体扩散速率受多种因素的影响。根据菲克定律，气体在通过薄层组织时，扩散速率与组织两侧的气体分压差（Δp）、温度(T)、扩散面积(A)和气体分子的溶解度(solubility,S)成正比,而与扩散距离(d)和气体分子量(molecular weight,MW)的平方根成反比。气体扩散速率与各影响因素的关系如下式所示,即

$$D \propto \frac{\Delta p \cdot T \cdot A \cdot S}{d \cdot \sqrt{MW}} \tag{5-8}$$

1. 气体的分压差(Δp)　气体的分压差是气体扩散的动力,分压差大,则气体扩散的速率快;反之,分压差小,则气体扩散的速率慢。气体分压差也是决定气体扩散方向的关键因素。详见表5-2。

2. 气体的分子量(MW)和溶解度(S)　根据Graham定律,在同样的条件下,气体分子的相对扩散速率与气体分子量的平方根成反比,因此分子量小的气体扩散速率快。如果气体的扩散发生于气相和液相之间,扩散速率还与气体在溶液中的溶解度成正比。溶解度是指单位分压下溶解于单位容积溶液中的气体量,一般以1个大气压下、38℃时、每100 mL液体中溶解的气体毫升数来表示。气体分子的溶解度与分子量的平方根之比(S/$\sqrt{MW}$)称为扩散系数(diffusion coefficient),它与气体分子本身的特性有关。虽然CO_2的分子量(44)略大于O_2的分子量(32),但由于O_2在血浆中的溶解度为2.14,CO_2的溶解度为51.5,约为O_2的24倍,故CO_2的扩散系数约为O_2的扩散系数的20倍。

3. 温度(T)　正常人体的体温相对恒定,温度因素可忽略不计。

4. 扩散面积(A)和扩散距离(d)　扩散面积越大,发生扩散的分子总数也越大,扩散速度越快;分子扩散的距离越大,扩散需要的时间就越长,扩散速度越慢。

(二)大气和人体不同部位气体的分压

1. 大气和肺内气体的分压　人体吸入的气体是空气。空气中各气体所占的体积百分比一般不因地域不同而异,但分压可因总大气压的变动而异。例如高原大气压较低,各气体的分压也较低。当空气进入呼吸道后被水蒸气饱和,呼吸道内吸入气的成分已不同于大气,各种气体成分的分压也发生相应的变化。呼出的气体是无效腔内的吸入气和部分肺泡气的混合气体。

2. 血液气体和组织气体的分压　液体中的气体分压也称气体的张力(tension)。空气成分中具有生理意义的是O_2和CO_2。人体血液和不同组织中的PO_2和PCO_2不同,在同一组织,PO_2和PCO_2还受到组织活动水平的影响,表5-2中仅是安静状态下的大致数值。

表5-2　海平面大气与人体各部位的气体分压　　　　单位:mmHg

项目	PO_2	PCO_2
大气	159	0.3
肺泡气	102	40
动脉血	97~100	40
静脉血	40	46
组织液	30	50

二、肺换气

(一)肺换气过程

如图5-11所示,混合静脉血流经肺毛细血管时,O_2和CO_2以扩散的形式在肺部发生气体交换。血液中的PO_2为40 mmHg,而肺泡内PO_2为102 mmHg,O_2就在分压差的作用下由肺泡向血液发生净扩散,使血液PO_2逐渐上升,直至接近肺泡气的PO_2;混合静脉血PCO_2为46 mmHg,而肺泡气PCO_2为40 mmHg,故CO_2在其分压差的作用下与O_2发生相反方向的净

扩散,即从血液向肺泡扩散。正常情况下,血液流经肺毛细血管的时间约为 0.7 s,O_2 和 CO_2 在血液和肺泡之间的扩散都极为迅速,不到 0.3 s 即可达到平衡,表明肺换气有很大的储备能力。

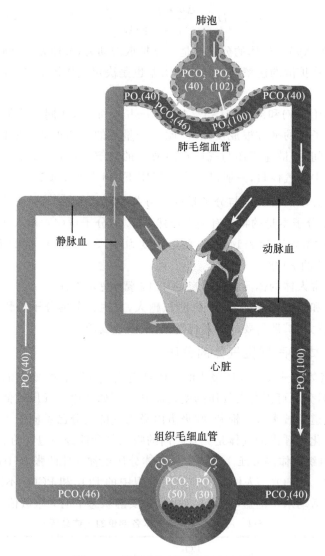

图 5-11　肺换气与组织换气示意图

正常安静状态下,经过肺换气后,肺毛细血管血中的 O_2 含量由每 100 mL 血液 15 mL 升至 20 mL,CO_2 含量则由每 100 mL 血液 52 mL 降至 48 mL。按心输出量为 5 L/min 计算,血液流经肺毛细血管时,每分钟可通过肺换气从肺泡摄取 250 mL O_2,并释放出 200 mL CO_2。

（二）影响肺换气的因素

前已述及,气体的扩散速率受到气体分压差、扩散面积、扩散距离、温度和扩散系数等因素影响。这里结合肺换气的过程进一步讨论扩散距离、扩散面积以及通气/血流比值对肺换气的影响。

1. 呼吸膜的厚度　肺泡与毛细血管内的血液进行气体交换须通过肺泡-毛细血管膜,这一膜性结构称为呼吸膜(respiratory membrane),又称气-血屏障。呼吸膜由 6 层结构组成(图 5-12):从肺泡腔到毛细血管依次为含肺表面活性物质的液体层、肺泡上皮细胞层、上皮基底膜层、上皮基底膜和毛细血管基膜之间的间质层、毛细血管基膜层及毛细血管内皮细胞层。虽然呼吸膜有 6 层结构,但正常情况下呼吸膜很薄,总厚度小于 1 μm,最薄处只有 0.2 μm,气体易于扩散通过。

气体扩散速率与呼吸膜的厚度(扩散距离)成反比,即呼吸膜越厚,扩散所需要的时间越长,交换就越慢,单位时间内交换的气体量越少。此外,肺毛细血管总血量只有60~140 mL,血液层很薄;而且肺毛细血管直径小,平均约5 μm,红细胞需要挤过肺毛细血管,通常能接触到毛细血管壁,这些条件非常有利于气体交换。发生交换时,O_2、CO_2不必经过较厚的血浆层就可到达红细胞或进入肺泡,扩散距离短,交换速度快。使呼吸膜增厚或扩散距离增加的疾病(如肺纤维化、肺水肿等)都会降低气体扩散速率,不利于气体交换,气体扩散量减少;运动时,由于血流加速,气体在肺部交换的时间缩短,此时呼吸膜的厚度或扩散距离的改变对肺换气的影响更为显著。

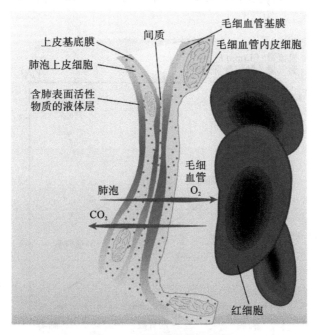

图 5-12 呼吸膜结构示意图

2. 呼吸膜的面积 气体扩散速率与扩散面积成正比。据统计,正常成年人有3亿多个肺泡,两肺的呼吸膜总面积约70m²。在安静状态下,实际上用于气体扩散的呼吸膜面积仅约40 m²,因此有非常大的储备面积。在体力劳动或运动时,肺毛细血管开放数量和开放程度增加,有效扩散面积也大大增加。而肺不张、肺实变、肺气肿、肺叶切除或肺毛细血管关闭和阻塞等情况,均可使呼吸膜面积减小而影响肺换气。

3. 通气/血流比值(ventilation/perfusion ratio) 气体交换是在肺泡气和流经肺泡的毛细血管内的血液之间进行的。适宜的肺通气量与适宜的肺血流量之间协调配合,是实现正常肺换气的重要前提。肺通气量与肺血流量之间的匹配程度可用通气/血流比值衡量。**通气/血流比值**是指每分钟肺泡通气量($\dot{V}_A$)和每分钟肺血流量($\dot{Q}$)的比值($\dot{V}_A/\dot{Q}$)。正常成人安静时,每分钟肺泡通气量($\dot{V}_A$)约为4200 mL/min,每分钟肺血流量($\dot{Q}$)约为5000 mL/min,$\dot{V}_A/\dot{Q}$约为0.84,这一数值意味着通气与血流比例适宜,气体交换率高。如果$\dot{V}_A/\dot{Q}$增大,就意味着通气过度或血流相对不足,部分肺泡气体未能与血液气体充分交换,相当于肺泡无效腔增大。反之,如果$\dot{V}_A/\dot{Q}$减小,则意味着通气不足或血流相对过多,部分血液流经通气不良的肺泡,混合静脉血中的气体将不能得到充分更新,犹如形成了功能性动静脉短路。可见,不管$\dot{V}_A/\dot{Q}$增大或减小,都反映出通气与血流匹配不佳,单位时间内肺部气体交换的量减少,气体交换的效率降低,导致机体缺O_2或CO_2潴留,主要表现为缺O_2。因此,$\dot{V}_A/\dot{Q}$可作为衡量肺换气功能的指标。健康

成人安静时的 $\dot{V}_A/\dot{Q}$ 为 0.84 是指全肺的平均水平，由于肺泡通气量和肺毛细血管血流量在肺内的分布是不均匀的，因此肺各个局部的 $\dot{V}_A/\dot{Q}$ 并不相同。如直立位时，由于重力作用，从肺底部至肺尖部，肺泡通气量和肺毛细血管血流量都逐渐减少，但重力对血流的影响更大，使得肺毛细血管血流量的减少更为显著，因此肺尖部的 $\dot{V}_A/\dot{Q}$ 高达 3.3，而肺底部的 $\dot{V}_A/\dot{Q}$ 低至 0.63（图 5-13）。从肺尖部至肺底部，$\dot{V}_A/\dot{Q}$ 逐渐减小。正常情况下，虽然肺泡通气量和肺毛细血管血流量分布不均匀，但由于呼吸膜面积远超过肺换气的实际需要，所以总体上并不明显影响 O_2 的摄取和 CO_2 的排出。

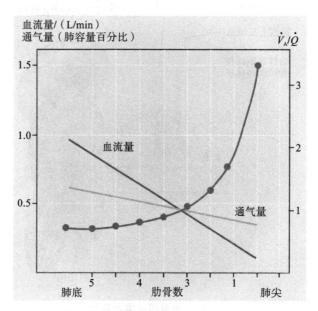

图 5-13　正常成人直立时肺泡通气量和肺毛细血管血流量分布图

（三）肺扩散容量

气体在单位分压差（1 mmHg）下，每分钟通过呼吸膜扩散的气体毫升数称为肺扩散容量（diffusing capacity of lung，D_L），即

$$D_L = \frac{V}{|\bar{p}_A - \bar{p}_C|} \tag{5-9}$$

式中，V 代表每分钟扩散通过呼吸膜的气体量（mL/min），$\bar{p}_A$ 代表肺泡气中某种气体的平均分压，$\bar{p}_C$ 代表肺毛细血管血内该气体的平均分压。

肺扩散容量是衡量呼吸气体通过呼吸膜能力的一种指标。正常成人安静时，O_2 的 D_L 平均约为 20 mL/(min·mmHg)，CO_2 的 D_L 约为 O_2 的 20 倍。肺扩散容量受到个体的体形、体位、机体活动水平等因素的影响。运动时，参与肺换气的呼吸膜面积和肺毛细血管血流量增加，以及通气与血流的分布不均匀得到改善，因此 D_L 增大。肺部疾病时，由于有效扩散面积减小或扩散距离增加，D_L 减小。

三、组织换气

组织换气是血液流经体循环，毛细血管与组织细胞之间的气体交换。组织换气的发生机制和影响因素与肺换气相似，不同的是组织换气发生于液相介质（血液、组织液、细胞内液）之间，O_2 和 CO_2 的扩散方向与肺换气相反。动脉血液流经组织毛细血管时，O_2 顺分压差由血液向组织液和细胞扩散，CO_2 则由组织液和细胞向血液扩散（图 5-11），动脉血因 PO_2 下降而 PCO_2 升高而变成静脉血。

影响组织换气的因素主要有组织代谢水平、毛细血管的血流量以及组织细胞与毛细血管的距离。在组织中，由于细胞的有氧代谢，O_2 被消耗，同时产生 CO_2，所以 PO_2 可低至 30 mmHg 以下，而 PCO_2 可达 50 mmHg 以上。代谢旺盛的组织，由于 O_2 消耗多，CO_2 产生也多，使得组织与毛细血管血间的气体分压差增大，同时局部代谢产物增多，可使更多毛细血管开放，气体交换量增大。因此扩散膜两侧 O_2 和 CO_2 的分压差随细胞代谢的强度和组织血流量而改变。此外，组织细胞与毛细血管之间的距离增大，则气体的扩散距离增大，扩散速度减慢，气体交换量减少。例如，组织水肿时，组织细胞与毛细血管间的距离增大，换气量将减少。

第三节　气体在血液中的运输

在血液中，O_2 和 CO_2 均以物理溶解和化学结合的形式存在。经肺换气摄取的 O_2 经过血液循环运输到全身的组织器官，供细胞新陈代谢使用；而细胞代谢产生的 CO_2 则在组织处扩散进入血液循环运输到肺部，排出体外，从而维持机体内环境的稳态。

血液中的 O_2 和 CO_2 必须首先溶解于血液，然后才能发生化学结合；反之，O_2 和 CO_2 从血液中释放时，也是以溶解状态的气体先逸出，导致其在血液中的气体分压下降，化学结合的 O_2 和 CO_2 再解离出来，补充血液中失去的溶解气体，以保持物理溶解和化学结合之间的动态平衡。根据 Henry 定律，气体物理溶解的量与其分压和溶解度成正比，与温度成反比。在 1 个大气压、温度为 38 ℃时，血液中以物理溶解和化学结合形式运输的 O_2 和 CO_2 含量见表 5-3。在安静状态下，机体消耗 O_2 的量约为 250 mL/min，CO_2 生成量约为 200 mL/min，运动时消耗 O_2 的量和 CO_2 生成量将成倍增加。可见，物理溶解运输的 O_2 和 CO_2 根本不能满足机体代谢的需要，因此 O_2 和 CO_2 主要以化学结合形式参与运输。化学结合使血液 O_2 的运输量增加 65~140 倍，CO_2 的运输量约增加 20 倍。虽然 O_2 和 CO_2 物理溶解的量很少，但非常重要，气体的物理溶解是实现化学结合的必经环节。

表 5-3　血液中 O_2 和 CO_2 的含量

单位：mL/100 mL 血液

项目	动脉血			混合静脉血		
	物理溶解	化学结合	合计	物理溶解	化学结合	合计
O_2	0.31	20.0	20.31	0.11	15.2	15.31
CO_2	2.53	46.4	48.93	2.91	50.0	52.91

一、O_2 的运输

以物理溶解形式运输的 O_2 的量仅占血液运输 O_2 总量的 1.5%，血液中约 98.5% 的 O_2 进入红细胞中，以化学结合的方式与**血红蛋白**（hemoglobin, Hb）结合，形成**氧合血红蛋白**（oxyhemoglobin, HbO_2）进行运输。

(一) 血红蛋白的结构

Hb 是红细胞内运输 O_2 的特殊蛋白质，其分子结构特征使之成为有效的运输 O_2 的工具，同时也参与 CO_2 的运输。Hb 由 1 个珠蛋白和 4 个血红素组成（图 5-14），珠蛋白是一类能够通过铁卟啉环可逆性结合 O_2 的呼吸性蛋白质，每个珠蛋白有 4 条多肽链，每条多肽链与 1 个血红素结合形成 Hb 的单体，又称为亚单位，Hb 是由 4 个单体构成的四聚体；其每条多肽链分别与 1 个血红素相连接，4 个亚单位之间和亚单位内部由盐键连接；Hb 与 O_2 的结合或解离可影响盐键的形成或断裂，从而使其四级结构的构型发生改变，其与 O_2 的亲和力随之改变。珠蛋白肽链的每个血红素又由 4 个吡咯基构成环，中心含有一个亚铁离子（Fe^{2+}），Fe^{2+} 与 O_2 结合，形成 HbO_2，而未能结合 O_2 的称为去氧血红蛋白（deoxyhemoglobin，通常简写为 Hb）。Hb 与 O_2 的结合或者解离将影响盐键的形成或者断裂，使 Hb 发生变构，并使其与 O_2 的亲和力发生改变，这是 Hb 氧解离曲线呈 S 形和波尔效应的基础。

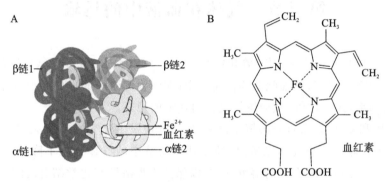

图 5-14 血红蛋白结构示意图
A. 珠蛋白；B. 血红素

人在不同的时期，Hb 亚单位的组成不相同。胎儿 Hb（HbF）为 $\alpha_2\gamma_2$，在出生后不久即被成人 Hb（HbA）取代。成人 Hb 主要为 $\alpha_2\beta_2$（HbA），约占 97%，$\alpha_2\delta_2$（HbA2）约占 2%，并含少量 $\alpha_2\gamma_2$（HbF）。Hb 的 α 链有 141 个氨基酸残基，β、γ 和 δ 链均有 146 个氨基酸残基。

临床测定的血氧分压（PO_2）指血液中物理溶解的氧分子产生的压力，常用于判断有无缺氧及缺氧的程度。测定采用电极电位法，动脉血 PO_2 为 80～100 mmHg，PO_2 降低提示低氧血症。

(二) Hb 与 O_2 结合的特征

1. Hb 与 O_2 结合反应快速、可逆，不需要酶的催化　无论是 Hb 与 O_2 的结合反应还是解离反应，均是可逆的，其速度快，不到 0.01 s，并且不需要酶的催化，反应的方向取决于血液中 PO_2 的影响。肺部 PO_2 高，Hb 与 O_2 迅速结合成 HbO_2；组织细胞处 PO_2 低，HbO_2 迅速解离、释放 O_2，成为 Hb，如下式所示：

$$Hb + O_2 \underset{PO_2 \text{低（组织细胞）}}{\overset{PO_2 \text{高（肺泡）}}{\rightleftharpoons}} HbO_2$$

2. Hb 与 O_2 结合是氧合而非氧化　Hb 中 Fe^{2+} 与 O_2 的结合不伴有亚铁离子化合价的改变，该反应是氧合（oxygenation）而不是氧化（oxidation）。Hb 与 O_2 结合的这种特点使其成为良好的运氧载体。当 Fe^{2+} 被氧化为 Fe^{3+} 时，Hb 则丧失与 O_2 结合的能力。

3. Hb 与 O_2 结合的能力强　1 分子 Hb 可结合 4 分子 O_2，1g Hb 最多能结合 1.39 mL O_2。由于正常红细胞内含有少量不能结合 O_2 的高铁 Hb，故 1g Hb 实际结合的 O_2 量通常以 1.34 mL 计算。100 mL 血液中的 Hb 所能结合的最大 O_2 量，称为 **Hb 氧容量**（oxygen capacity）。若按照健康成人每 100 mL 血液含 Hb 15g 计算，则 Hb 的氧容量为 20.1 mL/100 mL

(血液);而 Hb 实际结合的 O_2 量称为 **Hb 氧含量**(oxygen content);Hb 氧含量占 Hb 氧容量的百分比,称为 **Hb 氧饱和度**(oxygen saturation)。如 Hb 氧含量是 20 mL/100 mL(血液),则 Hb 氧饱和度是 100%;如 Hb 氧含量是 15 mL/100 mL(血液),Hb 氧饱和度是 75%。通常情况下,血中溶解的 O_2 甚少,可以忽略不计。因此,Hb 氧容量、Hb 氧含量和 Hb 氧饱和度,也可分别视为血氧容量、血氧含量和血氧饱和度。正常人安静时,动脉血的血氧饱和度大于 95%,静脉血的血氧饱和度为 64%~88%。肺通气或换气功能障碍(如肺炎、肺气肿等)患者的血氧饱和度降低。

HbO_2 呈鲜红色,去氧 Hb 呈紫蓝色。当血液中去氧 Hb 含量达 5 g/100 mL(血液)以上时,皮肤、黏膜、甲床呈暗紫色,称为发绀(cyanosis),又称紫绀。发绀往往提示机体缺 O_2。也有例外,如严重贫血或 CO 中毒患者,虽然存在缺 O_2,但由于 Hb 达不到 5g/100 mL(血液),而不出现发绀;相反,居住在高原地区的人,血中的红细胞反应性增多,虽然不存在缺 O_2,但因去氧 Hb 达到 5g/100 mL(血液)以上而出现发绀。另外,血红蛋白中的 Fe^{2+} 一旦被氧化成 Fe^{3+},Hb 即失去结合 O_2 的能力,这种 Hb 称为高铁 Hb,呈暗紫色。所以,亚硝酸盐或苯胺中毒时,由于形成大量高铁 Hb,患者会出现紫绀。正常情况下,虽然也有少量 Hb 氧化成高铁 Hb,但由于红细胞中存在高铁 Hb 还原酶系统,如烟酰胺腺嘌呤二核苷酸(NADH)-高铁血红蛋白还原酶(NADH-methemoglobin reductase),简称 MetHb 还原酶,可使高铁 Hb 逆转为 Hb。先天性缺乏此酶系统者,易发生高铁血红蛋白血症。

4. Hb 与 O_2 结合或解离的曲线呈现 S 形,与 Hb 的变构效应有关 Hb 有两种构象:Hb 为紧密型(tense form,T 型),而 HbO_2 为疏松型(relaxed form,R 型),两者可以相互转换,R 型 Hb 对 O_2 的亲和力为 T 型的 500 倍。当 Hb 与 O_2 结合时,盐键逐步断裂,其分子构象也逐步由 T 型转变为 R 型,对 O_2 的亲和力也逐渐增高,且 Hb 的 4 个亚单位之间呈现协同效应,即 Hb 的一个亚单位与 O_2 分子结合,由于变构效应,其他亚单位更易与 O_2 结合;反之,当 HbO_2 释放 O_2 时,Hb 分子由于变构效应,会促使其他几个亚单位迅速释放 O_2。由于 Hb 的变构效应,氧解离曲线呈现 S 形。

(三)氧解离曲线及其影响因素

1. 氧解离曲线 Hb 氧饱和度取决于血液中的 PO_2,**氧解离曲线**(oxygen dissociation curve)是表示血液的 PO_2 与 Hb 氧饱和度关系的曲线,该曲线呈 S 形,既表示不同 PO_2 下 HbO_2 中 O_2 解离的情况,也反映了在不同 PO_2 下 Hb 结合 O_2 的情况,具有重要的生理意义(图 5-15)。

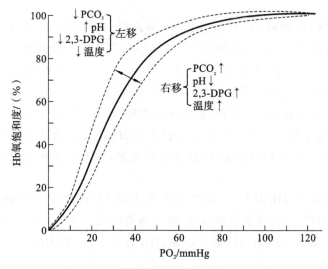

图 5-15 氧解离曲线及其影响因素示意图

2. 氧解离曲线各段的特点

(1) **氧解离曲线上段**：曲线的上段相当于血液的 PO_2 在 60～100 mmHg 之间的 Hb 氧饱和度。这段曲线比较平坦，表明 PO_2 在 60～100 mmHg 范围内发生较大变动时，对 Hb 氧饱和度或血氧含量的影响不大。当 PO_2 为 100 mmHg 时，血氧饱和度为 97.4%，血氧含量约为 19.4 mL/100 mL（血液）；当 PO_2 降至 60 mmHg 时，Hb 氧饱和度为 90%，仅下降 7.4%，血氧含量下降并不多。居住在 PO_2 较低的高海拔地区的人或肺泡 PO_2 低的呼吸功能不全患者，只要动脉血 PO_2 在 60 mmHg 以上，血氧饱和度仍能达到 90%，不至于发生明显的低氧血症；反之，若 PO_2 上升至 150 mmHg，较 100 mmHg 时的 PO_2 增加了 50%，而血氧饱和度为 100%，仅增加 2.6%，物理溶解的 O_2 约只增加 0.5 mL/100 mL（血液）。氧解离曲线的上段所对应的血氧饱和度变化小，可以保证低 PO_2 下 Hb 的高载氧能力，完全能够为机体代谢提供足够的 O_2。

(2) **氧解离曲线中段**：曲线中段相当于 PO_2 在 40～60 mmHg 之间的 Hb 氧饱和度。该段曲线较陡，表明 PO_2 稍有下降，即可引起 Hb 氧饱和度显著下降，从而为组织提供较多 O_2。当 PO_2 为 40 mmHg（相当于混合静脉血的 PO_2）时，血氧饱和度约为 75%，血氧含量约 14.4 mL/100 mL（血液），即 100 mL 动脉血流经组织时，释放出 5 mL O_2 供组织使用。因此，氧解离曲线中段反映了机体处于安静状态时，对组织的供氧情况。

(3) **氧解离曲线下段**：该段曲线相当于 PO_2 在 15～40 mmHg 之间的 Hb 氧饱和度，坡度最陡，表明该范围内 PO_2 稍有下降，血氧饱和度发生剧烈下降。当组织活动加强时，HbO_2 快速、大量解离出 O_2，Hb 氧饱和度可降至 22% 左右。此时，血氧含量仅为 4.4 mL/100 mL（血液），表明每 100 mL 血液流经组织能够释放 15 mL 的 O_2，满足组织活动增强时对 O_2 的需求。因此，氧解离曲线下段反映了血液中 O_2 的储备能力，以适应组织活动增强时对 O_2 的需求。

3. 影响氧解离曲线偏移的因素 影响 Hb 与 O_2 结合与解离的因素较多，即使在相同的 PO_2 下，机体的 Hb 氧饱和度也可发生改变，导致氧解离曲线发生偏移（图 5-15），从而影响到 Hb 与 O_2 的结合与解离。因氧解离曲线在 PO_2 为 60～100 mmHg 时 Hb 结合 O_2 的特点，该处更多的是影响 HbO_2 中 O_2 的解离。Hb 与 O_2 亲和力的变化常用 P_{50} 来表示，P_{50} 指 Hb 氧饱和度达到 50% 时的 PO_2，正常情况下为 26.5 mmHg。如果曲线右移，则 P_{50} 增大，表示 Hb 对 O_2 的亲和力降低，需更高的 PO_2 才能使 Hb 氧饱和度达到 50%；反之，氧解离曲线左移，P_{50} 降低，表明 Hb 对 O_2 的亲和力增加，Hb 达到 50% 氧饱和度所需 PO_2 降低。影响 Hb 运输 O_2 的因素主要有以下几种。

(1) **血液 pH 和 PCO_2**：血液 pH 降低或 PCO_2 升高时，Hb 对 O_2 的亲和力降低，P_{50} 增大，氧解离曲线右移；反之，曲线左移。pH 和 PCO_2 对 O_2 和 Hb 亲和力的影响称为**波尔效应**（Bohr effect），其机制与 H^+ 浓度变化引起 Hb 构型改变有关。当血液流经组织时，H^+ 浓度和 PCO_2 的增加促使 Hb 构型由 R 型向 T 型转变，Hb 与 O_2 的亲和力降低，促使氧解离曲线右移；而当血液流经肺部时，H^+ 浓度和 PCO_2 降低，促使 Hb 构型由 T 型转变为 R 型，Hb 与 O_2 的亲和力增加，促使氧解离曲线左移。在临床上纠正酸碱失衡时，若过快地纠正酸中毒，可能通过波尔效应，氧解离曲线左移，O_2 的释放量减少，加重组织缺氧，因此纠正酸碱失衡时常强调"宁酸勿碱"。

(2) **温度**：温度升高时，Hb 对 O_2 的亲和力降低，促进 O_2 的释放，氧解离曲线右移；温度降低时，Hb 对 O_2 的亲和力增高，使血氧含量增高，则氧解离曲线左移。温度变化的影响机制可能与 H^+ 活度的变化有关。温度升高时，H^+ 活度增加，Hb 对 O_2 的亲和力降低；反之，Hb 对 O_2 的亲和力提高。

组织代谢增强（如运动）时，局部组织温度升高，产生的 CO_2 增加，H^+ 活度增加，有利于 HbO_2 解离，组织可获取更多的 O_2 以适应代谢需要，缓解组织缺氧。而温度降低时，H^+ 活度降低,提高了 Hb 对 O_2 的亲和力,使氧解离曲线左移,组织氧供降低。例如,低温麻醉手术时,低温既可降低组织耗氧量,又可抑制 HbO_2 的解离而导致组织缺氧。此时,血液可因氧含量较高而呈红色,组织缺氧现象易被忽视。冬天,由于末梢循环差、温度低,局部组织因缺氧而出现红肿、冻伤都与此相关。

(3) **2,3-二磷酸甘油酸**:2,3-二磷酸甘油酸(2,3-DPG)是红细胞无氧酵解的产物,在调节 Hb 与 O_2 的亲和力中具有重要作用。当 2,3-DPG 浓度升高时,Hb 与 O_2 的亲和力降低,氧解离曲线右移,有利于 O_2 释放。例如,剧烈运动时,机体相对缺氧,无氧酵解增强,促使组织处毛细血管血释放更多的 O_2 供组织细胞代谢应用;反之,氧解离曲线左移。其机制可能是 2,3-DPG 与 Hb 的 β 链形成盐键,促使 Hb 向 T 型转变,增加 O_2 释放。同时,红细胞内 2,3-DPG 生成增多时,可提高细胞内 H^+ 浓度,进而通过波尔效应影响 Hb 与 O_2 的亲和力。

贫血和高原缺氧情况下,糖酵解加强,红细胞内 2,3-DPG 增多,氧解离曲线右移,有利于 HbO_2 释放更多 O_2 供组织利用,这可能是机体对缺氧的一个重要适应机制。血库中用枸橼酸-葡萄糖溶液(ACD)抗凝保存 3 周后的血液,其糖酵解停止,红细胞内 2,3-DPG 含量降低,导致氧解离曲线左移,Hb 与 O_2 的亲和力增加,Hb 不易与 O_2 解离,从而导致组织缺氧,临床应予以考虑。如用枸橼酸盐-磷酸盐-葡萄糖-腺嘌呤溶液(CPDA)作为抗凝剂,其中的磷酸盐可以减慢细胞中有机磷的消失,腺嘌呤能促进红细胞 ATP 的合成,增强红细胞释放氧的功能,但不能长期储存。因此,在临床应考虑到使用长期储存血液导致组织中释放 O_2 减少的问题。

(4) **其他因素**:Hb 本身的性质也直接影响其与 O_2 的结合,例如,Hb 分子中的 Fe^{2+} 被氧化成 Fe^{3+} 后,即失去结合 O_2 的能力;胎儿 Hb 与 O_2 的亲和力较高,有助于胎儿血液流经胎盘时从母体摄取 O_2;异常 Hb 结合 O_2 的能力下降。生活中,CO 中毒将导致 Hb 结合功能下降。其主要机制是 CO 可与 O_2 竞争结合 Hb 分子的同一位点,且 CO 与 Hb 的结合能力为其与 O_2 结合能力的 250 倍。在极低的 CO 分压下,CO 即可从 HbO_2 中取代 O_2 生成 HbCO,CO 中毒患者出现特征性的樱桃红色。当 CO 与 Hb 分子中 1 个血红素结合后,将增加其余 3 个血红素对 O_2 的亲和力,使氧解离曲线左移,不利于 O_2 的释放。所以,CO 中毒既妨碍 Hb 与 O_2 的结合,又妨碍 Hb 与 O_2 的解离。不过,CO 与 Hb 的结合是可逆的,在 O_2 充足的环境中,O_2 可把 CO 逐渐置换出来。

二、CO_2 的运输

(一) CO_2 的运输形式

血液中以物理溶解形式运输的 CO_2 的量仅占其总运输量的 5%,以化学结合形式运输的 CO_2 的量约占其总运输量的 95%,化学结合形式分为碳酸氢盐和氨基甲酰血红蛋白两种形式,前者约占 88%,后者约占 7%。

1. 碳酸氢盐 碳酸氢盐(HCO_3^-)是 CO_2 在血液中运输的主要形式。血液流经组织时,组织细胞代谢活动产生的 CO_2 扩散进入血液,少量物理溶解,大部分扩散进入红细胞与 H_2O 反应生成 H_2CO_3,H_2CO_3 又迅速解离成 HCO_3^- 和 H^+。红细胞内有高浓度碳酸酐酶(carbonic anhydrase,CA),可使上述反应加快 5000 倍,并在 1s 内达到平衡,反应快速且可逆。在此过程中,红细胞内 HCO_3^- 浓度不断增加,部分 HCO_3^- 便顺浓度梯度经红细胞膜扩散进入血浆,因此红细胞内阴离子减少;因红细胞膜不允许阳离子通过,而小的阴离子可以通过,故血浆中的 Cl^- 经红细胞膜上的 HCO_3^--Cl^- 交换体转运进入红细胞,这一现象称为氯转移,以维持阴、阳离子的平衡。在红细胞内,HCO_3^- 与 K^+ 结合形成 $KHCO_3$,在血浆,HCO_3^- 则与 Na^+ 结合形成 $NaHCO_3$ 进行运输(图 5-16);反应中产生的 H^+ 主要与 Hb 结合,Hb 是强有力的缓冲剂。

在肺部,上述反应向反方向进行。因肺泡气 PCO_2 低于静脉血,血浆中溶解的 CO_2 首先扩散

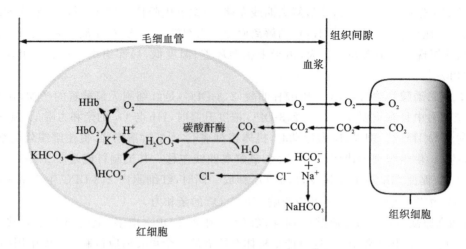

图 5-16 CO_2 在血液中的运输示意图

进入肺泡；红细胞内的 HCO_3^- 和 H^+ 生成 H_2CO_3，碳酸酐酶催化 H_2CO_3 分解成 CO_2 和 H_2O，CO_2 从红细胞扩散进入血浆。而血浆中的 HCO_3^- 便进入红细胞以补充消耗了的 HCO_3^-，Cl^- 则扩散出红细胞，以 HCO_3^- 形式运输的 CO_2 在肺部被释出。

由此可见，碳酸酐酶在 CO_2 运输中的作用非常重要。使用碳酸酐酶抑制剂（如乙酰唑胺）时，应考虑到其对 CO_2 运输的影响。动物实验显示，乙酰唑胺可使组织 PCO_2 由正常的 46 mmHg 升高至 80 mmHg。

2. 氨基甲酰血红蛋白 部分 CO_2 进入红细胞后，可直接与 Hb 的氨基结合，生成**氨基甲酰血红蛋白**（$HbCO_2$）。这一反应迅速、可逆，不需酶的参与，主要受氧合作用调节。Hb 与 CO_2 的亲和力远比 HbO_2 高，因此在组织处，HbO_2 释放 O_2，去氧 Hb 迅速与 CO_2、H^+ 结合，形成氨基甲酰血红蛋白；而在肺部，Hb 与 O_2 结合生成 HbO_2，促使氨基甲酰血红蛋白解离，释放 CO_2 和 H^+，并以扩散的方式进入肺泡，并经肺通气排出体外。这种运输方式的效率很高，平静呼吸时以氨基甲酰血红蛋白形式运输的 CO_2 仅占总量的 7.1%，而肺部排出的 CO_2 总量中，由氨基甲酰血红蛋白释放出来的 CO_2 却占 17.5%。

（二）CO_2 解离曲线

CO_2 解离曲线（carbon dioxide dissociation curve）是表示血中 CO_2 含量与 PCO_2 关系的曲线（图 5-17）。在生理范围内，血液中 CO_2 含量随 PCO_2 升高而增加，且无饱和点，两者之间基本呈线性关系而不呈 S 形，故纵坐标用浓度而非饱和度来表示。CO_2 解离曲线一般用两条曲线表示：一条是静脉血曲线，图 5-17 中的 A 点 PO_2 为 40 mmHg，PCO_2 为 45 mmHg 时，血液中的 CO_2 含量约为 52 mL/100 mL（血液）；另一条是动脉血曲线，B 点 PO_2 为 100 mmHg、PCO_2 为 40 mmHg 时，CO_2 含量约为 48 mL/100 mL（血液）。这表明血液流经肺部时，每 100 mL 血液释放出 4 mL 的 CO_2。

（三）O_2 与 Hb 的结合对 CO_2 运输的影响

CO_2 的运输主要受 Hb 是否与 O_2 结合的影响，Hb 与 O_2 结合可促使 CO_2 的释放，而去氧 Hb 更容易结合 CO_2，促进其运输，该效应称为**何尔登效应**（Haldane effect）。从图 5-17 可以看出，在相同 PCO_2 下，动脉血携带的 CO_2 比静脉血少。这是因为 HbO_2 酸性较强，而 Hb 酸性较弱，所以 Hb 较易与 CO_2 和 H^+ 结合生成氨基甲酰血红蛋白，使 H_2CO_3 解离过程中产生的 H^+ 被及时去除的同时，还有利于血液运输 CO_2。因此在组织中，由于 HbO_2 释出 O_2 成为去氧 Hb，何尔登效应促使血液摄取并结合 CO_2；而在肺部则因 Hb 与 O_2 结合，何尔登效应促使 CO_2 释放。

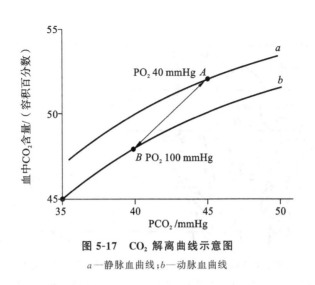

图 5-17 CO_2 解离曲线示意图

a—静脉血曲线；b—动脉血曲线

由此可见，O_2 与 CO_2 的运输不是彼此孤立的，而是相互影响的。CO_2 通过波尔效应影响 O_2 与 Hb 的结合和解离，O_2 又通过何尔登效应影响 CO_2 与 Hb 的结合和释放。

第四节　呼吸运动的调节

神经系统对呼吸运动的调节几乎是与机体代谢的需求精确匹配的，呼吸的深度和频率可随机体内、外环境的变化而改变，以适应机体代谢的需要。呼吸运动是一种节律性活动，其节律性起源于呼吸中枢，由呼吸肌节律性舒缩活动完成。人体的呼吸运动具有自主性，主要由中枢神经系统控制，在某些情况下也可以受主观意识的调节。

一、呼吸中枢与呼吸节律的形成

（一）呼吸中枢

呼吸中枢（respiratory center）指中枢神经系统内产生呼吸节律和调节呼吸运动的神经元群。呼吸中枢分布在大脑皮层、间脑、脑桥、延髓和脊髓等各级部位。这些中枢部位在呼吸调节中的作用各有不同，正常节律性呼吸运动是在各级呼吸中枢的相互配合下实现的。在对呼吸中枢定位的研究方面，具有代表性的是英国生理学家 Lumsden 和美国神经生理学家 Smith 的研究。

1. 脊髓　脊髓中直接支配呼吸肌的运动神经元胞体位于脊髓第 3～5 颈段（支配膈肌）和胸段（支配肋间肌和腹肌等）的脊髓前角。呼吸肌在相应脊髓前角运动神经元的支配下发生节律性收缩、舒张，产生呼吸运动。1923 年英国生理学家 Lumsden 进行猫的脑干横断实验时发现，当在延髓和脊髓之间横切（图 5-18，D 平面），实验动物的呼吸运动立即停止。可见，呼吸节律不是由脊髓直接产生，脊髓的呼吸运动神经元只是联系高位中枢和呼吸肌的中继站和整合某些呼吸反射的初级中枢。

2. 低位脑干　低位脑干包括延髓和脑桥。Lumsden 在猫的脑干横断实验中发现，在不同平面横切脑干，可观察到实验动物的呼吸运动发生了不同的变化。在中脑和脑桥之间（图 5-18，A 平面）横切脑干，动物的呼吸节律无明显变化，表明中脑以上的高位脑对节律性呼吸运动的产生不是必需的，从而证明哺乳动物的基本呼吸节律产生于低位脑干。

当横切实验动物的脑桥上、中部之间（图 5-18，B 平面），呼吸将变深变慢；如再切断其双侧迷

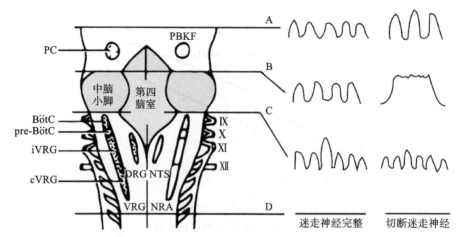

图 5-18 脑干呼吸相关核团和在其不同平面水平横切后呼吸的变化(右)示意图

PC,呼吸调整中枢;PBKF,臂旁内侧核和 KF 核;BötC,包钦格复合体;pre-BötC,前包钦格复合体;iVRG,中段腹侧呼吸组;cVRG,尾段腹侧呼吸组;DRG,背侧呼吸组;VRG,腹侧呼吸组;NRA,后疑核;NTS,孤束核;Ⅸ、Ⅹ、Ⅺ、Ⅻ分别为第 9、10、11、12 对脑神经;A、B、C、D 为不同横切平面

走神经,吸气动作明显延长,仅偶尔被短暂的呼气所中断,实验动物表现为长吸式呼吸(apneusis)。这一结果提示,脑桥上部有抑制吸气活动的中枢结构,称为呼吸调整中枢(pneumotaxic center);来自肺部的迷走神经传入冲动也有抑制吸气活动的作用。当延髓失去来自脑桥上部和迷走神经传入的抑制作用后,吸气活动不能及时被中断,便出现长吸式呼吸。如再在脑桥和延髓之间横切(图 5-18,C 平面),不论迷走神经是否完整,长吸呼吸都消失,呈现喘息(gasping)样呼吸,表现为不规则的呼吸节律。这说明,仅靠延髓的呼吸中枢已能维持基本的节律性呼吸运动,但多呈喘息样呼吸,且呼吸节律不规则,不符合正常机体的需求。猫的脑干横断实验是在实验动物麻醉状态下进行的,目前未能充分证实脑桥中下部存在长吸中枢,因实验动物麻醉作用结束后,长吸现象消失,所以该观察结果有待进一步研究。

20 世纪 60 年代以来,用微电极记录延髓和脑桥内单个呼吸神经元的电活动发现,脑内有许多自发放电的神经元,其放电节律性与呼吸周期有关,这些神经元称为呼吸相关神经元(respiratory-related neuron)或呼吸神经元(respiratory neuron)。Suzue 和 Smith 等相继在新生大鼠脑干-脊髓标本或脑片上观察离体条件下的呼吸活动,以精确微切实验从头端到尾端去除部分延髓,发现延髓腹外侧区的前包钦格复合体(pre-Bötzinger complex,pre-BötC)被去除后,C_4 神经或脑神经根的放电活动消失。该实验进一步证实延髓是基本呼吸中枢,并提出呼吸节律主要产生于延髓前包钦格复合体的观点。

(1) 低位脑干呼吸神经元的分类:低位脑干处的呼吸神经元可大致分为如下 4 种类型:①吸气神经元(inspiratory neuron),在吸气时相放电;②呼气神经元(expiratory neuron),在呼气时相放电;③吸气-呼气神经元,在吸气时相放电并延续到呼气时相;④呼气-吸气神经元,在呼气时相放电并延续到吸气时相。后两类神经元统称为跨时相神经元。这些神经元的分布既有重叠,又相对集中。通常将与吸气同步放电的神经元群称为吸气中枢(inspiratory center),与呼气同步放电的神经元群称为呼气中枢(expiratory center)。实验证明,吸气神经元兴奋时,可抑制呼气神经元的放电,但尚未发现呼气神经元兴奋时,吸气神经元放电活动受到抑制的证据。

(2) 低位脑干呼吸神经元的分布:在低位脑干,呼吸神经元主要分布于左右对称的三个区域(图 5-18 左)。①延髓的背侧呼吸组(dorsal respiratory group,DRG),神经元分布在延髓背内侧部,相当于孤束核的腹外侧部,主要含吸气神经元,其作用是兴奋脊髓膈运动神经元,引起膈肌收缩、吸气。②延髓的腹侧呼吸组(ventral respiratory group,VRG),神经元分布于延髓孤束核的腹外侧区,包括后疑核、疑核和面神经后核及其附近的区域。该区含有多种类型的呼吸神经元,其主要作用是加强脊髓和延髓内呼吸神经元的活动,引起脊髓呼吸运动神经元的兴奋,加强吸气,并促使呼气肌收缩,产生主动呼气,该活动在平静呼吸时不工作,在用力呼吸时才发挥作用。它们还可调节咽喉部以辅助呼吸肌的活动,从而调节气道阻力。如前所述,在 VRG 中相当于疑核头端平面的前包钦格复合体,被认为可能是呼吸节律起源的关键部位。③脑桥头端背侧的脑桥呼吸组(pontine respiratory group,PRG),神经元分布于脑桥头端的背侧部,相当于臂旁内侧核(NPBM)及其相邻的 Kölliker-Fuse(KF)核,合称 PBKF 核群,被认为是呼吸调整中枢所在部位。此区域主要含呼气神经元,其主要作用是限制吸气,促使吸气向呼气转换。

3. 脑桥以上中枢部位 呼吸运动还受大脑皮层、边缘系统和下丘脑等高位中枢的调节。大脑皮层通过皮质脊髓束和皮质脑干束控制呼吸运动神经元的活动,来对呼吸进行随意的调节,如为配合说唱、吞咽、哭笑等动作时,在一定限度内可随意屏气或加快加深呼吸。下丘脑通过调节体温而间接地影响呼吸运动,边缘系统和下丘脑下行纤维可通过控制脑干呼吸神经元的活动,在疼痛和情绪激动时影响呼吸。大脑皮层内存在随意呼吸调节系统,而低位脑干存在不随意的自主呼吸调节系统。两个系统下行通路是分开的,临床上可见到随意呼吸与自主节律性呼吸分离现象。如在脊髓前外侧索下行的自主呼吸调控通路受损后,自主节律性呼吸运动出现异常甚至停止,而患者仍可进行随意呼吸。这种患者一旦入睡,呼吸运动就会停止,所以常需用人工呼吸机维持呼吸。

(二) 呼吸节律的形成

目前,关于呼吸节律(respiratory rhythm)的形成机制有多种学说,但主流学说有两种,即起搏细胞学说和神经元网络学说。

1. 起搏细胞学说 该学说认为,节律性呼吸运动是由于延髓内存在着如同心脏窦房结起搏细胞一样的节律性兴奋,延髓头端前包钦格复合体可能是呼吸节律起搏神经元的所在部位。但目前尚未得到进一步证实。

2. 神经元网络学说 该学说认为,呼吸节律的产生依赖于延髓内呼吸神经元之间复杂的相互联系和相互作用,其中最具有代表性的是 20 世纪 70 年代提出的中枢吸气活动发生器和吸气切断机制模型(图 5-19)。

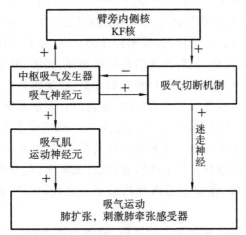

图 5-19 节律性呼吸形成的机制示意图
"+"表示兴奋;"-"表示抑制

该模型认为,延髓内存在起中枢吸气活动发生器作用和吸气切断机制作用的神经元。前者的活动引起吸气神经元产生渐增性自发放电,继而引起脊髓吸气肌运动神经元兴奋而产生吸气,该发生器还能增强脑桥 PBKF 核群神经元和延髓吸气切断机制神经元的电活动。吸气切断机制神经元接受来自吸气发生器、PBKF核群神经元和肺扩张反射的迷走神经的兴奋传入,其电位活动逐渐增强,达到阈值时就发出冲动抑制中枢吸气活动发生器的活动,使吸气活动及时停止,吸气切断并转为呼气。在呼气过程中,吸气切断机制神经元因兴奋传入减少,其抑制功能逐渐减弱,中枢吸气发生器的活动逐渐恢复,导致吸气活动再次发生。如此周而复始,形成节律性呼吸运动。由于脑桥PBKF核群神经元和肺扩张反射的迷走神经的兴奋传入,可增强吸气切断机制神经元的活动,所以毁损PBKF核群并切断迷走神经后,动物便出现长吸式呼吸。但该模型仍有不完善之处,有待进一步研究。

由于方法学的限制,起搏细胞学说的研究依据多来自新生动物,神经元网络学说的研究依据多来自成年动物,目前尚难判断两学说是否都正确或仅某一学说正确。可能新生动物以起搏细胞活动为主导,但随着动物的生长发育,呼吸神经元之间相互联系加强,成年动物神经元网络作用更加重要。即使呼吸节律产生于起搏细胞活动,神经元网络作用对于完整机体正常呼吸节律的维持也是必需的。

二、呼吸运动的反射性调节

呼吸节律虽然产生并受控于中枢神经系统,但呼吸中枢的活动受机体代谢活动的影响,通过内、外各种感受器传入冲动,反射性调节呼吸运动。下面讨论几个较为重要的反射。

(一) 化学感受性呼吸反射

呼吸的化学性调节是指血液、组织液或脑脊液中的化学因素(如PO_2、PCO_2和H^+水平的变化)通过中枢神经系统反射性地对机体呼吸运动做出的适应性调节。机体通过呼吸运动,调节血液中O_2、CO_2和H^+的水平,而血液中O_2、CO_2和H^+水平的变化通过化学感受器以负反馈形式调节呼吸运动,以维持这些化学因素的稳态和机体代谢活动的正常进行。

1. 化学感受器 化学感受器(chemoreceptor)指适宜刺激为某些特殊的化学物质(如O_2、CO_2和H^+等水平的变化)的感受器。参与呼吸运动调节的化学感受器因其所在部位的不同又分为外周化学感受器和中枢化学感受器。

(1) 外周化学感受器:外周化学感受器(peripheral chemoreceptor)位于**颈动脉体和主动脉体内**,颈动脉体位于颈总动脉分叉处,主动脉体位于主动脉弓的下侧。1930年,比利时生理学家Heymans首次证明颈动脉体和主动脉体在化学感受性呼吸反射调节中的作用。外周化学感受器兴奋,放电频率增加,其冲动分别经窦神经(舌咽神经的分支,分布于颈动脉体)和迷走神经(分支分布于主动脉体)传入延髓孤束核,反射性地引起呼吸加深、加快,紧急情况时可调节心血管功能(见第四章)。颈动脉体含Ⅰ型细胞(球细胞)和Ⅱ型细胞(鞘细胞),它们周围被毛细血管包绕,血液供应十分丰富。Ⅰ型细胞发挥化学感受器作用,细胞内有大量囊泡,内含乙酰胆碱、儿茶酚胺、神经活性肽等多种神经递质,其兴奋时通过提高胞内Ca^{2+}浓度促发神经递质的释放,引起传入纤维兴奋。窦神经传入纤维与Ⅰ型细胞形成多种突触联系,包括交互突触构成反馈环路,通过释放神经递质调节化学感受器的敏感性。Ⅱ型细胞数量少,无囊泡,功能类似于神经胶质细胞。由于颈动脉体处于颈总动脉分叉处,是血液进入脑内的必经之处,因此,颈动脉体有"化学因素检测站"之称(图5-20)。

颈动脉体对呼吸中枢的影响远大于主动脉体,后者在循环调节方面的作用更重要。外周化学感受器的适宜刺激是动脉血PO_2降低、PCO_2和H^+浓度升高,而非O_2含量的下降。因此,临床上贫血或CO中毒导致血液中O_2含量下降,但PO_2仍可正常,只要血流量不降低,化学感受器的传入神经放电频率并不显著增加。

颈动脉体和主动脉体的血液供应非常丰富,每分钟血流量约为其重量的20倍,约为2000 mL/(min·100g),远超过脑血流量54 mL/(min·100g)。由于血供量大,其动、静脉氧压

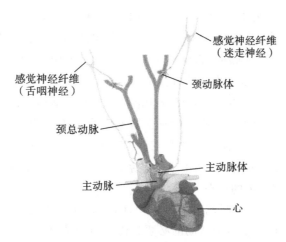

图 5-20 外周化学感受器示意图

差几乎为 0,即外周化学感受器始终处于动脉血环境中,能灵敏感受动脉血化学环境的变化。当血液中 PCO_2 或 H^+ 浓度升高时,外周化学感受器还可因 H^+ 进入感受器细胞内而受到刺激,引起传入神经动作电位频率增高,进而兴奋呼吸中枢。但 H^+ 本身不易进入细胞内,故对细胞内的 H^+ 浓度影响小;而血液中 CO_2 浓度升高时,CO_2 容易扩散进入外周化学感受器细胞,使细胞内 H^+ 浓度升高,因而刺激外周化学感受器,兴奋呼吸中枢。因此,CO_2 刺激外周化学感受器的作用比 H^+ 强。

实验观察到,当颈动脉体灌流液的 PO_2 降低、PCO_2 或 H^+ 浓度升高时,对化学感受器的刺激具有相互增强的作用,使呼吸加深、加快,肺通气量增加,这三种刺激因素之间有协同作用,双因素比单因素刺激作用强。其意义在于,当机体循环或呼吸衰竭时,PO_2 降低和 PCO_2 升高常同时存在,双因素协同作用可取得更好的增强呼吸效应。

(2) 中枢化学感受器:由于中枢化学感受器无非常明确的形态结构,长期以来一直困扰着人们,对其研究不够深入。动物实验发现,摘除外周化学感受器或切断其传入神经后,吸入 CO_2 仍能增加实验动物的肺通气量;增加脑脊液 CO_2 或者 H^+ 的浓度,也能增强动物的呼吸运动。刚开始人们认为,这是由于 CO_2 直接刺激呼吸中枢。后来的研究表明,延髓还存在着一些不同于呼吸中枢,但可以影响呼吸活动的化学感受区,这些区域被称为中枢化学感受器(central chemoreceptor),位于**延髓腹外侧的浅表部位**,左右对称,分为头、中、尾三区。头区和尾区具有化学感受性;中间区无化学感受性。但阻滞或损伤中间区,可使实验动物的通气量降低,并使头、尾两区受刺激时的通气反应消失,提示中间区可能是头、尾两区传入神经冲动向脑干呼吸中枢投射的中继站(图 5-21)。

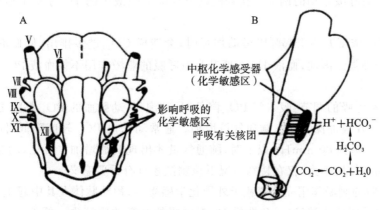

图 5-21 中枢化学感受器示意图

A. 延髓腹外侧的化学敏感区;B. 血液或脑脊液 PCO_2 升高刺激呼吸的中枢机制

中枢化学感受器的适宜刺激是脑脊液和局部细胞外液中的 H^+,而不是 CO_2,其对 CO_2 和 H^+ 的敏感性比外周化学感受器高。但血液中的 CO_2 能迅速通过血脑屏障进入脑脊液,在碳酸酐酶的作用下,CO_2 与水反应形成碳酸,再解离出 H^+,使脑脊液中的 H^+ 浓度升高,从而刺激中枢化学感受器而引起呼吸中枢兴奋。由于脑脊液中碳酸酐酶很少,CO_2 与水反应形成 H_2CO_3 的时间较长,所以中枢化学感受器对 CO_2 变化的反应潜伏期较长。血液中的 H^+ 不易通过血脑屏障,故对中枢化学感受器的作用很小。中枢化学感受器不感受低氧的刺激。

综上所述,外周化学感受器的主要作用是在低 PO_2 时驱动呼吸运动;中枢化学感受器的生理作用可能在于调节脑脊液的 H^+ 浓度,使中枢神经系统保持稳定的 pH 环境。

2. CO_2、H^+ 和低 O_2 对呼吸的调节

(1) CO_2 对呼吸的调节:在呼吸调节的过程中,CO_2 是非常重要的生理性化学因素,一定水平的 PCO_2 是维持呼吸中枢自主节律活动的必要条件。当动脉血 PCO_2 过低时,机体可出现呼吸暂停。

CO_2 对呼吸的刺激效应通过两条途径实现:一是通过刺激中枢化学感受器来兴奋呼吸中枢,即血液中物理溶解的 CO_2 通过血脑屏障进入脑脊液,在少量碳酸酐酶的催化下,CO_2 与 H_2O 生成碳酸,并解离出 H^+,从而刺激中枢化学感受器,进而反射性地引起呼吸加深、加快;二是直接刺激外周化学感受器,冲动经窦神经和迷走神经传入延髓呼吸中枢,反射性地引起呼吸加深、加快。这两条途径以前者为主,但其反应较慢,如果机体动脉血 PCO_2 突然升高时,外周化学感受器则在引起快速的呼吸反射性调节中起重要作用。实验研究进一步证实了中枢化学感受器在呼吸运动调节中的重要位置。当去除外周化学感受器的作用后,CO_2 引起的通气效应仅下降约 20%;当动脉血 PCO_2 只升高了 2 mmHg 就可刺激中枢化学感受器,出现肺通气增强效应;动脉血 PCO_2 需升高 10 mmHg 以上才能刺激外周化学感受器而增加肺通气。由此可见,中枢化学感受器在 CO_2 引起的通气反应中起主要作用。当中枢化学感受器对 CO_2 敏感性降低或产生适应(如严重肺心病患者)时,外周化学感受器驱动呼吸的作用就显得更为重要。

吸入气中 CO_2 在一定范围内增加时,肺泡气 PCO_2 升高,动脉血 PCO_2 也随之升高,因而呼吸加深、加快,肺通气量增加。肺通气量增加促使 CO_2 排出,肺泡气和动脉血 PCO_2 也随之恢复正常。吸入气中的 CO_2 超过一定水平时,肺通气量不再相应增加,使肺泡气和动脉血中 PCO_2 显著升高。过高 PCO_2 可抑制呼吸中枢活动,引起头昏、头痛、呼吸困难,甚至昏迷,出现 CO_2 麻醉。

(2) H^+ 对呼吸的调节:动脉血中 H^+ 浓度增加,可导致呼吸加深、加快,肺通气量增加;当 H^+ 浓度降低时,呼吸运动受到抑制,肺通气量降低。虽然中枢化学感受器对 H^+ 的敏感性较高,约为外周化学感受器的 25 倍,但由于 H^+ 不易通过血脑屏障,因此血液中的 H^+ 主要是通过刺激外周化学感受器实现对呼吸运动的调节。脑脊液以及局部组织液中的 H^+ 才是中枢化学感受器的有效刺激。

当血液中 H^+ 浓度升高引起呼吸运动加强时,会造成 CO_2 过多排出,使血液 PCO_2 降低,从而限制了呼吸的加强。因此,血液 H^+ 浓度升高对呼吸的刺激作用不如血液 PCO_2 升高的刺激作用明显。

(3) 低 O_2 对呼吸的调节:吸入气 PO_2 降低时,肺泡气、动脉血的 PO_2 都随之降低,通过刺激外周化学感受器,呼吸加深、加快,肺通气量增加。通常动脉血 PO_2 轻度降低对呼吸的调节作用不大,只有当 PO_2 降到 80 mmHg 以下时,肺通气量才出现明显增加。可见,动脉血 PO_2 的下降对正常呼吸的调节作用不大,仅在特殊情况下该刺激才具有重要意义。

低 O_2 对呼吸的刺激作用完全依赖于外周化学感受器,颈动脉体在其中起主要作用。动物在切断外周化学感受器传入神经后,急性低 O_2 对呼吸的刺激效应消失。低 O_2 对呼吸中枢的直接作用是抑制性的。一般情况下,轻度低 O_2 刺激外周化学感受器所产生的兴奋作用能对抗其对呼吸中枢的直接抑制作用。在严重低 O_2 时,外周化学感受器的传入冲动不足以克服低 O_2 对呼吸中枢的抑制作用,导致呼吸减弱,甚至停止。

缺 O_2 引起的外周化学感受性反射,具有一定的保护意义。在严重肺气肿或肺心病患者中,肺通气功能障碍导致低 PO_2 和 CO_2 潴留。长期 CO_2 潴留使中枢化学感受器对 CO_2 的刺激产生适应,以致 CO_2 增多不再能够刺激呼吸,这是因为 PCO_2 增高以刺激中枢化学感受器为主。而外周化学感受器对低 O_2 的适应很慢,此时低 PO_2 对外周化学感受器的刺激成为驱动该类患者呼吸运动的主要因素。在此种情况下,需要维持患者适当低 PO_2,如给患者吸入高浓度氧,由于低 PO_2 的驱动作用被消除,反而可引起患者呼吸停止。对此,临床氧疗时应给予足够的注意。

(4) CO_2、H^+ 和 O_2 在呼吸调节中的相互作用:三者中一个因素改变,而维持其他两个因素不变时,三者引起肺泡通气的变化大致相似(图 5-22)。在自然呼吸条件下,体内往往不可能只有一个因素的改变,一个因素的改变往往引起其他一个或两个因素同时变化。三者之间具有相互作用,对肺通气量的影响既存在协同增强作用也具有相互抵消而减弱的作用。改变 CO_2、H^+ 和 O_2 三因素中的任一个因素,不控制另外两个因素(图 5-23)时,血液中 PCO_2 升高,H^+ 浓度也随之升高,两者协同作用,使肺泡通气的增加比单纯由 PCO_2 增高引发的效应更为显著,且比单因素的作用更为明显;H^+ 浓度增高时,反射性地引起呼吸加深、加快,使 CO_2 排出增多,导致 PCO_2 降低,H^+ 浓度也有所降低,从而使肺泡通气的增加比单纯由 H^+ 增高引发的效应小;PO_2 降低时,因肺泡通气量的增加,呼出较多 CO_2,导致 PCO_2 和 H^+ 浓度降低,从而减弱低 O_2 的刺激作用。

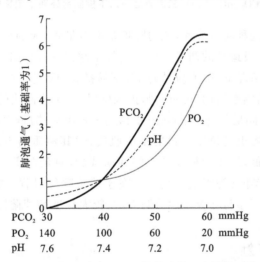

图 5-22 改变动脉血 PCO_2、pH 和 PO_2 三因素之一而维持另外两个因素正常时的肺泡通气变化示意图

(二) 肺牵张反射

肺牵张反射(pulmonary stretch reflex)指由肺的扩张引起的吸气抑制或由肺的缩小引起吸气兴奋的反射。该反射在 1868 年由 Breuer 和 Hering 首先报道,因此又称为黑-伯反射(Hering-Breuer reflex)。其感受器分布于从气管到细支气管的平滑肌层中,对牵张刺激敏感,阈值低,适应慢,冲动由迷走神经纤维传入延髓,是一种负反馈调节机制。该反射包括肺扩张反射和肺萎陷反射。

1. 肺扩张反射 肺扩张反射(pulmonary inflation reflex)指肺扩张吸气时,能够抑制吸气活动的反射。当肺扩张时,气道受到牵拉而随之扩张,牵张感受器兴奋,冲动沿迷走神经传入延髓呼吸中枢,激活吸气切断机制,促使吸气转为呼气。其生理意义在于阻止吸气过长、过深,加速吸气向呼气的转换,加快呼吸频率。切断实验动物双侧迷走神经后,吸气延长、加深,呼吸变得慢而深。

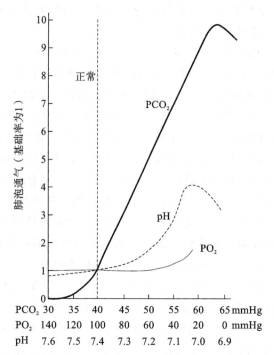

图 5-23　改变动脉血液 PCO_2、pH 和 PO_2 三因素之一而不控制另外两个因素时的肺泡通气变化示意图

肺扩张反射存在明显的种属差异性,兔的肺扩张反射最强,人的敏感性最弱。成人在平静呼吸时,肺扩张反射不参与呼吸运动的调节。成人潮气量超过 1500 mL 时才能引起该反射。在肺炎、肺充血、肺水肿等病理情况下,肺顺应性降低,不易扩张,吸气时对气道牵张感受器的刺激较强,使迷走神经的传入冲动频率增加,可引起肺扩张反射,产生浅而快的呼吸。

2. 肺萎陷反射　肺萎陷反射(pulmonary deflation reflex)指肺萎陷时,引起吸气或促进呼气转为吸气的反射。其感受器也是位于气道的平滑肌层,但其性质尚不清楚。深呼气时,肺萎陷,牵张感受器的放电频率降低,经迷走神经传入的冲动减少,对延髓吸气神经元的抑制作用解除,使吸气神经元再次兴奋,转呼气为吸气。其意义在于缩短呼气过程,加快呼吸节律,防止肺过度萎陷。该反射平静呼吸时不参与呼吸运动的调节,在较大程度肺萎陷时才出现,对防止过度呼气和肺不张有一定作用。

(三) 防御性呼吸反射

1. 咳嗽反射　咳嗽反射(cough reflex)是很常见也非常重要的防御性反射方式之一。其感受器位于喉、气管和支气管黏膜。大支气管以上部位对机械刺激敏感,二级支气管以下部位对化学刺激敏感。传入冲动沿迷走神经传至延髓,引发咳嗽反射。咳嗽时,先是一次短促而较深的吸气,继而声门紧闭,呼气肌强烈收缩,肺内压和胸膜腔内压急剧升高,然后声门突然打开,由于气压差极大,气流从肺内高速冲出,将呼吸道内异物或分泌物清除,起到清洁、保护呼吸道并维持其通畅的作用。

2. 喷嚏反射　喷嚏反射(sneeze reflex)是因鼻腔黏膜受到刺激所引起的一种防御性反射,类似于咳嗽反射,不同的是感受器位于鼻黏膜,传入神经是三叉神经。反射时腭垂下降,舌压向软腭,而不是声门关闭,气流从鼻腔高速喷出,以清除鼻腔刺激物。

3. 肺毛细血管旁感受器引起的呼吸反射　肺毛细血管旁感受器(juxtapulmonary capillary receptor,肺 J 感受器)存在于肺毛细血管旁和肺泡之间的间质中。当肺毛细血管充血或肺泡间质积液时,肺 J 感受器受到刺激,冲动经迷走神经纤维传入延髓,反射性地引起呼吸暂停,继而呼吸浅快,血压降低,心率减慢。运动时的呼吸加快,以及肺炎、栓塞、肺充血、肺水肿时的呼吸急促可能与该反射有关。

（四）呼吸肌本体感受性反射

肌梭和腱器官是呼吸肌的本体感受器,肌梭受牵拉刺激后兴奋,传入冲动至中枢所引起的呼吸反射性变化,称为呼吸肌本体感受性反射。这说明呼吸肌本体感受性反射的感受器的传入冲动在维持和调节正常的呼吸过程中起一定的作用。动物实验中或某些患者因治疗需要切断脊神经背根后,呼吸活动减弱,表明该反射参与了正常呼吸运动的调节。

呼吸肌本体感受性反射的意义在于,随着呼吸肌负荷的增加,呼吸运动相应地加强。这对于机体克服气道阻力有着重要作用。如对**清醒或麻醉动物**或人的肢体做被动运动,可使其肺通气量增加。

（五）运动对呼吸的影响及调节

运动时机体代谢水平提高,呼吸加深、加快,肺通气量增加。潮气量可从安静时的 500 mL 增加到 2000 mL,呼吸频率从 12~18 次/分加快到 50 次/分,每分通气量从 6 L 增至 100 L 以上。运动开始时,肺通气量骤然升高,进而缓慢升高,随后达一稳态水平。运动停止时则出现相反的过程。运动时呼吸调节的可能机制如下。

1. 神经调节

（1）大脑皮层和高位中枢的神经驱动学说：人体接受暗示准备运动时,呼吸往往已经加强,这显然与条件反射有关。大脑皮层发放冲动引起肌肉收缩的同时,也发出冲动至脑干呼吸中枢,以调节呼吸运动。另有实验证明,下丘脑也有调节呼吸的功能。

（2）运动肢体反射学说：运动时,本体感受器传入冲动可反射性地引起呼吸加强。被动活动肢体,可引起快速通气反应；阻断活动肢体的传入神经后,反应消失。

2. 体液调节 运动时肺通气量的缓慢增加与体液因素有关。中等强度运动时,动脉血 PCO_2、H^+ 浓度和 PO_2 在保持相对稳定的同时,都随呼吸而产生周期性波动。其波动幅度与运动强度呈正相关,运动增强时波动幅度增大,通过外周和中枢化学感受器反射,运动时的肺通气量增加。运动停止后,肺通气量不能立即恢复到运动前水平,这与运动期间氧供小于氧耗,欠下了氧债有关。待偿还氧债后,肺通气才恢复到运动前水平。此时增强通气效应的主要刺激是 H^+ 浓度增加。

（六）异常的呼吸形式

异常的呼吸形式主要指的是周期性呼吸,表现为呼吸加强与减弱、减慢交替出现。常见的有以下几种。

1. 比奥呼吸 比奥呼吸(Biot breathing),又称间停呼吸。其特点是一次或多次强呼吸后,继以长时间呼吸停止,之后再次出现数次强的呼吸。其呼吸周期持续时间变动较大,短的仅 10~60 s。比奥呼吸发生的原因尚不清楚,可能疾病已侵及延髓,损害了呼吸中枢。常见于脑损伤、颅内压升高、脑膜炎、安眠药中毒等患者,为临终前的危急症状。

2. 陈-施呼吸 陈-施呼吸(Cheyne-Stokes breathing)又称为潮式呼吸,既有呼吸节律的变化,又有呼吸幅度的改变,是一种常见的周期性呼吸。其特点是呼吸由浅、慢逐渐变为深、快,再逐渐减弱、减慢,随后出现一段时间的呼吸暂停,如此周而复始。每个周期 0.75~3 min,呼吸暂停可持续 5~30 s。目前认为,陈-施呼吸产生的机制是肺、脑循环时间延长,使 PCO_2 在呼吸中枢部位的变化滞后于其在动脉血的变化。当高 PCO_2 血液到达呼吸中枢时,刺激呼吸中枢,使得肺通气量增加,呼出过多的 CO_2,使血液中的 PCO_2 下降；而当低 PCO_2 的血液到达脑部时,呼吸中枢因缺少 CO_2 的刺激而受到抑制,于是呼吸变慢、变浅甚至停止。呼吸的抑制又可使血液 PCO_2 升高,CO_2 含量高的血液到达脑部后,又刺激了呼吸中枢,使呼吸变深、变快,再次使 PCO_2 下降,呼吸再次受到抑制。上述过程周期性进行而产生陈-施呼吸。陈-施呼吸是呼吸中枢兴奋性降低的表现,表明病情严重,可见于中枢神经系统疾病和脑部血液循环障碍,如脑动脉硬化、心力衰竭导致肺、脑循环时间延长,以及低氧或脑干损伤患者。

复习思考题

一、名词解释

1. 肺通气　　2. 肺换气　　3. 弹性阻力　　4. 潮气量
5. 肺表面活性物质　　6. 肺活量　　7. 肺泡通气量　　8. 氧解离曲线
9. 波尔效应　　10. 肺牵张反射　　11. 呼吸中枢

二、问答题

1. 肺通气的动力和阻力分别是什么?
2. 胸膜腔负压是如何形成的?简述胸膜腔负压的生理意义。
3. 简述肺表面活性物质的生理意义。
4. 什么是氧解离曲线?试分析氧解离曲线的特点和生理意义。
5. O_2 和 CO_2 在血液中是如何运输的?
6. 何谓肺牵张反射?简述其反射弧及意义。
7. 什么是呼吸中枢?简述其定位及功能。

(张彩彩　戴　华)

第六章 消化与吸收

学习目标

素质目标：能从辩证唯物主义的角度解释消化系统功能与消化系统疾病的关系。

能力目标：建立知识的横向与纵向联系，理解消化与吸收在机体生命活动中的重要性，能运用所学知识分析消化系统疾病案例，如消化性溃疡、胰腺炎等。

知识目标：能解释消化、吸收、胃肠激素、紧张性收缩、容受性舒张、蠕动、分节运动等的概念；熟悉消化道平滑肌的生理学特性；能简述胃液、胰液、胆汁的成分和作用及其分泌的调节；能简述并分析主要胃肠激素的生理作用；熟悉胃、小肠和大肠的运动形式、作用及其调节；能简述小肠在营养物质吸收中的作用。能分析唾液的作用及其分泌的调节；熟悉主要营养物质的吸收机制及途径。

扫码看 PPT

在人体生命活动的整个周期中，需要不断地从外界摄取营养物质，从而实现自我更新。机体所需要的营养物质来源于食物，包括天然大分子物质和小分子物质，前者包括蛋白质、脂肪和糖类，因结构复杂，不能被机体直接利用，需要通过消化系统消化分解成结构简单的小分子物质才能通过消化道黏膜进入血液循环或淋巴循环被吸收；后者包括维生素、水和无机盐，不需要经过消化系统的消化就可以被机体吸收利用。

消化系统由消化道和消化腺组成，是机体的重要组成部分。其主要功能是消化食物，吸收营养物质。此外，还具有内分泌及排泄某些代谢产物的功能。

食物在消化道内被分解成可吸收的小分子物质的过程，称为**消化**（digestion）。食物的消化包括两种方式，一种是**机械性消化**（mechanical digestion），即通过消化道肌肉的运动，将食物不断磨碎，并与消化液充分混合，同时将食物向消化道远端推送。另一种是**化学性消化**（chemical digestion），即通过消化液中酶的作用将大分子物质分解为可吸收的小分子物质的过程。一般来说，机械性消化是初步消化，它只改变食物的物理形状，不改变其本质；而化学性消化则是完全消化，它使食物发生本质性的变化。在整个消化过程中，两种消化方式同时发生，相互配合，共同作用，从而为机体提供新陈代谢所需的物质和能量。

消化后的小分子物质、水、无机盐和维生素通过消化道黏膜进入血液或淋巴液的过程称为**吸收**（absorption）。

第一节 概 述

消化系统由消化道和消化腺组成，是机体的重要组成部分。消化道包括口腔、咽、食管、胃、小肠和大肠等，消化腺包括唾液腺、胃腺、胰腺、肠腺、肝脏等。消化系统的活动受神经和体液因素影响，调节消化道的神经除交感神经和副交感神经外，还有肠神经系统（enteric nervous system，ENS）。

一、消化道平滑肌的生理特性

在整个消化道中，除口腔、咽、食管上段的肌肉和肛门外括约肌是骨骼肌外，消化道的其余部分都是平滑肌，由单个单位平滑肌构成，这类平滑肌细胞之间通过紧密连接相联系，可产生同步性活动。消化道通过这些肌肉有序的舒张和收缩活动实现对食物的机械性消化，并将食物向下一个肠段推进。此外，消化道的运动还具有促进食物的化学性消化和吸收的作用。消化道平滑肌具有肌肉组织的共同特性，如兴奋性、传导性和收缩性，但由于其结构、功能和生物电活动等的差异，这些特性的表现还具有自身的特点。

（一）消化道平滑肌的一般生理特性

1. 富有伸展性 消化道平滑肌能适应实际需要，进行较大程度的伸展，使其容量数倍增加。这一特性有利于中空的消化器官（尤其是胃）适应储存食物的需要，而不发生明显的压力变化和运动障碍。

2. 具有紧张性 消化道平滑肌经常保持一种微弱的持续收缩状态，即具有一定的紧张性，或称为紧张性收缩。该特性使消化道内经常保持一定的压力，使胃肠道能维持一定的形态和位置。紧张性收缩还是消化道进行其他形式运动的基础。

3. 兴奋性较低，收缩缓慢 与骨骼肌相比，消化道平滑肌的兴奋性较低，收缩的潜伏期、收缩期和舒张期均较长，且变异性大。这一特性有助于食物在消化道内停留较长时间，从而使食物被充分消化和吸收。

4. 具有自动节律性 将离体消化道平滑肌置于适宜环境中，在无外来刺激的情况下，仍能产生自动的节律性收缩，但收缩缓慢，节律远不如心肌规则。

5. 对化学、温度、牵张刺激敏感 消化道平滑肌对针刺、刀割、电刺激不敏感，但对机械牵拉、炎症反应、温度、缺血、缺氧、某些化学物质（如酸、碱等）的刺激非常敏感，如给予少量乙酰胆碱可使之收缩；给予肾上腺素能使其舒张；突发的牵张刺激可使之发生强烈收缩等。这一特性与消化道平滑肌所处的生理环境密切相关，可促进消化道平滑肌的运动和消化腺的分泌，有助于消化道内食物的消化与吸收。

（二）消化道平滑肌的电生理特性

消化道平滑肌的舒张与收缩活动与其电生理学特性密切相关。消化道平滑肌的生物电活动与骨骼肌相比要复杂得多，其形式主要有静息电位、慢波电位和动作电位3种形式。

1. 静息电位 与骨骼肌细胞相比，消化道平滑肌细胞的静息电位数值较小，不稳定，存在较大的波动，实测值为$-60\sim-50$ mV。其产生机制主要与K^+外流有关。此外，由于Na^+、Cl^-、Ca^{2+}与生电性钠泵等的参与，其数值与K^+的平衡电位值的差值较大。

2. 慢波电位 消化道平滑肌细胞在静息电位的基础上，自发地产生一种缓慢的、节律性的去极化波，称为慢波（slow wave）电位；由于慢波频率对消化道平滑肌的收缩节律起决定性作用，因而也称为**基本电节律**（basic electrical rhythm，BER）。慢波电位的波幅为$10\sim15$ mV，每个慢波电位的持续时间可达数秒至数十秒，频率则随组织不同而异，如胃约每分钟3次，十二指肠约每分钟12次，回肠末端每分钟8~9次。

慢波电位起源于消化道环行肌与纵行肌之间的Cajal间质细胞（interstitial cell of Cajal，ICC）。因此，ICC被认为是胃肠运动的起搏细胞。关于慢波电位产生的机制，目前尚不清楚，但有学者认为与细胞内钙波有关，当细胞内Ca^{2+}浓度增高时，激活细胞膜上钙激活的氯通道，引起Cl^-外流，进而使膜电位出现去极化。慢波电位通过ICC与消化道平滑肌细胞之间的缝隙连接扩散到其他平滑肌细胞,引起平滑肌细胞电压门控钙通道开放,Ca^{2+}内流。

慢波电位本身不能引起肌肉收缩,但它产生的去极化可使膜电位接近阈电位水平,一旦达到阈电位,就可以触发动作电位,继而引起平滑肌收缩。平滑肌细胞的动作电位存在两个临界膜电位值,分别是机械阈(mechanical threshold)和电阈(electrical threshold)。当慢波去极化达到或超过机械阈,细胞内Ca^{2+}浓度增加到激活肌细胞的收缩水平时,平滑肌细胞出现小幅度收缩,平滑肌收缩幅度与慢波幅度呈正相关,见图6-1;当慢波去极化达到或超过电阈时,可引发平滑肌产生动作电位,平滑肌细胞收缩增强,慢波电位上出现的动作电位数目越多,平滑肌细胞收缩也增强。

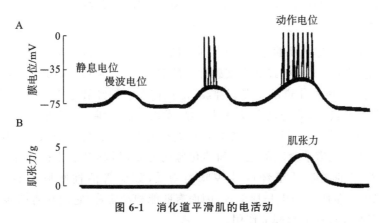

图6-1 消化道平滑肌的电活动

3. 动作电位 在慢波电位的基础上,当达到消化道平滑肌细胞的阈电位时,即产生一到数个成簇的动作电位。消化道平滑肌细胞动作电位的去极化主要是由慢钙通道开放,Ca^{2+}内流而引起,故去极化时上升速度慢,持续时间长;复极化是由于K^+外流,且K^+的外向电流与Ca^{2+}的内向电流在时间过程上几乎相同,因此消化道平滑肌动作电位的幅度小,且大小不等。

消化道平滑肌细胞产生动作电位时,因为Ca^{2+}内流量远大于慢波去极化达到机械阈时的Ca^{2+}内流量,所以,在只有慢波电位而无动作电位时,平滑肌仅发生轻度收缩。但当产生动作电位时,收缩幅度明显增大,且随动作电位频率的增高而加大。动作电位与平滑肌收缩之间存在较好的相关性,每个慢波电位上所出现的动作电位数目可作为收缩力大小的指标。

总之,平滑肌细胞的静息电位、慢波电位、动作电位与平滑肌收缩之间的关系如下:在静息电位的基础上,自发产生慢波电位,当慢波电位去极化达到平滑肌细胞动作电位的阈电位时,则爆发一个或数个成簇的动作电位。静息电位、慢波电位本身并不会引起消化道平滑肌收缩,但慢波电位是平滑肌收缩的起步电位,是平滑肌收缩节律的控制波,决定着平滑肌运动的方向、节律和速度。

二、消化腺的分泌功能

消化系统内分布有许多大小不等的消化腺,如唾液腺、肝脏、胰腺以及存在于消化道黏膜内的胃腺、小肠腺等。人体内各种消化腺每日分泌的消化液总量为6~8 L。消化液主要由水、无机盐和各种有机物组成。有机物主要包括消化酶、黏液、抗体等。消化液的成分与作用见表6-1。

表6-1 消化液的成分与作用

成分	作用
水	稀释食物,使消化道内容物渗透压与血浆渗透压相等,有利于消化产物的吸收
无机物	改变消化道内的pH,为消化道内的各种消化酶提供适宜的环境
有机物 (如消化酶黏液、抗体)	分解食物中的营养物质,使之成为可吸收的小分子物质 保护消化道黏膜免受机械性、化学性和生物性因素等的损伤

消化腺分泌消化液是腺细胞主动分泌的过程，包括从血液中摄取原料、在细胞内合成分泌物，以酶原颗粒和囊泡等形式储存，以及将分泌物从细胞排出等一系列复杂过程。腺细胞膜上存在多种受体，不同的刺激、不同的神经递质或激素与相应的受体结合后，可通过不同的信号转导机制引起细胞内发生一系列的生化反应，从而导致分泌物的释放。

三、消化道的神经支配及其作用

消化道平滑肌的各种活动，既接受外来自主神经系统的支配，也接受消化道内在神经丛的支配，两者相互辅助，相互协调，共同调节消化道的运动和消化腺的分泌。

（一）自主神经

自主神经是调节消化道活动的主要神经。除口腔、咽、食管上段及肛门外括约肌受躯体神经支配外，消化道其他部位受交感神经和副交感神经的双重支配，尤其以副交感神经的影响较大。

1. 副交感神经 支配消化道的副交感神经，走行在迷走神经和盆神经内。其节前纤维直接终止于消化道的壁内神经元，并与之形成突触，然后发出节后纤维，支配消化道的腺细胞、上皮细胞和平滑肌细胞。副交感神经的节后纤维释放的神经递质是乙酰胆碱（acetylcholine，ACh），通过激活M受体，促进消化道平滑肌的运动和消化腺的分泌，但其对消化道的括约肌则起抑制作用。少数副交感神经的节后纤维释放某些肽类物质，如血管活性肠肽（vasoactive intestinal peptide，VIP）、P物质、脑啡肽和生长抑素等，因而有肽能神经之称，它们在胃的容受性舒张、机械刺激引起的小肠充血等过程中起调节作用。

2. 交感神经 支配消化道的交感神经，节前纤维来自第5胸段至第2腰段脊髓侧角，在腹腔神经节和肠系膜神经节内换元后，节后纤维分布到胃、小肠和大肠各部。节后纤维末梢释放的神经递质为去甲肾上腺素，当其与α、β受体结合后，则抑制消化道平滑肌的运动和消化腺的分泌。

（二）内在神经丛

消化道平滑肌除接受自主神经支配外，还接受内在神经系统的调控。内在神经系统（intrinsic nervous system）是指由分布于消化道壁内的神经元和神经纤维组成的复杂神经网络，又称为壁内神经丛或肠神经系统（enteric nervous system，ENS），依据其所在位置可分为黏膜下神经丛（submucosal plexus）和肌间神经丛（myenteric plexus）（图6-2）。前者位于黏膜下层，主要调节腺细胞和上皮细胞的功能；后者分布于环行肌与纵行肌之间，主要调控消化道平滑肌的活动。

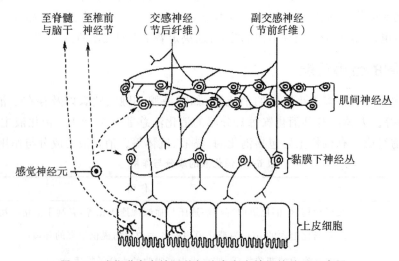

图6-2 消化道内在神经丛与外来自主神经的关系示意图

黏膜下神经丛和肌间神经丛之间存在着复杂的纤维联系。内在神经系统中的神经元由感觉神经元、中间神经元和运动神经元组成，释放不同的神经递质，构成一个完整的、相对独立的神经网络，可独立完成局部反射活动；同时，也接受自主神经的支配，或作为自主神经的中继站，见表6-2。在整体情况下，自主神经对内在神经丛具有调节作用，但去除自主神经后，内在神经丛仍能在消化系统局部发挥调节作用，独立地调节胃肠运动、腺体分泌、消化道血流量以及水、电解质的转运。内在神经系统中的感觉神经元主要感知消化道内机械性变化、化学性变化和温度变化等刺激；中间神经元主要参与胃肠道运动和腺体分泌调节；运动神经元主要支配消化道平滑肌、腺体和血管。释放的神经递质包括ACh、去甲肾上腺素、嘌呤、5-羟色胺和某些肽类物质等。

表6-2 消化道的神经支配及其作用

	神经	末梢神经递质	作用	兴奋的驱动因素	联系
自主神经	副交感胆碱能神经纤维	ACh	消化道平滑肌收缩，括约肌舒张，腺体分泌	进食、情绪放松	内在神经丛的部分神经元是自主神经的延续；自主神经对内在神经丛具有调节作用
	副交感肽能纤维	VIP、NO	消化道平滑肌舒张、腺体分泌抑制	进食（容受性舒张）	
		铃蟾素	促进G细胞分泌促胃液素	进食、情绪放松	
	交感肾上腺素能纤维	去甲肾上腺素	消化道平滑肌舒张、括约肌收缩，腺体分泌抑制	应激、精神紧张	
内在神经丛（黏膜下神经丛、肌间神经丛）		种类丰富	独立调节胃肠道运动与分泌，介导局部短反射	消化腔内的化学、机械刺激作用于消化道壁	

四、消化系统的内分泌功能

（一）APUD细胞和胃肠激素

消化系统既存在外分泌功能，亦存在内分泌功能。消化道内有40多种内分泌细胞，这些细胞都具有摄取胺前体、脱羧、产生肽类或活性胺的能力，通常将这类细胞统称为胺前体摄取和脱羧细胞（amine precursor uptake and decarboxylation cell），简称为APUD细胞。目前已知，具有这种能力的细胞非常多，除消化道外，神经系统、甲状腺、肾上腺髓质、腺垂体等也含有APUD细胞。

消化道黏膜中内分泌细胞的总数远超过体内其他内分泌细胞的总和，因此，消化道被认为是体内最大、最复杂的内分泌器官。由胃肠道黏膜内分泌细胞合成和释放的高效生物活性物质，在消化道内发挥直接的信息传递或调节作用，这些物质统称为**胃肠激素**（gastrointestinal hormone）。

消化道主要内分泌细胞的种类、分布及分泌物见表6-3。

表6-3 消化道主要内分泌细胞的种类、分布及分泌物

细胞	分布	分泌物
α细胞	胰岛	胰高血糖素
β细胞	胰岛	胰岛素
δ细胞	胰岛、胃、小肠、结肠	生长抑素
G细胞	胃窦、十二指肠	促胃液素

续表

细胞	分布	分泌物
I 细胞	小肠上部	缩胆囊素
K 细胞	小肠上部	抑胃肽
Mo 细胞	小肠	胃动素
N 细胞	回肠	神经降压素
PP 细胞	胰岛、胰腺外分泌部、胃、小肠、大肠	胰多肽
S 细胞	小肠上部	促胰液素

消化道的内分泌细胞有开放型和闭合型两类,见图 6-3。绝大多数为开放型细胞,该类型细胞呈锥形,顶端有微绒毛突起伸入胃肠腔中,能直接感受胃肠腔内容物和 pH 刺激,从而触发细胞的分泌活动。少数为闭合型细胞,主要分布在胃底和胃体的泌酸区和胰腺,这些细胞无微绒毛,不能直接接触胃肠腔内环境,激素的分泌受神经和周围体液环境变化的影响。胃肠激素从内分泌细胞分泌释放后,作用于相应的靶细胞而产生生理效应,作用的方式包括内分泌、旁分泌、腔分泌、自分泌与神经分泌。

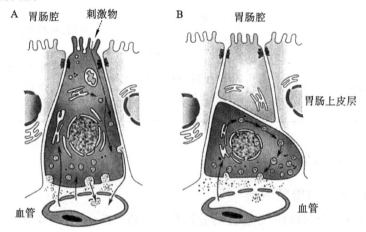

图 6-3 消化道内分泌细胞形态模式图
A. 开放型细胞;B. 闭合型细胞
箭头表示激素合成与释放过程

胃肠激素的生理学作用非常广泛,除能调节消化器官的功能外,对其他器官的功能活动也具有调节作用。表 6-4 为几种胃肠激素的生理学作用及刺激其分泌的因素。

表 6-4 几种胃肠激素的生理作用及刺激其分泌的因素

名称	生理学作用	引起释放的刺激物
促胃液素	促进胃酸和胃蛋白酶分泌;使胃窦和幽门括约肌收缩;延缓胃排空;促进胃肠运动和胃肠上皮生长	蛋白质消化产物、迷走神经递质、胃扩张
缩胆囊素	刺激胰液分泌和胆囊收缩;增强小肠、结肠运动和幽门括约肌收缩;抑制胃排空;促进胰腺外分泌腺生长;松弛 Oddi 括约肌	蛋白质消化产物、脂肪酸
促胰液素	刺激胰液及胆汁中的 HCO_3^- 分泌;抑制胃酸分泌和胃排空;促进幽门括约肌收缩和胰腺外分泌腺生长	盐酸、脂肪酸
抑胃肽	刺激胰岛素分泌;抑制胃酸和胃蛋白酶分泌;抑制胃排空	葡萄糖、脂肪酸、氨基酸
胃动素	在消化间期刺激胃和小肠运动	迷走神经、盐酸、脂肪酸

1. 调节消化腺的分泌和消化道的运动　这是胃肠激素的主要作用。不同的胃肠激素对不同的消化腺、平滑肌和括约肌产生的调节作用也各不相同;同理,一个消化器官往往接受多种胃肠激素的调节。如促胃液素能促进胃液、胰液、胆汁的分泌,促进胃肠运动;促胰液素能促进胰液和胆汁的分泌,抑制胃肠运动。

2. 调节其他激素的释放　胃肠激素能调节体内其他激素的释放。如进食后,食物对消化道黏膜的刺激能引起抑胃肽的合成与分泌,后者再刺激胰岛β细胞合成和分泌胰岛素,可使血糖浓度在尚未升高时,胰岛素分泌就开始增加。这种前馈调节的意义在于防止餐后血糖过高而使其从尿中丢失。此外,生长抑素、胰多肽、促胃液素释放肽、血管活性肠肽等对生长激素、胰岛素、促胃液素的释放也有调节作用。

3. 营养作用　有些胃肠激素具有促进消化道组织代谢和生长的作用,称为激素的营养作用。如促胃液素能刺激胃泌酸腺区黏膜和十二指肠黏膜DNA、RNA和蛋白质的合成,从而促进其生长。动物实验研究显示,长期注射促胃液素的动物,其胃壁增厚。临床研究也发现,患促胃液素瘤的患者,其血清促胃液素水平升高,胃黏膜增厚;而切除胃窦的患者,血清促胃液素水平降低,胃黏膜萎缩。再如,缩胆囊素能促进胰腺外分泌组织生长。

4. 免疫功能　①肠黏膜固有层及上皮细胞层内含有丰富的淋巴细胞,构成肠黏膜免疫系统。该系统在防止肠腔内病原微生物、未降解蛋白质等抗原入侵方面发挥重要作用。②胃肠激素不仅可以刺激淋巴组织中免疫细胞增生,促进炎症介质、细胞因子、免疫球蛋白的产生和释放,还可以增强白细胞的趋化和吞噬作用。③许多免疫细胞也能分泌胃肠激素,如巨噬细胞可分泌P物质、生长抑素、β-内啡肽等。④肠神经系统和肠黏膜免疫系统之间存在着直接的信息联系,可通过旁分泌等途径实现肠神经免疫通信功能,如P物质、降钙素基因相关肽等,能够介导内在神经系统和免疫系统的相互作用。

消化系统的
免疫功能

(二) 脑-肠肽

某些胃肠激素在消化道和中枢神经系统内具有双重分布,这些肽类物质统称为脑-肠肽(brain-gut peptide)。迄今为止,已被确认的脑-肠肽有20余种,如促胃液素、缩胆囊素、胃动素、生长抑素、血管活性肠肽和神经降压素等。脑-肠肽具有广泛的生物活性,提示神经系统与消化道之间存在密切的联系,脑-肠肽具有调节消化道活动、消化腺的分泌、物质代谢和机体免疫等功能。

五、消化道血液循环的特点

消化道血液循环与消化系统的功能密切相关。流经消化器官的血液,对消化道和消化腺具有支持和保证作用,如当血管收缩时,血流量减少,消化液分泌减少,消化道运动减弱,消化和吸收能力也降低。

消化道血液循环具有以下几个特点:①消化道是机体最大的储血器官,安静状态下,心输出量的1/3流经消化系统,这不仅可以满足胃肠道血液供应,还能使胃肠道的血管系统起储血作用。临床上,若患者发生急性大量失血,消化道内储存的血液将被释放入血液循环,从而保证心脏、大脑等重要组织器官的血液供应,起到"移缓济急"的作用。②胃肠道动脉血管分布呈网络样,胃肠道相邻动脉间相互沟通,吻合形成动脉弓,再发出分支形成次级动脉弓。这种网络样结构,保证了胃肠道在各种状态下都能得到足够的血液供应。③静脉血经肝脏回心脏,消化道、胰腺、脾脏的静脉血液经门静脉入肝脏,经肝窦汇入肝静脉,再经腔静脉回右心房。肝脏的网状内皮细胞能够清除从肠道进入血液的细菌和某些特殊物质,从而避免其进入全身血液循环而产生不利影响。

消化道的血流量受到神经因素、体液因素以及局部组织代谢产物等多种因素的调节。进食后,一方面,消化道组织细胞的代谢增强,将导致组织中乳酸、腺苷等代谢产物堆积,使消化道微循环毛细血管前括约肌、毛细血管前阻力血管舒张，从而使其血流量增加。另一方面，进食活动也能刺激多种胃肠激素释放，如血管活性肠肽、促胃液素、促胰液素和缩胆囊素等，这些胃肠激素能引起血管舒张，血流量增加。此外，消化道某些腺体还可以释放血管舒张素、缓激肽等舒张血管物质，亦可引起消化道血流量增加。

副交感神经兴奋时，其节后纤维末梢释放ACh，当其与M受体结合后，不仅可以直接扩张血管，引起消化道局部血流量增加；还可以使胃肠道运动增强，胃肠腺体分泌量均增多，消化道组织细胞代谢活动加强，耗氧量增加，代谢产物增多，进一步使局部血流量增多。交感神经兴奋时，其节后纤维末梢释放去甲肾上腺素，通过与胃肠道血管平滑肌上 α 受体结合，引起血管收缩，血流量减少。但在数分钟后，因局部代谢产物增多，血流量恢复，这一点有利于维持胃肠道的血液供应。若作用于胃肠道血管平滑肌上 $β_2$ 受体，则可使血管平滑肌舒张。但因为 α 受体与 $β_2$ 受体在胃肠道血管平滑肌的分布密度不同，因而，交感神经兴奋时，胃肠道的血液将重新分布，表现为黏膜层和黏膜下层的血管收缩，血流量减少；肌层血管舒张，血流量增加，但胃肠道总血流量改变不大。此外，消化道内在神经丛也参与消化系统血流量的调节，如血管活性肠肽能引起结肠、直肠处的血管舒张，使其血流量增加。

第二节　口腔内消化和吞咽

食物在消化道内的消化从口腔开始，是一个连续而复杂的过程。就消化过程来讲，消化活动可分为口腔内消化、胃内消化、小肠内消化和大肠内消化等阶段。在口腔内，食物经咀嚼被研磨，并与唾液混合，然后在消化酶的作用下，食物被初步消化分解形成食团，经吞咽到达胃。

一、唾液的分泌

人口腔内有3对大唾液腺，包括腮腺、颌下腺和舌下腺，此外，还有许多散在分布的小唾液腺。唾液(saliva)就是由这些大、小唾液腺分泌的混合液体。

(一) 唾液的性质与成分

唾液是无色、无味、近中性(pH为6.6～7.1)的一种低渗液。正常成人每日分泌的唾液量为 1.0～1.5 L。其中水约占总量的99%，还有少量的无机物和有机物溶解于水中。无机物主要包含 Na^+、K^+、Ca^{2+}、硫氰酸盐(SCN^-)、Cl^-。此外，还有一些气体，如 O_2、CO_2、NH_3、N_2 等。有机物主要包含黏蛋白、球蛋白、唾液淀粉酶、溶菌酶、舌脂酶、氨基酸、尿素和尿酸等。此外，某些进入体内的重金属(如铅、汞)、狂犬病病毒也可经唾液腺分泌而出现在唾液中。

唾液的渗透压为 50 mOsm～300 mOsm/(kg·H_2O)，且随分泌率的变化而不同。在最大分泌率时，唾液的渗透压接近血浆，唾液中 Na^+、Cl^- 浓度较高，K^+ 浓度较低；而分泌率极低时，其渗透压约为 50 mOsm/(kg·H_2O)。目前认为，唾液中电解质成分随分泌率变化的原因是分泌液在流经导管时，导管上皮细胞对电解质的吸收不同；而分泌液从腺泡细胞中排出时，其渗透压与血浆是相等的，电解质的组成亦与血浆相似。

(二) 唾液的作用

唾液的生理学作用：①湿润口腔和食物，有利于说话与吞咽。②溶解食物，使味觉易于形成。③清洁和保护口腔，清除食物残渣，稀释并冲淡口腔中的食物残渣和有害物质。④杀菌作用，唾液中的溶菌酶、IgA、硫氰酸盐等具有杀菌或抑菌作用。⑤消化作用，唾液淀粉酶可将淀粉分解成麦芽糖，食团入胃后，其中的唾液淀粉酶的活性仍可维持一段时间；舌脂酶可分解食物中的脂肪。

⑥排泄作用,进入体内的某些物质(如铅、汞等)可随唾液排出,有些毒性很强的微生物(如狂犬病病毒)也可从唾液排出;某些药物(如四环素等),亦可随唾液排出。

(三) 唾液分泌的调节

在安静状态下,唾液大约以 0.5 mL/min 的速度分泌,量少稀薄,称为基础分泌(basic secretion),其主要功能是湿润口腔。进食时,唾液分泌显著增多,完全属于神经调节。神经系统通过条件反射与非条件反射两种方式对唾液分泌进行调节。进食时,食物对舌、口腔和咽部黏膜的机械性、化学性和温热性刺激可引起唾液分泌,属于非条件反射;进食过程中,食物的性状、颜色、气味、进食环境、进食信号,甚至与食物有关的第二信号(语言)等,均可明显引起唾液分泌,属于条件反射。"望梅止渴"是条件反射性唾液分泌的典型实例。

非条件反射性唾液分泌包括口腔期和食管胃小肠期两个阶段。食物进入口腔后,刺激舌、口腔和咽部黏膜的机械性、化学性和温热性感受器,信息沿第Ⅴ、Ⅶ、Ⅸ和Ⅹ对脑神经传至延髓唾液分泌中枢,即上涎核和下涎核,然后通过第Ⅶ、Ⅸ对脑神经的副交感和交感神经纤维到达唾液腺,以副交感神经纤维为主。副交感神经兴奋时,节后纤维释放的神经递质为ACh,与腺细胞膜上M受体结合,引起细胞内肌醇三磷酸(IP_3)释放,触发细胞内钙库释放Ca^{2+},使唾液腺细胞分泌功能增强;腺体肌上皮细胞收缩、腺体血管舒张,细胞代谢增强,从而促进唾液分泌。其特点是唾液分泌量多、稀薄、消化酶多(图6-4)。M受体拮抗剂阿托品(atropine)可阻断上述作用,从而抑制唾液分泌。唾液腺还接受交感神经的支配。交感神经末梢释放的神经递质是去甲肾上腺素(NE),作用于唾液腺细胞膜上的β受体,引起细胞内环腺苷酸(cAMP)水平增高,从而使唾液腺分泌含固体成分多、黏稠,但量少的唾液。此外,唾液的分泌还接受来自下丘脑和大脑皮层嗅觉、味觉感受区等高级中枢神经信号的调节。如当人们闻到或吃到自己喜欢的食物时,唾液的分泌量往往比闻到或吃到不喜欢的食物时多。来自食管、胃和十二指肠上部的反射也可能引起唾液分泌,通常在吞咽刺激性食物或感觉恶心时,唾液分泌量增多,其生理学意义在于稀释或中和刺激性物质。刺激交感神经引起的唾液分泌远远弱于刺激副交感神经引起的唾液分泌。其他因素,如血糖水平升高,可通过改变副交感神经中枢的兴奋性使唾液分泌增加。

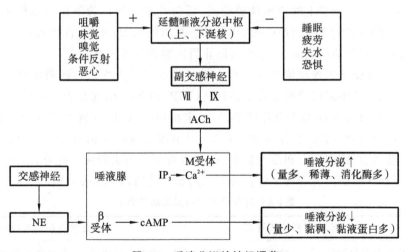

图 6-4　唾液分泌的神经调节

二、咀嚼

咀嚼(mastication)是通过咀嚼肌群协调而有序的收缩与舒张,使下颌向上颌方向有规律的运动而完成的反射动作,它受意识的控制。咀嚼肌包括咬肌、颞肌、翼内肌、翼外肌等,均属于骨骼肌,可进行随意运动。当食物触及齿龈、硬腭前部和舌表面时,口腔内感受器、咀嚼肌的本体感受器受到刺激,产生冲动,从而引起节律性的咀嚼活动。

咀嚼的作用:①利用牙齿将食物切割、磨碎。②在舌的搅拌作用下,食物与唾液充分混合形成食团,有利于吞咽。③促进口腔内的食团与唾液淀粉酶充分接触,有助于化学性消化。④强化食物对口腔内各种感受器的刺激,反射性地引起胃液、胰液和胆汁的分泌,有助于机体对食物的消化和吸收。

三、吞咽

吞咽(deglutition,swallowing)指口腔内的食团经咽和食管进入胃的过程。吞咽是一种复杂的神经反射性动作,根据食团经过的部位不同,吞咽过程可分为 3 个阶段。

1. 口腔期 口腔期(oral phase)指食团从口腔进入咽的时期,是通过舌的翻卷运动把食团由舌背推至咽部。这是在大脑皮层控制下的一种随意动作。

2. 咽期 咽期(pharyngeal phase)指食团由咽进入食管上端的时期。其基本过程:当食团刺激了软腭部的感受器时,冲动传到位于延髓和脑桥下端网状结构中的吞咽中枢,反射性引起咽部肌群的有序收缩,使软腭和悬雍垂上举,咽后壁向前突出,封闭鼻、口和喉通道,防止食物进入气管或逆流鼻腔;此外,声带内收,声门关闭,喉头上升,紧贴会厌,封闭咽与气管的通道;喉头上升,咽肌收缩,食管上括约肌舒张,使咽与食管的通道开放,食团由咽被推入食管。

3. 食管期 食管期(esophageal phase)指食团由食管上端经贲门进入胃的时期。此期通过食管的蠕动而实现。蠕动(peristalsis)是空腔器官平滑肌普遍存在的一种运动形式,是通过平滑肌的顺序性收缩与舒张活动而形成的一种向前推进的波形运动。食管蠕动时,表现为食团上端的环行肌收缩形成收缩波,食团下端的纵行肌舒张形成舒张波,收缩波与舒张波顺序挤压食团,使之从食管下端推进入胃。

虽然食管与胃之间在解剖上并不存在括约肌,但有一段长 3～5 cm 的高压区,其内压力比胃内压高 0.67～1.33 kPa(5～10 mmHg),在正常情况下,可阻止胃内容物逆流入食管,起到类似于生理括约肌的作用,故将这一段食管称为食管下括约肌(lower esophageal sphincter,LES)。当食团进入食管后,刺激食管壁上的机械性感受器,反射性地引起食管下括约肌舒张,使食团顺利进入胃。食团入胃后,食管下括约肌收缩,恢复其静息时的张力;此外,食物入胃后引起促胃液素释放,可加强食管下括约肌的收缩,这些均可防止胃内容物逆流入食管。

食管下括约肌接受迷走神经抑制性和兴奋性纤维的双重支配。食团刺激食管壁,反射性引起迷走神经的抑制性纤维末梢释放血管活性肠肽(VIP)和 NO,引起食管下括约肌舒张。当食团通过食管进入胃后,迷走神经的兴奋性纤维兴奋,末梢释放 ACh,使食管下括约肌收缩。体液因素也能影响食管下括约肌的活动,如食物入胃后,可引起促胃液素和胃动素等的释放,使食管下括约肌收缩;促胰液素、缩胆囊素和前列腺素 A_2 使食管下括约肌舒张。此外,妊娠、过量饮酒、吸烟等可使食管下括约肌的张力降低。对食管下括约肌活动的调节见表 6-5。

表 6-5 对食管下括约肌活动的调节

方式	食管下括约肌舒张	食管下括约肌收缩
神经调节	食物刺激食管壁,迷走神经抑制性纤维兴奋,释放神经递质 VIP、NO,使食管下括约肌舒张	食物刺激胃壁,迷走神经兴奋性纤维兴奋,释放神经递质 ACh,使食管下括约肌收缩
体液调节	促胰液素、缩胆囊素、前列腺素 A_2	促胃液素、胃动素

吞咽所需时间与食物的性状有关。一般情况下,液体食物约需 5 s,固体食物约需 8 s,但一般不超过 15 s。

吞咽由一系列反射动作组成,基本中枢位于延髓,支配舌咽部肌肉的传入纤维位于第Ⅴ、Ⅸ、

贲门失弛缓症

Ⅻ对脑神经中,支配食管的传入神经纤维位于第Ⅹ对脑神经中。临床上,昏迷、深度麻醉或某些神经系统疾病的患者,吞咽反射发生障碍,食物或口腔、上呼吸道的分泌物极易误入气管而引起患者窒息。

第三节 胃内消化

胃是消化道中最膨大的部分,具有暂时储存食物、分泌胃液和初步消化食物的功能。正常成人胃的容量为1~2 L。胃的消化功能包括胃液的化学性消化作用和胃运动的机械性消化作用。两者共同作用使进入胃内的食团被胃液溶解和胃运动研磨,形成食糜(chyme),此后逐次、少量通过幽门进入十二指肠。

一、胃液的分泌

胃对食物的化学性消化是通过胃黏膜中存在的多种外分泌腺细胞分泌的胃液实现的。胃黏膜中的外分泌腺包括:①贲门腺,位于胃与食管相连接处宽1~4 cm的环状区,为黏液腺,能分泌碱性黏液,具有中和胃酸、保护胃黏膜的作用。②泌酸腺,位于胃底大部和胃体全部,包括壁细胞(parietal cell)、主细胞(chief cell)和颈黏液细胞(neck mucous cell),为混合腺。③幽门腺,位于幽门部,分泌碱性黏液。除此之外,还有位于胃黏膜所有区域的上皮细胞,能分泌黏稠的黏液,构成胃表面黏液层。

胃黏膜内存在多种内分泌细胞,可分泌胃肠激素以调节消化道运动和消化腺分泌。①G细胞,位于胃窦部,分泌促胃液素和促肾上腺皮质激素(ACTH)样物质,刺激胃酸分泌并促进胃黏膜生长;②δ细胞,位于胃底、胃体和胃窦部,分泌生长抑素,调节促胃液素和胃酸的分泌;③肠嗜铬样细胞(enterochromaffin-like cell),位于胃泌酸区,合成和释放组胺,促进胃液分泌。此外,还有位于全肠道内,尤其是胃内的肠神经末梢,合成和释放促胃液素释放肽,可刺激G细胞引起促胃液素的分泌。

(一)胃液的性质、成分和作用

胃液是由贲门腺、泌酸腺、幽门腺和胃黏膜上皮细胞共同分泌的一种无色、酸性液体,pH为0.9~1.5,正常成人每日分泌量为1.5~2.5 L。其主要成分为盐酸、胃蛋白酶原、黏液和内因子,还有水、HCO_3^-、Na^+、K^+等无机物。

1. 盐酸 胃液中的盐酸又称为胃酸,由泌酸腺中的壁细胞所分泌。胃液中的盐酸存在游离酸和结合酸两种形式,两者在胃液中的总浓度称为胃液总酸度。

空腹6 h后,在无任何食物刺激的情况下,壁细胞能分泌少量胃酸,称为基础胃酸分泌。基础胃酸分泌受神经与体液调节,且存在生物节律变化。不同人或同一人在不同时间,基础胃酸分泌量不同,平均为0~5 mmol/h,早晨5~11时分泌率最低,18时至次日1时分泌率最高。正常成人基础胃酸分泌量为最大分泌量的10%~20%,其分泌量与迷走神经兴奋及促胃液素的自发释放有关。当迷走神经兴奋,或分泌少量促胃液素时,基础胃酸分泌量增多;而在食物和药物的刺激下,胃酸的分泌量将大大增加。正常成人胃酸的最大分泌量可达20~25 mmol/h。盐酸分泌量主要取决于壁细胞的数目和功能状态。

(1)盐酸分泌的机制:胃液中H^+的最大浓度可达150~170 mmol/L,比血浆中H^+浓度高$(3\sim4)\times10^6$倍。胃液中Cl^-浓度约为170 mmol/L,约为血浆Cl^-浓度的1.7倍。因此,壁细胞分泌H^+是逆巨大的浓度梯度、需要消耗能量的主动分泌过程。壁细胞顶端小管膜上的质子泵是

消化性溃疡病例及解析

胃酸的发现史

分泌 H^+ 的部位。质子泵具有转运 H^+、K^+ 和催化 ATP 水解的功能,因此,质子泵也称为 H^+,K^+-ATP 酶。临床上,可采用质子泵选择性抑制剂奥美拉唑抑制胃酸分泌,以治疗消化性溃疡。

胃黏膜壁细胞分泌盐酸的基本过程见图 6-5。壁细胞分泌盐酸的 H^+ 来源于物质氧化过程中产生的水,水分解成 H^+ 和 OH^-,H^+ 借助壁细胞分泌小管膜上质子泵的作用,以主动转运方式进入小管腔内。质子泵每水解 1 分子 ATP 所释放的能量能驱使一个 H^+ 从壁细胞内进入分泌小管腔,一个 K^+ 从分泌小管腔进入壁细胞内;在顶端膜主动分泌 H^+ 和换回 K^+ 时,顶端膜中的钾通道和氯通道也开放。进入壁细胞的 K^+ 又经钾通道进入分泌小管腔,壁细胞内的 Cl^- 通过氯通道进入分泌小管腔,并与 H^+ 形成 HCl。当需要时,HCl 由壁细胞分泌小管腔进入胃腔。壁细胞胞质内含有丰富的碳酸酐酶(CA),在它的催化下,细胞代谢产生的 CO_2 以及由血液扩散入细胞的 CO_2,迅速与水结合成 H_2CO_3。H_2CO_3 解离成 H^+ 和 HCO_3^-,其中的 H^+ 用来中和细胞内的 OH^-,HCO_3^- 在基底侧膜上通过 Cl^--HCO_3^- 逆向转运体与 Cl^- 交换,被转运出壁细胞,并经细胞间隙进入血液;Cl^- 则进入壁细胞,再通过分泌小管的氯通道进入分泌小管腔。壁细胞基底侧膜上的钠泵将细胞内的 Na^+ 泵出壁细胞,将 K^+ 泵入壁细胞,以补充由顶端膜丢失的部分 K^+。在消化期,由于胃酸大量分泌,同时有大量 HCO_3^- 进入血液,血液暂时碱化,形成餐后碱潮(postprandial alkaline tide)。

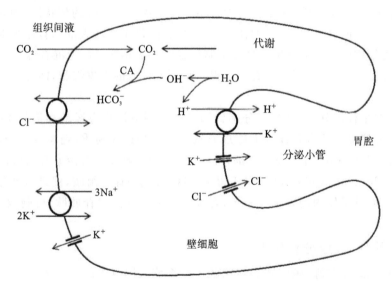

图 6-5 胃黏膜壁细胞分泌盐酸的基本过程模式图
CA:碳酸酐酶

(2) 盐酸的作用:①使食物中的蛋白质变性,有利于蛋白质的水解。②激活胃蛋白酶原,使之转变为有活性的胃蛋白酶,并为胃蛋白酶提供适宜的酸性环境。③进入小肠后,促进促胰液素、缩胆囊素的释放,进而促进胰液、胆汁和小肠液的分泌。④杀灭随食物进入胃内的细菌。⑤与 Ca^{2+} 和 Fe^{2+} 结合,形成可溶性盐,有利于小肠对铁和钙的吸收。因为盐酸属于强酸,所以当胃酸分泌过多时,对胃和十二指肠黏膜可产生侵蚀作用,使黏膜层受损,这可能是诱发胃和十二指肠溃疡的原因之一。若盐酸分泌过少,可产生腹胀、腹泻等消化不良的症状。

2. 胃蛋白酶原 胃蛋白酶原(pepsinogen)主要由泌酸腺的主细胞合成和分泌。颈黏液细胞、贲门腺和幽门腺的黏液细胞以及十二指肠近端的腺体也能分泌胃蛋白酶原。胃蛋白酶原以无活性的酶原形式储存在细胞内。进食、迷走神经兴奋及促胃液素等刺激可促进其释放。在盐酸或已被激活的胃蛋白酶的作用下,无活性的胃蛋白酶原转变成有活性的胃蛋白酶。胃蛋白酶能水解食物中蛋白质,使之分解为胨、胨和少量多肽及氨基酸。胃蛋白酶的最适 pH 为 1.8~3.5,当 pH>5.0 时便失去活性。

3. 内因子 内因子(intrinsic factor)是由壁细胞分泌的一种糖蛋白。它有两个活性部位,一个部位可与进入胃内的维生素 B_{12} 结合形成内因子-维生素 B_{12} 复合物,可保护维生素 B_{12} 免受小肠内水解酶的破坏;另一个部位与远端回肠黏膜上的受体结合,促进维生素 B_{12} 的吸收。当内因子缺乏时,进入消化道的维生素 B_{12} 被破坏而导致吸收障碍,从而影响红细胞的生成,引起巨幼红细胞贫血。能促进胃酸分泌的各种刺激,如进食、迷走神经兴奋及促胃液素等,均可使内因子分泌增多;而萎缩性胃炎、胃大部切除致胃酸缺乏的患者,内因子分泌减少,必须经胃肠外补充维生素 B_{12},以防发生巨幼红细胞贫血。

4. 黏液和碳酸氢盐 胃液中含有大量的黏液(mucus),它们是由胃黏膜表面的上皮细胞、贲门腺、幽门腺及黏液颈细胞共同分泌的混合物,主要成分为糖蛋白。黏液具有较高的黏稠性和形成凝胶的特性,分泌后覆盖于胃黏膜表面,在胃黏膜表面形成一厚约 500 μm 的凝胶层,其作用包括:①润滑食物。②保护胃黏膜免受粗糙食物的机械性损伤。③黏液呈中性或弱碱性,可中和胃酸,防止胃酸和胃蛋白酶对胃黏膜的侵蚀。④黏液与胃黏膜分泌的 HCO_3^- 一起构成黏液-碳酸氢盐屏障(mucus-bicarbonate barrier),其能有效地保护胃黏膜免受胃内盐酸和胃蛋白酶的损伤(图 6-6)。由于黏液的黏稠度是水的 30~260 倍,故在黏液凝胶构成的非流动液层中,H^+ 的扩散速度要比在水中慢。因此当 H^+ 从黏液层表面向深层缓慢扩散时,将与来自黏液层下面上皮细胞而逐渐向表层扩散的 HCO_3^- 相遇,两者中和,在黏液层内形成 pH 阶梯现象。一般在靠近胃腔一侧的 pH 约为 2.0,而靠近胃黏膜上皮细胞侧的 pH 约为 7.0,呈中性或弱碱性,可有效防止胃酸和胃蛋白酶对胃黏膜的损伤。

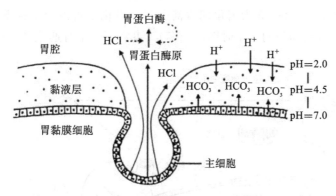

图 6-6 黏液-碳酸氢盐屏障模式图

除黏液-碳酸氢盐屏障外,胃黏膜上皮细胞的顶端膜和相邻细胞之间存在的紧密连接构成了胃黏膜屏障(gastric mucosal barrier),可防止胃腔内的 H^+ 向胃黏膜内扩散。许多因素如酒精、胆盐、阿司匹林、肾上腺素与幽门螺杆菌感染等,均可破坏或削弱胃黏膜的屏障作用,严重时可造成胃黏膜损伤,引起胃炎或胃溃疡。此外,胃和十二指肠黏膜亦具有非常强的细胞保护作用。

(二) 胃和十二指肠黏膜的细胞保护作用

人的消化道经常受到许多理化因素的刺激,如渗透压不同的液体、温度不同的食物、pH 各异的药物等。另外,胃和十二指肠黏膜还经常暴露于各种有毒有害的物质中,如高浓度酒精、阿司匹林、非甾体抗炎药等,但其并未经常受损而出现糜烂、溃疡和出血,其原因包括:①胃和十二指肠黏膜能合成和释放某些具有防止或减轻多种有害刺激对细胞损伤和致其坏死的物质,如前列腺素、表皮生长因子等,它们能抑制胃酸和胃蛋白酶原的分泌,刺激黏液和 HCO_3^- 的分泌,使胃黏膜微血管扩张、黏膜血流量增加,从而有助于修复胃黏膜和维持其完整性,抵抗强酸、强碱、酒精等对消化道黏膜的损伤。②直接保护作用:某些胃肠激素,如神经降压素、生长抑素、降钙素基因相关肽。③适应性细胞保护作用:胃内食物、胃酸、胃蛋白酶、反流的胆汁,常对胃黏膜构成微弱刺激,使胃黏膜持续少量地释放前列腺素和生长抑素等,能有效减轻或防止强刺激对胃黏膜的损伤。④存在黏液-碳酸氢盐屏障。⑤胃黏膜细胞更新速度非常快(表6-6)。

表6-6 胃和十二指肠黏膜的细胞保护作用

	组成	保护机制	加强因素	削弱因素
黏液-碳酸氢盐屏障	覆盖于胃黏膜上皮细胞表面的一层凝胶层,由水、糖蛋白、碳酸氢盐等组成	保护胃黏膜免受胃酸侵蚀,防止胃蛋白酶对胃黏膜的自身消化作用	硫糖铝、铋剂与糖蛋白络合,可形成保护膜,促进溃疡愈合	幽门螺杆菌能分泌蛋白酶,裂解黏蛋白
胃黏膜屏障	胃黏膜上皮细胞及细胞间的紧密连接	防止胃腔内 H^+ 向黏膜上皮细胞扩散	生长因子能促进胃黏膜上皮的更新与修复	幽门螺杆菌能分泌磷脂酶,破坏黏膜上皮细胞脂质膜
细胞保护作用	胃和十二指肠黏膜和肌层中高浓度的前列腺素、生长因子等物质	抑制胃酸和胃蛋白酶原的分泌,刺激黏液和 HCO_3^- 的分泌,扩张胃黏膜血管	米索前列醇作为前列腺素衍生物,用于治疗消化性溃疡	酒精和非甾体抗炎药(阿司匹林、吲哚美辛),抑制前列腺素合成,促进溃疡发生

(三) 消化期的胃液分泌

人在空腹时,胃液分泌量很少。空腹时的胃液分泌,称为基础胃液分泌或非消化期胃液分泌。进食可刺激胃液大量分泌,称为消化期胃液分泌。消化期胃液分泌根据感受食物刺激的部位不同,可分为头期、胃期和肠期3个时期(图6-7)。事实上3个时期几乎同时开始、互相重叠。

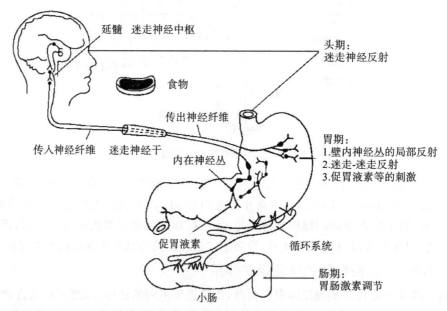

图6-7 消化期胃液分泌的时期及其调节

1. 头期胃液分泌 头期(cephalic phase)胃液分泌是由头面部感受器感受食物刺激引起的神经反射活动。进食时,食物的颜色、形状、气味及咀嚼、吞咽动作,可刺激眼、耳、口、鼻、咽等处的感受器,通过传入冲动反射性地引起胃液分泌。头期胃液分泌机制曾用假饲(sham feeding)方法证明,即预先将犬的食管切断,造一个食管瘘和一个胃瘘,食物经口进入食管后,从食管瘘流出体外,不能进入胃内,此时却有胃液从胃瘘流出。

引起头期胃液分泌的机制包括条件反射和非条件反射。条件反射是由食物的形状、气味,与食物有关的语言等刺激,通过视、嗅、听感受器引起;非条件反射是当咀嚼和吞咽时,食物刺激口腔、舌、咽部等处的机械和化学感受器所引起的,感受器接收这些刺激后,将传入冲动传至延髓、下丘脑、边缘叶和大脑皮层等处的反射中枢,经迷走神经传出,引起胃液分泌。迷走神经是条件反射和非条件反射共同的传出神经,其末梢支配胃腺和胃窦部 G 细胞,可直接促进胃液分泌,亦可通过促胃液素间接促进胃液分泌,以直接作用更为重要。

头期胃液分泌的特点是分泌量较大,约占消化期分泌总量的 30%,酸度高,胃蛋白酶含量亦很高,持续时间较长,消化力强,可持续 2~4 h。通常头期胃液分泌量的多少与食欲和情绪有很大关系,美味食物比不可口食物引起的胃液分泌量大,心情舒畅时头期胃液的分泌量大;人在情绪抑郁、惊恐时,胃液分泌可受到显著抑制。

2. 胃期胃液分泌 胃期(gastric phase)胃液分泌是指食物入胃后,直接刺激胃壁机械性和化学感受器所引起大量胃液分泌的时期。胃期胃液分泌的调节方式包括神经反射和体液调节,其主要途径包括:①食物的机械扩张,刺激胃底、胃体的感受器,通过迷走-迷走反射和壁内神经丛的局部反射,直接或通过促胃液素间接引起胃腺分泌。②食物的机械扩张,刺激幽门部的感受器,通过壁内神经丛作用于 G 细胞,使之分泌促胃液素。③食物的化学成分,尤其是蛋白质消化产物(肽和氨基酸),能直接作用于 G 细胞,促进促胃液素的合成和释放。虽然淀粉和脂肪也可刺激胃液分泌,但不如蛋白质消化产物作用强。不同的氨基酸对胃酸分泌的刺激作用效果不同,在人体,苯丙氨酸和色氨酸的作用最强。其他物质,如咖啡、可乐、茶、牛奶、酒精、Ca^{2+} 等也能引起胃液大量分泌。

胃期胃液分泌的特点是分泌量大,占进食后胃液分泌总量的 60%,酸度和胃蛋白酶的含量也很高,但胃蛋白酶的含量较头期少,因而其消化力不如头期强。

3. 肠期胃液的分泌 将食糜、肉的提取液、蛋白胨液等通过瘘管直接注入十二指肠,也可引起轻度胃液增加。由此说明,食物离开胃后,仍具有刺激胃液分泌的作用。肠期胃液的分泌主要通过体液调节实现。其主要途径:食物进入小肠后,对小肠壁的机械扩张作用和对小肠黏膜的化学刺激,可直接作用于十二指肠和空肠上部,使其分泌一种或几种胃肠激素(如肠泌酸素),通过血液循环再作用于胃,使胃液分泌增加。

肠期胃液分泌特点是分泌量较少,约占进餐后胃液分泌总量的 10%,酸度不高,胃蛋白酶的含量也较少,因而消化力也不强。这可能与小肠内酸、脂肪和高张溶液对胃液分泌的抑制作用有关。

(四)调节胃液分泌的神经和体液因素

胃液的分泌接受神经和体液因素的调节,前者主要通过迷走神经的活动实现,后者主要通过激素或生物活性物质实现。

1. 促进胃液分泌的因素 促进胃液分泌的因素有乙酰胆碱(ACh)、组胺和促胃液素等。

(1) ACh:支配胃的迷走神经节后纤维以及部分肠壁内神经末梢释放神经递质 ACh,与壁细胞上 M 受体结合,可直接引起胃酸分泌;此外,还可刺激胃泌酸区黏膜内肠嗜铬样细胞(ECL 细胞)和 G 细胞,通过其释放的组胺和促胃液素,间接引起壁细胞分泌胃液;另外,ACh 还能通过抑制 δ 细胞释放生长抑素,进而加强其对 G 细胞的直接刺激作用。

(2) 组胺:胃泌酸区黏膜中的 ECL 细胞分泌的组胺对胃酸的分泌具有非常强的刺激作用。组胺以旁分泌方式到达邻近壁细胞,与壁细胞上的 H_2 受体结合,通过受体-Gs-AC-PKA 信号转导途径,使包括质子泵在内的某些蛋白磷酸化而引起胃液分泌。ECL 细胞上还存在促胃液素受体(CCK_B)、M_3 受体、β 受体、生长抑素受体等,当促胃液素、ACh、肾上腺素、生长抑素等与相应受体结合后,亦能调节胃液的分泌。西咪替丁及其类似物可阻断组胺与 H_2 受体结合而抑制胃酸分泌,因而有助于消化性溃疡的愈合,故这类物质也是临床上用于治疗消化性溃疡的常用抑酸药。

(3) 促胃液素:存在于胃窦和十二指肠等处黏膜中的 G 细胞分泌的促胃液素,作用广泛,主要刺激胃酸和胃蛋白酶原分泌。其作用是通过 CCK$_B$ 受体-G$_q$-PLC-IP$_3$-Ca^{2+} 和 DG-PKC 信号通路实现的,见图 6-8。促胃液素还能作用于 ECL 细胞上的相应受体,促进 ECL 细胞分泌组胺,再通过组胺刺激壁细胞分泌盐酸,这种作用可能比它直接刺激壁细胞分泌胃液的作用更重要。

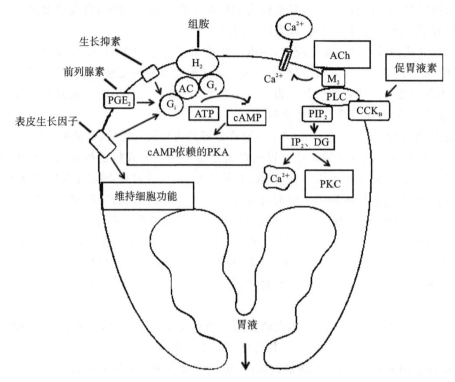

图 6-8 刺激壁细胞分泌胃液的细胞机制示意图

(4) 其他因素:Ca^{2+}、低血糖、咖啡因、酒精等也可刺激胃酸分泌。引起壁细胞分泌胃酸的绝大多数刺激物还能促进主细胞分泌胃蛋白酶原、黏液细胞分泌黏液。迷走神经末梢释放的 ACh 是主细胞分泌胃蛋白酶原的强刺激物,促胃液素、促胰液素、缩胆囊素也可以刺激胃蛋白酶原的分泌。

2. 抑制胃液分泌的因素 胃液的分泌除了有许多兴奋性因素外,还有许多抑制性因素,如盐酸、脂肪、高张溶液等。

(1) 盐酸:盐酸是胃泌酸腺的分泌物,当其分泌过多时,可负反馈抑制胃液分泌。一般情况下,当胃窦内的 pH 降至 1.2~1.5 时,胃液分泌就会受到抑制;其机制是盐酸直接抑制 G 细胞,使促胃液素释放减少。胃液还能直接刺激 δ 细胞,使之分泌生长抑素,间接抑制促胃液素及胃液分泌。若十二指肠的 pH 低于 2.5,也可抑制胃液的分泌;其机制可能是胃液刺激小肠黏膜释放促胰液素,使十二指肠球部释放球抑胃素,从而抑制胃液分泌。

(2) 脂肪:脂肪及其消化产物进入小肠后,可刺激小肠黏膜分泌促胰液素、缩胆囊素、肠抑胃肽、血管活性肠肽和胰高血糖素等,这些具有抑制胃液分泌和胃运动作用的激素,统称为肠抑胃素。

(3) 高张溶液:消化期,食糜进入十二指肠后,使肠腔内出现高张溶液,可通过两条途径抑制胃液分泌:①高张溶液兴奋小肠内渗透压感受器,通过肠-胃反射(enterogastric reflex)抑制胃液分泌。②高张溶液刺激小肠黏膜释放一种或几种胃肠激素,从而抑制胃液分泌。

3. 其他因素对胃液分泌的影响 许多胃肠激素也参与胃液分泌的调节,这些激素的作用及作用途径各不相同。其中,促胃液素、铃蟾素、内源性阿片样物质、缚酪肽、神经肽 Y 等能促进胃液分泌;缩胆囊素、血管活性肠肽能双向调节胃液分泌;生长抑素、神经降压素、表皮生长因子、甘

肠抑胃素

丙肽等则能抑制胃液分泌。此外,社会心理因素也能影响胃液的分泌。

(1) 促进胃液分泌的胃肠激素。

①铃蟾素:能强烈刺激促胃液素释放,然后促进胃液大量分泌。铃蟾素是一种由胃壁非胆碱能神经元分泌的神经递质。实验中发现,给动物中枢内注射铃蟾素后,动物的胃液分泌减少;给动物静脉注射铃蟾素后,血液促胃液素水平很快升高,从而引起动物的基础胃液分泌量、餐后胃液分泌量增加。其机制是通过作用于 G 细胞膜上的铃蟾素受体,促进促胃液素释放。

②内源性阿片样物质:能增加基础胃液分泌,能促进组胺引起的胃液分泌。

③缬酪肽(valosin):从猪小肠中分离出来的一种胃肠肽,它能促进基础胃液分泌,但其作用并不依赖于促胃液素的分泌。

④神经肽 Y(neuropeptide Y,NPY):一种脑肠肽。NPY 能通过突触前 Y_2 受体介导的途径,引起胃液分泌。

(2) 对胃液具有双向调节作用的胃肠激素。

①缩胆囊素(CCK):研究发现,CCK 不仅能刺激禁食动物的胃液分泌,又能竞争性抑制促胃液素刺激胃液分泌。整体情况下,CCK 还能通过与 δ 细胞的 CCK_A 受体结合,引起 δ 细胞释放生长抑素而抑制胃液分泌。所以,CCK 对胃液的分泌主要表现为抑制作用。

②血管活性肠肽(VIP)能双向调节胃液的分泌,一方面可抑制食物、组胺和促胃液素等刺激胃液分泌的作用,另一方面通过刺激 δ 细胞释放生长抑素而抑制胃酸分泌。此外,VIP 还能刺激壁细胞内 cAMP 增加而促进胃液分泌。

(3) 抑制胃液分泌的胃肠激素。

①抑胃肽(gastric inhibitory peptide,GIP):可抑制组胺和胰岛素性低血糖所引起的胃液分泌,其作用是由生长抑素介导的。大剂量抑胃肽还能抑制胃蛋白酶原的释放。

②生长抑素:由胃肠黏膜 δ 细胞分泌的一种胃肠激素,通过旁分泌作用于壁细胞、ECL 细胞和 G 细胞,对胃的分泌和运动都具有非常强的抑制作用。其作用机制是激活生长抑素受体 2 ($SSTR_2$),经受体-G_i-AC 途径抑制细胞内 cAMP 的生成而发挥作用。

③神经降压素(neurotensin):通过作用于迷走神经从而抑制胃酸的分泌。

④表皮生长因子(epidermal growth factor,EGF):能抑制胃酸分泌,但其抑酸作用是在胃上皮受损时,通过抑制细胞内 cAMP 的生成而实现的,这有利于胃黏膜的修复。

⑤甘丙肽(galanin):在中枢神经系统和周围神经系统内均存在甘丙肽,该物质对基础胃液的分泌、进食引起的胃液分泌均有显著抑制作用。甘丙肽的抑酸作用特异性非常强,仅对促胃液素引起的胃液分泌或能够促进促胃液素释放的物质所引起的胃液分泌具有抑制效应。

⑥酪酪肽(peptide-YY,PYY):能通过收缩胃血管、减少胃黏膜血流量、抑制胃体胆碱能神经纤维末梢释放 ACh 而抑制胃酸分泌。

⑦其他胃肠激素:能够抑制胃液分泌的胃肠激素非常多,如 P 物质、肠高血糖素、降钙素基因相关肽等。

(4) 社会心理因素:如不良的精神和情绪状态可通过某些条件反射抑制胃液的分泌。

二、胃的运动

胃的机械性消化是通过胃平滑肌有规律的收缩和舒张而进行的。胃在消化期和非消化期具有不同的运动功能。消化期,胃运动的主要作用是接受和储存从食管来的食团,并使食团与胃液充分混合,形成糊状食糜,再以适宜的速度逐次、少量排入十二指肠。非消化期,胃运动主要是清除胃内残留物。

根据胃壁肌层的结构和功能特点,胃可分为头区和尾区两部分。头区由胃底和胃体近端约 1/3 部分构成,其运动较弱,主要用于储存食物,调节胃内压及促进液体的排空。尾区由胃体远端约 2/3、胃窦和幽门部分构成,其运动较强,主要功能是混合、磨碎食物,形成食糜,促进固体食物的胃排空。

(一) 胃的运动形式

消化期胃的运动形式有容受性舒张、紧张性收缩和蠕动。

1. 容受性舒张　进食(如咀嚼、吞咽)时,食物对咽、食管等处感受器的刺激反射性地引起胃底和胃体平滑肌舒张,称为容受性舒张(receptive relaxation)。容受性舒张是胃容纳食物的主要运动形式,使胃的容量显著增加,可使胃容量由空腹时 50 mL 增加到进食后的 1.5~2 L,胃内压却无显著升高。其生理意义包括:①适应大量食物的容纳和暂时储存,防止胃内压骤然增高而致食糜过早排入十二指肠,有利于食物在胃内充分消化。②防止因食管下括约肌张力不全而致胃内容物反流回食管,损伤食管。

容受性舒张是胃特有的运动形式。胃的容受性舒张是通过迷走-迷走反射实现的,切断人或动物双侧迷走神经后,胃的容受性舒张不再出现。在这一反射过程中,迷走神经传出纤维属于抑制性纤维,其末梢释放的神经递质并非 ACh,可能是某种肽类物质,如 VIP、NO。此外,食物对胃壁的机械刺激,食糜对十二指肠的机械、化学刺激也能通过迷走-迷走反射和内在神经丛反射性引起胃底和胃体平滑肌的舒张,因而参与胃的容受性舒张的机制可能有多种。

2. 紧张性收缩　胃壁平滑肌经常处于一定的缓慢而持续的收缩状态,称为紧张性收缩(tonic contraction),这是消化道平滑肌共有的运动形式。其生理意义包括:①有利于保持胃的正常形态和位置,防止胃下垂。②有利于胃液渗入食糜内部,促进化学性消化。③促进胃内食糜向十二指肠方向推送。④胃的紧张性收缩是胃其他运动形式的基础,如果胃的紧张性收缩过低,易导致胃下垂或胃扩张。

3. 蠕动　食物入胃后 5 min 左右,胃开始出现蠕动(peristalsis)。胃的蠕动起源于胃的中部向幽门方向推进的收缩波,其频率约为 3 次/分,15~20 s 出现一次,每个蠕动波约需 1 min 到达幽门,通常是一波未平,一波又起。蠕动波初始时较弱,向幽门推进途中逐渐加强,速度加快,接近幽门时显著增强,可将 1~2 mL 食糜推入十二指肠。胃蠕动的这种作用也被称为幽门泵。但并非每个蠕动波都能到达幽门,有些蠕动波传到胃窦部就消失。若幽门括约肌收缩,幽门关闭,加之蠕动波的推进,可致胃窦末端内压升高,可将胃窦内尚未变为食糜的固体食物反向推回至胃窦近侧和胃体部。食糜的这种后退有利于其在胃内继续与消化液混合,亦对块状食物起到进一步研磨与粉碎作用。胃蠕动的生理意义包括:①促进食物在胃内的搅拌和研碎,有利于机械性消化。②促进胃液与食糜的充分混合,有利于化学性消化。③将胃内容物经幽门向十二指肠推进。

胃蠕动的频率受胃平滑肌慢波电位的控制。胃的慢波起始于胃大弯上部,沿纵行肌向幽门方向传播。胃平滑肌的收缩一般发生于慢波之后的 6~9 s 内,动作电位出现后 1~2 s。

胃的运动受神经和体液因素共同调节。迷走神经兴奋时,可引起胃的容受性舒张,可使胃的慢波和动作电位的频率增加,从而使胃的收缩频率和收缩强度增加。交感神经兴奋时,胃的收缩频率和收缩强度下降。促胃液素和胃动素可使胃的慢波加快,胃窦收缩增强,促进胃排空;生长抑素、胰高血糖素、抑胃肽、促胰液素则能抑制胃的运动。

(二) 胃排空及其控制

1. 胃排空　食糜由胃排入十二指肠的过程,称为胃排空(gastric emptying)。一般情况下,食物入胃后 5 min 左右就开始胃排空。

胃排空的动力来源于近端胃的收缩和远端胃的蠕动。当蠕动波到达幽门时,幽门括约肌开放,有 1~2 mL 食糜进入十二指肠。胃运动加强、胃内压升高是胃排空的动力,幽门和十二指肠的收缩是胃排空的阻力。胃排空的速度主要取决于胃与十二指肠之间的压力差,也与食物的种类、物理性状及化学组成有关。

一般情况下,液体食物较固体食物排空快,细小颗粒食物较大块食物排空快,等张液体较高张或低张液体排空快。3种主要营养物质中,糖类排空速度最快,蛋白质次之,脂肪最慢。通常混合性食物需4~6 h才能完全排空。

2. 胃排空的控制 胃排空受胃和十二指肠两方面因素的控制,且每一方面的因素均受神经和体液因素调节。

(1) 胃内因素促进胃排空:当大量食物进入胃后,胃受到食物的机械性刺激,通过迷走-迷走反射及壁内神经丛反射,胃运动加强、胃内压升高,促进胃排空。另外,食物对胃的扩张刺激和食物中某些化学成分可引起G细胞释放促胃液素引起胃运动加强。但需要注意的是,促胃液素既能促进胃运动,还能增强幽门括约肌的收缩,延缓胃排空,其总效应以后者更显著。

(2) 十二指肠内因素抑制胃排空:十二指肠壁上存在多种感受器,食糜进入十二指肠后,其中的盐酸、脂肪、高渗溶液及机械性扩张都可刺激这些感受器,通过肠-胃反射抑制胃的运动,使胃排空减慢。此外,食糜中的盐酸和脂肪还可刺激小肠黏膜释放促胰液素、抑胃肽等,抑制胃的运动,延缓胃排空。

(3) 其他因素:人的情绪变化也影响胃排空的速度,当情绪激动时,胃排空加速;而忧虑、悲伤、疼痛、惊恐、紧张等情绪可使胃排空减慢。

胃排空是间断进行的。胃内因素促进胃排空,十二指肠内因素抑制胃排空,两方面因素相互消长,相互交替,以控制胃排空过程。

(三) 消化间期的胃运动

人在空腹状态时,胃呈现间歇性强力收缩伴有较长静息期为特征的周期性运动,并向肠道方向传播,这种运动称为消化间期移行性复合运动(migrating motor complex,MMC)。

MMC的一个周期为90~120 min,可分为四个时相(图6-9)。

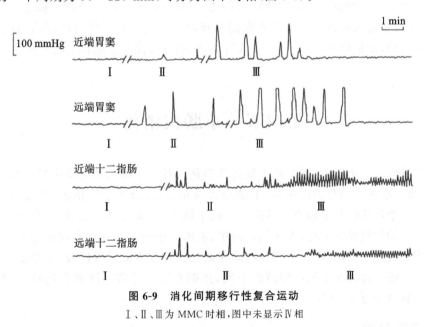

图6-9 消化间期移行性复合运动
Ⅰ、Ⅱ、Ⅲ为MMC时相,图中未显示Ⅳ相

Ⅰ相(静息期):只能记录到慢波电位,不出现胃肠收缩,持续45~60 min。

Ⅱ相(少锋电位期):可记录到少量不规则的锋电位,胃肠出现不规则的蠕动,持续30~45 min。

Ⅲ相(强烈收缩期):每个慢波电位上均出现成簇的锋电位,胃肠出现规则的高幅胃肠收缩,持续5~10 min。

Ⅳ相(过渡期):从Ⅲ相转到下一周期Ⅰ相之间的短暂时期,持续约5 min。

胃的MMC起始于胃体的上1/3部,收缩波以每分钟5~10 cm的速度向远端扩布,90 min后到达回肠末端。其生理意义是将空腹时吞下的唾液、胃黏液、上次进食后遗留的残渣、脱落的细胞碎片、细菌等清除干净,起到"清道夫"作用。若消化间期胃肠运动减弱,可引起功能性消化不良、肠道菌群失调(细菌过度繁殖)等病症。

MMC受肠神经系统和胃肠激素的共同调节,如MMC的Ⅰ相可能与NO释放有关,Ⅲ相可能与胃动素的分泌有关。

三、呕吐

呕吐(vomiting)是机体经过一系列复杂反射活动将胃、肠内容物从口腔强力排出体外的过程。各种机械性、化学性刺激作用于舌根、咽部、胃、大小肠、胆总管、泌尿生殖器官等处的感受器,均可引起呕吐。此外,视觉、内耳前庭的位置觉发生改变及颅内压增高时也可引起呕吐。

呕吐前常出现恶心、流涎、呼吸急促、心率加快且不规则等自主神经兴奋症状。引起呕吐感觉的刺激,经迷走神经、舌咽神经、交感神经的感觉纤维及其他传入神经将冲动传至延髓外侧网状结构背外侧缘的呕吐中枢,再经迷走神经、交感神经、膈神经和脊神经等传出神经纤维将冲动传至胃、小肠、膈肌和腹壁肌肉,引起机体深吸气,声门、鼻咽道关闭,胃窦部、膈肌、腹壁肌剧烈收缩,胃上部和食管下端舒张,挤压胃内容物,使之经食管从口腔排出体外。剧烈呕吐时,十二指肠和空肠上段运动也加强,蠕动加快,严重时或可转为痉挛,致使胃和十二指肠间的压力差逆转,十二指肠内容物逆流入胃。因此,呕吐物中有时混有胆汁和小肠液。因呕吐反射的感受器分布广泛,在临床上引起呕吐的原因非常多,如肠胃炎、肾绞痛、胆绞痛、脑肿瘤、颅脑损伤等。但由于呕吐中枢在解剖定位和功能上与呼吸中枢、心血管中枢之间存在密切联系,因而,呕吐时往往还伴有呼吸及心血管反应。

呕吐是一种具有保护意义的防御性反射活动,可将胃内有害物质排出。临床上,食物中毒的患者,借助呕吐可把进入胃内的有毒物质在尚未吸收前排出体外。但长期剧烈的呕吐将影响进食和正常消化活动,使消化液大量丢失,导致机体水、电解质代谢紊乱和酸碱平衡失调。

胃动力学

急性胰腺炎病例及解析

第四节 小肠内消化

食糜由胃进入十二指肠后,就开始小肠内的消化过程。小肠是消化道中最长的一段,成人小肠全长5~7米。小肠上端与幽门相接,下端与大肠相连,可分为十二指肠、空肠和回肠等部分。小肠内消化是整个消化过程中最重要的阶段。在小肠内,食糜经过胰液、胆汁和小肠液的化学性消化以及小肠运动的机械性消化,变成结构简单、能够被小肠上皮细胞吸收的小分子物质。小肠亦是营养物质吸收的主要场所,各种营养物质在此处被吸收入血或淋巴液,未被消化的食物残渣则从小肠进入大肠。食物在小肠内停留的时间,依据食物的性质不同而有差异,一般情况下,混合性食物在小肠内停留3~8 h。

一、胰液的分泌

胰腺是消化道内最重要的分泌腺,既有外分泌功能,亦具内分泌功能。胰腺的外分泌部由腺泡细胞和小导管管壁细胞构成,其中小导管管壁细胞主要分泌无机物,包括碳酸氢盐等,而胰腺腺泡细胞主要分泌消化酶,两者分泌的消化酶、无机物和水等构成胰液,在消化期经胰腺导管注入十二指肠。胰液具有极强的消化能力。胰腺的内分泌部,主要由胰岛构成,能分泌胰高血糖素、胰岛素和胰多肽等多种激素,参与机体代谢活动(见第十一章内分泌)。

（一）胰液的性质、成分和作用

胰液（pancreatic juice）是一种无色、无味的碱性液体，pH 为 7.8～8.4，渗透压与血浆渗透压大致相等。正常成人，每日分泌量为 1～2 L。胰液中含有大量的水、无机物和有机物。无机物主要包括 HCO_3^-、Cl^-、Na^+、K^+、Ca^{2+} 等，其中 HCO_3^- 含量非常多。有机物主要是胰腺腺泡细胞分泌的多种消化酶，包括胰淀粉酶、胰脂肪酶、胰蛋白酶、糜蛋白酶、核糖核酸酶和脱氧核糖核酸酶等。

1. HCO_3^-　HCO_3^- 主要由胰腺的小导管上皮细胞分泌。这些细胞内含有高浓度的碳酸酐酶，在其催化下，CO_2 和 H_2O 生成 H_2CO_3，然后解离成 H^+ 与 HCO_3^-，后者分泌到胰液中。人胰液中 HCO_3^- 浓度随分泌速度的增加而增加，最高可达 145 mmol/L，其含量决定着胰液的酸碱度。HCO_3^- 的主要作用包括：①中和随食糜进入十二指肠内的胃酸，保护小肠黏膜免受胃酸的侵蚀。②为小肠内多种消化酶发挥作用提供适宜的 pH 环境。

2. 胰淀粉酶　胰淀粉酶（pancreatic amylase）是一种 α-淀粉酶，不需激活就具有生物活性，最适 pH 为 6.7～7.0。胰淀粉酶对生、熟淀粉的水解效率都非常高，可将淀粉、糖原及大多数糖类水解为糊精、麦芽糖和葡萄糖等。

3. 胰脂肪酶　胰脂肪酶（pancreatic lipase）是分解、消化脂肪的主要消化酶，最适 pH 为 7.5～8.5。胰脂肪酶可将三酰甘油分解成甘油、脂肪酸和一酰甘油。

目前认为，胰脂肪酶只有在胰腺分泌的另一种小分子蛋白质（即辅脂酶）存在的条件下才能发挥作用。因为胆盐具有去垢性，能将附着于胆盐微胶粒（乳化的脂滴）表面的蛋白质清除，但辅脂酶对胆盐微胶粒具有较高的亲和力，所以，当胰脂肪酶、辅脂酶和胆盐形成三元络合物时，可防止胆盐将胰脂肪酶从脂滴表面清除，故辅脂酶的作用常被形容为附着在脂滴表面的"锚"。

此外，胰液中还含有部分胆固醇酯酶和磷脂酶 A_2，可分别水解胆固醇酯和卵磷脂。

4. 胰蛋白酶原和糜蛋白酶原　胰腺腺泡细胞分泌的胰蛋白酶原（trypsinogen）和糜蛋白酶原（chymotrypsinogen）以无活性的酶原形式存在于胰液中。随胰液进入小肠后，在小肠液的肠激酶（enterokinase）、胃酸、组织液的作用下，胰蛋白酶原迅速被活化成为胰蛋白酶，以肠激酶为主。此外，胰蛋白酶一经形成，不仅具有正反馈效应，进行自我激活；还可以激活糜蛋白酶等胰液中其他蛋白水解酶。胰蛋白酶和糜蛋白酶作用相似，是消化蛋白质的主要消化酶，其中胰蛋白酶的含量最多，两者均能将蛋白质分解为䏡、胨；当它们协同作用于蛋白质时，分解蛋白质的作用显著增强，可将蛋白质分解为小分子多肽和氨基酸。糜蛋白酶还具有较强的凝乳作用。若缺乏胰蛋白酶、糜蛋白酶和肠激酶，患者将出现蛋白质消化不良，从而引起严重腹泻。

此外，胰液中的氨基肽酶、羧基肽酶、核糖核酸酶、脱氧核糖核酸酶等水解酶，也以酶原形式分泌，在已活化的胰蛋白酶作用下被激活。激活后氨基肽酶、羧基肽酶分别作用于肽链的氨基、羧基端肽键，释放出具有自由氨基、羧基的氨基酸。核酸酶能使相应的核酸部分水解为单核苷酸。

由于胰液中含有消化 3 种主要营养物质的消化酶，因而胰液是所有消化液中消化力最强、消化功能最全面的消化液。当胰液分泌障碍时，即使其他消化液分泌正常，也将会影响食物中脂肪和蛋白质的消化和吸收，临床上，常可引起患者发生脂肪泻，同时，也可使脂溶性维生素 A、D、E、K 等的吸收受到影响，但糖类的消化和吸收一般不受影响。这是因为糖类的消化主要是通过小肠黏膜分泌的酶（如蔗糖酶、麦芽糖酶等）将多糖分解为单糖。

（二）胰液分泌的调节

在非消化期，胰液分泌量非常少，仅占最大分泌量的 10%～20%。进食后，消化期可引起胰液大量分泌。食物是刺激胰液分泌的自然因素。消化期的胰液分泌受神经和体液因素的共同调节，但以体液调节为主。

1. 神经调节 食物的色、形、味以及食物对口腔、食管、胃和小肠的刺激均能通过神经调节引起胰液分泌。食物的色、味等刺激头部视觉、嗅觉等感受器,通过条件反射引起胰液分泌;食物可直接刺激口腔、咽部感受器,通过非条件反射引胰液分泌,见图6-10。神经反射的传出神经是迷走神经,其末梢释放的神经递质为ACh,当其作用于腺泡细胞上受体后,引起胰液分泌。此外,迷走神经可促进胃窦和小肠黏膜释放促胃液素,间接引起胰液分泌,但此作用较弱。由于迷走神经主要作用于胰腺的腺泡细胞,而对小导管细胞的作用较弱,因此迷走神经兴奋引起胰液分泌的特点是酶含量较多,水和HCO_3^-少。

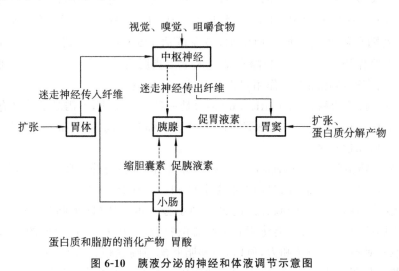

图6-10 胰液分泌的神经和体液调节示意图
———:水样分泌；--------:酶的分泌

内脏大神经(属于交感神经)对胰液分泌的影响不明显。一方面,其内的胆碱能神经纤维可促进胰液分泌;另一方面,其内的肾上腺素能纤维可使胰腺血管收缩,导致胰液分泌的水源不足而影响胰液分泌。

2. 体液调节 调节胰液分泌的体液因素包括促胰液素和缩胆囊素。

(1) 促胰液素:促胰液素主要作用于胰腺导管上皮细胞,通过cAMP第二信使途径引起水和HCO_3^-分泌多、胰酶含量少的胰液分泌。此外,促胰液素还能刺激胆汁分泌,抑制胃酸分泌,延缓胃排空。胃酸是刺激促胰液素分泌的主要刺激物,其次是蛋白质分解产物和脂肪酸,糖类几乎无作用。

(2) 缩胆囊素(CCK):CCK的主要作用是刺激胰腺腺泡细胞,通过激活磷脂酰肌醇系统,在Ca^{2+}介导下引起胰腺分泌胰酶,促进胆囊平滑肌收缩,Oddi括约肌舒张,促进胰液的分泌和胆汁的释放。此外,CCK还可抑制胃酸分泌,抑制胃排空,调节小肠、结肠的运动。引起CCK释放的因素由强到弱依次为蛋白质分解产物、脂肪酸、胃酸和脂肪,糖类几乎无作用。

促胰液素和CCK间存在协同效应,此外,迷走神经亦能加强促胰液素的作用,使胰液分泌增多。神经调节与体液调节相互加强,对消化期胰液的分泌具有重要意义。

3. 胰液分泌的反馈性调节 动物实验中观察到,若向动物十二指肠内注入胰蛋白酶,可抑制CCK和胰酶分泌;而向十二指肠内灌注胰蛋白酶的抑制剂,可刺激CCK的释放和胰酶的分泌。由此说明,肠腔内的胰蛋白酶对胰酶的分泌具有负反馈调节作用。这种负反馈调节可防止胰蛋白酶的过度分泌。

(三) 胰腺的保护机制

通常情况下,胰液中的胰蛋白酶、糜蛋白酶等蛋白水解酶并未消化胰腺自身,其原因包括:①胰蛋白酶、糜蛋白酶通常以无活性酶原形式存在于胰液中;②胰腺腺泡细胞能分泌胰蛋白酶抑制物,在 pH 为 3~7 时,胰蛋白酶抑制物与胰蛋白酶能一对一结合,阻止胰蛋白酶原激活。此外,该抑制物还能抑制其他酶的活性,防止消化胰腺自身。当胰腺受到损伤或导管阻塞时,胰液排出受阻,胰导管内压力升高,胰腺腺泡破裂,胰蛋白酶渗入胰腺组织中被激活,胰腺组织自身即可被消化,导致胰腺细胞和间质水肿,造成急性胰腺炎的发生。严重时,消化酶与坏死组织液还能通过血液循环与淋巴管途径输送到全身,引起全身脏器损害,导致多种并发症甚至死亡。

二、胆汁的分泌和排出

胆汁(bile)由肝细胞分泌。刚从肝细胞分泌出的胆汁称为肝胆汁;储存在胆囊内并由胆囊排出的胆汁称为胆囊胆汁。

(一) 胆汁的性质、成分和作用

1. 胆汁的性质 胆汁是由肝细胞分泌的一种有色、味苦、黏稠的液体。其颜色取决于胆色素的种类和浓度。成人每日胆汁分泌量为 0.8~1 L。肝胆汁为金黄色或橘棕色,透明清亮,偏碱性(pH 7.4)。胆囊胆汁,因被浓缩,颜色变深,呈墨绿色,因 HCO_3^- 在胆囊中被吸收,呈弱酸性(pH 6.8)。

2. 胆汁的成分 胆汁的成分较为复杂,除水外,还有 Na^+、K^+、Ca^{2+}、Cl^-、HCO_3^- 等无机成分,胆盐、胆色素、胆固醇、脂肪酸、卵磷脂和黏蛋白等有机成分。胆汁是唯一不含消化酶的消化液。胆盐是胆汁中参与消化和吸收最重要的成分。胆色素是血红蛋白的降解产物。胆汁中的胆盐和胆固醇保持一定的比例是维持胆固醇呈溶解状态的必要条件。若胆汁中的胆固醇过多或胆盐减少时,胆固醇易沉积形成胆结石。

3. 胆汁的作用 胆汁的主要作用是促进脂肪的消化和吸收,因胆汁中无消化酶,故胆汁的作用主要由胆盐承担。

①乳化脂肪:乳化作用是指将一种液体分散到另一种不相溶的液体中的过程。具有乳化作用的表面活性剂,称为乳化剂(emulsifier)。胆汁中的胆盐、胆固醇和卵磷脂等均能作为乳化剂,降低脂肪的表面张力,使脂肪乳化成脂肪微滴,分散于水溶性肠液内,从而增加胰脂肪酶的作用面积,促进胰脂肪酶对脂肪的消化分解。

②促进脂肪和脂溶性维生素的吸收:小肠绒毛表面覆盖有一层不流动水层,即静水层,脂肪分解产物不易穿过静水层到达肠黏膜表面而被上皮细胞吸收。小肠内的脂肪分解产物,如脂肪酸、一酰甘油及胆固醇等可掺入由胆盐聚合成的微胶粒中,形成水溶性微胶粒。胆盐充当运载工具,将不溶于水的脂肪分解产物运送到小肠黏膜表面,从而促进脂肪消化产物的吸收。胆汁的这一作用,也有助于对脂溶性维生素 A、D、E、K 的吸收。

③中和胃酸:胆汁中的 HCO_3^- 可中和随食糜到达十二指肠,从而防止胃酸等酸性物质对十二指肠的损伤。

④其他作用:胆盐排进小肠后,绝大部分仍可由肠黏膜吸收入血,主要吸收部位在回肠,然后经门静脉返回肝脏,成为合成胆汁的原料,合成胆汁后再次被排放到十二指肠,这个过程被称为胆盐的肠肝循环(图 6-11)。返回到肝脏的胆盐能刺激肝胆汁分泌,因而具有利胆作用。

临床上,含有胆汁成分的药物能促进胆汁分泌,促进胆囊排空,从而发挥利胆作用,常可用于胆石症、胆囊炎的治疗。树脂类药物进入肠道后,因不易被吸收,可与胆汁酸结合,防止胆汁酸的肠肝循环与重复利用,从而消耗胆固醇,达到降血脂的作用。

胆汁的生理作用与病理意义,见表 6-7。

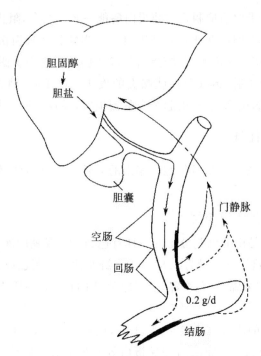

图6-11 胆盐的肠肝循环示意图

————：来自肝脏的胆盐；--------：细菌作用产生的胆盐

表6-7 胆汁的生理作用与病理意义

成分	生理作用	病理意义
胆盐（主） 胆固醇（次） 磷脂（次）	三者都能使脂肪乳化成细小微团，增加脂肪与胰脂肪酶的附着面积，有利于脂肪的消化；三者形成微胶粒，使脂质掺入后形成混合微胶粒，穿过静水层到达肠黏膜表面，促进脂质的吸收	肝功能不全患者可出现脂肪泻、厌油、脂溶性维生素缺乏等症状；胆固醇过多或卵磷脂、胆汁酸过少时，胆固醇易从微胶粒中析出形成结石
胆色素	使胆汁呈金黄色（主要是胆红素的颜色）	血浆中胆红素过高时，患者可有黄疸表现
水、无机盐	碱性，其中的 HCO_3^- 可中和一部分进入肠内的胃酸	无

（二）胆汁分泌与排出的调节

在消化期，胆汁经肝管、胆总管直接进入十二指肠；非消化期，肝细胞分泌的胆汁经胆囊管进入胆囊储存，进食时，再由胆囊排入十二指肠。进食后，胆囊收缩，Oddi括约肌舒张，胆汁由胆囊排入十二指肠，参与小肠内的消化。食物是引起胆汁分泌和排出的最重要刺激物，尤以高蛋白食物作用最强，高脂肪和混合食物次之，糖类食物作用最弱。胆汁的分泌与排放受神经和体液因素的调节，其中体液调节更为重要。

1. 神经调节 胆管、胆囊、Oddi括约肌中含有丰富的交感神经、副交感神经和内在神经丛。进食动作、食物刺激等可对胃和小肠黏膜产生机械性和化学性刺激，通过迷走神经引起胆汁分泌，胆囊收缩。迷走神经还可通过引起促胃液素的释放，间接引起胆汁分泌，胆囊收缩。胆囊平滑肌接受交感神经的支配，胆囊平滑肌上有α受体和β受体。α受体被激动时，胆囊平滑肌收缩；β受体被激动时，平滑肌舒张。但因β受体在胆囊占优势，故当交感神经兴奋时，胆囊舒张，有利于胆汁的储存。

2. 体液调节 参与胆汁分泌与调节的体液因素有多种,如促胃液素、促胰液素、缩胆囊素和胆盐等。

(1) 促胃液素:促胃液素通过血液循环一方面可直接作用于肝细胞引起肝胆汁分泌;另一方面,也可先引起胃酸分泌,再由胃酸作用于十二指肠黏膜,使之释放促胰液素,从而促进胆汁分泌。

(2) 促胰液素:促胰液素的主要作用是促进胰液分泌,对肝胆汁分泌也具有一定作用,其可促进胆管上皮分泌大量的水和 HCO_3^-,但刺激肝细胞分泌胆盐的作用不显著。

(3) 缩胆囊素:缩胆囊素可通过血液循环作用于胆囊平滑肌和 Oddi 括约肌,引起胆囊收缩,Oddi 括约肌舒张,促进胆汁排出。此外,缩胆囊素也具有微弱的促进胆汁分泌的作用。

(4) 胆盐:胆盐能通过肠肝循环刺激肝胆汁的分泌,但对胆囊的运动无显著影响。

(三) 胆囊的功能

胆囊的主要功能包括:①储存、浓缩胆汁。非消化期,肝胆汁进入胆囊储存;此时,胆囊黏膜对其中的水和无机盐进行吸收,使胆汁浓缩4~10倍。②调节胆管内压,排出胆汁。胆囊的收缩和舒张可调节胆管内压。当 Oddi 括约肌收缩时,胆囊舒张,肝胆汁流入胆囊,胆管内压无显著升高;当胆囊收缩时,胆管内压力升高,Oddi 括约肌舒张,胆囊内胆汁排入十二指肠。

临床上,因胆结石等疾病切除胆囊,对患者小肠内消化和吸收功能无明显影响。其原因是肝胆汁可直接流入小肠。

胆汁与胆石症

三、小肠液的分泌

小肠有两种腺体,即十二指肠腺和小肠腺。小肠液主要由这两种腺体分泌。十二指肠腺分布于十二指肠黏膜下层,分泌含黏蛋白的碱性黏稠液体,pH 8.2~9.3,其主要作用包括:①中和随食糜进入十二指肠的胃酸,保护十二指肠黏膜免受胃酸的侵蚀。②润滑作用,保护肠黏膜免受食糜的机械性损伤。小肠腺又称为李氏腺,分布于全部小肠的黏膜层内,其分泌液是小肠液的重要组成部分。

(一) 小肠液的性质、成分和作用

1. 小肠液的性质、成分 小肠液是由十二指肠腺和小肠腺分泌的弱碱性液体,pH 约为 7.6,渗透压与血浆渗透压接近。成人每日分泌小肠液 1~3 L。小肠液的成分:水、无机盐、黏蛋白和肠激酶等。此外,小肠上皮细胞表面还含有肽酶、麦芽糖酶、蔗糖酶、异麦芽糖酶和乳糖酶等有机成分。

不同条件下,小肠液的性状亦不同,有时为稀薄的液体,有时为含大量黏蛋白的黏稠液体。此外,小肠液中还常混有脱落的小肠上皮细胞、白细胞等。

2. 小肠液的作用 ①稀释肠腔内容物,使其渗透压接近血浆,促进营养物质在小肠的吸收。②机体不断地分泌小肠液与小肠液不断被肠黏膜吸收,这种液体的交换有利于营养物质的吸收。③肠激酶可激活胰蛋白酶原,使之转变为胰蛋白酶,有利于蛋白质的消化。④存在于小肠上皮细胞的刷状缘和上皮细胞内的肽酶、蔗糖酶等成分能分解食糜中的寡肽、双糖;但当其随脱落细胞进入肠腔后,却对小肠内食物的消化不起作用。⑤小肠液是弱碱性黏液,可润滑和保护十二指肠黏膜免受胃酸的侵蚀。

(二) 小肠液分泌的调节

小肠液的分泌受神经和体液因素的双重调节。

自主神经对小肠液的分泌作用不明显,壁内神经丛的局部神经反射在小肠液的分泌调节中作用显著。食糜对小肠黏膜的机械性和化学性刺激可通过壁内神经丛的局部反射引起小肠液的

分泌,小肠内食糜量越多,小肠液分泌量越多。此外,许多体液因素,如促胃液素、促胰液素、缩胆囊素和血管活性肠肽等均能刺激小肠液分泌。

四、小肠的运动

(一) 小肠的运动形式

小肠平滑肌由外层较薄的纵行肌与内层较厚的环行肌共同组成。通过两者协调收缩与舒张运动,产生多种运动形式,如紧张性收缩、分节运动、蠕动和移行性复合运动等。通过小肠平滑肌的运动,小肠内食糜与消化液充分混合,并与肠壁广泛接触,从而促进小肠内消化和吸收,并将食糜向小肠下段推送。

1. 紧张性收缩　紧张性收缩是指小肠平滑肌始终保持一种微弱、持续的收缩状态。其生理意义在于:①可使小肠保持一定形态和位置。②能使小肠肠腔内维持一定的基础压力。③有利于消化液渗透入食糜,促进肠内容物混合。④使食糜与肠黏膜密切接触,有利于营养物质在小肠内的吸收。⑤紧张性收缩是小肠进行其他运动的基础。

不管是空腹状态,还是进食后,小肠均存在紧张性收缩。但进食后,小肠的紧张性收缩将显著增强。当小肠紧张性收缩降低时,肠内容物的混合及推进速度将减慢,反之,则加快。

2. 分节运动　分节运动(segmentation)是一种以小肠环行肌收缩和舒张为主的节律性运动,是小肠特有的运动形式。这种运动形式的表现:食糜所在肠管上,相隔一定间距的环行肌同时收缩,把食糜分成许多节段;随后,原收缩处舒张,原舒张处收缩,使原来的食糜节段又重新分成两半,邻近的两半重合成为新的节段,如此交替进行,使食糜不断分开,再不断混合(图 6-12)。空腹时,分节运动极少出现;食糜进入小肠后,产生分节运动,并逐渐加强。分节运动的活动频率由小肠平滑肌的慢波电位控制,不同动物种属、不同小肠部位的频率不同。小肠上部频率较高,在人十二指肠约为 11 次/分,空肠约为 8 次/分。

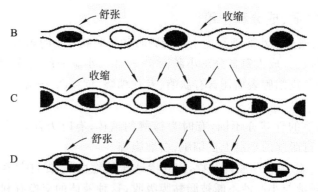

图 6-12　小肠的分节运动
A,肠管表面观;B、C、D,肠管纵切面观

分节运动的生理意义:①使食糜与消化液充分混合,有利于化学性消化。②使食糜与小肠壁黏膜密切接触,有利于营养物质的吸收。③通过对肠壁的挤压作用,促进血液和淋巴液的回流。④由于分节运动存在由上至下的活动梯度,因而对食糜有微弱的推进作用。

3. 蠕动　蠕动指肠壁自近端向远端依次发生的推进性的波形运动。蠕动由肠道食糜前部环行肌舒张、纵行肌收缩与食糜后部环行肌收缩、纵行肌舒张所引起,是一种将食糜从十二指肠向大肠方向推进的运动。小肠的蠕动可发生于小肠的任何部位,速度较慢,0.5~2 cm/s,且行进数厘米后消失。另外，进食后，在小肠还可见到一种行进速度很快、传播距离较远的蠕动，称为**蠕动冲**(peristaltic rush)。它可在几分钟内将食糜从小肠的始端一直推送到回肠末端，甚至结肠。蠕动冲可能是一种由吞咽动作或食糜对十二指肠的刺激所引起的反射性活动，某些药物（如泻药）的刺激亦可引起。此外，有时在回肠末段可出现一种与蠕动方向相反的蠕动，称为逆蠕动。其作用是防止食糜过早通过回盲瓣进入大肠，增加食糜在小肠内的停留时间，有利于食糜在小肠内的充分消化和吸收。

蠕动的生理意义在于将经分节运动作用后的食糜向下一个肠段推进，到达新肠段后，再开始进行分节运动。肠蠕动时，由于肠内容物（如水、气体）被推动而产生声音，称为肠鸣音。肠蠕动亢进时，肠鸣音加强；肠麻痹时，肠鸣音减弱或消失。因而，临床上可根据肠鸣音的强弱来判断肠管的活动情况。

4. 移行性复合运动 非消化期，小肠也存在类似于胃的周期性移行性复合运动（MMC），它是由胃 MMC 向肠道方向传播而形成的。其意义也与胃 MMC 相似。MMC 的发生和移行受肠神经系统和胃肠激素的共同调节。迷走神经兴奋时，可使 MMC 的周期缩短；切断迷走神经后，MMC 消失，将引起食糜在肠内滞留。胃动素可促进 MMC 的发生。

（二）小肠运动的调节

小肠运动受到神经和体液因素的共同调节。

1. 神经调节 小肠平滑肌受内在神经系统和自主神经的双重控制。肠内容物的机械性和化学性刺激可通过内在神经丛局部反射引起小肠蠕动增强。自主神经中，副交感神经兴奋时，小肠运动加强；交感神经兴奋时，小肠运动受到抑制。

2. 体液调节 胃肠激素在调节小肠运动中具有重要作用。促胃液素、缩胆囊素能增强小肠运动，促胰液素和胰高血糖素则可抑制小肠运动。

（三）回盲括约肌的功能

回盲括约肌指位于回肠末端与盲肠交界处明显加厚的环行肌。它平时保持轻度的收缩状态，从而使回肠末端内压力升高。当食物入胃后，可通过胃回肠反射引起回肠蠕动，当蠕动波通过回肠末端时，回盲括约肌舒张，约 4 mL 的内容物被推入结肠。结肠以及盲肠内容物的机械扩张刺激，能通过内在神经丛的局部反射，使回盲括约肌收缩加强，从而延缓回肠内容物推入大肠。回盲括约肌的这种活瓣样作用的生理意义包括：①防止回肠内容物过快进入结肠，有利于小肠内容物的充分消化和吸收。②阻止结肠内容物反流入回肠。

胃肠内的气体

第五节 肝脏的消化功能和其他生理作用

肝脏（liver）是人体最大的实质性器官。成人肝脏重约 1500 g，占成人体重的 1/50～1/40。肝脏可被韧带分为左、右两叶，左叶小而薄，右叶大而厚。肝门的右前方有胆囊窝，容纳胆囊。胆囊是呈梨形的囊状器官，末端变细形成胆囊管，与肝总管汇合后形成胆总管。肝脏是人体内最大的消化腺，亦是体内新陈代谢的中心站。有研究表明，在肝脏中可发生的化学反应超过 500 种。

一、肝脏的功能特点

（一）肝脏的血液供应

肝脏的血液供应非常丰富，其所含血量约为人体总血量的 14%。成人肝脏每分钟血流量可达 1500～2000 mL。肝脏的血液供应包括门静脉和肝动脉，两种血液在窦状隙内混合。门静脉主要收集来自腹腔内脏的血液,内含从消化道吸收入血的大量营养物质,它们在肝脏内被加工、储存或转运;另外,门静脉血中的有害物质及微生物等抗原性物质也能在肝脏内被解毒或清除。正常情况下,肝脏内的静脉窦能储存一部分血液。当机体失血时,将从静脉窦内排出血液至循环系统,补充循环血量的不足。肝动脉供应肝脏血液的1/4,其特点是含有丰富的O_2,是肝细胞供氧的主要来源。流经肝脏的血液最后由肝静脉进入下腔静脉而回到心脏。

(二)肝脏的代谢特点

肝脏的主要功能是进行营养物质的代谢,如糖的分解、糖原合成、蛋白质与脂肪的分解与合成,以及维生素及激素的代谢等。肝脏内各种代谢活动极为活跃,这与其含大量酶有关。肝细胞内存在体内几乎所有的酶类,酶蛋白含量约占肝脏内总蛋白量的2/3,可分为肝内和肝外组织均有的酶和仅存在于肝内的酶两大类。前者包括磷酸化酶、碱性磷酸酶、组织蛋白酶、转氨酶、核酸酶和胆碱酯酶等,后者包括有组氨酸酶、山梨醇脱氢酶、精氨酸酶和鸟氨酸氨基甲酰转移酶等。

二、肝脏的主要生理功能

肝脏具有产热、分泌胆汁、参与物质代谢与解毒、参与机体的防御和免疫、合成血浆蛋白和凝血因子等功能。此外,在胚胎发育期,胎儿的肝脏还具有造血功能。

(一)肝脏分泌胆汁的功能

肝细胞能不断地生成胆汁酸,分泌胆汁。成人每日有800~1000 mL的胆汁经胆管被输送到胆囊。如果无胆汁的分泌,进入消化系统的脂肪将有40%经排便反射排出体外,且伴有脂溶性维生素的吸收不良。此外,胆汁还具有排泄有害物质的功能。

肝脏合成胆汁酸是一个在反馈控制调节下的连续过程,其合成的量取决于由肠肝循环中返回肝脏内胆汁酸的量。若绝大部分由肝脏分泌的胆汁酸通过肠肝循环返回的话,肝细胞只需合成约0.5g的胆汁酸,补充经排便反射损失的量即可;相反,若返回的量大量减少的话,肝细胞则需合成大量的胆汁酸。

(二)肝脏在物质代谢中的功能

1. 肝脏与糖代谢　肝脏通过糖原合成、糖原分解和糖异生等途径维持血糖水平相对恒定。单糖经过小肠黏膜被吸收入血后,经门静脉入肝脏,在肝脏内被转变为肝糖原而储存。一般情况下,成人肝内约含100 g肝糖原,仅能满足在禁食状态内24 h的能量供应。肝糖原在调节和维持血糖水平相对恒定过程中具有重要意义。当机体处于劳动、饥饿、发热等状态时,血糖被大量消耗,此时,肝细胞把肝糖原分解为葡萄糖进入循环血液,以供应机体能量代谢的需求。因此,临床上肝病患者的血糖水平常出现不同程度的波动。

2. 肝脏与蛋白质代谢　由消化道吸收的氨基酸在肝脏内进行蛋白质合成、脱氨、转氨等作用,合成的蛋白质将进入血液循环以供全身组织器官的需求。肝脏是合成血浆蛋白的主要场所,血浆蛋白可用于体内各种组织蛋白的更新;此外,血浆蛋白还可形成血浆胶体渗透压,维持血管内外水平衡及保持正常血容量。因而,肝脏合成血浆蛋白的作用对维持机体蛋白质代谢等功能具有重要意义。肝脏能将氨基酸代谢产生的氨合成尿素,并经肾排出体外。所以,临床上肝病患者常出现血浆蛋白减少、血氨升高的现象。

3. 肝脏与脂肪代谢　肝脏是脂肪运输的枢纽。食物中的脂肪经消化吸收后,一部分脂肪进入肝脏,再转变为体脂而储存。饥饿状态时,储存的体脂先被运送到肝脏,然后进行分解。在肝脏内,中性脂肪在肝脂肪酶的作用下加速水解为甘油和脂肪酸,甘油通过糖代谢途径被利用,脂肪酸可完全被氧化为CO_2和水。此外,肝脏还是体内脂肪酸、胆固醇、磷脂合成的主要器官之一,多余的胆固醇随胆汁排出。人体内血脂的各种成分相对恒定,其比例依靠肝细胞的调节。当脂肪代谢紊乱时,可使脂肪堆积于肝脏内形成脂肪肝。

4. 肝脏与维生素代谢　脂溶性维生素可储存于肝脏,人体内约95%的维生素A储存在肝脏内。此外,肝脏还是维生素C、维生素D、维生素E、维生素K、维生素B_1、维生素B_6、维生素B_{12}、烟酸和叶酸等多种维生素储存和代谢的场所。

5. 肝脏与激素代谢　通常情况下,血液中各种激素均能保持一定的含量,过剩的部分经肝脏处理而被灭活。临床上,肝病患者因雌激素灭活发生障碍,可引起男性乳房发育,女性月经不调、男性及女性第二性征改变等。若出现醛固酮和血管升压素灭活障碍,可引起体内钠、水潴留而发生水肿。

(三) 肝脏的解毒功能

肝脏是机体的主要解毒器官,它能保护机体免受血液中有害物质及微生物等抗原物质的伤害,使毒物降解为无毒或溶解度大的物质,然后随胆汁或尿液排出体外。肝脏的解毒方式有以下几种。

1. 化学作用　如氧化、还原、分解、结合和脱氧作用等。氨是机体代谢的一种毒性产物,它能在肝脏内合成尿素,随尿液排出体外。部分有毒物质能与葡萄糖醛酸、硫酸、氨基酸等结合变成无毒物质。

2. 分泌作用　某些重金属(如汞)来自肠道细菌,可随胆汁分泌排出。

3. 蓄积作用　某些生物碱,如士的宁、吗啡等可蓄积于肝脏,然后肝脏逐渐少量释放这些物质,从而减少其在体内蓄积而致的中毒症状。

4. 吞噬作用　若肝脏受损,人体就易中毒或感染,肝细胞中含有大量库普弗细胞(Kupffer cell),其具有非常强的吞噬能力,能起到吞噬病菌而保护肝脏的作用。

(四) 肝脏的防御和免疫功能

肝脏是机体内最大的网状内皮吞噬系统,可发挥防御和免疫功能。肝静脉窦内皮层含有大量的库普弗细胞,能吞噬血液中的异物、细菌、染料及其他颗粒物质。若机体发生肠黏膜感染,致黏膜受损,致病性抗原物质便可穿过肠黏膜(肠道免疫系统的第一道防线)而进入肠壁内毛细血管和淋巴管,此时,肠系膜淋巴结和肝脏构成肠道免疫系统的第二道防线,可对这些有害物质起到防御和免疫作用。研究表明,来自肠道的大分子抗原可经淋巴结至肠系膜淋巴结,小分子抗原经门脉微血管到肝脏,肝脏中的单核巨噬细胞可吞噬这些抗原物质,经过处理的抗原物质可刺激机体产生免疫反应。所以,健康的肝脏具有免疫调节功能。

(五) 其他功能

除上述功能外,肝脏还能调节循环血量;合成凝血因子,如凝血因子Ⅱ、Ⅶ、Ⅸ、Ⅹ;参与机体热量的产生;调节水、电解质平衡等功能。因此,临床上肝功能不全患者常发生凝血功能障碍,出现出血倾向、腹水等症状。

三、肝脏功能的储备及肝脏再生

肝脏具有巨大的功能储备能力。动物实验显示,若切除动物70%～80%肝脏后,动物并未出现显著的生理功能障碍。大鼠残余的肝脏可在3周内、犬残存的肝脏可在8周内生长至原有大小,这称为肝脏再生。因此,肝脏的功能储备和再生能力非常惊人。

肝脏在部分切除后能迅速再生,达到原有大小时停止再生,其具体机制目前尚未完全清楚。近年来研究发现,从肝脏内分离出两种与肝脏再生有关的物质,一种物质能刺激肝脏再生,引起DNA和蛋白质合成增加;另一种物质能抑制肝细胞再生。在正常动物体内,抑制性物质的作用较强,但当肝脏被部分切除后,促进性物质作用增强。此外,某些激素对肝脏再生也有调节作用。如动物实验中,若摘除动物的垂体或肾上腺后,动物的肝脏再生能力显著降低;若给术后的动物补充适量的生长激素或肾上腺皮质激素,动物的肝脏再生能力恢复;若在动物饲料中加入甲状腺浸膏,亦能促进动物肝细胞再生。此外,胰岛素对肝脏再生也具有调节作用。

第六节　大肠内消化

大肠(large intestine)属于消化道的末段,是全长约 1.5 m 的肠管,可分为盲肠、阑尾、结肠、直肠和肛管等。食糜经过小肠后,已基本被消化和吸收完全,大肠没有重要的消化功能,其主要功能包括:①吸收大肠内容物的水、无机盐,参与机体对水、电解质平衡的调节。②吸收由大肠内细菌合成的 B 族维生素、维生素 K 等物质。③完成对食物残渣的加工,形成并储存食物残渣,形成粪便排出体外。

一、大肠液的分泌

(一) 大肠液的成分、性质

大肠液是由大肠黏膜的柱状上皮细胞和杯状细胞分泌的,pH 为 8.3～8.4,其主要成分为黏液和 HCO_3^-。大肠液中还含有少量二肽酶和淀粉酶,但它们对物质的分解作用不大。

(二) 大肠液的作用

大肠液的主要作用包括:①保护肠黏膜免受机械性损伤。②润滑粪便。③使结肠内容物聚合,有助于形成粪便。④减少或防止粪便中大量细菌活动对肠壁的影响。⑤碱性的大肠液可中和粪便内细菌活动产生的酸,防止其向外扩散,保护大肠壁不受侵蚀。

(三) 大肠液分泌的调节

大肠液的分泌主要是由食物残渣对肠壁的机械性刺激所引起。副交感神经兴奋时,大肠液分泌增加;交感神经兴奋时,使正在进行着的大肠液分泌减少。迄今为止,尚未发现重要的体液因素调节大肠液的分泌。

二、大肠的运动形式与调节

(一) 大肠的运动形式

大肠有多种运动形式,其特点是运动少而缓慢,对刺激的反应迟缓,这些特点均有利于粪便在大肠内暂时储存。大肠的运动形式主要有袋状往返运动、分节或多袋推进运动、蠕动和集团蠕动等。

1. 袋状往返运动　袋状往返运动(haustration movement)指在空腹和安静状态时,由大肠环行肌无规律地收缩所引起的一种运动形式。它使结肠出现一串结肠袋,结肠内压力升高,结肠袋中流体或半流体状的内容物能向两个方向进行短距离位移,但并不向结肠末端移动。袋状往返运动的作用包括:对结肠内容物进行缓慢的搓揉,促进其内的水分吸收。

2. 分节或多袋推进运动　分节或多袋推进运动指通过大肠环行肌有规律的收缩,将一个结肠袋或一段结肠内容物推移到邻近肠段,收缩结束后,肠内容物不返回原处。如果一段结肠上同时发生多个结肠袋收缩,并把肠内容物推移到下一段,则称为多袋推进运动。进食或结肠受到拟副交感神经药刺激时,可见这种运动增强。

3. 蠕动　大肠的蠕动与小肠的蠕动相似,由一些稳定向前的收缩波组成。收缩波前方的肌肉舒张,收缩波后方的肌肉保持在收缩状态,从而使这段肠管闭合并排空。大肠的蠕动常以 1～2 cm/min 的速度将肠内容物向前推进。

4. 集团蠕动　大肠还有一种行进速度快、传播距离远的蠕动,称为集团蠕动(mass

peristalsis)。它通常起源于横结肠,可快速地将部分肠内容物推送至降结肠或乙状结肠。集团蠕动常见于进食后,尤其是早餐后 60 min 内,可能是胃内食糜由胃进入十二指肠,通过十二指肠-结肠反射引起。该反射主要通过内在神经丛的调节实现。

(二) 大肠运动的调节

大肠也存在类似于胃和小肠的慢波活动,但更为复杂。大肠各部位的慢波频率不同,远端大肠的慢波频率高于近端大肠,这一特点有利于减缓肠内容物向直肠的推送。

大肠运动的神经控制也类似于小肠,副交感神经包括迷走神经和盆神经,主要引起结肠平滑肌兴奋;交感神经主要有腰结肠神经和腹下神经,主要起抑制作用。此外,大肠还存在多种肽能、NO 能神经元的分布,因而可介导结肠平滑肌的舒张过程。

此外,应用酚酞、比沙可啶等刺激结肠蠕动的药物可促进排便。口服硫酸镁等盐类泻药后,一方面因其在肠道难被吸收,致使肠内容物渗透压增高,形成高渗状态从而抑制水分的吸收;另一方面能增加肠容积,刺激肠蠕动,因而可用于外科手术前或结肠镜检查前排空肠内容物。

三、粪便与排便反射

(一) 粪便

食物残渣在结肠内一般停留的时间较长,约 10 h,在这一过程中,食物残渣中的部分水、无机盐和维生素能被大肠黏膜吸收,剩余部分经过细菌的发酵和腐败作用后形成粪便。粪便中除食物残渣外,还有脱落的肠上皮细胞、大量细菌、肝脏排出的胆色素衍生物以及由肠壁排出的某些重金属(如钙、镁、汞等盐类)。

(二) 排便反射

排便是一种反射性动作。正常情况下,人的直肠内没有粪便。当粪便进入直肠后,直肠内压升高,刺激直肠壁压力感受器,神经冲动经盆神经和腹下神经传入脊髓腰、骶段的初级排便中枢,并同时上传至大脑皮层引起便意。若条件许可,即可发生排便反射(defecation reflex)。这时中枢发出传出冲动,沿盆神经下传,使降结肠、乙状结肠和直肠收缩,肛门内括约肌舒张,同时阴部神经的传出冲动减少,使肛门外括约肌舒张,将粪便排出体外。在排便过程中,支配膈肌和腹肌的神经也兴奋,使膈肌和腹肌收缩,腹内压升高,促进粪便的排出(图 6-13)。若条件不允许,则大脑皮层发出抑制性冲动,排便反射被暂时抑制。

(三) 排便异常

正常人直肠壁内的压力感受器对粪便的压力刺激具有一定阈值,达到阈值时,可产生便意,大脑皮层可加强或抑制排便。若经常或反复抑制便意,一方面会使直肠对粪便压力刺激的敏感性降低;另一方面粪便在大肠内滞留过久,水和无机盐被吸收,致使粪便干硬,引起排便困难、排便次数减少,称为便秘。另外,痢疾或肠炎等疾病可使直肠黏膜敏感性升高,即使肠内只有少量粪便和黏液等,也可引起便意及排便反射,且在便后有排便未尽的感觉,称为里急后重。如果脊髓腰、骶与大脑皮层之间的神经联系中断,排便的意识控制作用丧失,只要直肠充盈,即可引起排便反射,称为大便失禁。如果排便反射中反射弧任意一部分受损,就不能产生排便反射,称为大便潴留。

四、大肠内细菌的活动

大肠内有大量细菌,如大肠杆菌、葡萄球菌等,主要来自食物和空气。因大肠内的碱性环境、温度,加之食物残渣在大肠滞留的时间较长,非常适宜细菌的生长和大量繁殖。据估计,粪便中的细菌占粪便固体总量的 20%～30%。这些细菌通常不致病。

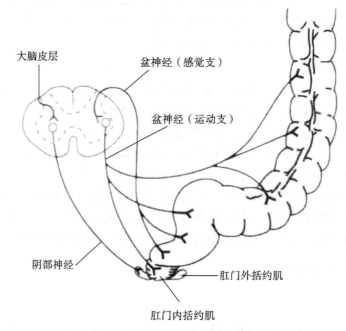

图 6-13 排便反射的反射弧示意图

消化系统内
的细菌

这些细菌体内含有能分解食物残渣的酶,能对肠内容物进行一定的分解。细菌对糖类与脂肪的分解称为发酵,其产物有乳酸、乙酸、CO_2、甲烷、脂肪酸、甘油、胆碱等。细菌对蛋白质的分解称为腐败,其产物有胨、胨、氨基酸、NH_3、H_2S、组胺、吲哚等。正常情况下,某些有毒物质可通过肝脏的生物转化作用,解毒后排出体外。若长期便秘或肝脏生物转化功能出现障碍时,会导致有害物质大量被吸收,从而对机体产生不良影响。另外,大肠内的细菌可利用肠内简单的物质合成 B 族维生素和维生素 K,这些维生素可被机体吸收和利用。临床上,若患者因为疾病长期使用广谱抗生素,使肠道内正常细菌被抑制或杀灭,可致菌群失调,引起 B 族维生素和维生素 K 缺乏。

五、食物中纤维素对肠功能的影响

食物中的纤维素是指食物中不能被消化酶分解、不可消化的成分总和。以往认为,其由植物细胞壁成分构成,现已扩展到多种改良的植物纤维素、胶浆、果胶、藻类多糖等。食物中的纤维素对肠功能和胃肠疾病具有重要影响。一般认为,适当增加食物中纤维素的含量有益于健康,可以降低血压、血脂,预防便秘、痔疮、结肠癌等疾病。

食物中的纤维素对肠功能的影响包括:①多糖纤维能吸附大量水,与之结合形成凝胶,可限制水的吸收,增加粪便的体积和重量,有利于粪便的排出,从而预防便秘。②纤维素能刺激肠运动,缩短粪便在大肠内停留的时间,以减少有害物质对机体的损伤。③纤维素能降低食物中热量的比例,减少高能量物质的摄取,有助于纠正不正常的肥胖。④膳食纤维素能阻碍中性脂肪和胆固醇的吸收;减少胆汁酸的重吸收量,进而改善食物的消化速度和消化液分泌量,因而能降低血浆胆固醇含量,预防胆结石。⑤膳食纤维素吸附大量水分后,体积增大,其充填到胃肠道后会引起饱腹感。⑥膳食纤维素能延缓葡萄糖的吸收;增加组织细胞对胰岛素的敏感性,从而预防糖尿病的发生。⑦部分膳食纤维素能被大肠内细菌分解,诱导益生菌繁殖,改变肠道菌群,减少毒素和致癌物质的产生。

膳食纤维与
血浆胆固醇

第七节 吸　收

消化是吸收的基础。食物中糖类、脂肪、蛋白质等被水解为小分子物质后,通过消化道黏膜进入血液或淋巴循环而被机体吸收。此外,被吸收的物质还包括摄入的水、电解质、糖类、脂肪和蛋白质(及消化腺分泌的水、无机盐)。吸收功能对于维持正常人体的生命活动极为重要。

一、吸收的部位及机制

消化道的不同部位所吸收的物质、吸收速度和吸收能力存在较大差异,这主要取决于消化道各部分的组织结构、食物在各部位被消化的程度、食物停留的时间等因素。口腔和食管除吸收少量水分和某些药物(如硝酸甘油、异丙肾上腺素、甲睾酮等)外,对其他食物无吸收能力。胃的吸收能力有限,但对酒精有较强的吸收能力;此外,还能吸收少量的水和一些高脂溶性物质。绝大多数营养物质、水和电解质都是在小肠被吸收的(图 6-14)。糖类、蛋白质和脂肪的消化产物大部分在十二指肠和空肠被吸收,回肠是吸收的储备部位,能主动吸收胆盐和维生素 B_{12};大肠可吸收大肠内容物中 80% 的水和 90% 的 Na^+、Cl^-。

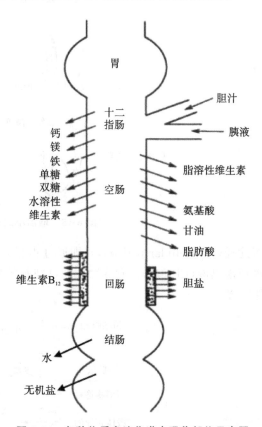

图 6-14　各种物质在消化道内吸收部位示意图

小肠是营养物质吸收的主要场所,其原因包括:①食物在小肠内已被消化为可吸收的小分子物质。②食物在小肠内停留的时间较长(3~8 h)。③小肠有巨大的吸收面积。正常成人的小肠长 4~5m。小肠黏膜有许多环形皱襞,皱襞上有大量长 0.5~1.5 mm 的绒毛,每条绒毛柱状上皮细胞的顶端还有 1700 多条微绒毛。由于环形皱襞、绒毛和微绒毛的存在,小肠黏膜的表面积比同样长短的圆筒面积增大了 600 倍,可达 200~250 m^2(图 6-15)。④小肠黏膜上皮细胞上存在有丰富的生物泵,如钠泵、碘泵等,通过这些泵的活动,不仅使 Na^+、K^+、I^- 等被主动吸收,还能促进其他物质的继发性主动转运而被吸收,尤其以钠泵的作用最为重要。⑤小肠绒毛内有丰富的毛细血管、毛细淋巴管、平滑肌纤维和神经纤维网等结构。空腹时,绒毛不运动。进食后,平滑肌纤维可使绒毛产生节律性伸缩与摆动,加速绒毛内的血液和淋巴液流动,从而有利于营养物质的吸收。

绒毛的运动受内脏神经和缩肠绒毛素的调节。刺激内脏神经或使用拟交感药物时,绒毛运动加强;刺激迷走神经时,则无此加强作用。缩肠绒毛素是一种候补胃肠激素,它可刺激绒毛收缩。

营养物质可通过两条途径进入血液或淋巴液,一种是跨细胞途径(transcellular pathway),即通过绒毛柱状上皮细胞的顶端膜进入细胞,再通过细胞基底侧膜进入血液或淋巴液;另一种是细

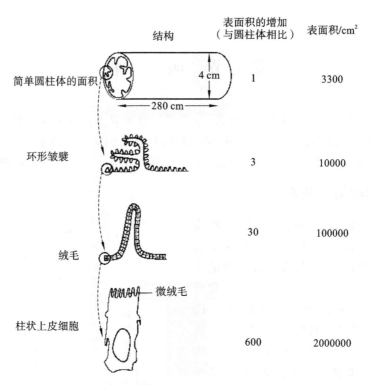

图 6-15 增加小肠表面积机制的示意图

胞旁途径(paracellular pathway),即通过相邻上皮细胞之间的紧密连接进入细胞间隙,然后转入血液或淋巴液(图 6-16)。营养物质通过细胞的机制包括被动转运、主动转运及胞饮等,具体内容见第二章。

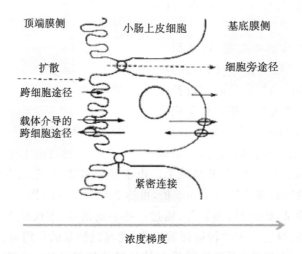

图 6-16 小肠黏膜吸收水和小分子溶质途径的示意图

二、小肠内主要物质的吸收

在小肠中被吸收的物质既包括经口摄入的物质和水,还包括各种消化腺分泌入消化道内的水、无机盐和某些有机成分。以水为例,人每日分泌入消化道内的消化液总量为 6～8 L,每日经口摄入的水为 1～2 L,而每日由粪便排出的水约为 150 mL,经尿液排出的水约为 1.5 L。由此可知,小肠每日吸收入体内的液体量可达 8 L 以上。如果人体内大量的水因某种功能障碍不能被重新吸收,就将造成机体严重脱水,使内环境稳态遭受严重破坏。因此,临床上行胃肠道引流或治疗急性呕吐、腹泻时,一定要注意额外补充液体。

正常情况下,小肠每日还能吸收数百克糖类、100 g 以上脂肪、50~100 g 氨基酸、50~100 g 离子等。事实上,小肠吸收的物质种类、数量远超过这些,因此小肠具有巨大的储备能力。

(一) 水的吸收

水吸收的部位主要在小肠,是随溶质分子的吸收而被动吸收的。各种溶质,尤其是 NaCl 的主动吸收所形成的渗透压梯度是驱动水吸收的主要动力。细胞膜和细胞间的紧密连接对水均具有较大的通透性,驱动水吸收的渗透压一般只需 3~5mOsm/(kg·H_2O)。

在十二指肠和空肠上部,水从肠腔进入血液和水从血液进入肠腔的量都非常大,因此肠腔内液体的减少并不显著。在回肠,离开肠腔的液体比进入的多,因而肠内容物将大为减少。

(二) 无机盐的吸收

各种无机盐吸收的难易程度不同。一般情况下,单价碱性盐类(如 Na^+、K^+、NH_4^+)吸收较快,多价碱性盐类(如 Mg^{2+}、Ca^{2+})吸收较慢,与 Ca^{2+} 结合形成沉淀的盐类(如硫酸盐、磷酸盐、草酸盐等)不能被吸收。

1. 钠的吸收　成人每日经口摄入 3~5 g Na^+,每日分泌 20~30 g Na^+ 入消化液,但每日小肠吸收 25~35 g 的 Na^+,由此说明,肠内容物中 95%~99% 的 Na^+ 可被重吸收。

小肠黏膜上皮从肠腔内吸收 Na^+ 是主动过程。由于小肠上皮细胞基底侧膜上钠泵的活动,小肠黏膜上皮细胞内 Na^+ 浓度降低,加上细胞内电位较黏膜面约低 40 mV,因此,肠腔内的 Na^+ 顺电化学梯度不断向细胞内扩散,进入细胞内的 Na^+ 再在基底膜经钠泵被转运出细胞,进入组织液,随后进入血液。在 Na^+ 被吸收的同时,葡萄糖、氨基酸等物质逆浓度梯度也同向转运入细胞。

2. 铁的吸收　成人每日随食物约摄取 10 mg 的铁,但每日仅吸收约 1 mg。铁的吸收与机体对铁的需要量有关,如在服用相同剂量的铁时,缺铁性贫血的患者较正常人铁的吸收量高 3~5 倍。食物中的铁绝大部分是 Fe^{3+},不易被吸收,当其还原为 Fe^{2+} 时才易被吸收。Fe^{2+} 的吸收速度比相同量的 Fe^{3+} 快 2~15 倍。

铁主要在十二指肠及空肠上段被吸收。小肠黏膜细胞在多种载体蛋白协助下,主动吸收无机铁。小肠黏膜细胞顶端膜上存在二价金属离子转运体 1(divalent metal-ion transporter-1,DMT1),该转运体能将无机铁转运入细胞内,而在小肠黏膜细胞基底膜中存在铁转运蛋白 1 (ferroportin 1,FP1),该铁转运蛋白可将无机铁转运出细胞,使之进入血液,这两个过程均需要消耗能量。小肠黏膜吸收铁的能力取决于小肠黏膜细胞内的含铁量。由肠腔吸收入小肠黏膜细胞的无机铁,大部分被氧化为 Fe^{3+},然后与细胞内脱铁铁蛋白(apoferritin)结合形成铁蛋白(ferritin,Fe-BP),暂时储存于细胞内,而后缓慢释放入血液;吸收入小肠黏膜细胞的 Fe^{2+} 仅有少量在尚未与脱铁铁蛋白结合前可被主动吸收,然后入血(图 6-17)。需要注意的是,小肠黏膜细胞在刚吸收铁,尚未将其转移至血浆中时,将暂时失去由肠腔再吸收铁的能力,即存在于小肠黏膜细胞内的这一部分铁将抑制铁的吸收。这种吸收平衡机制,既可以保证小肠黏膜细胞对铁的强大吸收能力,又能防止过量的铁进入人体导致铁过载(iron overload)的发生。

影响铁吸收的因素较多。维生素 C 和其他还原性物质有利于 Fe^{3+} 转变为 Fe^{2+},可促进铁的吸收。铁在酸性环境中易溶解,因而胃酸有助于铁的溶解,促进铁的吸收。因此,临床上胃大部分切除或萎缩性胃炎的患者,由于胃酸分泌不足,易导致缺铁性贫血的发生。

3. 钙的吸收　食物中 20%~30% 的钙可被肠道吸收,大部分随粪便排出。食物中的钙主要是结合钙,需要在消化道内转变成 Ca^{2+} 才能被吸收。十二指肠是主动吸收钙的主要部位,小肠各段都可通过细胞旁途径被动吸收 Ca^{2+}。从吸收量上来讲,因肠内容物在空肠和回肠停留的时间相对较长,因此空肠和回肠比十二指肠能吸收更多的钙。吸收钙时,人类的空肠比回肠更快,两者对钙的吸收率都随维生素 D 的摄入而增加。

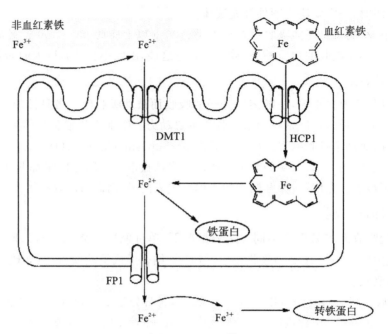

图 6-17 小肠黏膜细胞吸收 Fe^{2+} 机制的示意图

DMT1：二价金属离子转运体；FP1：铁转运蛋白1；HCP1：血红素转运蛋白1

小肠黏膜对钙的吸收包括跨上皮细胞途径和细胞旁途径两条。Ca^{2+} 吸收的跨上皮细胞途径包括以下步骤：①肠腔内 Ca^{2+} 经上皮细胞顶端膜中特异的钙通道顺电化学梯度进入细胞。②进入胞质内的 Ca^{2+} 迅速与钙结合蛋白(calcium-binding protein，CaBP；calbindin)结合，以维持胞质中低水平的游离 Ca^{2+} 浓度，以免扰乱细胞内的信号转导和其他功能。③与钙结合蛋白结合的 Ca^{2+} 在被运送到基底侧膜处时，与钙结合蛋白分离，通过基底侧膜中的钙泵和 Na^+-Ca^{2+} 交换体被转运出细胞，然后进入血液(图 6-18)。Ca^{2+} 也可以通过细胞间紧密连接的细胞旁途径被吸收，该过程可随维生素 D 吸收的增加而增多。此外，还有证据显示，紧密连接的通透性可随糖类的转运而增加，这也是调节 Ca^{2+} 通过细胞旁途径吸收的机制之一。

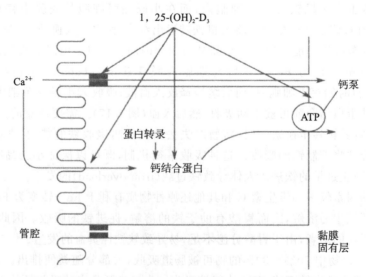

图 6-18 小肠黏膜细胞吸收 Ca^{2+} 机制的示意图

影响钙吸收的因素非常多，但大致可分为两大类。一类是依据机体对 Ca^{2+} 的需求而进行的内分泌调节，主要包括 1,25-$(OH)_2$-D_3、甲状旁腺激素、降钙素等的调节，这是影响 Ca^{2+} 吸收的主要因素。如:①高活性的 $1,25-(OH)_2-D_3$ 能促进 Ca^{2+} 的吸收。因其参与特异性钙通道、钙结合蛋白、钙泵以及 Na^+-Ca^{2+} 交换体的精细调控,其调控是通过影响基因表达促进功能蛋白的合成而实现。②甲状旁腺激素能促进维生素 D 活化为 $1,25-(OH)_2-D_3$,从而促进 Ca^{2+} 的吸收。③降钙素能抑制维生素 D 活化,从而抑制小肠黏膜细胞对 Ca^{2+} 的吸收。另一类是食物或胃肠内容物的理化性质。如:①Ca^{2+} 的状态,钙盐只有在水溶液状态(如 $CaCl_2$ 溶液、葡萄糖酸钙溶液),且不被肠腔中任何物质沉淀的情况下,才能被吸收。②肠内容物的 pH,pH 为 3 时,钙呈离子状态,吸收最好;若肠内容物中磷酸过多时,使之形成不溶解的磷酸钙,Ca^{2+} 就不能被吸收。③食物中的草酸、植酸含量,草酸、植酸能与 Ca^{2+} 形成不溶解的化合物,阻碍 Ca^{2+} 的吸收。④肠内脂肪、乳糖和氨基酸的含量,脂肪分解释放的脂肪酸,可与 Ca^{2+} 结合成钙皂,后者可和胆汁酸结合,形成水溶性复合物,促进 Ca^{2+} 的吸收;食物中的乳酸、赖氨酸、色氨酸、亮氨酸和组氨酸等,能促进 Ca^{2+} 的吸收。

此外,对于成人来说,食物中的钙吸收率将随年龄增长而降低,这也是老人缺钙导致骨质疏松的原因之一。因此,老人应适当服用钙剂以防骨质疏松。婴儿和儿童的钙吸收良好,可分别吸收食物中钙的 50% 和 40% 以上,这有利于其生长发育。

4. 镁的吸收 镁在整段小肠都可以被吸收,饮食中约 50% 的 Mg^{2+} 能被吸收,其中尤其以回肠吸收的量居多。Mg^{2+} 在回肠中被吸收是通过细胞旁途径、跨细胞途径、扩散和经载体转运几种方式实现的。维生素 D 能增加 Mg^{2+} 在空肠中的吸收,但对其在回肠中的吸收影响比较小。Ca^{2+} 与 Mg^{2+} 通过扩散方式转运时,存在竞争现象。

5. 负离子的吸收 由于钠泵产生的电位梯度,可促进肠腔内 Cl^- 和 HCO_3^- 向细胞内移动而被动吸收。但也有研究显示,负离子亦可独立进行跨膜移动。

小肠黏膜对 Cl^- 的吸收通过细胞旁途径,主要以扩散方式进入细胞间隙。Na^+ 的主动吸收可形成跨上皮电位梯度,上皮细胞间隙与肠腔相比,电位为正,肠腔内的 Cl^- 顺着这一电位梯度随 Na^+ 的吸收而被吸收。小肠内 Cl^- 的吸收亦可以通过跨细胞方式进行。上皮细胞的顶端膜上存在 Na^+-Cl^- 同向转运体,通过其活动,Cl^- 随 Na^+ 一起被吸收入细胞内。此外,上皮细胞的顶端膜上还存在 $Cl^--HCO_3^-$ 逆向转运体,通过其活动,可产生 Cl^- 与 HCO_3^- 的交换,然后 Cl^- 进入上皮细胞。

胰液和胆汁中有大量 HCO_3^-,这些 HCO_3^- 中的绝大部分能在小肠上段被吸收。HCO_3^- 的吸收主要以间接方式进行,细胞内的 H^+ 通过 Na^+-H^+ 交换体进入肠腔,进入肠腔内的 H^+ 与 HCO_3^- 结合,生成 H_2CO_3。H_2CO_3 在碳酸酐酶的作用下解离成水和 CO_2,CO_2 为脂溶性物质,很容易通过上皮细胞而被吸收。

空肠上皮细胞、整个大肠上皮细胞都具有分泌 HCO_3^- 的能力,其途径是通过与 Cl^- 的交换而完成。向肠腔内分泌的 HCO_3^-,对于中和大肠内细菌的酸性产物具有重要意义。

(三)糖类的吸收

食物中的糖类只有分解为单糖后才能被小肠上皮细胞吸收。肠腔内最主要的单糖是葡萄糖,约占单糖总量的 80%,其次是半乳糖、果糖和甘露糖。不同单糖的吸收速率存在较大差异,己糖的吸收速率很快,而戊糖则很慢。在己糖中,又以半乳糖和葡萄糖的吸收最快,果糖次之,甘露糖最慢。造成这种差异的原因是转运单糖的载体种类、单糖对载体的亲和力不同。

大部分单糖的吸收是消耗能量的主动过程,采用逆浓度梯度的继发性主动转运方式进行。在小肠黏膜上皮细胞的刷状缘上存在 Na^+-葡萄糖同向转运体,每次活动可将肠腔内 1 分子葡萄糖与 2 个 Na^+ 同时转运到细胞内,细胞的基底侧膜上存在一种非 Na^+ 依赖性葡萄糖转运体(glucose transporter,GLUT),可将进入细胞内的单糖转运到组织液,随后入血,而 Na^+ 则由钠泵驱出细胞(图 6-19)。半乳糖的吸收转运机制与葡萄糖相似,但它与 Na^+ 同向转运体的亲和力较葡萄糖高,因而其转运速率更快。果糖吸收的机制与葡萄糖不同,它并不通过 Na^+-葡萄糖同向转运体转运吸收,而是通过易化扩散进入小肠上皮细胞,然后绝大部分被磷酸化为葡萄糖,再以葡萄糖的形式转运入血。值得注意的是,果糖的吸收是不耗能的被动过程,因其不与 Na^+ 共同转运,故其仅有葡萄糖或半乳糖转运速率的一半。

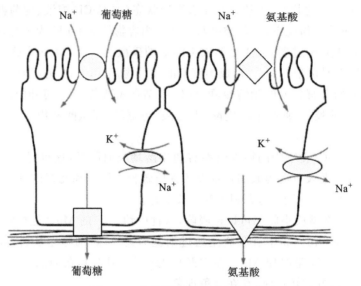

图 6-19 葡萄糖吸收机制的示意图

(四) 蛋白质的吸收

食物中的蛋白质经消化分解成氨基酸和小分子肽后才能被小肠吸收。加热处理后的蛋白质因变性而易被消化,在十二指肠和近端空肠即被迅速吸收;未经加热处理的蛋白质较难被消化,须到达回肠才能被吸收。

氨基酸的吸收机制与葡萄糖类似,氨基酸从肠腔进入黏膜上皮细胞的过程也属于继发性主动转运(图 6-19)。目前,在小肠黏膜上皮细胞的刷状缘,已确定存在多种氨基酸运载系统,分别转运中性、酸性和碱性氨基酸。其中,中性氨基酸的转运比酸性或碱性氨基酸的转运速率快。进入小肠黏膜上皮细胞的氨基酸也以经载体介导的易化扩散方式进入组织液,然后吸收入血被机体利用。

蛋白质水解生成的寡肽也能被吸收,小肠上皮细胞纹状缘存在 H^+-肽同向转运系统。它能顺浓度梯度将 H^+ 从肠腔转运到细胞内,同时逆浓度梯度将寡肽转运入细胞内。寡肽进入细胞后,被胞质中的寡肽酶水解为氨基酸,然后经基底侧膜上的氨基酸载体转运出细胞。这个转运过程同样需要钠泵活动以维持 Na^+ 的跨膜势能,进而维持 H^+ 的浓度差,因此亦是一种耗能过程。为了与氨基酸和葡萄糖的继发性主动转运机制相区别,有研究者将寡肽的吸收过程称为第三级主动转运。

此外,少量小分子食物蛋白质能完整进入血液,虽吸收量极少,对营养系统的影响也比较小,但可作为抗原引起机体发生过敏反应或中毒反应,因而对机体是不利的。

(五) 脂肪的吸收

在小肠内,脂肪的消化产物是脂肪酸、一酰甘油等,能迅速与胆汁中的胆盐结合形成混合微胶粒。由于胆盐具有双嗜性特点,它不仅有利于携带脂肪消化产物透过小肠黏膜上皮细胞表面的静水层到达细胞的微绒毛,还增大了有效吸收面积,加快了脂肪消化产物的吸收速率。在此处,脂肪酸、一酰甘油等从混合微胶粒中释放出来,透过微绒毛的脂蛋白膜而进入小肠上皮细胞,但胆盐却被留在肠腔内继续发挥作用。

长链脂肪酸及一酰甘油进入小肠上皮细胞后,绝大部分在内质网中被重新合成为甘油三酯,并与细胞内载脂蛋白合成**乳糜微粒**(chylomicron),后者进入高尔基体后,被质膜包裹形成囊泡,再以出胞方式转运至细胞外组织间隙,然后扩散至毛细淋巴管(图6-20)。

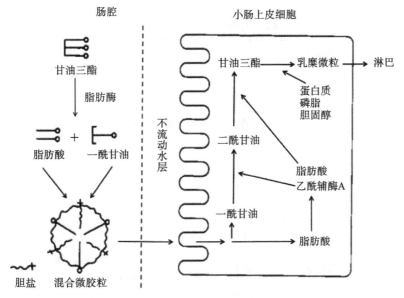

图 6-20　脂类在小肠内被消化和吸收的示意图

中、短链甘油三酯水解产生的脂肪酸和一酰甘油是水溶性的,可直接扩散出细胞进入血液循环。在膳食动、植物油中,以15个碳原子以上的长链脂肪酸居多,所以脂肪的吸收以淋巴途径为主。

(六) 胆固醇的吸收

进入肠道内的胆固醇主要来自食物和由肝脏分泌的胆汁,还有少量来自脱落的消化道上皮细胞。胆固醇以酯化胆固醇和游离胆固醇两种形式出现。食物中的胆固醇部分是酯化胆固醇,须经消化液胆固醇酯酶水解为游离胆固醇后才能被吸收;胆汁中的胆固醇呈游离型。游离胆固醇通过形成混合微胶粒,在小肠上部被吸收。被吸收的胆固醇绝大部分在小肠黏膜上皮细胞内重新酯化,生成胆固醇酯,然后与载脂蛋白一起形成乳糜微粒,经淋巴系统进入血液循环。

胆固醇的吸收与心脑血管疾病的发病风险密切相关,影响胆固醇吸收的因素非常多。①食物中胆固醇含量:食物中的胆固醇含量越高,其吸收则越多,但两者并不呈线性关系。②食物中脂肪和脂肪酸含量:食物中脂肪、脂肪酸、脂肪水解产物能促进胆固醇的吸收,而各种植物固醇,如豆固醇、β-谷固醇能竞争性抑制胆固醇的吸收。若食物中缺乏脂肪,则胆固醇很难被吸收,其原因是胆固醇在纯胆盐微胶粒中很难溶解。③胆盐含量:胆盐、胆固醇、胰脂酶、辅脂酶形成混合微胶粒,有利于胆固醇的吸收。因而,能减少或消除胆盐的物质可降低胆固醇的吸收。④植物固醇:食物中不能被利用的纤维素、果胶、琼脂等能与胆盐结合形成复合物,可阻碍混合微胶粒的形成,降低胆固醇的吸收。⑤小肠黏膜细胞载脂蛋白的含量:能抑制小肠黏膜细胞载脂蛋白合成的物质,因妨碍乳糜微粒的形成,可降低胆固醇的吸收。⑥肠内细菌:肠内细菌能将胆固醇还原为不易吸收的类固醇。因此,临床上长期使用抗生素的患者,其肠内细菌减少,菌群失调,可使胆固醇的吸收增加。

饮食脂肪与癌症发生率

(七) 维生素的吸收

大多数维生素在小肠上段被吸收,只有维生素 B_{12} 在回肠被吸收。

1. 水溶性维生素的吸收　大多数水溶性维生素,如维生素 B_1、维生素 B_2、维生素 B_6、维生素

PP等,是通过依赖于 Na^+ 的同向转运体被吸收的。一般情况下,机体不能大量储存这些维生素。如果摄入大量的水溶性维生素,大部分以单纯扩散方式被吸收;一旦达到饱和,剩余部分将随尿液排出体外。若肠道内维生素含量较低时,特异性转运机制起主要作用。肠道对水溶性维生素的吸收见表 6-8。

表 6-8 肠道对水溶性维生素的吸收

项目	维生素 C	维生素 B_6	维生素 B_{12}	叶酸
别名	抗坏血酸	吡哆醇、吡哆醛、吡哆胺	氰钴胺	—
活性形式	抗坏血酸	磷酸吡哆醛、磷酸吡哆胺	甲钴胺素、5′-脱氧腺苷钴胺素	四氢叶酸
来源	新鲜水果与蔬菜	谷类胚芽、肝等	肝、鱼、肉、牛奶等	肝、酵母、绿叶蔬菜等
日需量	60 mg	2 mg	2~3 μg	200~400 μg
吸收部位	回肠	十二指肠、空肠	远端回肠	空肠
转运机制	与 Na^+ 同向转运	扩散	受体介导的胞吞作用	易化扩散
主要功能	①参与体内羟化反应;②具有抗氧化、增强免疫力作用;③促进铁的吸收	①氨基酸脱羧酶、转氨酶的辅酶;②同型半胱氨酸分解代谢的辅酶;③对类固醇激素的作用发挥调节作用	①促进甲基转移;②促进 DNA 合成;③促进红细胞成熟;④琥珀酰 CoA 的生成	①参与一碳单位转移;②与蛋白质、核酸合成、红细胞、白细胞成熟有关
缺乏症与中毒	缺乏症:坏血病	缺乏症:高同型半胱氨酸血症 中毒:感觉性周围神经病	缺乏症:巨幼红细胞贫血、高同型半胱氨酸血症、神经脱髓鞘	缺乏症:巨幼红细胞贫血、高同型半胱氨酸血症、DNA 低甲基化

存在于食物中的维生素 B_{12} 必须先与胃黏膜中壁细胞分泌的内因子结合成复合物,再到回肠被主动吸收。在胃内,低 pH 环境,加上胃蛋白酶消化蛋白质的作用,使维生素 B_{12} 能从复合物中释放出来,游离的维生素 B_{12} 迅速与一种称为 R 蛋白(R protein)的糖蛋白结合。R 蛋白存在于唾液、胃液等中,它能在较宽的 pH 范围内与维生素 B_{12} 结合。胃壁细胞分泌的内因子是维生素 B_{12} 结合蛋白,内因子与维生素 B_{12} 结合的亲和力比 R 蛋白小,所以胃中大多数维生素 B_{12} 与 R 蛋白结合。胰蛋白酶可降解维生素 B_{12} 与 R 蛋白的复合物,将维生素 B_{12} 释放出来。游离的维生素 B_{12} 随后与内因子结合,其复合物可高度抵抗胰蛋白酶的消化。回肠上皮细胞的顶端膜含有能识别和结合内因子-维生素 B_{12} 复合体的受体蛋白,将其转运到小肠上皮细胞中,而后维生素 B_{12} 与内因子分离,再与转钴蛋白Ⅱ结合,然后被转运出细胞,后吸收入血(图 6-21)。临床上,萎缩性胃炎或胃大部切除后的患者,由于内因子分泌不足,可造成维生素 B_{12} 吸收障碍而发生巨幼红细胞贫血。

2. 脂溶性维生素的吸收 脂溶性维生素,如维生素 A、维生素 D、维生素 E、维生素 K,均具有以下特点。①均为非极性疏水性异戊二烯衍生物。②不溶于水,只能溶于脂肪或脂溶剂。③在食物中常与脂类共存,需要经过混合微胶粒的溶解,才能通过小肠的水性环境而被吸收。④吸收的脂溶性维生素在血液中与脂蛋白或特异性结合蛋白结合后而运输。⑤作用多种多样,

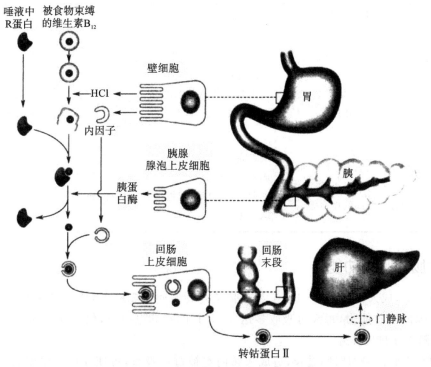

图 6-21 小肠黏膜对维生素 B_{12} 的吸收

除直接影响特殊代谢过程外,还能影响特定基因的表达。⑥在体内常有一定储量。脂类吸收障碍、食物中长期缺乏脂溶性维生素时,可引起相应的缺乏症,而摄入过多则可发生中毒。

大部分脂溶性维生素通过纹状缘扩散到小肠上皮细胞内,在小肠上皮细胞内形成乳糜微粒,通过淋巴液送出小肠。此外,一部分脂溶性维生素可被吸收入门静脉,然后进入血液循环。肠道对脂溶性维生素的吸收见表 6-9。

表 6-9 肠道对脂溶性维生素的吸收

项目	维生素 A	维生素 D	维生素 E	维生素 K
别名	类视黄素、抗干眼病维生素	钙化醇、抗佝偻病维生素	生育酚	凝血维生素
活性形式	视黄醇、视黄醛、视黄酸	$1,25-(OH)_2-D_3$	生育酚	2-甲基-1,4-萘醌
来源	肝、蛋黄、牛奶、胡萝卜、鱼肝油等	肝、蛋黄、牛奶、鱼肝油等	植物油	肝、绿叶蔬菜等
日需量	80 μg	5~10 μg	8~10 mg	60~80 μg
吸收部位	小肠	小肠	小肠	小肠
转运机制	①通过易化扩散进入上皮细胞;②在细胞内与脂肪酸结合成酯,掺入乳糜微粒进入淋巴,最终入血	与胆固醇类似	①与胆盐形成混合微胶粒进入小肠上皮细胞;②在细胞内掺入乳糜微粒进入淋巴,然后入血	①通过耗氧、可饱和机制进入小肠上皮细胞;②掺入乳糜微粒进入淋巴,然后入血

续表

项目	维生素 A	维生素 D	维生素 E	维生素 K
主要功能	①构成视紫红质；②维持上皮组织结构的完整，增强免疫力；③促进生长发育；④抗氧化作用	①调节钙磷代谢；②促进骨盐代谢与骨的正常生长；③组织细胞分化，免疫调节	①抗氧化，保护生物膜；②促进生殖功能；③促进红细胞生成；④调节基因生成	①促进肝合成部分凝血因子；②维持骨盐含量，减少动脉钙化
缺乏症与中毒	缺乏症：夜盲症、干眼症等 中毒：神经、肝、皮肤损伤，高脂血症、高钙血症等	缺乏症：儿童佝偻症、成人软骨病等 中毒：高钙血症、软组织钙化等	缺乏症：不育、流产、肌肉性萎缩等	缺乏症：皮下出血、肌肉及胃肠道出血

三、大肠的吸收功能

一般情况下，成人每日有 1~1.5 L 半流体消化物经回盲瓣进入大肠。大肠黏膜对水和电解质具有非常强的吸收能力，每天可吸收多达 5~8 L 的水和电解质，仅 100~150 mL 的水、少量 Na^+ 和 Cl^- 随粪便排出体外。

若粪便在大肠内停留时间过长，造成大肠内水被过量吸收，可使粪便变得硬而干燥，不利于排便，造成便秘。反之，当通过回盲瓣或大肠分泌产生的液体量超过结肠的最大吸收能力，以及大肠的吸收功能降低时，则可造成大肠内的水不能被正常吸收而随排便反射排出体外，即形成腹泻。临床上，霍乱毒素或细菌感染常导致回肠末段隐窝和大肠内每日分泌超过 10 L 的液体，从而导致严重甚至致命性的腹泻。

大肠能吸收由肠内细菌合成的 B 族维生素和维生素 K，以及由细菌分解食物残渣产生的短链脂肪酸，如乙酸、丙酸、丁酸等。另外，大肠黏膜与小肠黏膜一样，能主动吸收 Na^+，伴随着 Na^+ 吸收引起的电位梯度也能促进 Cl^- 的吸收。此外，大肠黏膜还能分泌 HCO_3^-，同时吸收等量的 Cl^-。

临床上，可采用直肠灌药的方式作为给药途径。直肠给药时，药物混合于直肠分泌液中，通过肠黏膜被吸收入黏膜下静脉丛，继续进入直肠中静脉、下静脉和肛门静脉直接吸收进入体循环，因不经过肝脏，因而能避免肝脏的首过效应。此外，也可通过直肠上静脉经门静脉进入肝脏，代谢后再进入体循环。这两种方式均不经过胃和小肠，因而能避免强酸、强碱和消化酶对药物的影响和破坏作用。直肠给药的特点：①能显著提高药物的生物利用度。②避免药物对胃肠道的刺激。

四、肠道微生态的概念及生理意义

人体体内细胞与某些微生物共存，体内微生物的总数超过人体细胞总数的数十倍，广泛分布在人体表面的皮肤、口腔、消化道、呼吸道、生殖道等部位。仅在肠道中就有上千种微生物定植或经过。消化道内居住的大量微生物，统称为肠道微生物群。肠道微生物群以及宿主的微环境共同构成肠道微生态。人类与肠道微生物协同进化、互相依赖，构成一个共生体，能直接或间接地影响人体的多种生理功能，除前已提到的分解食物、合成维生素外，人体与肠道微生物的相互作用还是人体免疫系统发育和成熟的重要根源之一。肠道微生态能影响脂肪的储存、线粒体活性调节、肠-脑轴与中枢神经系统的信息传递与调节等。此外，肠道微生态的相对恒定对于机体保持肠道上皮的完整性、抵抗肠道病原菌所致的感染性疾病亦具有重要意义。

复习思考题

一、名词解释

1. 消化　　2. 吸收　　3. 机械性消化　　4. 化学性消化　　5. 胃肠激素
6. 容受性舒张　7. 胃排空　8. 胆盐的肠肝循环　9. 内在神经丛　10. 黏液-碳酸氢盐屏障

二、问答题

1. 消化道平滑肌的一般生理特性有哪些？
2. 什么是胃肠激素？在消化功能调节中起重要作用的胃肠激素有哪几种？
3. 胃酸的生理学意义有哪些？
4. 列表简述胃、小肠、大肠的运动形式。
5. 简述胆汁的成分及其作用。
6. 为什么小肠是营养物质的主要吸收部位？
7. 简述胰液的主要成分及作用。

（尚曙玉）

扫码在线答题

第七章　能量代谢与体温

扫码看PPT

学习目标

素质目标：具备观察、分析和解决问题的能力，能够独立思考、自主学习，与团队协作和沟通。
能力目标：能利用机体产热和散热原理分析中暑产生高热的机制，知晓如何降低体温；能利用调定点学说分析病毒感染后机体出现的寒战、高热、发汗现象，并了解如何治疗。
知识目标：能解释能量的来源和去路；说出能量代谢（率）、基础代谢（率）、食物的热价、食物氧热价、呼吸商、体温的定义。能简述能量代谢的影响因素；简述体温的正常变动；能说出机体产热和散热的部位；知晓产热和散热的过程；能简述产热、散热的形式。

机体的各种生命活动需要物质支持和能量供给。而能量的来源是机体营养物质分子内的化学能。一部分化学能用于组织细胞进行各种功能活动，但大部分转化为热能，用于维持体温。人是恒温动物，在正常情况下机体通过体温调节中枢调节体温的稳定，以保证细胞的正常功能活动。

第一节　能量代谢

生物体生存必须进行新陈代谢。一方面机体把从外界吸收的物质及自身分解代谢的某些物质合成自身成分，并储存能量。另一方面，营养物质氧化分解，同时释放能量供机体所需。可见，物质的代谢和能量的代谢是密切联系的。通常把物质代谢过程中伴随着的能量的产生、释放、储存、转移及利用的过程，称为**能量代谢**（energy metabolism）。

一、机体能量的来源与利用

（一）能量的来源

糖类、脂肪、蛋白质等营养物质是机体能量的来源。这些营养物质被氧化分解时，碳氢键断裂，释放出化学能。但组织细胞活动时不能直接利用营养物质氧化分解释放的化学能。而是依靠细胞内的腺苷三磷酸分解供能。

1. 糖类　糖类（carbohydrate）是机体主要的供能物质之一。糖类氧化分解供应的能量占人体所需能量的50%～70%。食物中的糖类被消化成各种单糖，多为葡萄糖，被吸收后可直接氧化分解供能。机体供氧充足时，葡萄糖与氧反应生成二氧化碳和水，同时释放能量。1 mol 葡萄糖完全氧化释放的能量可合成30～32 mol ATP。但缺氧时，葡萄糖只能进行无氧氧化，生成乳酸。此时释放的能量很少，1 mol 葡萄糖只能合成2 mol ATP。糖类的无氧氧化虽然只能释放少量能量，但却是体内能源物质唯一不需氧的供能途径。比如，人体内成熟的红细胞，因缺乏有氧氧化的酶系，主要通过糖类的无氧氧化供能。

葡萄糖在体内以糖原（glycogen）形式储存在肝脏或肌肉组织中。血糖浓度升高时，葡萄糖转化成糖原储存在肝脏中，使得血糖浓度下降到正常水平；空腹血糖浓度下降时，肝糖原被分解成葡萄糖-6-磷酸，并在葡萄糖-6-磷酸酶的作用下水解成葡萄糖，血糖浓度又恢复到正常水平。可见，肝糖原和葡萄糖的互相转化对维持机体血糖浓度的相对稳定起重要作用。而肌肉组织中缺乏葡萄糖-6-磷酸酶，导致糖原不能直接经葡萄糖-6-磷酸转变成葡萄糖。所以，在肌肉组织，主要通过葡萄糖的无氧氧化产生能量供肌肉收缩和舒张所需。

2. 脂肪　脂肪（fat）是机体内的主要储能物质，同时也提供能量。一般情况下，机体所消耗的能量有30%~50%来自脂肪。体内每氧化1g脂肪产生的能量约为氧化1g糖产生的能量的2倍。一般情况下，成人体内脂肪分解产生的能量可供机体使用10天至2个月。体内脂肪合成的原料来自食物或糖异生途径。

3. 蛋白质　蛋白质（protein）在体内的氧化分解并不完全，导致释放的能量低于体外燃烧释放的能量。蛋白质作为细胞的重要成分，一般不会被氧化分解，只有在极端情况下，如长期饥饿或体力极度消耗，机体才通过分解蛋白质来供能。

4. 腺苷三磷酸　细胞的直接供能物质几乎都是来自腺苷三磷酸（adenosine triphosphate，ATP），同时它也是体内能量的重要储存形式。营养物质氧化释放的化学能与腺苷二磷酸（adenosine diphosphate，ADP）磷酸化生成ATP。机体需要能量时，细胞中ATP水解成ADP和磷酸，并释放高能磷酸键。在生理体温状态下，1 mol ATP分子释放1个高能磷酸键，可释放约12 kcal的热量。此外，磷酸肌酸（creatine phosphate，CP）也可以暂时储存能量。

（二）能量的利用

物质在体内氧化分解释放的能量50%以上转化为热能，用于维持体温；不足50%转化为化学能，并储存在ATP或CP的高能磷酸键中（图7-1）。ATP水解释放的能量提供给组织细胞完成各种生命活动，如生长发育、物质合成、物质跨细胞膜转运、神经传导、腺体分泌、肌肉收缩等。除了肌肉收缩做功外，其他生命活动过程所消耗的能量大多数转变为热能，散发到外界环境中。

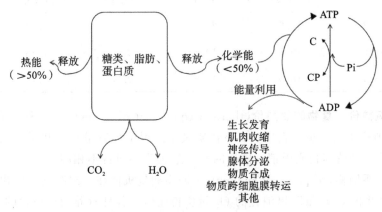

图7-1　能量的来源和利用

二、能量代谢的测定

单位时间内机体的能量消耗量称为**能量代谢率**（energy metabolic rate）。通常，人体摄入的能量与消耗的能量之间是平衡的，摄入的营养物质氧化产生的能量相当于机体散发的热能、对外做功量和能量储存。因此，通过测定一定时间内所消耗的营养物质质量，乘食物的热价，可算出营养物质可释放的能量。但通常摄入的食物为混合性食物，具体的量较难测算。所以实际会用机体一定时间物质代谢消耗氧的量和CO_2的生成量,间接推算出物质消耗量,再计算出产热量;或者测定一段时间内机体的产热量和对外做功量之和来计算。

(一)能量代谢的测定方法

测定机体单位时间内产生的总热量,可通过直接测热法和间接测热法两种方法。

1. 直接测热法 该法是直接测量安静状态下被测者在一定时间内的散热量。科学研究中,将被测者安置于特殊的小屋,保持安静状态,然后测定一段时间中流经该隔热小屋内水的温度和水量,计算出被测者单位时间内的总散热量。该方法对设备要求较高,测量不方便,一般不用于日常产热量计算。

2. 间接测热法 该法是通过测定安静状态下被测者一段时间内耗氧量和CO_2的产生量,推算消耗能源物质的量,再计算出产热量。依据化学反应定比定律,单一物质氧化分解时,将按一定比例关系生成氧化产物和能量。如氧化分解1 mol 葡萄糖,需消耗6 mol O_2,同时产生6 mol CO_2和6 mol H_2O,及一定的能量(ΔH)。

反应式:

$$C_6H_{12}O_6 + 6O_2 \longrightarrow 6CO_2 + 6H_2O + \Delta H \tag{7-1}$$

(二)能量代谢测定指标

利用间接测热法测定产热量需要应用以下几个基本指标和数据。

1. 食物的热价 食物的热价(thermal equivalent of food)指1g某种食物氧化所释放的能量,分为物理热价和生物热价两种。前者测定的是食物在体外燃烧所释放的能量,后者测定的是食物在体内氧化释放的能量。食物的热价计量单位为焦(J)或千焦(kJ)。表7-1统计了糖类、脂肪、蛋白质3种营养物质的热价,可见,糖类和脂肪的生物热价和物理热价一致,蛋白质的生物热价低于物理热价,说明蛋白质在体内的氧化分解是不完全的。

表7-1 3种营养物质的热价、氧热价、呼吸商等数据

	物理热价/(kJ/g)	生物热价/(kJ/g)	氧热价/(kJ/L)	消耗的O_2量/(L/g)	CO_2产生量/(L/g)	呼吸商
糖类	17.2	17.2	21.1	0.83	0.83	1
脂肪	39.8	39.8	19.6	2.03	1.43	0.7
蛋白质	23.4	18.0	18.9	0.95	0.76	0.8

2. 食物的氧热价 食物的氧热价(thermal equivalent of oxygen)指某种营养物质在体内氧化消耗1 L O_2所产生的热量。它反映了该物质氧化过程中耗氧量和产热量的关系。表7-1中,因化学组成不同,3种营养物质虽消耗同样的O_2量,但产热量各不相同。

3. 呼吸商 呼吸商(respiratory quotient, RQ)指测量机体在一定时间内呼出的CO_2量和消耗的O_2量,用产生的CO_2量除以消耗的O_2量所得比值。各种营养物质所含的C、H、O元素具有一定比例,所以氧化时产生的CO_2量和消耗的O_2量也存在一定比例。如葡萄糖的化学式为$C_6H_{12}O_6$,其氧化产生的CO_2量与消耗的O_2量是相等的,所以葡萄糖的呼吸商为1。在化学中,呼吸商的计算通常基于消耗的O_2和产生的CO_2的摩尔数。但因为在相同温度和气压条件下,气体的摩尔数和体积相等,所以常用消耗的O_2和产生的CO_2的体积(mL)表示呼吸商:

$$RQ = \frac{CO_2 \text{产生量(mL)}}{O_2 \text{消耗量(mL)}} \tag{7-2}$$

一般情况下,蛋白质不会在机体中氧化分解,能量的供应主要来自糖类和脂肪的氧化分解。由糖类、脂肪氧化计算的CO_2产生量与O_2消耗量的比值,又称非蛋白呼吸商(non-protein respiratory quotient,NPRQ)。从表 7-1 可见,糖类的呼吸商为 1,脂肪的呼吸商为 0.7,蛋白质的呼吸商为 0.8。混合性食物氧化时,因糖类和脂肪比例不同,呼吸商为 0.7~1。只有当机体为极度消耗体质或长期饥饿时,才会动用蛋白质氧化供能,此时呼吸商接近 0.8。利用不同比例供能物质氧化的非蛋白呼吸商和氧热价(表 7-2),可计算出能量代谢率。

表 7-2 供能物质的非蛋白呼吸商和氧热价

非蛋白呼吸商	供能物质的比例		氧热价/(kJ/L)
	糖类/(%)	脂肪/(%)	
0.71	0.00	100.00	19.62
0.71	1.10	98.90	19.64
0.72	4.75	95.20	19.69
0.73	8.40	91.60	19.74
0.74	12.00	88.00	19.79
0.75	15.60	84.40	19.84
0.76	19.20	80.80	19.89
0.77	22.80	77.20	19.95
0.78	26.30	73.70	19.99
0.79	29.90	70.10	20.05
0.80	33.40	66.60	20.10
0.81	36.90	63.10	20.15
0.82	40.30	59.70	20.20
0.83	43.80	56.20	20.26
0.84	47.20	52.80	20.31
0.85	50.70	49.30	20.36
0.86	54.10	45.90	20.41
0.87	57.50	42.50	20.46
0.88	60.80	39.20	20.51
0.89	64.20	35.80	20.56
0.90	67.50	32.50	20.61
0.91	70.80	29.20	20.67
0.92	74.10	25.90	20.71
0.93	77.40	22.60	20.77
0.94	80.70	19.30	20.82
0.95	84.00	16.00	20.87
0.96	87.20	12.80	20.93
0.97	90.40	9.58	20.98
0.98	93.60	6.37	21.03
0.99	96.80	3.18	21.08
1.00	100.00	0.00	21.13

4. 计算步骤 例：假设被测者 24 h O_2 消耗量为 400 L，CO_2 产生量为 340 L，尿氮排出量为 12 g，请计算该被测者 24 h 内产热量和 1 h 的能量代谢量，具体步骤如下。

①计算蛋白质产热量：已知蛋白质的含氮量约为 16%，那么产生 1 g 尿氮相当于氧化分解了 6.25 g 蛋白质。查表 7-1 可得蛋白质的生物热价为 18.0 kJ/g，1 g 蛋白质体内氧化消耗的 O_2 量为 0.95 L，CO_2 产生量为 0.76 L。

故，蛋白质氧化：

$$氧化量 = 12 \times 6.25 \text{ g} = 75 \text{ g}$$
$$产热量(E_1) = 75 \text{ g} \times 18.0 \text{ kJ/g} = 1350 \text{ kJ}$$
$$消耗的 O_2 量 = 75 \text{ g} \times 0.95 \text{ L/g} = 71.25 \text{ L}$$
$$CO_2 产生量 = 75 \text{ g} \times 0.76 \text{ L/g} = 57 \text{ L}$$

②计算非蛋白产热量：总耗氧量是蛋白质和非蛋白质氧化消耗的总量。

故，非蛋白质物质氧化：

$$消耗的 O_2 量 = 400 \text{ L} - 71.25 \text{ L} = 328.75 \text{ L}$$
$$CO_2 产生量 = 340 \text{ L} - 57 \text{ L} = 283 \text{ L}$$
$$非蛋白呼吸商 = 283 \text{ L} \div 328.75 \text{ L} = 0.86$$

查表 7-2，当非蛋白呼吸商为 0.86 时，氧热价为 20.41 kJ/L。

由此得，非蛋白质产热量(E_2) = 328.75 L × 20.41 kJ/L = 6709.79 kJ

故，24 h 产热量 = $E_1 + E_2$ = 1350 kJ + 6709.79 kJ = 8059.79 kJ

1 h 能量代谢 = 8059.79 kJ ÷ 24 h = 335.82 kJ/h

上述的测算方法较为烦琐，在实践中，能量代谢率的测定常采用以下两种简化方法：一种方法是将蛋白质的氧化量忽略不计，以一定时间内的 O_2 消耗量和 CO_2 产生量所求得的呼吸商视为非蛋白呼吸商，经查表得到相对应的氧热价，O_2 消耗量与氧热价相乘，便可计算出一定时间内的产热量。另一种更为简便的方法是仅测定一定时间内的 O_2 消耗量，根据国人的统计资料，将被测者食用混合膳食时的非蛋白呼吸商视为 0.82（这实际上是基础状态下的呼吸商），与此相对应的氧热价则为 20.20 kJ/L，用测定的一定时间内的 O_2 消耗量直接乘 20.20 kJ/L，即可得出这段时间内的产热量。实际上，用简化方法所获得的数值与上述经典测算方法所得数值非常接近，仅相差 1%～2%。

闭合式测定法

三、影响能量代谢的因素

物质代谢过程伴随着能量的释放、转移、储存和利用等，可见，任何影响物质代谢过程的因素也将影响能量代谢，主要有以下几个方面。

（一）肌肉活动

肌肉活动对能量代谢的影响最为显著。机体肌肉活动越强，能量代谢率越高（图 7-2）。机体运动或劳动时，增加了肌细胞对营养物质的消耗，耗氧量增多，导致产热量显著增加。单块肌肉一次最大收缩，可在几秒内产生相当于安静时 100 倍的产热量。剧烈活动时，可使机体产热量提高 50 倍。

（二）精神活动

在安静状态下，每 100 g 脑组织每分钟氧化葡萄糖 4.5 mg，其每分钟耗氧量为 3～3.5 mL，相当于肌肉组织在安静时耗氧量的 20 倍。可见，脑组织的代谢水平高于肌肉组织。平静思考时脑组织产热量增加在多数情况下小于 4%，但人在恐惧、情绪激动、烦恼等时，能量代谢率提高可超过 10%。因为精神紧张状态下，机体同时发生无意识肌紧张、交感神经兴奋、内分泌激素（如甲状腺激素、肾上腺激素）分泌增多，导致机体代谢增强。但不同精神活动状态下，如睡眠时和精神

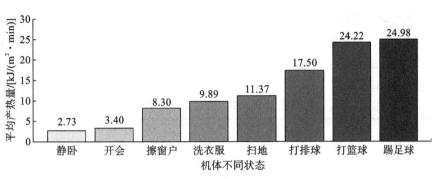

图 7-2 机体不同状态下的能量代谢率

活动活跃状态时比较,脑内的葡萄糖代谢率无明显差异。

(三) 食物的特殊动力效应

一般从人进食后 1 h 左右开始,即使在安静状态下,也会发生能量代谢率提高的现象,称为食物的特殊动力效应(specific dynamic effect)。该效应是因为进食刺激了机体额外消耗能量,持续 7~8 h,其机制并不明确。动物实验显示,将喂食改为静脉注射氨基酸时,食物的特殊动力效应仍存在,但切除动物肝脏后,食物的特殊动力效应消失。故认为其可能是肝脏处理氨基酸或合成糖原等过程中额外消耗了能量。3 种主要营养物质的特殊动力效应各不相同。蛋白质最为显著,机体摄入 100 kJ 蛋白质,可额外耗能 30 kJ,相当于额外增加了 30% 的能量。此外,进食糖类和脂肪可分别增加约 6% 和 4% 的能量,混合性食物可增 10% 的能量。

(四) 环境温度

环境温度过高或过低都会导致机体能量代谢率增加。室温时,安静状态下,人骨骼肌相对松弛,其能量代谢比较平稳。环境温度低于 20 ℃时,寒冷刺激温度觉感受器,反射性引起肌肉紧张增强甚至战栗,机体能量代谢率增加。环境温度高于 30 ℃时,体内生物化学反应加快,出汗增多,生命活动增强,均可导致能量代谢率增加。

四、基础代谢

不同条件下,如活动、精神紧张、疾病、个体差异,人体的能量代谢可有较大差异。而人在基础状态下的能量代谢最低,且相对平稳。所谓基础状态,指室温(20~25 ℃)下,清晨人清醒、安静、无肌肉紧张、空腹 12 h 的状态。在这种状态下,机体消耗的能量只用于维持最基本的生命活动,如呼吸、心跳。基础状态下,机体的能量代谢称为**基础代谢**(basal metabolism)。单位时间内的基础代谢,称为**基础代谢率**(basal metabolism rate,BMR)。

(一) 基础代谢率的测定

研究表明,基础代谢率的高低与体表面积成正比,不与身高、体重成正比。所以,基础代谢率常用每日或每小时单位体表面积的产热量作为计量单位[kJ/(m²·d)或 kJ/(m²·h)]。体表面积可通过史蒂文森(Stevenson)公式计算。

Stevenson 公式:

$$\text{体表面积}(m^2) = 0.0061 \times \text{身高}(cm) + 0.0128 \times \text{体重}(kg) - 0.1529 \quad (7-3)$$

简化测算基础代谢率时,一般认为基础状态下的非蛋白呼吸商为 0.82,氧热价为 20.20 kJ/L。

举例:男,20 岁,基础状态下 1 h 耗氧量为 14 L,其体表面积为 1.8 m²,则其基础代谢率是多少?

$$\text{BMR} = 20.20 \text{ kJ/L} \times 14 \text{ L/h} \div 1.8 \text{ m}^2 = 157.11 \text{ kJ/(m}^2 \cdot \text{h)}$$

(二) 基础代谢率的差异

性别、年龄、体温的差异均可影响基础代谢率。由表 7-3 可知,随着年龄增大,基础代谢率逐渐降低;同等条件下,成年男性基础代谢率的平均值高于成年女性。如果人体温升高 1 ℃,其基础代谢率可上升约 13%。

表 7-3 正常人群基础代谢率的平均值

年龄	性别	
	男性/[kJ/(m²·h)]	女性/[kJ/(m²·h)]
11～15 岁	195.5	172.5
16～17 岁	193.4	181.7
18～19 岁	166.2	154.0
20～30 岁	157.8	146.5
31～40 岁	158.6	146.9
41～50 岁	154.0	142.4
51 岁以上	149.0	138.6

临床评价基础代谢率时,常用实际测得值和正常平均值比较的相对值表示,即

$$基础代谢率(相对值)=\frac{实际测得值-正常平均值}{正常平均值}\times 100\% \tag{7-4}$$

肥胖症

一般认为,基础代谢率相对值在±15%之间为正常,但相差超过 20%时具有临床意义。临床上基础代谢率实际测定值常用于辅助诊断某些疾病,如甲状腺功能亢进时,基础代谢率实际测得值比正常平均值高 25%～80%;甲状腺功能减退时,基础代谢率实际测得值比正常平均值低 20%～40%。此外,垂体性肥胖、肾病综合征、病理性饥饿等均有基础代谢率降低的表现。而糖尿病、红细胞增多症、白血病、伴有呼吸困难的心脏病等可出现基础代谢率的升高。

第二节 体温及其调节

机体营养物质氧化产生的能量一部分转化为热能,释放出来维持体温。机体体温变化将破坏内环境稳态,如细胞内酶的催化需要适宜的温度。自然界中,爬行动物、两栖动物属于变温动物,体温随环境温度变化而变化。鸟类和哺乳动物属于恒温动物,体温相对稳定。正常情况下,其体温的稳定是通过自主性体温调节和行为性体温调节实现的。

一、体温及其生理变动

(一) 体温

体温包括体表温度和体核温度。身体表层温度称为体表温度(shell temperature)。机体核心部分温度,即头、胸腔脏器、腹腔脏器等处的温度,称为体核温度(core temperature)。人体表温度容易受环境温度影响而波动,但脑和躯干深部的温度保持相对稳定。医学中所指的体温是机体核心部分的平均温度,即体核温度。

1. 体表温度和体核温度 观察体温时划分的体表部位和核心部位的范围并非一成不变。寒冷环境中,体表范围扩大,各部位表层温度存在明显差异;核心部分区域缩小,集中在头、胸腔内

脏,温度相对平稳。炎热环境中,核心部分区域向表层扩大,体表温度和体核温度差异缩小。环境温度降低对四肢末梢皮肤影响最大。环境温度为23℃时,躯干和头部的皮肤温度最高,四肢末梢的皮肤温度最低。各部位的皮肤温度值:额部为33~34℃,躯干部约为32℃,手部约为30℃,足部约为27℃。当环境温度达到32℃以上时,皮肤各部位的温度差异减小。皮肤温度主要与其局部血流量变化有关。寒冷或情绪激动时,交感神经兴奋,皮肤血管收缩,血流量减少,导致皮肤温度下降。因为皮肤温度的变化可一定程度地反应血管的功能状态,所以临床上常利用红外线热像仪检测手部温度,用于辅助诊断外周血管疾病。

机体深部各部位温度差异较小,以肝脏和脑温度最高,约为38℃;肾、胰腺、十二指肠温度次之;直肠温度更低,约为37.5℃。血液循环可以实现脏器各部位的热交换,使得核心部位的温度趋于一致,因此常用机体深部血液温度代表体核温度平均值。

2. 体温的正常值和测量方法　由于血液温度不易测量,临床上常通过口腔、腋窝、直肠等部位的温度间接代表体核温度。口腔温度正常值为36.3~37.2℃。注意测量时,温度计含在舌下,避免说话、进食、经口呼吸,适用于配合测量的患者。腋窝温度正常值为36.0~37.0℃。注意测量时,被测者需上臂夹紧胸廓,测量时间持续5~10 min,还应保持腋下干燥,此法常用于日常体温测量。直肠温度正常值为36.5~37.7℃,测量时应将直肠温度计深入直肠6 cm以上,常用于哭闹小儿体温测量。

随着电子温度计的开发利用,临床上体温监测也常测量鼓膜温度,因鼓膜温度变化和下丘脑温度变化一致,且两部位的体温调节反应的时间和变迁过程也很一致。测量鼓膜温度可作为脑组织温度的指标。

(二) 体温的生理变动

恒温动物的体温并非一成不变的,某些因素影响亦可导致体温变动。但生理情况下,体温的变动幅度不超过1℃。

1. 体温的昼夜节律　机体体温昼夜可呈周期性波动,称为体温的昼夜节律或日节律(circadian rhythm),表现为清晨2~6时体温最低,随着人活动增加,午后1~6时体温达最高。研究认为,这与下丘脑视交叉上核的控制作用相关。

2. 性别因素　通常,成年女性体温高于男性体温约0.3℃。成年女性基础体温还受月经周期影响,排卵日体温最低,之后温度逐渐升高0.3~0.6℃。女性体温随月经周期的变化现象可能与孕激素水平波动有关。

3. 年龄因素　随着年龄的增大,基础代谢率下降,体温呈下降趋势。儿童和青少年体温最高,成人次之,老人最低。但新生儿特别是早产儿,体温易因环境温度降低而下降。这跟其体温调节中枢发育不完善有关,故生活中应当对新生儿采取适当的保温措施。

4. 肌肉活动　人在剧烈运动时,体温较平常可高1~2℃。因为肌肉活动时物质代谢增强,产热增多,导致体温升高。如儿童哭闹时,体温可能升高,家长应让其安静下来再测量体温。

此外人情绪激动、精神紧张、进食等也可导致体温升高。人被麻醉或甲状腺激素减少时,体温则会下降。

二、机体产热与散热的平衡

机体一方面通过物质代谢产生热量,一方面又通过血液将产生的热量传送到体表散发出去。产热量和散热量达到平衡时,体温维持在某一恒定值。

(一) 机体的产热

1. 产热器官　机体各个组织器官的物质代谢水平不同,导致产热量也不相同。运动时,骨骼肌强烈收缩,耗氧量增多,物质代谢最强,是主要的产热器官。安静状态下,以内脏产热为主,其中肝脏代谢最强,产热量也最高。此外,新生儿寒冷时可由褐色脂肪氧化产热。

2. 产热形式 寒冷时,机体可通过战栗产热和非战栗产热两种形式产生热量。其他情况下,机体通过各组织器官基础代谢、骨骼肌随意运动、食物的特殊动力效应提供热量。

(1) 战栗产热:指骨骼肌屈肌和伸肌同时进行不随意的节律性收缩,此时产生的能量不用于做功,而是全部转化为热量。寒冷环境下,机体可通过战栗,使能量代谢率增加4~5倍,产生大量热量用于维持体温。

(2) 非战栗产热:又称代谢性产热。在新生儿机体肩胛下区、颈部大血管周围、腹股沟等处存在较多褐色脂肪。褐色脂肪细胞内含有丰富的线粒体,可分解ATP产生大量的热量。寒冷环境中,交感神经兴奋,节后纤维释放去甲肾上腺素,可促使褐色脂肪分解产热。

3. 产热活动的调节 神经和体液因素均参与了产热活动的调节。甲状腺激素是调节非战栗产热活动的最主要的体液因素。长期处于寒冷环境中,甲状腺分泌的甲状腺激素明显增加,使得机体能量代谢率上升20%~30%。其作用持续时间较长,但起效缓慢。此外,肾上腺素、去甲肾上腺素、生长激素等也可刺激产热,这些激素则起效快,但持续时间较短。而战栗产热则通过下丘脑后部的战栗中枢进行调控。并且,寒冷刺激也可使交感神经兴奋,通过调控肾上腺髓质释放髓质激素促进代谢产热增加。

(二) 机体的散热

1. 散热的方式 皮肤是机体主要的散热器官。环境温度低于体温时,散热的方式主要有辐射散热、传导散热、对流散热。环境温度高于体温时,机体可通过蒸发散热。

(1) 辐射散热(thermal radiation):机体以热射线的形式将热量传导给温度较低的物体的一种散热方式。其散热量主要受环境温度与皮肤温度差的影响,皮肤温度高于环境温度时,温差越大,辐射散热量越多。此外,辐射散热量还受到有效散热面积的制约。有效散热面积越大,散热量越多;反之,散热量减少。

(2) 传导散热(thermal conduction):机体通过直接接触较冷的物体把热量传导出去的一种散热方式。一般情况下,传导散热占机体总散热量约3%。其散热量的多少取决于皮肤与接触物之间的温差、接触面积和该接触物的导热性能。人肥胖时,因脂肪导热性能较差,其传导散热量更少。临床上高热患者物理降温可以采用冰袋、冰帽实现。

(3) 对流散热(thermal convection):指通过与机体周围的空气形成对流而实现散热的一种方式。它是传导散热的特殊形式。机体将热传导给接触皮肤的空气,使得身体周围空气温度升高,与周围冷空气实现对流。所以对流散热量受风速影响。风速越大,散热量越多。冬日,着棉衣可以阻断空气部分流动,从而减少对流散热量,达到保温目的。

(4) 蒸发散热(evaporative heat loss):指机体通过蒸发体表水分进行散热的一种方式。它包括不感蒸发和发汗。蒸发散热是环境温度高于体温时的一种有效散热途径。机体每蒸发1 g水可散发2.43 kJ热量。不感蒸发又称为不显汗蒸发,除发生在环境温度高于体温时外,还可发生在环境温度低于体温时,如呼出气体中有不感蒸发的水蒸气。30 ℃以下环境中,人体不感蒸发水量为$12\sim15\ g/(h\cdot m^2)$,相当于24 h可蒸发约1000 mL水。

发汗是汗腺主动分泌汗液的过程,又称为可感蒸发。环境温度高于30 ℃时,人即使处于安静状态也可发汗。汗液的成分包括水、无机盐、乳酸、尿素等,其中水占99%,无机盐占1%(主要是NaCl)。汗腺细胞通过主动分泌将这些物质排出体外。大量发汗时,可因水分大量丢失,造成高渗性脱水。但高温环境或剧烈运动时,由于发汗速度加快,NaCl丢失也增多,每小时可丢失30~40 mmol/L Na^+,此时既要补水又要补充NaCl,以防止因只补水发生低渗性脱水。

2. 散热的调节 散热过程受皮肤血流量和发汗活动的影响。

(1) 皮肤血流量的调节:皮肤的血流量将决定皮肤温度的高低。皮肤中有丰富的血管网和大量动静脉吻合支。皮肤血管受交感神经支配,容易发生管径的变化。在炎热环境下,散热活动加强,此时交感神经紧张性降低,小动脉扩张,动静脉吻合支开放,皮肤血流量明显增多,血液将机体深部的热量带到体表。反之,散热减少。

(2) 影响发汗活动的因素:交感胆碱能神经纤维支配汗腺。当交感神经兴奋时,可释放乙酰胆碱,其与汗腺上的 M 受体结合,促进汗腺分泌汗液。环境温度、湿度、机体运动程度也可影响发汗量和发汗速度。比如,我国南方春夏季,气温高于 25 ℃,湿度较高,体表水分不易蒸发,体热散发减少,可反射性引起皮肤大量发汗。但长时间停留在高温环境中,汗腺疲劳可导致发汗速度明显减慢。

三、体温调节

高等动物体温的恒定依赖于体内体温调节机制,精准分析内外环境温度的差异,调控体内产热、散热过程。体温调节包括行为性体温调节和自主性体温调节。

1. 行为性体温调节(behavioral thermoregulation) 在环境温度改变时,人会进行某些有意识的行为活动来维持体温恒定。如酷暑季节,人会通过穿着背心短裤、吹空调等增加散热;严冬季节,人会通过穿着棉袄减少散热、跑步增加产热。

2. 自主性体温调节(autonomic thermoregulation) 自主性体温调节是指通过体温调节中枢调控机体产热反应或散热反应,以维持体温相对稳定的过程(图 7-3)。

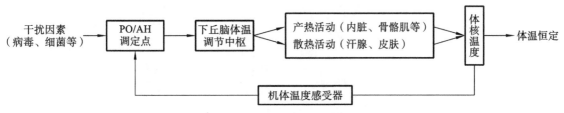

图 7-3 自主性体温调节机制示意图

(1) 体温调节中枢:参与体温调节的神经元分布在许多区域,但动物实验表明,破坏视前区-下丘脑前部(preoptic anterior hypothalamus area,PO/AH),动物体温不能维持恒定,说明调节体温的基本中枢位于 PO/AH。

(2) 温度感受器:根据存在部位分为外周温度感受器和中枢温度感受器。

①外周温度感受器(peripheral thermoreceptor):存在于人体皮肤、黏膜、内脏中,是一些对温度变化敏感的游离神经末梢。这些神经末梢根据感受性质不同,可分为热感受器和冷感受器两种。它们可感受外周温度变化,通过神经将信息传到体温调节中枢。在一定范围内,当外周温度快速升高时,热感受器容易产生兴奋;反之,冷感受器容易产生兴奋。猫、狗等动物实验显示其冷感受器适宜刺激为 27 ℃,热感受器适宜刺激为 47 ℃。温度感受器点状分布在皮肤中,冷感受器是热感受器数量的 5~11 倍。

②中枢温度感受器(central thermoreceptor):在脊髓、延髓、脑干网状结构及下丘脑等区域存在一些对温度变化较为敏感的神经元,有感受温度升高的热敏神经元,以及感受温度下降的冷敏神经元。这些神经元对温度变化十分敏感,局部组织温度发生 0.1 ℃ 波动都可导致温度敏感神经元发电频率的变化,且无适应现象。动物实验表明,在 PO/AH 区域分布有较多热敏神经元,在脑干网状结构和下丘脑的弓状核分布有较多冷敏神经元。

(3) 体温调定点学说:从 20 世纪 70 年代开始,科学家们逐渐认为体温调节中枢存在一个参考温度值,称为调定点(set-point)。体核温度与调定点温度出现差异时,体温调节中枢将启动调节过程,改变产热或散热进程,使得体温向调定点温度水平变化。当体核温度与调定点温度一致时,调节停止。一般认为,正常人的调定点温度为 37 ℃ 左右。当体温高于 37 ℃,热敏神经元放电增加,通过体温调节中枢促使产热减少、散热增加,体温恢复正常;体温低于 37 ℃ 时,冷敏神经元放电增加,通过体温调节中枢促使产热增多、散热减少,体温升高至正常。细菌、病毒感染机体时,可释放致热原,导致调定点上移,此时产热和散热活动将在新的调定点水平形成平衡,最终导致机体体温升高。

复习思考题

一、名词解释

1. 食物的热价　　2. 食物的氧热价　　3. 呼吸商　　4. 能量代谢　　5. 基础代谢率

6. 能量代谢率　　7. 体温　　　　　　8. 战栗产热　　9. 基础代谢

二、问答题

1. 根据能量代谢的原理,阐述肥胖产生的原因。

2. 简述散热的方式。

3. 简述产热的方式。

4. 简述体温的正常生理变动。

(魏楚蓉)

流行性感冒病例及解析

扫码在线答题

第八章 尿的生成和排出

学习目标

素质目标:能体会生理学中结构与功能的密切联系,以及尿的生成和排出在机体新陈代谢中的重要性,关注相关疾病领域的新进展,主动寻求新的学习机会和资源。

能力目标:建立对尿的生成和排出的总体认识,理解尿的生成和排出的过程和机制;能分析尿生成调节在维持机体内环境相对稳定中的意义。

知识目标:能解释肾小球滤过率、有效滤过压、尿液浓缩和稀释的基本概念和意义;说明影响肾小球滤过的因素;能叙述肾小管对水、电解质和葡萄糖的重吸收部位和机制;能举例说明抗利尿激素、醛固酮的生理作用及分泌的调节。

扫码看 PPT

排泄(excretion)指机体的排泄器官将代谢终产物和进入体内的异物、药物以及过剩的物质,经血液循环排出体外的过程。机体主要的排泄途径包括:肾、呼吸道、消化器官以及皮肤等。其中,肾是体内最重要的排泄器官。肾通过尿的生成和排出,去除机体大部分代谢终产物、过剩的物质和异物;调节细胞外液量和渗透压,调节机体内水、电解质的平衡;维持内环境相对稳定。血液在流经肾时,部分血浆经肾小球毛细血管网滤过进入肾小囊形成原尿,原尿经肾小管与集合管的重吸收与分泌形成终尿,终尿经输尿管进入膀胱,最后经尿道排出体外。

肾除了形成尿完成排泄功能外,还具有一定的内分泌功能。肾合成、释放的肾素参与血压的调节;肾合成的促红细胞生成素能调节骨髓红细胞生成;肾的 1α-羟化酶催化 25-OH-D_3 转化为 $1,25\text{-(OH)}_2\text{-D}_3$,能调节钙的吸收和骨骼的生长发育;肾还能合成激肽、前列腺素等活性物质,参与局部或全身血管活动的调节。本章主要阐述肾的排泄功能。

第一节 肾的功能结构和肾血流量

肾为实质性器官,左右各一,形似蚕豆。正常成人肾的长、宽、厚分别为 10～12 cm、5～6 cm 及 3～4 cm,平均重量为 120～150 g。肾实质分为肾皮质和肾髓质。肾皮质位于浅层,富含血管,呈红褐色,肉眼可见红色细小点状颗粒;肾髓质位于皮质深层,呈淡红色条纹状,由多个肾锥体构成,肾锥体底部较大,朝向肾皮质,顶部(即肾乳头)较圆朝向肾盂。尿经集合管在肾乳头开口处进入肾小盏,后者汇聚成肾大盏和肾盂。肾盂直接与输尿管相通,尿经输尿管进入膀胱。

一、肾的功能结构

(一) 肾单位与集合管

肾单位是肾的基本功能单位,正常人每个肾有 80 万～100 万个肾单位。出生后,肾不能生成新的肾单位。肾单位由肾小体和与之相连的肾小管构成。肾小体由肾小球和肾小囊组成。肾小球为一团毛细血管网,入口为入球小动脉,其反复分支形成毛细血管网。毛细血管网汇合后形成出球小动脉。包绕于肾小球的囊性结构即肾小囊。肾小囊由两层上皮细胞构成,内层(脏层)上皮细胞紧贴于肾小球毛细血管壁基膜的外面,而外层(壁层)延续移行为肾小管。肾小管由近端小管、髓袢细段和远端小管三部分组成。近端小管包括近曲小管和髓袢降支粗段。髓袢细段由降支细段和升支细段构成。远端小管包括髓袢升支粗段和远曲小管。远曲小管末端与集合管相连(图 8-1)。尽管集合管不包括在肾单位内,但功能上与远端小管关系密切,与远端小管一起在尿的浓缩与稀释过程中发挥重要作用。

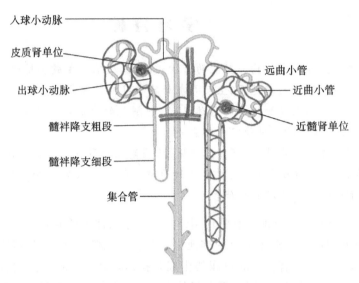

图 8-1　肾单位和肾血管示意图

肾单位按所在部位分为皮质肾单位(cortical nephron)和近髓肾单位(juxtamedullary nephron)。肾小体位于肾皮质的外层和中层的称为皮质肾单位,其主要功能是生成尿。肾小体位于肾皮质的近髓层的肾单位称为近髓肾单位,其长的髓袢和直小血管在维持髓质高渗和尿的浓缩与稀释机制中发挥重要作用(表 8-1)。

表 8-1　皮质肾单位和近髓肾单位的结构和特点比较

项目	皮质肾单位	近髓肾单位
分布	肾皮质的外层和中层	肾皮质的近髓层
占肾单位总数	85%～90%	10%～15%
肾小球体积	较小	较大
入球小动脉、出球小动脉口径	入球小动脉＞出球小动脉	差异甚小
出球小动脉分支	形成的毛细血管网几乎全部缠绕在皮质部肾小管周围	形成肾小管周围毛细血管网和直小血管
髓袢	短,只达外髓层	长,深入内髓层,甚至达乳头部
球旁器	有,肾素含量多	几乎无

(二) 球旁器

球旁器(juxtaglomerular apparatus)又称近球小体,由球旁细胞、致密斑和球外系膜细胞三部分组成,主要位于皮质肾单位(图 8-2)。球旁细胞是入球小动脉壁中一些特殊分化的平滑肌细胞,内含分泌颗粒,也称颗粒细胞,能合成、储存和释放肾素。致密斑指远曲小管穿越同一肾单位的入球小动脉和出球小动脉夹角处的一小块特殊分化的高柱状上皮组织,向管腔内呈斑状隆起。致密斑与球旁细胞和球外系膜细胞相接触,感受小管液中 NaCl 含量的变化,并将信息传至球旁细胞,调节肾素的释放。球外系膜细胞是位于入球小动脉、出球小动脉和致密斑之间的聚集成底面朝向致密斑的锥体形细胞群,具有吞噬和收缩功能。

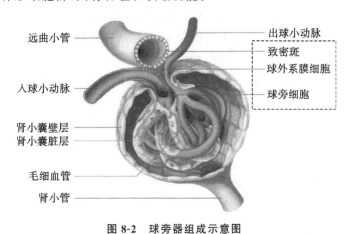

图 8-2 球旁器组成示意图

二、肾血流量的特点及其调节

(一) 肾血流量的特点

1. 血流量大,主要分布于肾皮质 肾的血液供应十分丰富。正常成人肾约占体重的 0.5%,但每分钟流过两肾的血液可达 1200 mL,相当于心输出量的 1/5~1/4。如果以单位质量计算,肾的血流量是脑的 7 倍、心脏的 5 倍。但肾从血液中摄取的氧却很少,平均仅从 1000 mL 血液中摄取 17 mL 的氧,其中动静脉氧含量差仅为一般组织的 1/4~1/3。说明流经肾的血流量虽多,但并非肾的组织代谢所需,而是清除体内的一些代谢产物以维持内环境的相对稳定。流经肾的血液中约 94% 分布于肾皮质,5%~6% 分布在外髓,分布于内髓的血液不足 1%,通常所说的肾血流量主要是指肾皮质血流量。

2. 两套毛细血管网的血压差异大 肾动脉由腹主动脉发出,形成叶间动脉、弓形动脉、小叶间动脉,再分支形成入球小动脉。入球小动脉进入肾小体后分支成肾小球毛细血管网,再汇集成出球小动脉。出球小动脉再次分支成肾小管周围毛细血管网或直小血管,再形成小叶间静脉、弓形静脉、叶间静脉,汇入肾静脉,最后进入下腔静脉。所以,进入肾的血液要经过两套毛细血管网才汇入静脉。肾内两套毛细血管网有以下特点。

(1) 肾小球毛细血管网压力较高:在肾皮质部,入球小动脉粗而短,血流阻力小,血流量大;出球小动脉细而长,血流阻力大,此结构使肾小球血液灌注量大于流出量,形成的肾小球毛细血管网压力较高,有利于肾小球滤过和尿的生成。

(2) 肾小管周围毛细血管网的血压较低:因出球小动脉细而长,阻力大,血液流经此处时能量消耗多,加之血液流经肾小球后,大量水被滤出,所以肾小管周围毛细血管血压较低而血浆胶体渗透压升高,这有利于肾小管对小管液中物质的重吸收。

(二) 肾血流量的调节

肾血流量(renal blood flow,RBF)的调节包括肾血流量的自身调节、神经和体液调节。

1. 自身调节 在离体肾灌流的实验研究中发现,肾动脉灌注压在 20~70 mmHg 范围内波动时,肾血流量与灌注压呈正相关;肾动脉灌注压在 70~180 mmHg 范围内变动时,肾血流量保持相对恒定;当肾动脉灌注压高于 180 mmHg 时,肾血流量随肾动脉灌注压的增高而增加(图

8-3)。肾血流量不依赖于神经和体液调节,在一定的血压变动范围(70~180 mmHg)内保持相对恒定的现象,称为**肾血流量的自身调节**。其基本机制为肾内血流阻力可以随着动脉血压在正常范围内的波动而发生相应的改变:当动脉血压增高时,肾内血流阻力增大,因而血流量保持不变;反之,当动脉血压下降时,肾内血流阻力也随之降低,从而使肾血流量可以维持恒定。自身调节机制保证了当动脉血压在一定范围内波动时,肾的泌尿功能不受到显著影响,对于肾的排泄功能具有重要意义。例如,如果没有自身调节机制,在睡眠时动脉血压可下降15~20 mmHg,将导致肾小球毛细血管血压和肾小球滤过率下降;相反,日常活动中动脉血压稍有上升,就会显著增加肾小球的滤过。目前关于肾血流量自身调节的机制尚不完全清楚,但可用肌源性学说与管-球反馈学说来解释。

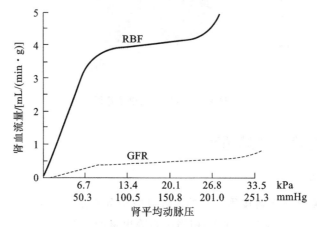

图 8-3 肾血流量的自身调节

RBF,肾血流量;GFR,肾小球滤过率

(1) 肌源学说:该学说认为,当肾动脉灌注压为70~180 mmHg,肾动脉灌注压升高时,随牵张刺激增强,入球小动脉壁紧张性增加,口径变小,阻力增大,使肾血流量不因肾动脉灌注压升高而明显增多。当肾动脉灌注压下降但不低于70 mmHg时,则发生相反的变化,入球小动脉舒张,阻力变小,使肾血流量不因肾动脉灌注压下降而明显减少。当肾动脉灌注压低于70 mmHg时,平滑肌达到舒张的极限,随着肾动脉灌注压的进一步降低,肾血流量明显减少;而肾动脉灌注压高于180 mmHg时,平滑肌达到收缩的极限,故肾血流量将随动脉血压的升高而增加。实验证明,当肾动脉灌注压在70~180 mmHg范围内改变时,肾小球毛细血管、肾小球滤过率、肾小管旁毛细血管血压均不变,因而提示血流阻力的改变主要发生在入球小动脉。在实验中,用罂粟碱、水合氯醛或氰化钠等药物抑制血管平滑肌活动后,自身调节机制即消失,从而为肌源学说提供了依据。

(2) 管-球反馈(tubuloglomerular feedback)学说:该学说认为,当肾血流量和肾小球滤过率增加时,流经致密斑的小管液增加,NaCl的转运速率增加,致密斑将这些信息传递至肾小球,引起入球小动脉收缩,使肾血流量和肾小球滤过率回降至正常;反之,当肾血流量和肾小球滤过率下降时,小管液流速变慢使髓袢升支对NaCl重吸收增强,到达致密斑的小管液中NaCl浓度降低,通过致密斑与肾小球的信息反馈,使入球小动脉舒张,同时增加肾素、血管紧张素Ⅱ(AngⅡ)的活性使出球小动脉收缩,升高肾小球毛细血管血压,使肾血流量和肾小球滤过率回升至正常。这种由小管液流量的变化而影响肾血流量和肾小球滤过率的现象,称为**管-球反馈**。这一学说将肾血流量与肾小管的重吸收功能联系在一起,提示肾血流量和肾小球滤过率可受肾小管重吸收功能的制约,当肾血流量和肾小球滤过率突然增加,而超过肾小管的重吸收功能时,可以通过管-球反馈及时调整入球小动脉阻力,以避免NaCl大量丢失。

2. 神经和体液调节 肾有丰富的神经支配，其神经主要来自腹腔神经丛。肾的神经支配以交感神经为主，虽有副交感神经进入肾，但其作用尚不清楚。交感神经主要支配叶间动脉、入球小动脉和一些直小血管。肾交感神经兴奋时，末梢释放去甲肾上腺素，与血管平滑肌上的α受体结合，使肾血管收缩，肾血流量减少。体液中的肾上腺素、去甲肾上腺素、血管升压素、血管紧张素Ⅱ和内皮素等增多时，均可引起肾血管收缩，肾血流量减少。而前列环素（PGI_2）、前列腺素E_2（PGE_2）、NO和缓激肽等增多时，肾血管舒张，肾血流量增加。在安静状态下，交感神经的紧张性较低，肾依靠自身调节来保持肾血流量的相对恒定，以维持正常的排泄功能。在失血、休克、缺O_2等紧急情况时，通过交感神经及肾上腺素的作用使全身血液重新分配，肾血流量减少，以保证脑、心脏等重要器官的血液供应。

肾的结构和血液循环的特点是肾泌尿功能的基础。尿生成的过程是连续的，先由肾小球的滤过作用形成原尿，再经肾小管和集合管的重吸收、分泌及浓缩与稀释作用，最后形成终尿。

第二节 尿生成的过程

尿生成包括三个基本过程：①血液经肾小球毛细血管滤过形成超滤液（原尿）。②超滤液被肾小管和集合管选择性重吸收到血液。③经肾小管和集合管的分泌，最后形成终尿。

一、肾小球的滤过功能

肾小球的滤过功能指血液流经肾小球毛细血管时，血浆中的水和小分子物质经滤过膜进入肾小囊腔形成原尿的过程。在肾血流量充足的前提下，肾小球滤过作用主要与滤过膜及其通透性和有效滤过压有关。微穿刺取样化学分析表明，滤过生成的原尿中除蛋白质含量极少外，其他成分以及晶体渗透压、pH都与血浆基本相同（表8-2）。可见，滤过生成的原尿是血浆的超滤液而非分泌液。

表8-2 血浆、原尿和终尿中物质含量及每天的滤过量和排出量

成分	血浆/(g/L)	原尿/(g/L)	终尿/(g/L)	终尿/血浆（倍数）	滤过总量/(g/d)	排出量/(g/d)	重吸收率/(%)
Na^+	3.3	3.3	3.5	1.1	594.0	5.3	99
K^+	0.2	0.2	1.5	7.5	36.0	2.3	94
Cl^-	3.7	3.7	6.0	1.6	666.0	9.0	99
CO_3^{2-}	1.5	1.5	0.07	0.05	270.0	0.1	99
PO_4^{3-}	0.03	0.03	1.2	40.0	5.4	1.8	67
尿素	0.3	0.3	20.0	67.0	54.0	30.0	45
尿酸	0.02	0.02	0.5	25.0	3.6	0.75	79
肌酐	0.01	0.01	1.5	150.0	1.8	2.25	0
氨	0.001	0.00	0.4	400.0	0.18	0.6	0
葡萄糖	1.0	1.0	0	0	180.0	0	100*
蛋白质	80.0	0	0	0	微量	0	100*
水	—	—	—	—	180 L	1.5 L	99

注：100*表示几乎为100%

(一)肾小球滤过膜及其通透性

肾小球滤过膜由内层、基膜和外层构成(图8-4)。内层是毛细血管内皮细胞,厚30~50 nm,细胞间有直径70~90 nm的圆形微孔(窗孔),允许血浆中的小分子溶质和小分子蛋白质自由通过,而血细胞不能通过。中间层是非细胞性的基膜,厚约300 nm,由基质和带负电荷的蛋白质构成,存在直径2~8 nm的网孔。网孔允许水和部分溶质通过,阻碍血浆蛋白滤过,决定着滤过膜的通透性。外层是肾小囊脏层上皮细胞,细胞突起相互交错对插,贴附于基膜外面形成滤过裂隙膜,膜上有直径4~11 nm的小孔,构成滤过膜的第三道屏障。上述3层结构组成了滤过膜的机械屏障,而各层带负电荷的糖蛋白构成滤过膜的电化学屏障。

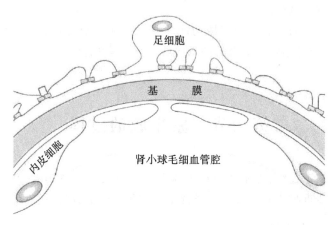

图8-4 肾小球滤过膜示意图

由于滤过膜各层含有带负电荷的糖蛋白,可排斥带负电荷的物质,因此带正电荷和呈电中性的物质易于通过,带负电荷的物质则不易通过。分子大小及所带电荷性质决定了物质通过滤过膜的能力及滤过膜的通透性。一般而言,分子量小于6000,有效半径小于2.0 nm的带正电荷或呈电中性的物质可自由通过滤过膜,如水、Na^+、尿素、葡萄糖等;有效半径大于4.2 nm的物质不能滤过;而有效半径在2.0~4.2 nm之间的分子则随有效半径增大,滤过能力逐渐降低。分子量大于69000,有效半径等于或大于3.6 nm的大分子物质,即使带正电荷,由于机械屏障的作用,也难以通过。尽管血浆白蛋白(分子量69000)的有效半径只有3.6 nm,但由于分子带负电荷,故不能通过电学屏障;而 Cl^-、HCO_3^-、HPO_4^{2-} 和 SO_4^{2-} 等虽然带负电荷,但因有效半径很小,故容易通过滤过膜。两种屏障的性质决定了通过滤过膜的物质具有高度的选择性。

滤过膜是肾小球滤过作用的结构基础。某些肾疾病,如急性肾小球肾炎、慢性肾小球肾炎、肾病综合征等可累及滤过膜,引起滤过膜机械屏障和(或)电化学屏障受损,滤过膜上带负电荷的糖蛋白减少或消失,导致带负电荷的血浆蛋白滤过量比正常明显增加,从而出现蛋白尿。

(二)有效滤过压

在滤过膜通透性和肾血浆流量不变的情况下,**有效滤过压**(effective filtration pressure,EFP)是决定超滤液量的主要因素。肾小球有效滤过压是指促进超滤的动力与对抗超滤的阻力之间的差值。促进超滤的动力包括肾小球毛细血管血压和肾小囊内超滤液的胶体渗透压(超滤液中蛋白质含量极少,故胶体渗透压可忽略不计)。对抗超滤的阻力包括血浆胶体渗透压和肾小囊内压(图8-5)。因此,

$$肾小球有效滤过压=肾小球毛细血管血压-(血浆胶体渗透压+肾小囊内压) \quad (8-1)$$

在入球小动脉端和出球小动脉端毛细血管血压不变,约为45 mmHg,肾小囊与肾小管相通,肾小囊内压恒定,约为10 mmHg。因此,肾小球毛细血管不同部位有效滤过压的大小,主要取决于血浆胶体渗透压的变化。血液自入球小动脉端向出球小动脉端流动的过程中,随着超滤液生

蛋白尿

人工肾/血液透析

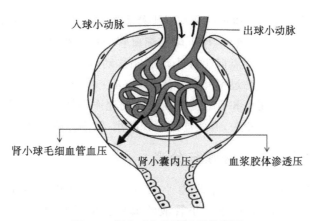

图 8-5 肾小球有效滤过压示意图

成,血浆中蛋白质的浓度不断升高,血浆胶体渗透压不断增大,肾小球有效滤过压逐渐降低。当滤过的阻力与动力相等时,有效滤过压降为 0,则滤过停止,称为滤过平衡(filtration equilibrium)。肾小球有效滤过压下降的速率决定了产生滤过作用的毛细血管长度和有效滤过面积。当有效滤过压下降的速率变慢时,产生滤过作用的毛细血管就长,有效滤过面积就大,超滤液生成量就增多;反之,产生滤过作用的毛细血管短时,有效滤过面积减小,生成的超滤液量减少。

衡量肾小球滤过作用的重要指标是**肾小球滤过率**(glomerular filtration rate,GFR),即两肾每分钟生成的超滤液(原尿)量。正常成人安静时约为 125 mL/min,故每 24 h 生成的原尿量可达 180 L。

肾小球滤过率与每分钟肾血浆流量的比值称为**滤过分数**(filtration fraction,FF),正常人安静时肾血浆流量为 660 mL/min,滤过分数=(125/660)×100%=19%。滤过分数表明,流经肾的血液中,约 20% 的血浆流量由肾小球滤出到肾小囊形成原尿。

(三)影响肾小球滤过的因素

肾小球有效滤过压、滤过膜的面积与通透性及肾血浆流量是影响肾小球滤过的主要因素。

1. 有效滤过压 肾小球毛细血管血压、血浆胶体渗透压和肾小囊内压中任何一个因素发生改变,都会影响肾小球有效滤过压,进而改变肾小球滤过率。

(1)肾小球毛细血管血压:当肾动脉灌注压在 70~180 mmHg 范围内变动时,通过自身调节,肾小球毛细血管血压保持相对稳定,肾血流量保持相对恒定,肾小球滤过率基本不变。当循环血量减少,肾动脉灌注压降低到 70 mmHg 以下时,因交感神经兴奋,入球小动脉收缩,肾小球毛细血管血压降低,有效滤过压降低,肾小球滤过率下降。

(2)血浆胶体渗透压:血浆胶体渗透压在正常生理情况下较稳定,一般不会发生大幅度的波动。某些疾病如肝功能严重受损可导致血浆蛋白浓度明显下降,或因静脉输入大量生理盐水,血浆蛋白被稀释导致血浆胶体渗透压下降,有效滤过压升高,肾小球滤过率增大。

(3)肾小囊内压:肾小囊内压是阻止肾小球滤过的因素。正常生理情况下肾小囊内压比较稳定。当肾盂或输尿管结石,腹膜后肿物压迫输尿管或其他原因导致尿路阻塞时,因肾小囊内液体流出不畅使肾小囊内压升高,有效滤过压降低,肾小球滤过率下降。

2. 肾小球滤过膜的面积与通透性 人两侧肾全部肾小球毛细血管总面积在 $1.5m^2$ 以上,正常生理情况下,肾小球滤过膜的面积与通透性保持稳定。疾病时,如急性肾小球肾炎引起肾小球毛细血管的管腔变窄,使有效滤过面积减小,肾小球滤过率降低,可导致少尿甚至无尿。肾小球滤过膜上带负电荷的糖蛋白减少时,由于电化学屏障减弱,滤过膜通透性加大,血浆蛋白滤出,可出现蛋白尿、血尿。

3. 肾血浆流量 肾血浆流量通过改变滤过平衡点的位置使有效滤过面积发生改变,进而影响肾小球滤过率。肾血浆流量增加时,肾小球毛细血管内血浆胶体渗透压升高的速率和有效滤过压下降的速率均变慢,滤过平衡点向出球小动脉端移动,产生滤过作用的毛细血管长度增加,使有效滤过面积增大,故肾小球滤过率升高。休克时,因交感神经兴奋,肾血管收缩,肾血浆流量下降,血浆胶体渗透压上升的速率和有效滤过压下降的速率均加快,滤过平衡点向入球小动脉端移动,有滤过作用的毛细血管段变短,有效滤过面积减小,肾小球滤过率下降。

二、肾小管和集合管的重吸收与分泌

什么是休克肾?

肾小囊中的超滤液流入肾小管即为小管液。肾小管和集合管对小管液的重吸收(reabsorption)和分泌(secretion)作用使小管液的成分和量至终尿形成时发生明显的变化(表8-2)。正常成人两肾生成的原尿量约 180 L/d,但终尿量仅 1.5 L/d,表明 99% 的水由肾小管和集合管重吸收入血。终尿中不含葡萄糖和氨基酸,说明原尿中的这些物质被全部重吸收。滤出的 Na^+、Ca^{2+} 与尿素等可不同程度地被重吸收,而体内的肌酐、K^+ 和 H^+ 等可被分泌到小管液中。肌酐等代谢终产物全部排出体外,其在终尿中的浓度升高了约 100 倍。肾小管和集合管的上皮细胞通过选择性重吸收、主动分泌或排泄,对小管液进行了复杂的加工,使原尿最后成为终尿。

(一) 肾小管和集合管的重吸收

1. 肾小管和集合管的重吸收方式 小管液中的物质经小管上皮细胞进入管周毛细血管血的过程,称为肾小管和集合管的重吸收。重吸收方式包括被动转运和主动转运。

小管液中的水和某些溶质通过单纯扩散、渗透和易化扩散等被动转运方式顺浓度梯度、电位梯度或渗透压梯度进入小管周围组织液。肾小管上皮细胞膜上的质子泵、钠泵和钙泵通过原发性主动转运方式分泌 H^+,重吸收 Na^+ 和 Ca^{2+};而 Na^+-葡萄糖同向转运体、Na^+-氨基酸同向转运体、Na^+-$2Cl^-$-K^+ 同向转运体、Na^+-H^+ 交换体、Na^+-K^+ 交换体等通过继发主动转运方式转运相应的物质和离子。此外,小管液中的小分子蛋白质通过入胞转运方式重吸收。小管上皮细胞的顶端膜和基底侧膜上所含转运体的种类和数量决定了其转运物质的种类和数量。物质重吸收时主要通过跨细胞途径,其次通过细胞旁途径。相邻的小管上皮细胞之间有约 30 nm 的间隙,只在靠管腔侧膜的紧密连接处构成闭锁区,将细胞间隙与管腔隔开,此紧密连接即细胞旁途径(图 8-6)。

2. 肾小管和集合管重吸收的部位 肾小管各段和集合管都具有重吸收功能,但小管液中葡萄糖、氨基酸等营养物质全部在近端小管被重吸收;80%～90% 的 HCO_3^-、65%～70% 的水和 Na^+、K^+、Cl^- 等也在近端小管被重吸收。因此,近端小管是各类物质重吸收的主要部位。这是由近端小管的一些特殊结构和功能所决定的。如近端小管上皮细胞的顶端膜吸收面积较大,可达 50～60 m^2;顶端膜对 Na^+、K^+、Cl^- 等离子的通透性较大;近端小管上皮细胞内代谢活跃,顶端膜及基底膜上含有丰富的转运体及钠泵等。

总之,肾小管各段和集合管上皮细胞的转运体不同,其转运物质的种类、方式、转运量和转运机制亦不相同,其中近端小管转运物质的种类多、数量大,是各类物质重吸收的主要部位。

(1) **Na^+、Cl^- 和水的重吸收**:肾小球每天滤出约 500g 的 Na^+,其中仅 3～5g 随尿排出体外,表明原尿中 99% 以上的 Na^+ 被重吸收入血。超滤液中 65%～70% 的 Na^+、Cl^- 和水在近端小管被重吸收,约 20% 的 Na^+、Cl^- 和约 15% 的水在髓袢被重吸收,约 12% 的 Na^+、Cl^- 和一定量的水在远曲小管和集合管被重吸收。

①近端小管的前半段:上皮细胞基底侧膜上的钠泵不断将细胞内的 Na^+ 泵出到细胞间隙,使细胞内 Na^+ 浓度降低且呈负电位。小管液中的 Na^+ 和上皮细胞内的 H^+ 通过顶端膜上的 Na^+-

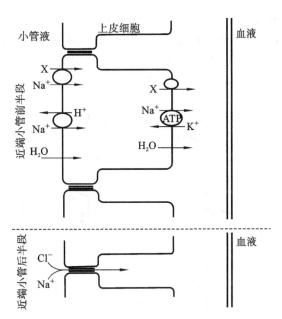

图 8-6　NaCl 在近端小管重吸收示意图

X 代表葡萄糖、氨基酸、磷酸盐和 Cl^-

H^+ 交换体进行逆向转运，Na^+ 顺电化学梯度进入细胞内，而上皮细胞内的 H^+ 被分泌到小管液中。分泌到小管液中的 H^+ 与 HCO_3^- 结合，以 CO_2 的形式促进 HCO_3^- 被重吸收，Cl^- 留在小管液中，其浓度高出管周细胞间液中 Cl^- 的 20%~40%。小管液中的 Na^+ 还可以通过腔侧膜上的 Na^+-葡萄糖同向转运体或 Na^+-氨基酸同向转运体与葡萄糖、氨基酸共同转运，在 Na^+ 顺电化学梯度进入细胞的同时，葡萄糖与氨基酸也被转运至细胞内。进入细胞内的葡萄糖、氨基酸经易化扩散通过基底侧膜再进入细胞间液。进入细胞内的 Na^+ 随即被基底侧膜上的钠泵转运至细胞间隙。这样，既保持了细胞内低 Na^+ 状态，有利于小管液中的 Na^+、葡萄糖与氨基酸继续向细胞内转运，又提高了细胞间液的渗透压。小管液中的水靠渗透作用进入细胞间液。由于细胞间隙在顶端膜侧存在紧密连接，细胞间液静水压的升高可促使 Na^+ 和水通过基膜进入相邻的毛细血管而被重吸收。但是，由于紧密连接的封闭程度是相对的，少部分 Na^+ 和水也可能通过紧密连接**回漏**（back-leak）到小管腔内（图 8-6）。

②近端小管后半段：上皮细胞腔侧膜除了有 Na^+-H^+ 交换体外，还存在 Cl^--HCO_3^- 交换体，后者将小管液中的 Cl^- 转运到细胞内，将 HCO_3^- 转运到小管液，HCO_3^- 再以 CO_2 的形式进入细胞。进入细胞内的 Cl^- 则通过基底侧膜上的 K^+-Cl^- 同向转运体转运至细胞间液，再进入血液。由于近端小管后半段小管液中的 Cl^- 浓度较高，Cl^- 主要通过细胞旁途径顺浓度梯度被动重吸收。Cl^- 被重吸收后，管腔两侧出现电位差，驱使 Na^+ 顺电位梯度经细胞旁途径被动重吸收。

Na^+、HCO_3^-、Cl^-、葡萄糖与氨基酸主动或被动重吸收后使细胞间液渗透压升高，水在渗透压差作用下经跨细胞和细胞旁途径先进入组织液再进入血液。因此，近端小管对水的重吸收是通过渗透作用完成的。流过近端小管后的小管液仍为等渗液，故此段物质的重吸收是等渗性重吸收。

③髓袢细段：髓袢降支细段对 Na^+ 和 Cl^- 不通透，对水通透性高，随着水的重吸收，小管液 Na^+ 和 Cl^- 浓度不断增大，渗透压逐渐升高。髓袢升支细段对水不通透，但对 Na^+ 和 Cl^- 的通透性高，于是 Na^+ 和 Cl^- 不断被重吸收，小管液渗透压逐渐降低。

④髓袢升支粗段：此部位基底侧膜上的钠泵将细胞内的 Na^+ 转运至细胞间液，使细胞内的 Na^+ 浓度降低，顶端膜上的 Na^+-$2Cl^-$-K^+ 同向转运体将小管液中的 Na^+、Cl^-、K^+ 协同转运到细

胞内,三种离子的转运比例为 $Na^+:2Cl^-:K^+$(图 8-7)。进入细胞内的 Na^+ 再由钠泵转运至细胞液,Cl^- 经基底侧膜的通道扩散至细胞间液,而 K^+ 则通过顶端膜上的钾通道再返回至小管液。呋塞米(速尿)和依他尼酸(利尿酸)等利尿剂通过抑制顶端膜上 Na^+-$2Cl^-$-K^+ 同向转运体的功能使髓袢升支粗段 Na^+、Cl^- 重吸收减少,达到利尿的目的。

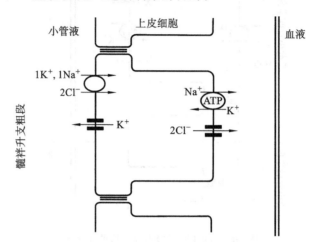

图 8-7　髓袢升支粗段对 Na^+、Cl^-、K^+ 的转运示意图

⑤远曲小管和集合管:可主动重吸收 Na^+、Cl^-,且 Na^+ 的重吸收与 K^+ 和 H^+ 的分泌有关(见 K^+ 和 H^+ 的分泌)。Na^+ 和水在远曲小管和集合管的重吸收分别受醛固酮和抗利尿激素的调节,属于调节性重吸收。而肾小管其余各段对 Na^+ 和水的重吸收与机体是否存在 Na^+、水不足(或过剩)无直接关系,称为必然性重吸收。在远曲小管上皮细胞顶端膜存在 Na^+-Cl^- 同向转运体(NCC),可主动重吸收 NaCl。噻嗪类利尿剂可抑制 NCC,产生利尿作用。在集合管上皮细胞有主细胞和闰细胞两种,其中主细胞顶端膜有上皮钠通道(ENaC),使 Na^+ 进入上皮细胞,利尿剂阿米洛利可抑制 ENaC。闰细胞主要分泌 H^+,也涉及 K^+ 的重吸收。

(2)**K^+ 的重吸收**:肾小球滤出的 K^+ 约 36 g/d,其中 65%~70%由近端小管重吸收,25%~30%被髓袢升支粗段重吸收,远曲小管和集合管既可重吸收 K^+,也可分泌 K^+。终尿中的 K^+ 主要是由远曲小管和集合管分泌的。小管液中 K^+ 浓度约 4 mmol/L,远远低于细胞内 K^+ 浓度(约 150 mmol/L),小管液的电位约 −3.5 mV,管周细胞间液的电位为 0。因此,肾小管上皮细胞重吸收 K^+ 是一个逆电化学梯度的主动转运过程。

(3)**HCO_3^- 的重吸收**:原尿中的 HCO_3^- 几乎全部被重吸收入血,其中 80%的 HCO_3^- 由近端小管重吸收。近端小管重吸收 HCO_3^- 是以 CO_2 的形式进行的,此过程与顶端膜上的 Na^+-H^+ 交换体密切相关。小管液中的 HCO_3^- 与上皮细胞分泌的 H^+ 结合生成 H_2CO_3,后者迅速分解为 CO_2 和水。CO_2 脂溶性强,迅速扩散进入细胞,在细胞内碳酸酐酶(CA)催化下,CO_2 又与 H_2O 结合生成 H_2CO_3。后者再解离成 H^+ 和 HCO_3^-,H^+ 通过 Na^+-H^+ 交换体分泌到小管液中,HCO_3^- 则与 Na^+ 一起转运入血(图 8-8)。碳酸酐酶抑制剂乙酰唑胺,可使 Na^+-H^+ 交换减少,Na^+ 和 HCO_3^- 的重吸收减少,Na^+ 和水排出增多,引起利尿。由于近端小管液中的 CO_2 透过顶端膜的速度明显高于 Cl^- 的转运速度,使 HCO_3^- 的重吸收优先于 Cl^- 的重吸收,因此,HCO_3^- 的重吸收在体内酸碱平衡调节机制中具有重要作用。

(4)**葡萄糖的重吸收**:原尿中葡萄糖的浓度与血浆相同,但终尿中几乎不含葡萄糖,提示葡萄糖全部被重吸收入血。葡萄糖的重吸收部位仅限于近端小管,特别是近端小管的前半段。葡萄糖以继发性主动转运方式与 Na^+ 协同重吸收。小管液中的葡萄糖和 Na^+ 与肾小管上皮细胞顶端膜上的 Na^+-葡萄糖同向转运体结合形成复合体后,转运体构型发生改变,使 Na^+ 易化

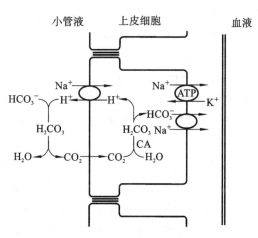

图 8-8 HCO_3^- 的重吸收示意图

CA,碳酸酐酶

扩散进入细胞内的同时,葡萄糖亦随之进入细胞。进入细胞后的 Na^+ 和葡萄糖与 Na^+-葡萄糖同向转运体分离,后者构型恢复原状。进入细胞内的 Na^+ 通过肾小管上皮细胞基底侧膜上的钠泵转运至细胞间液再进入血液,葡萄糖则通过基底侧膜上的载体,易化扩散到细胞间液再进入血液(图 8-6)。

近端小管上皮细胞顶端膜上转运体的数量是一定的,因而对葡萄糖的重吸收有一定的限度。当血糖浓度超过 $8.96\sim10.08$ mmol/L($1.6\sim1.8$ g/L)时,部分近端小管的上皮细胞重吸收葡萄糖的能力已达极限,这些肾小管超滤液中的葡萄糖已不能全部被重吸收而进入终尿。尿中刚刚开始出现葡萄糖时的最低血糖浓度称为**肾糖阈**(renal glucose threshold)。血糖浓度超过肾糖阈后,随着血糖浓度的进一步升高,达到吸收葡萄糖最大极限量的肾小管数量越来越多,随尿排出的葡萄糖便增多。人两肾的全部近端小管在单位时间内能重吸收葡萄糖的最大量,称为**葡萄糖最大转运率**。此时,所有近端小管上皮细胞对葡萄糖的吸收均达到极限(转运体全部饱和)。若血糖浓度继续升高,尿中排出的葡萄糖则相应地增加。正常人两肾对葡萄糖的吸收极限量,男性为 20.95 mmol/min(0.38 g/min),女性为 16.78 mmol/min(0.3 g/min)。

(5) **其他物质的重吸收**:小管液中的氨基酸、HPO_4^{2-}、SO_4^{2-} 等的重吸收机制与葡萄糖相似,只是转运体不同(图 8-6)。部分尿酸在近端小管被重吸收。大部分的 Ca^{2+}、Mg^{2+} 在髓袢升支粗段被重吸收。滤出的少量蛋白质以入胞方式在近端小管被重吸收。

(二) 肾小管和集合管的分泌作用

肾小管和集合管上皮细胞将自身代谢产生的物质或血液中的某些物质排入小管液中的过程,称为肾小管和集合管的**分泌**(secretion)作用。肾小管和集合管分泌的主要物质有 H^+、K^+ 和 NH_3。

1. 分泌 H^+ 正常人血浆 pH 保持在 $7.35\sim7.45$,肾小球滤过液的 pH 与血浆相同,而尿 pH 在 $5.0\sim7.0$ 之间,这是由肾小管和集合管上皮细胞分泌 H^+ 到小管液中引起的。肾小管和集合管上皮细胞均可分泌 H^+,但以近端小管为主。近端小管细胞是通过 Na^+-H^+ 交换实现 H^+ 分泌的,同时促进 $NaHCO_3$ 的重吸收。远曲小管和集合管的闰细胞依靠顶端膜上的氢泵主动分泌 H^+。闰细胞内代谢产生的或由小管液弥散进入的 CO_2,在碳酸酐酶的催化下,与 H_2O 结合生成 H_2CO_3,H_2CO_3 解离成 H^+ 和 HCO_3^-。HCO_3^- 通过基底侧膜进入细胞间液再回到血液中,而 H^+ 则由顶端膜上的氢泵分泌到小管液中,与 HCO_3^- 结合生成 CO_2 和 H_2O,促进 HCO_3^- 的重吸收,也可以和 HPO_4^{2-} 结合生成 $H_2PO_4^-$,或与上皮细胞分泌的 NH_3 结合成 NH_4^+ 酸化尿液。近端小管只有 Na^+-H^+ 交换,而远曲小管和集合管除存在 Na^+-H^+ 交换外,还存在 Na^+-K^+ 交换,

尿糖阳性不等于糖尿病

二者之间具有竞争抑制作用。肾小管上皮细胞每分泌一个 H^+，就有一个 $NaHCO_3$ 被重吸收入血(图 8-8)，$NaHCO_3$ 是体内重要的"碱储"，肾小管分泌 H^+ 和重吸收 HCO_3^- 的过程即肾排酸保碱的过程，对维持体内酸碱平衡(acid-base balance)具有重要意义。

2. 分泌 NH_3　细胞内的 NH_3 主要由谷氨酰胺的脱氨反应生成。正常情况下，NH_3 由远曲小管和集合管分泌，但发生酸中毒时，近端小管也可分泌 NH_3。NH_3 是脂溶性物质，又因小管液的 pH 比管周细胞间液低，故 NH_3 主要通过细胞膜扩散进入小管液中。进入小管液的 NH_3 与其中的 H^+ 结合成 NH_4^+，减少了小管液中 H^+ 的量，有利于 H^+ 的继续分泌。NH_4^+ 是水溶性物质，不能通过细胞膜。小管液中的 NH_4^+ 可与强酸盐(如 NaCl)的阴离子结合生成铵盐(NH_4Cl)随尿排出，阳离子(如 Na^+)则与 H^+ 交换而进入小管上皮细胞，然后和细胞内 HCO_3^- 一起被转运入血。随着小管液中的 NH_3 与 H^+ 结合生成 NH_4^+，使小管液中的 NH_3 降低，可促进 NH_3 的继续分泌(图 8-9)。可见，NH_3 的分泌不仅有利于排 H^+，而且可以保碱，在维持体内酸碱平衡中起重要作用。

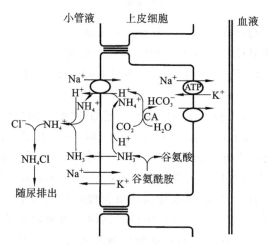

图 8-9　H^+、NH_3 和 K^+ 分泌关系示意图
CA：碳酸酐酶

3. 分泌 K^+　终尿中的 K^+ 主要是由远曲小管和集合管的主细胞分泌。远曲小管和集合管对 Na^+ 的主动重吸收，使管腔内呈负电位($-40 \sim -10$ mV)；基底侧膜钠泵的活动又使细胞间液的 K^+ 进入细胞，增大了细胞内和小管液间 K^+ 的浓度差，这是 K^+ 分泌的前提和基础。K^+ 的分泌与 Na^+ 的主动重吸收密切相关，在小管液中 Na^+ 重吸收的同时，K^+ 被分泌到小管液中，这种 K^+ 的分泌与 Na^+ 的重吸收相偶联的现象，称为 Na^+-K^+ 交换。由于 Na^+-K^+ 交换和 Na^+-H^+ 交换都是 Na^+ 依赖性的，故二者存在竞争性抑制，即当 Na^+-H^+ 交换增强时，Na^+-K^+ 交换减弱；反之，Na^+-H^+ 交换减弱时，Na^+-K^+ 交换增强。因此，发生酸中毒时，因小管细胞内的碳酸酐酶活性增强，H^+ 生成增多，使 Na^+-H^+ 交换增强，以增加 $NaHCO_3$ 的重吸收；同时 Na^+-K^+ 交换减弱，K^+ 随尿排出减少，故可引起高钾血症；当血钾浓度升高时，又可因为 Na^+-H^+ 交换减弱而出现酸中毒。

4. 其他代谢产物和异物的排泄　除了 H^+、K^+ 和 NH_3 外，肾小管细胞还可将血浆中的某些代谢产物(如肌酐等)，以及进入机体内的某些药物(如青霉素等)分泌到小管液中随尿排出体外。肌酐由肌肉中肌酸脱水或磷酸肌酸脱磷酸产生，每天由尿排出的肌酐量大于滤过的总量(表 8-2)，这是肾小管和集合管细胞将血浆中的肌酐分泌到小管液的结果。进入体内的物质，如青霉素、酚红、呋塞米(速尿)和依他尼酸(利尿酸)等在血液中与血浆蛋白结合而运输，不能被肾小球滤过，主要由近端小管分泌而排出。

肾远端小管和集合管的重吸收与分泌作用综合归纳于图 8-10。

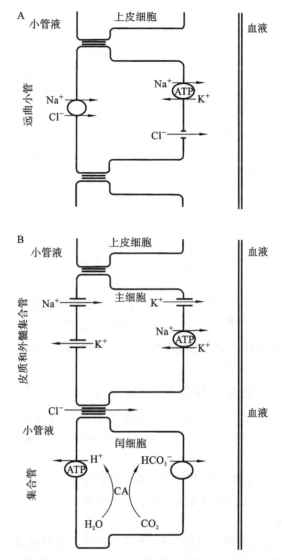

图 8-10 肾远端小管和集合管的重吸收与分泌作用示意图
CA：碳酸酐酶

第三节 尿的浓缩和稀释

尿的浓缩和稀释是将尿和血浆的渗透压相比较而言的。如果排出的尿渗透压比血浆渗透压高，则称为高渗尿（hypertonic urine），表明尿被浓缩；如果排出的尿渗透压比血浆渗透压低，则称为低渗尿（hypotonic urine），表明尿被稀释。正常血浆的渗透压约为 300 mOsm/(kg·H_2O)，肾小球超滤液的渗透压与血浆的基本相同，但终尿渗透压在 50～1200 mOsm/(kg·H_2O)之间波动，其高低与机体内的水平衡状况密切相关。当机体缺水时，排出高渗尿，尿被浓缩；机体内水分过多时，排出低渗尿，尿液被稀释。当肾实质遭到严重破坏时，不管机体是否缺水或水分过多，尿液的渗透压总是与血浆渗透压相等，即等渗尿。因此，尿渗透压是判断肾对尿的浓缩和稀释能力的指标。肾对尿的浓缩和稀释功能在维持机体水平衡中有重要意义。

一、尿的浓缩和稀释的机制

尿的浓缩是小管液中的水被重吸收,而溶质仍留在小管液中造成的。机体产生浓缩尿有两个必要因素:①肾小管特别是集合管对水的通透性。抗利尿激素(ADH)可以增加集合管上皮细胞顶端膜上水通道蛋白2(aquaporin 2,AQP2)的表达,促进对水的重吸收。②肾髓质组织液形成高渗透浓度梯度,进一步促进水的重吸收。用冰点降低法测定鼠肾组织的渗透浓度,发现肾皮质部的渗透浓度与血浆是相等的,由髓质外层向乳头部逐渐升高,内髓部的渗透浓度为血浆渗透浓度的4倍(图8-11),约为1200 mOsm/(kg·H_2O)。在不同动物的实验观察中发现,动物的肾髓质越厚,内髓部的渗透浓度就越高,尿的浓缩能力也越强。如沙鼠肾可产生20倍于血浆渗透浓度的高渗尿。人类肾最多能生成4~5倍于血浆渗透浓度的高渗尿,当有ADH存在时,集合管水通道蛋白2的表达增加,对水的通透性增加,加上周围组织液渗透浓度较高,小管液中大量的水进入肾髓质组织液,小管液被浓缩,形成高渗尿。

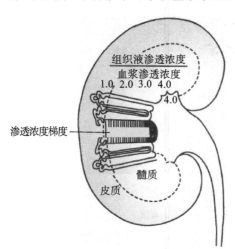

图8-11 肾髓质渗透梯度示意图
线条越密,表示渗透浓度越高

(一)肾髓质组织液渗透浓度梯度的形成

髓袢的形态和功能特性是形成肾髓质组织液渗透浓度梯度的重要条件,常用逆流倍增(countercurrent multiplication)和逆流交换(countercurrent exchange)现象来解释肾髓质组织液高渗透浓度梯度的形成。

1. 逆流倍增机制 由于髓袢的U形结构、髓袢和集合管各段对水和溶质的通透性和重吸收不同,以及髓袢和集合管小管液的流动方向,肾可通过逆流倍增机制建立从外髓部至内髓部组织液由低到高的渗透浓度梯度。

(1)髓袢和集合管的结构排列:"逆流"指两个并行管道中液体流动方向相反。小管液从近端小管经髓袢降支向下流动,折返后经髓袢升支向相反方向流动,再经集合管向下流动,最后进入肾小盏(图8-12)。髓袢和集合管的结构排列构成逆流系统。

(2)髓袢和集合管各段对水和溶质的通透性和重吸收不同(表8-3):近端小管对水和各种溶质都可以进行选择性的重吸收,故小管液中的渗透压接近血浆渗透压,为300 mOsm/(kg·H_2O)。

表8-3 髓袢和集合管各段对不同物质的通透性和作用

项目	水	Na^+	尿素	作用
髓袢降支细段	易通透	不易通透	中等通透	水进入内髓部组织液使小管液中NaCl浓度和渗透压逐渐升高;部分尿素由内髓部组织液进入小管液,加入尿素再循环
髓袢升支细段	不易通透	易通透	不易通透	NaCl由小管液进入内髓部组织液,使其渗透压升高
髓袢升支粗段	不易通透	Na^+主动重吸收,Cl^-继发性主动重吸收	不易通透	NaCl进入外髓部组织液,使其渗透压升高
远曲小管	不易通透	Na^+主动重吸收,Cl^-继发性主动重吸收	不易通透	NaCl进入皮质组织液,使小管液渗透压进一步降低

续表

项目	水	Na⁺	尿素	作用
集合管	在有抗利尿激素时,对水易通透	主动重吸收	在皮质和外髓部不易通透,内髓部易通透	水重吸收使小管液中尿素浓度升高;NaCl和尿素进入内髓部组织液,使其渗透压升高

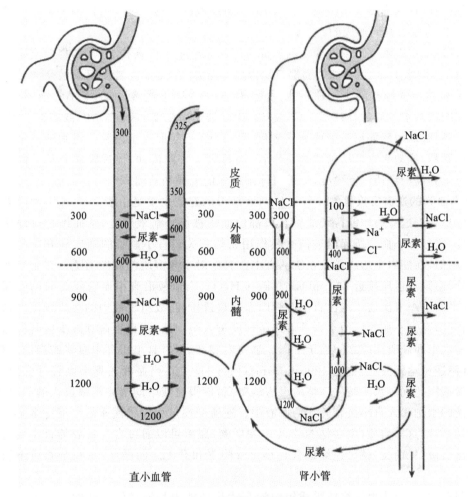

图 8-12 尿浓缩机制示意图

粗箭头表示髓袢升支粗段主动重吸收 Na^+ 和 Cl^-;图中数字表示该处的渗透压,单位为 $mOsm/(kg \cdot H_2O)$

①髓袢降支细段:当等渗的小管液流入髓袢降支细段时,小管液中的水通过上皮细胞中的 AQP1 不断地被重吸收进入组织液。而这段肾小管对 NaCl 却相对不通透,同时髓质组织液高浓度的尿素则通过尿素通道蛋白 A2(UT-A2)从组织液进入小管腔,这样就使小管液从上至下形成一个逐渐升高的浓度梯度,至髓袢折返处,管内液体的渗透压达到峰值。

②髓袢升支细段:高渗的小管液从髓袢降支细段折返进入髓袢升支细段,这段肾小管对水不通透,对 Na^+、Cl^- 可通透。由于小管液中 Na^+、Cl^- 浓度较高,结果 Na^+、Cl^- 被动重吸收至髓质组织液,增加内髓部的渗透浓度。

③髓袢升支粗段:小管液流经髓袢升支粗段时,上皮细胞通过顶端膜上的 Na^+-$2Cl^-$-K^+ 同向转运体主动重吸收 Na^+、Cl^-,使外髓部组织液 Na^+、Cl^- 堆积,髓袢升支粗段对水并不通透,外髓部组织液渗透浓度升高。髓袢升支粗段通过 Na^+-$2Cl^-$-K^+ 同向转运体对 NaCl 的主动重吸收是

逆流倍增机制中最重要的一个环节。Na^+、Cl^-是维持外髓部高渗透浓度的重要物质。

④远曲小管:远曲小管上皮细胞可通过Na^+-Cl^-同向转运体对Na^+、Cl^-进行重吸收,而对水不通透,小管液的渗透浓度降至最低。

⑤集合管:集合管通过上皮细胞钠通道对Na^+进行重吸收,对水则通过AQP2、AQP3和AQP4进行重吸收。皮质部和外髓部集合管对尿素没有通透性,随着水的重吸收,小管液中的尿素浓度不断升高;达到内髓部后,上皮细胞对尿素通透性高,通过尿素通道蛋白UT-A1和UT-A3使尿素重吸收进入内髓部组织液,增加内髓部组织液的渗透浓度。所以内髓部组织液的高渗是由Na^+、Cl^-与尿素共同形成的。

总之,肾髓质组织液渗透浓度梯度的形成由下列几个重要因素构成:①髓袢升支粗段主动重吸收Na^+、Cl^-,对水不通透,增加外髓部组织液的渗透浓度,是建立髓质组织液高渗透梯度的最重要的起始动力。②髓袢降支细段对水通透,对Na^+、Cl^-不通透,增加了小管液的渗透浓度。③髓袢升支细段对水不通透,对Na^+、Cl^-通透,小管液中高浓度的Na^+、Cl^-被动扩散到内髓部。④尿素再循环,增加内髓部组织液的尿素浓度,和NaCl一起形成了内髓部组织液的高渗。⑤不断滤过的小管液,推动小管液从髓质到集合管,向肾乳头方向流动,促进肾建立从外髓部至内髓部组织间由低到高的渗透浓度梯度,形成机体浓缩尿的前提和基础。

2. 直小血管的逆流交换机制 肾髓质间液高渗的建立主要是由于Na^+、Cl^-和尿素在小管外组织液中积聚。这些物质能持续滞留在该部位而不被循环血液带走,从而维持肾髓质组织液的高渗环境,这与直小血管所起的逆流交换作用密切相关。直小血管的降支和升支是并行的血管,与髓袢相似,在髓质中形成逆流系统。直小血管壁对水和溶质都高度通透。在直小血管降支进入髓质处,血浆渗透压接近300 mOsm/(kg·H_2O),当血液沿直小血管降支向髓质深部流动时,在任一平面组织液渗透压均比直小血管内血浆渗透压高,故组织液中的溶质顺浓度梯度向直小血管内扩散,而直小血管内的水则顺渗透压梯度进入组织液,使直小血管降支内各段血浆的渗透压与同一水平面髓质间隙之间趋于平衡。越向内髓部深入,直小血管中血浆的渗透压越高,在折返处,其渗透压达最高值,约为1200 mOsm/(kg·H_2O)。当血液在直小血管升支内流动时,由于血浆渗透压比同一水平髓质间隙的渗透压要高,使得血液中的溶质扩散进入髓质组织液,而髓质组织液的水则渗入直小血管升支的血液中。逆流交换过程仅将髓质组织液中多余的溶质和水带回循环血液,这样溶质(主要是Na^+、Cl^-和尿素,尿素可以通过自身特异的直小血管尿素循环机制进出血液,见前文)就可连续地在直小血管降支和升支之间循环,有利于髓质组织液高渗压的维持。

应当强调的是,直小血管维持髓质组织液高渗压的能力是流量依赖性的。正常条件下髓质血流量减少、流速较慢,有利于Na^+和尿素在直小血管升支、降支中循环。如果过量增加直小血管的血流量以及流速加快,会导致髓质组织液渗透压梯度减小,从而影响尿的浓缩。

(二) 抗利尿激素促进集合管对水的重吸收

如前所述,小管液在流经近端小管、髓袢直至远曲小管时,其渗透压的变化基本是固定的,而终尿的渗透压可随机体内水和溶质的情况发生较大幅度的变化,既可低至50 mOsm/(kg·H_2O),又可高达1200 mOsm/(kg·H_2O)。肾髓质组织液高渗压是小管液中水重吸收的动力,但重吸收的量则取决于集合管对水的通透性。抗利尿激素是决定集合管上皮细胞对水通透性的关键激素。抗利尿激素分泌增加,集合管上皮细胞对水的通透性增加,水的重吸收量增加,小管液的渗透压就升高,即尿被浓缩。当抗利尿激素分泌减少,集合管对水的通透性降低时,水的重吸收减少,远曲小管的低渗小管液得不到浓缩,同时,集合管还主动重吸收Na^+、Cl^-,使尿液的渗透压进一步降低,即尿被稀释。任何能影响肾髓质组织液高渗压形成与维持以及集合管对水通透性的因素,都将影响尿的浓缩,使尿量和尿渗透压发生改变。

若终尿的渗透压低于血浆的渗透压,则称为低渗尿,尿液的渗透浓度可低至 50 mOsm/(kg·H_2O)。尿的稀释主要发生在集合管。如上所述,小管液在到达髓袢升支粗段末端时为低渗液。如果体内水过多造成血浆渗透压降低,可使抗利尿激素的释放被抑制,集合管对水的通透性很低,水的重吸收减少,而小管液中的 Na^+、Cl^- 将继续被主动重吸收,这种溶质重吸收大大超过水的重吸收使小管液的渗透压进一步下降。饮大量清水后,血浆渗透压降低,可引起抗利尿激素释放减少,导致尿量增加,尿被稀释。

二、尿浓缩和稀释的过程

肾小球滤过液流经各段肾小管时,其中水被重吸收的程度是尿浓缩和稀释的基础。小管液流经近端小管时,其渗透压不变,属于等渗性重吸收,因此,尿的浓缩和稀释是在髓袢、远端小管和集合管内完成的。尿稀释的本质是小管液中溶质重吸收的程度高于水被重吸收的程度。在髓袢升支粗段,随着 Na^+、Cl^- 的主动重吸收,而水不被重吸收,使小管液变为低渗液。当体内水分过多致抗利尿激素释放减少时,集合管对水的通透性降低,来自髓袢升支粗段的小管液流经远曲小管和集合管时,Na^+、Cl^- 继续被重吸收,而水重吸收的量减少,故小管液渗透压进一步下降,形成低渗尿,完成尿的稀释。尿浓缩的本质是小管液中水重吸收的程度大于溶质重吸收的程度。水重吸收的动力来自从外髓质到内髓乳头部依次增加的渗透压梯度。肾皮质部组织液的渗透压与血浆相等,由髓质外层向乳头部深入,组织液的渗透压逐渐升高,分别为血浆的 2.0、3.0 和 4.0 倍(图 8-11)。

在抗利尿激素存在的情况下,集合管对水的通透性高,低渗的小管液由外髓集合管向内髓集合管流动时,由于渗透作用,水不断被"抽吸"进入高渗的组织液,使小管液被浓缩,形成高渗尿,导致尿量减少。

在尿浓缩和稀释的过程中,肾髓质组织液渗透压梯度的形成和保持是尿浓缩和稀释的先决条件,抗利尿激素的释放则是尿浓缩和稀释的决定因素。

三、影响尿浓缩和稀释的因素

如上所述,尿的浓缩和稀释过程主要在集合管内。肾髓质组织液高渗环境是水重吸收的动力,而抗利尿激素则调节集合管对水的通透性,造成终尿的渗透压随机体内水和溶质的情况而发生较大幅度的变化,产生高渗尿或低渗尿。

1. 影响肾髓质组织液高渗压形成的因素 肾髓质组织液高渗是尿浓缩的重要条件,它是由髓袢逆流倍增机制所形成的,而逆流倍增的效率又与髓袢长度、对水和溶质的通透性和髓质的组织结构等有关。髓袢长则逆流倍增效率高,从皮质到髓质的渗透梯度大,浓缩效率也高;反之,髓袢短则逆流倍增效率低,渗透梯度小,浓缩效率也低。小儿髓袢较成人短,逆流倍增效率较低,故其尿量较多。

Na^+、Cl^- 是形成肾髓质组织液高渗压的重要因素。能影响髓袢升支粗段主动重吸收 Na^+、Cl^- 的因素都能影响肾髓质组织液高渗压的形成,如利尿剂呋塞米和依他尼酸可抑制髓袢升支粗段的 Na^+-$2Cl^-$-K^+ 同向转运,减少 Na^+、Cl^- 的主动重吸收,降低外髓部组织液高渗压,进而减少远端小管和集合管对水的重吸收,阻碍尿的浓缩。

形成肾髓质组织液高渗压的另一重要因素是尿素。尿素通过尿素再循环进入肾髓质,尿素进入髓质的数量取决于尿素的浓度和集合管对尿素的通透性。一些营养不良、长期蛋白质摄入不足的患者,蛋白质代谢减少,尿素生成量减少,可影响内髓部高渗压的形成,从而降低尿浓缩的功能。一些老人尿浓缩能力降低,若增加蛋白质摄入量或给予尿素,可迅速提高其尿浓缩能力。另外,抗利尿激素能增加内髓部集合管对尿素的通透性,有助于提高肾髓质组织液高渗压,增加对水的重吸收,增强肾对尿的浓缩能力。

尿崩症

髓袢结构的完整性也是逆流倍增的重要基础。肾髓质受损,尤其是内髓部的髓袢受损时,如髓质钙化、萎缩或髓质纤维化等疾病时,逆流倍增效率将减退或丧失而影响尿的浓缩。

2. 影响集合管对水通透性的因素 影响尿浓缩的另一重要因素是集合管对水的通透性。这些部位对水的通透性依赖于血液中抗利尿激素的浓度,当血浆中抗利尿激素浓度升高时,集合管上皮细胞顶端膜上的 AQP2 表达增加,在髓质组织液高渗压的基础上,对水的通透性增加,水重吸收增多,故尿被浓缩;当血浆中抗利尿激素浓度降低时,AQP2 的表达降低,对水通透性降低,水重吸收减少,于是尿被稀释。若抗利尿激素完全缺乏或肾小管和集合管缺乏抗利尿激素受体时,可出现尿崩症(diabetes insipidus),每天可排出高达 20 L 的低渗尿。

3. 直小血管血流量和血流速度对肾髓质组织液高渗压维持的影响 直小血管的逆流交换作用对维持肾髓质组织液高渗压极为重要。直小血管血流量和血流速度影响肾髓质组织液高渗压的维持。当直小血管的血流量增加和血流速度过快时,可从肾髓质组织液中带走较多的溶质,使肾髓质组织液渗透浓度梯度下降;如果肾血流量明显减少,血流速度变慢,则可导致供氧不足,使肾小管转运功能发生障碍,特别是髓袢升支粗段主动重吸收 Na^+、Cl^- 的功能受损,从而影响肾髓质组织液高渗压的维持,上述两种情况均可降低肾对尿的浓缩功能。

第四节 尿生成的调节

正常情况下,肾通过自身调节机制保持肾血流量相对稳定、维持球-管平衡,从而使肾小球滤过率和终尿量保持相对恒定。此外,小管液中溶质浓度变化影响 Na^+ 和水的重吸收,从而影响终尿量。整体状态下,包括肾小球滤过、肾小管和集合管的重吸收和分泌在内的尿生成全过程,都受神经和体液的调节。

一、肾内自身调节

肾内自身调节主要指小管液中溶质的浓度和球-管平衡对尿生成的影响。

(一) 小管液中溶质的浓度

小管液与小管上皮细胞之间的渗透浓度梯度影响 Na^+ 和水的重吸收,进而改变终尿量。当肾小球滤过的某些溶质因未被重吸收或不能全部重吸收而在小管液中不断积聚时,可使小管液溶质浓度升高,渗透作用使保留在小管液中的水增多,导致小管液中的 Na^+ 被稀释而浓度降低,小管液和小管上皮细胞之间的 Na^+ 浓度梯度随之降低,使 Na^+ 的重吸收量下降而小管液中保有较多的 Na^+,进而降低水的重吸收而更多地保留在小管液中,结果使终尿量和 NaCl 排出量增多。这种由小管液中溶质浓度升高引起的尿量增多的现象,称为**渗透性利尿**(osmotic diuresis)。糖尿病患者的血糖浓度高,滤过的葡萄糖量超过近端小管对糖的最大转运率,部分未被重吸收的葡萄糖造成小管液溶质浓度升高,使水和 NaCl 重吸收减少,尿量增多。

临床上,静脉滴注甘露醇(mannitol)或山梨醇(sorbitol)等可经肾小球自由滤过而不被肾小管重吸收的药物,可降低脑水肿和青光眼患者的颅内压和眼内压,正是利用了渗透性利尿的原理。

(二) 球-管平衡

近端小管对 Na^+ 等溶质和水的重吸收量随肾小球滤过率的改变而变化,当肾小球滤过率增大或减小时,近端小管对 Na^+ 和水的重吸收率也相应地增大或减小。实验证明,近端小管对 Na^+ 和水的重吸收率总是占肾小球滤过率的 65%~70%,近端小管的这种定比重吸收(constant fraction reabsorption)现象称为**球-管平衡**(glomerulotubular balance)。

定比重吸收的机制与肾小管周围毛细血管血压和血浆胶体渗透压改变有关。近端小管周围毛细血管网直接源自出球小动脉,当肾血流量不变而肾小球滤过率增大或减小时,流入近端肾小管周围毛细血管血中的水溶性成分就会相应地减少或增多,使肾小管周围毛细血管血压下降或升高,而血浆胶体渗透压则升高或下降,从而使近端小管对Na^+和水的重吸收出现增多或减少的改变。所以,肾小球滤过率发生改变时,近端小管对Na^+和水的重吸收率基本保持不变。

球-管平衡的生理意义在于保持尿量和尿Na^+的相对稳定,使尿中排出的溶质和水不会因肾小球滤过率的增大或减小而出现大幅度的变动。例如,当肾小球滤过率为正常情况下的 125 mL/min 时,近端小管重吸收率为 87.5 mL/min(约占 70%),流向肾小管远端的液量约为 37.5 mL/min,终尿量约为 1 mL/min;当肾小球滤过率增至 126 mL/min 时,近端小管重吸收率为 88.2 mL/min(仍约占 70%),流向肾小管远端的液量约仅增加至 37.8 mL/min,终尿量增加不明显。假如没有球-管平衡,当肾小球滤过率增至 126 mL/min 时,终尿量则会增加至 2 mL/min,尿Na^+排出量也将增加 1 倍,从而出现大幅度波动。球-管平衡在某些情况下可被打破,例如,发生渗透性利尿时,尽管肾小球滤过率没有改变,但因近端小管重吸收减少,使终尿量和尿Na^+排出明显增多;而发生充血性心力衰竭时,肾灌注压和血流量下降,尽管因出球小动脉代偿性收缩,滤过分数变大,使肾小球滤过率仍能保持原有水平,但肾小管周围毛细血管血压下降而血浆胶体渗透压升高导致近端小管重吸收率明显增大,Na^+和水重吸收增多而引起体内Na^+、水潴留及水肿。

二、神经调节

肾血管、肾小管和球旁细胞都受肾交感神经的支配,其中对肾小管的支配以近端小管、髓袢升支粗段和远端小管为主。

肾交感神经兴奋时,末梢释放去甲肾上腺素,通过以下机制调节尿的生成:①与肾血管平滑肌 α 受体结合,使肾血管收缩,肾血流量减少。该作用在入球小动脉处更加明显,导致肾小球毛细血管血流量减少,毛细血管血压降低,肾小球滤过率下降。②激活肾血管平滑肌 β 受体,使球旁细胞释放肾素,升高循环血液中血管紧张素 Ⅱ 和醛固酮水平,促进肾小管对水和 NaCl 的重吸收,导致尿量减少。③与近端小管和髓袢(主要是近端小管)的 $α_1$ 受体结合,增加 Na^+、Cl^- 和水的重吸收,使尿量减少,该效应可被 $α_1$ 受体拮抗剂哌唑嗪(prazosin)所阻断。

动脉血压升高和循环血量增多时,可分别通过压力感受性反射和心肺感受性反射,减弱肾交感神经活动,使肾小球滤过率增大,肾小管重吸收减少,尿量增多。当机体发生严重失血时,交感神经兴奋性增强,使肾小球滤过率降低,肾小管重吸收增多,尿量减少。

三、体液调节

(一) 抗利尿激素

抗利尿激素(antidiuretic hormone, ADH)又称血管升压素(vasopressin, VP),是由 9 个氨基酸残基组成的肽类激素。人和某些哺乳动物 ADH 的第 8 位氨基酸残基为精氨酸,故又称精氨酸血管升压素(arginine-vasopressin, AVP),该激素由视上核(supraoptic nucleus)与下丘脑室旁核(paraventricular hypothalamic nucleus)的神经内分泌细胞合成后,包裹在囊泡中沿下丘脑垂体束转运并储存到神经垂体中。人体内有 V_1 和 V_2 两种抗利尿激素受体。血管平滑肌上有 V_1 受体,激活后引起平滑肌收缩,血管阻力增大,使血压升高。肾集合管主细胞基底侧膜上有 V_2 受体,它是一种 G 蛋白耦联受体,激活后能增强水的重吸收,使尿浓缩。

抗利尿激素通过水通道蛋白 2(AQP2)改变集合管对水的通透性,实现对尿生成的调节:

①ADH 与主细胞基底侧膜 V_2 受体结合后,使细胞质内的 AQP2 通过囊泡载体转位并镶嵌到细胞的顶端膜,增大顶端膜对水的通透性,使小管液中的水先进入细胞内,再经基底侧膜上的水通道蛋白 3 和水通道蛋白 4(AQP3 和 AQP4)的作用进入组织间隙,最后被重吸收入血(图 8-13)。当血液中 ADH 增多时,以上作用可以在几分钟内发生,并可持续数小时。当血液中 ADH 下降时,该刺激消失,AQP2 通过形成囊泡载体,重新返回到细胞质中,使顶端膜对水的通透性降低。②ADH 升高可促进 AQP2 基因转录与蛋白质的合成。这一过程是 ADH 水平升高后通过长期调节(几个小时至几天的时间)机制实现的。总之,ADH 通过调节集合管主细胞 AQP2 的表达量和转位,影响集合管对水的重吸收量,从而调节终尿量和尿渗透压。

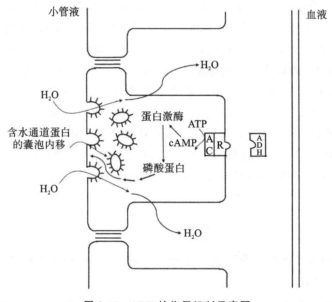

图 8-13 ADH 的作用机制示意图

当创伤或其他原因造成下丘脑视上核、下丘脑室旁核受损,使抗利尿激素合成和释放明显减少,或因 X 染色体连锁造成集合管主细胞的 V_2 受体出现缺陷时,都可以使集合管对水的重吸收减少,尿量明显增加,尿渗透压明显降低,引起尿崩症。

调节抗利尿激素释放的因素主要有血浆晶体渗透压、循环血量和动脉血压。

1. 血浆晶体渗透压 血浆晶体渗透压是生理状态下调节抗利尿激素分泌最重要的因素。位于下丘脑前部室周器的渗透压感受器(osmoreceptor)可感受血浆晶体渗透压的变化,引起抗利尿激素分泌量的改变。渗透压感受器对 Na^+ 和 Cl^- 形成的血浆晶体渗透压变化最为敏感,也能感受静脉注射甘露醇和蔗糖引起的渗透压改变,而对葡萄糖或尿素的敏感性较弱。当血浆晶体渗透压升高 1%～2%时,即可通过渗透压感受器引起 ADH 分泌增加。

大量出汗、严重腹泻、呕吐、高热等使机体丢失较多水分,导致血浆晶体渗透压升高,刺激下丘脑视上核及其周围区域渗透压感受器,促进视上核、下丘脑室旁核 ADH 合成及神经垂体 ADH 释放,增加集合管对水的通透性,加强其对水的重吸收,使尿量减少,尿浓缩。

相反,大量饮清水导致血液被稀释,使血浆晶体渗透压降低,ADH 合成释放减少,集合管对水的重吸收量下降,使尿量增多,尿稀释。例如,一次饮用 1000 mL 清水,大约 30 min 后尿量开始增多,约 1 h 末达高峰,此后尿量逐渐减少,2～3 h 后恢复到原有水平。若饮用 1000 mL 生理盐水,则因等渗液不易吸收和血浆晶体渗透压不变,使排尿量不出现像大量饮清水后那样的改变(图 8-14)。这种大量饮用清水后导致尿量增多的现象,称为**水利尿**(water diuresis),临床上可通过检测水利尿来判断肾对尿的稀释能力。

2. 循环血量和动脉血压 循环血量下降时,心肺感受器受到的刺激减弱,经迷走神经传入至

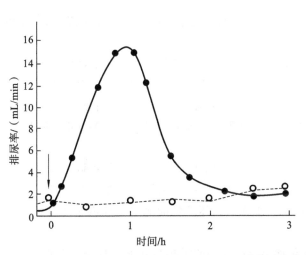

图 8-14 一次饮用 1000 mL 清水和饮用 1000 mL 生理盐水后排尿率比较
———:一次饮用 1000 mL 清水;--------:一次饮用 1000 mL 生理盐水;◄———:饮用时间

下丘脑的冲动减少,抑制 ADH 释放的作用减弱或消失,使 ADH 合成与释放增多;反之,循环血量增大时,心肺感受器受到的刺激增强,抑制 ADH 合成与释放的作用变大,使血液中 ADH 水平降低。动脉血压的变化则通过压力感受性反射调节 ADH 的释放;当动脉血压处于正常范围(平均压约为 100 mmHg)时,压力感受器传入冲动抑制 ADH 的释放;当动脉血压降低时,这种抑制作用减弱,使 ADH 释放增多。

在调节 ADH 释放时,与渗透压感受器对血浆晶体渗透压变化高度敏感相比,心肺感受器和压力感受器对相应刺激的敏感性要低,一般需要循环血量或动脉血压降低超过 5%~10%,才能促进 ADH 的合成与释放。但循环血量或动脉血压下降时,引起 ADH 释放的血浆晶体渗透压浓度阈随之降低,即渗透压感受器对血浆晶体渗透压变化的敏感性升高;相反,当循环血量增多或动脉血压升高时,引起 ADH 释放的血浆晶体渗透压浓度阈上移,使渗透压感受器对血浆晶体渗透压变化的敏感性下降。所以,循环血量和动脉血压的变化还可间接通过渗透压感受器调节 ADH 的释放。

此外,恶心、疼痛、窒息、应激、低血糖和血管紧张素Ⅱ等因素以及烟碱和吗啡等药物都能刺激 ADH 的合成与释放;而酒精等则可抑制 ADH 的分泌,使饮酒后尿量增多。

(二) 肾素-血管紧张素-醛固酮系统

在肾素-血管紧张素-醛固酮系统(RAAS)中,肾素是由球旁细胞合成、储存和释放的一种蛋白水解酶,它作为限速酶催化血浆中由肝合成的血管紧张素原变为血管紧张素Ⅰ(十肽),后者在肺内的血管紧张素转换酶的催化下生成血管紧张素Ⅱ(八肽),血管紧张素Ⅱ可促进肾上腺皮质球状带合成和分泌醛固酮。肾素分泌的多少决定着 RAAS 活性的高低,机体通过调节肾素的分泌改变 RAAS 的活性,实现对尿生成的调节。

1. 肾素分泌的调节 肾素的分泌受肾内机制、神经和体液调节等多方面因素的调节。

(1) 肾内机制:指由肾内牵张感受器和致密斑引起,可在肾内完成的调节肾素分泌的过程,即肾素分泌的肾内自身调节。位于入球小动脉的牵张感受器能感受肾动脉灌注压(对动脉壁的牵张程度)变化,而位于远曲小管起始部的致密斑能感受流经该处小管液中 NaCl 量的改变。当肾动脉灌注压下降时,入球小动脉管壁受牵拉的程度降低,则刺激肾素分泌;反之,当肾动脉灌注压升高时肾素分泌减少。当肾小球滤过率下降或流经致密斑的小管液中 NaCl 量减少时,促进肾素释放;反之,则抑制肾素释放。

(2) 神经调节:肾交感神经末梢释放的去甲肾上腺素与球旁细胞的 β 受体结合,通过跨膜信号转导刺激肾素释放。在急性大失血引起循环血量和血压下降时,肾交感神经兴奋,导致肾素大量释放。

(3) 体液调节:循环血液中的肾上腺素和去甲肾上腺素,以及肾内生成的 PGE_2 和 PGI_2 可刺激球旁细胞释放肾素,低盐饮食可明显上调肾素表达水平;而体液中的血管紧张素Ⅱ、抗利尿激素、心房钠尿肽、内皮素和 NO 等则可抑制球旁细胞释放肾素。

2. 血管紧张素Ⅱ对尿生成的调节　血管紧张素Ⅱ(AngⅡ)通过以下机制实现对尿生成的调节。

(1) 生理浓度的血管紧张素Ⅱ作用于近端小管上皮细胞的血管紧张素Ⅱ受体,可直接促进 Na^+ 的重吸收;又可通过以出球小动脉收缩为主的肾内缩血管反应升高肾小球毛细血管血压,增大滤过量,使近端小管周围毛细血管血压变低而血浆胶体渗透压变高,进而间接地加强对近端小管的重吸收作用。

(2) 血管紧张素Ⅱ对肾小球滤过率的影响与其浓度有关。血管紧张素Ⅱ可以收缩肾小动脉,使肾血流量降低。由于出球小动脉对血管紧张素Ⅱ的敏感性高于入球小动脉,所以低浓度的血管紧张素Ⅱ收缩出球小动脉的作用大于入球小动脉,尽管此时肾血流量也减少,但因肾小球毛细血管血压升高,使肾小球滤过率变化不明显。当 AngⅡ浓度较高时,不仅引起入球小动脉和出球小动脉均强烈收缩,使肾血流量明显减少,还能引起系膜细胞收缩,使肾小球毛细血管滤过系数(K_f)减小,故肾小球滤过率下降。当肾动脉血压下降时,肾内局部血管紧张素Ⅱ生成增多,明显收缩出球小动脉,使滤过分数增大,故此时可维持正常的肾小球滤过率,这是一种肾小球滤过率的自身调节机制。

(3) 血管紧张素Ⅱ可使入球小动脉平滑肌生成 PGI_2 和 NO,这些物质可减弱 AngⅡ 的缩血管作用。

3. 醛固酮对尿生成的调节　醛固酮作用于远曲小管和集合管的上皮细胞,增加 Na^+、水的重吸收,同时促进 K^+ 的排出,即保钠排钾功能。醛固酮进入远曲小管和集合管上皮细胞后,与细胞质内受体结合,形成激素-受体复合物,该复合物由细胞质进入细胞核内,启动特定基因的转录,通过基因调节机制合成多种醛固酮诱导的蛋白(aldosterone-induced protein),其中包括:①顶端膜上的上皮钠通道(ENaC),钠通道数量增多有利于小管液中的 Na^+ 向细胞内扩散;②线粒体中合成 ATP 的酶,有利于 ATP 的生成,为基底侧膜钠泵提供更多能量。③基底侧膜上的钠泵,加大将 Na^+ 泵出细胞和将 K^+ 泵入细胞的速度和量,增大小管液与细胞质之间 K^+ 的浓度差,从而促进 K^+ 的分泌。由于增加了 Na^+ 的重吸收,小管腔内电位更负,也有利于 K^+ 的分泌以及 Cl^- 和水的重吸收(图 8-15)。醛固酮的分泌除了受血管紧张素Ⅱ影响外,还受血 Na^+ 和血 K^+ 浓度的调节。当血 Na^+ 浓度降低或血 K^+ 浓度升高时,肾上腺皮质球状带合成和分泌醛固酮增加,使保钠排钾作用增强,这种效果在血 K^+ 浓度升高时更加明显。

当体内循环血量不足导致动脉血压下降时,RAAS 被激活,通过其调节尿生成的这种负反馈调节作用,可有效恢复循环血量,使动脉血压回升到正常水平。

(三) 心房钠尿肽

人的心房钠尿肽(atrial natriuretic peptide,ANP)是由心房肌细胞合成并释放的一种由 28 个氨基酸残基组成的多肽类激素。当血量过多、头低足高位、中心静脉压升高和身体浸入水中时,心房壁受到牵拉,可刺激心房肌细胞释放心房钠尿肽。此外,乙酰胆碱、去甲肾上腺素、降钙素基因相关肽(CGRP)、抗利尿激素和高血钾等也能引起心房钠尿肽的释放。心房钠尿肽有舒张血管平滑肌和促进肾排 Na^+、排水的作用。心房钠尿肽调节尿生成的作用如下。

1. 对肾小球滤过率的影响　心房钠尿肽既能降低血管平滑肌细胞质中的 Ca^{2+} 浓度,舒张入球小动脉,增大滤过分数,又能使系膜细胞舒张,增大 K_f,从而升高肾小球滤过率,使尿量增多。

原发性醛固酮增多症

Note

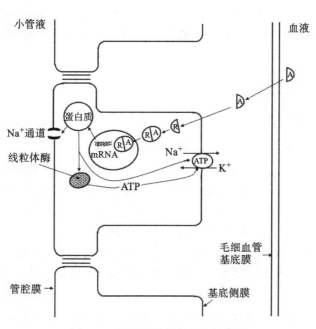

图 8-15 醛固酮作用机制的示意图

2. 对集合管的影响 心房钠尿肽与其膜受体结合后升高细胞内环鸟苷酸（cGMP）浓度，关闭集合管上皮细胞顶端膜中的钠通道，导致 NaCl 重吸收减少，水的重吸收也减少，使尿量增多。

3. 对其他激素的影响 心房钠尿肽可抑制肾素、醛固酮和抗利尿激素的合成和分泌，减弱其调节尿生成的作用，使尿量增多。

（四）其他因素

肾内局部生成的激素，通过改变肾血流量和肾小管的功能调节尿的生成。例如，缓激肽可舒张肾小动脉，抑制集合管对 Na^+ 和水的重吸收；NO 可对抗血管紧张素Ⅱ和去甲肾上腺素的缩血管作用；而 PGE_2 和 PGI_2 不仅能直接舒张肾小动脉，增加肾血流量，还能抑制近端小管和髓袢升支粗段对 Na^+ 的重吸收，导致尿钠排出量增加，且可对抗 ADH，使尿量增加。

第五节 清 除 率

一、清除率的概念及计算方法

单位时间（一般为每分钟）内两肾能将一定毫升血浆中所含的某种物质完全清除，这个能完全清除某物质的血浆毫升数就称为该物质的**清除率**（clearance rate, C）。根据清除率的定义，要计算某物质（X）的清除率（C_X），仅需测定 3 个指标：①尿中该物质的浓度（U_X, mg/100 mL）；②每分钟的尿量（V, mL/min）；③血浆中该物质的浓度（P_X, mg/100 mL）。因为尿中的物质均源自血浆（滤过或分泌），所以

$$U_X \times V = P_X \times C_X \tag{8-1}$$

即

$$C_X = \frac{U_X \times V}{P_X} \tag{8-2}$$

清除率能反映肾排泄不同物质的能力，测定清除率是判断肾功能的一个较好方法。但在实

际应用中,清除率只是一个推算的数值,因为肾不可能将一部分血浆中的某种物质全部清除出去,所以它所反映的是每分钟内所清除的某物质的量源自多少毫升血浆,即相当于多少毫升血浆中所含的该物质的量。

二、测定清除率的意义

(一) 测定肾小球滤过率

如果已知某物质可经肾小球自由滤过,进入肾小管和集合管后又能被重吸收和分泌,则肾每分钟排出该物质(X)的量为$U_X \times V$,其数值应等于该物质在肾内每分钟滤过量、重吸收量(R_X)和分泌量(S_X)的代数和。由于该物质在血浆和超滤液的浓度相同,故每分钟该物质的滤过量应等于肾小球滤过率(GFR)乘该物质的血浆浓度,所以肾每分钟排出该物质的量,即

$$U_X \times V = GFR \times P_X - R_X + S_X \tag{8-3}$$

1. 菊粉清除率 如果血浆中某物质能被肾小球自由滤过,且不被肾小管和集合管重吸收和分泌,则该物质在肾小囊超滤液中的浓度与血浆浓度相同,则式(8-3)可简化为

$$U_X \times V = GFR \times P_X \tag{8-4}$$

菊粉(inulin)完全符合上述条件,能经肾小球自由滤过,但在肾小管和集合管不被重吸收和分泌,如果用U_{in}和P_{in}分别表示尿和血浆中菊粉的浓度,式(8-4)可改写为

$$U_{in} \times V = GFR \times P_{in} \tag{8-5}$$

即

$$GFR = \frac{U_{in} \times V}{P_{in}} \tag{8-6}$$

与式(8-2)相比较,可用菊粉的清除率(C_{in})来代表肾小球滤过率。例如,给受试者静脉滴注一定量的菊粉以保持血浆菊粉浓度恒定维持在 1 mg/100 mL,然后测定单位时间内的尿量为 1 mL/min,尿中菊粉浓度为 125 mg/100 mL,则菊粉清除率为

$$C_{in} = \frac{125 \text{ mg}/100 \text{ mL} \times 1 \text{ mL/min}}{1 \text{ mg}/100 \text{ mL}} = 125 \text{ mL/min}$$

根据测定菊粉清除率的结果,可推知肾小球滤过率为 125 mL/min。

2. 内生肌酐清除率 应用菊粉清除率推测肾小球滤过率虽准确可靠,但菊粉清除率测定过程较烦琐。内生肌酐(endogenous creatinine)清除率测定过程简便且在数值上较接近肾小球滤过率,故临床上常用它来推测肾小球滤过率。所谓内生肌酐,指的是体内代谢产生的肌酐。由于肉类食物含肌酐,且肌肉剧烈活动也可产生肌酐,故在检测内生肌酐前应禁食肉类食物,避免剧烈运动。测定内生肌酐清除率时可按下式计算

$$内生肌酐清除率 = \frac{尿肌酐浓度(mg/L) \times 尿量(L/24\text{ h})}{血浆肌酐浓度(mg/L)} \tag{8-7}$$

由于肾小管和集合管能分泌少量肌酐,也可重吸收少量肌酐,所以内生肌酐清除率的值仅能大致推测肾小球滤过率。我国成人内生肌酐清除率平均为 128 L/24 h,比肾小球滤过率的正常值稍小。

(二) 测定肾血浆流量、滤过分数和肾血流量

如果动脉血流经肾后,血浆中某一物质在肾静脉中的浓度变得极低,甚至接近于 0,则表示血浆中该物质经肾小球滤过、肾小管和集合管转运后,从血浆中完全清除,所以尿中该物质的排出量($U_X \times V$)应等于每分钟肾血浆流量(RPF)乘该物质在血浆中的浓度,即

$$U_X \times V = RPF \times P_X \tag{8-8}$$

当静脉滴注碘锐特或对氨基马尿酸(para-aminohippuric acid,PAH)的钠盐,维持其血浆浓

度在 1~3 mg/100 mL 时,血液经肾循环一个周期后,血浆中约 90% 的碘锐特或 PAH 能被肾清除,故碘锐特或 PAH 的清除率可代表每分钟经两肾所有肾单位的血浆量,即有效肾血浆流量(effective renal plasma flow)。因供应肾单位以外肾组织的那部分动脉血不被肾小球滤过,也不被肾小管分泌,故肾静脉血中碘锐特或 PAH 的实际浓度并不为 0。可用 PAH 清除率(C_{PAH})计算肾血浆流量(RPF)。如测得 C_{PAH} 为 594 mL/min,若肾动脉血中 90% 的 PAH 被肾清除,则

$$RPF = 594 \text{ mL/min} \div 90\% = 660 \text{ mL/min}$$

若已知 GFR 为 125 mL/min,则可进一步计算滤过分数(FF),即

$$FF = 125 \text{ mL/min} \div 660 \text{ mL/min} \times 100\% = 19\%$$

若测得受试者血细胞比容为 45%,肾血浆流量为 660 mL/min,则还可以计算出肾血流量(RBF)。

$$RBF = 660 \text{ mL/min} \div (1 - 45\%) = 1200 \text{ mL/min}$$

(三)推测肾小管的功能

通过测定各种物质的清除率,再与肾小球滤过率做比较,可推测能被肾小管净重吸收(net tubular reabsorption)、被肾小管净分泌(net tubular secretion)、或既被重吸收又被分泌的物质种类,从而推测肾小管对不同物质的转运功能。例如,葡萄糖可被肾小球自由滤过,但其清除率几乎为 0,说明滤出的葡萄糖全部被肾小管重吸收。尿素的清除率小于肾小球滤过率,表明滤过后,一部分尿素又被肾小管和集合管重吸收。当物质的清除率小于肾小球滤过率时,该物质必定在肾小管被重吸收,但不能排除也被肾小管分泌的可能性,这是由于当重吸收量超过分泌量时,其清除率同样小于肾小球滤过率。当物质的清除率大于肾小球滤过率时,则说明该物质一定被肾小管分泌,但不能排除该物质也能被重吸收的可能性,这是因为当分泌量高于重吸收量时,清除率同样大于肾小球滤过率。

(四)自由水清除率

自由水清除率(free water clearance,C_{H_2O})是用清除率的方法定量分析肾产生无溶质水(又称自由水)能力的一项指标,可用以判断肾的排水情况。无溶质水(solute-free water)指尿被浓缩时肾小管每分钟重吸收小管液中的纯水量,亦即从尿中除去的那部分纯水量;或指尿被稀释时,体内被肾排出到尿中的那部分纯水量,亦即在尿中加入的那部分纯水量。如果尿既不被浓缩也不被稀释,则尿的渗透压将不可能高渗或低渗,而是与血浆渗透压相等,此时水与溶质等比例排出,无溶质水为 0。

在计算自由水清除率时,要先算出肾对血浆总溶质清除率(clearance of total solute)。由于血浆中的全部溶质形成血浆晶体渗透压,故可用渗透单位清除率(osmolar clearance,C_{osm})来反映血浆全部溶质的清除率。分别测定血浆渗透压(P_{osm})、尿渗透压(U_{osm})和单位时间内的尿量(V),然后用清除率的公式计算 C_{osm} 即可。

$$C_{osm} = \frac{U_{osm} \times V}{P_{osm}} \tag{8-9}$$

单位时间内生成的尿量等于渗透单位清除率与自由水清除率之和,即

$$V = C_{osm} + C_{H_2O} \tag{8-10}$$

所以,

$$C_{H_2O} = V - C_{osm} = \frac{V \times P_{osm} - U_{osm} \times V}{P_{osm}} = \left(1 - \frac{U_{osm}}{P_{osm}}\right) \times V \tag{8-11}$$

由上式可见,当尿低渗时,$U_{osm}/P_{osm} < 1$,C_{H_2O} 为正值,即自由水净排出;而当尿高渗时,$U_{osm}/P_{osm} > 1$,C_{H_2O} 则为负值,此时可称为自由水重吸收量(free water reabsorption),用 $T^C_{H_2O}$ 来表示,可用作判断肾小管保水能力的一个指标。例如,在高渗性脱水时,血浆渗透压升高,ADH 分泌增

多，更多的无溶质水被肾小管重吸收入血，使 C_{H_2O} 呈负值而出现高渗尿。当 ADH 发挥最大抗利尿效应时，C_{H_2O} 值可降至 -1.3 mL/min；而当体内水过多或 ADH 缺乏时，C_{H_2O} 为正值，需要时可高达 14.3 mL/min，从而出现低渗尿，使更多的自由水随尿排到体外。

除了血浆清除率外，尿浓缩和稀释试验、酚红排泌试验等其他方法也可用于肾功能的检测。

第六节　尿及其排放

一、尿的理化特性

正常成人尿量为 1.0～2.0 L/d，平均为 1.5 L/d。如果尿量长期超过 2.5 L/d，称为多尿；尿量为 0.1～0.5 L/d 称为少尿；若尿量少于 0.1 L/d，则为无尿。多尿会使机体丢失过多水分，少尿或无尿又会导致体内代谢产物无法有效排出而堆积，这些变化都会引起内环境稳态失衡，影响正常生命活动。尿的主要成分是水、电解质和非蛋白质氮等，一般不含糖类和蛋白质。尿的 pH 与进食种类有关，由于体内代谢产物大多偏酸性，故平时尿 pH 多为 5.0～7.0，进碱性食物较多时也可高达 8.0。正常尿呈淡黄色，密度多为 1.015～1.025 g/cm^3，尿颜色深浅和密度大小随尿量变化而有所改变。

二、排尿反射

由肾生成的尿经集合管、肾盏、肾盂和输尿管进入膀胱。当膀胱内尿储存达一定量时，即可引起反射性排尿（micturition），尿经尿道排出体外。尿的生成是连续的，而膀胱排尿是间歇进行的。肾盂向输尿管移行处（输尿管起始部）的平滑肌有自律性，能产生规则的蠕动波（1～5 次/分），以 2～3 cm/s 的速度推进，将尿送入膀胱。肾盂中尿越多，内压越大，输尿管自动节律性蠕动的频率就越高，强度也越大，就会有较多的尿经输尿管蠕动送入膀胱；反之亦然。

（一）膀胱和尿道的神经支配

膀胱逼尿肌和尿道内括约肌都有副交感和交感神经的分布（图 8-16）。副交感神经节前纤维起自第 2～4 骶段脊髓的神经元，走行于盆神经（pelvic nerve）中，在膀胱壁内换元后发出节后纤维分布于膀胱逼尿肌和尿道内括约肌，兴奋时末梢释放乙酰胆碱，激活 M 受体，引起膀胱逼尿肌收缩和尿道内括约肌舒张，促进排尿。交感神经起自腰段脊髓，经腹下神经（hypogastric nerve）到达膀胱。交感神经兴奋时末梢释放去甲肾上腺素，通过激活 β 受体使膀胱逼尿肌松弛，通过激活 α 受体使尿道内括约肌收缩，抑制排尿。此外，阴部神经（pudendal nerve）中由骶段脊髓发出的躯体运动神经支配膀胱外括约肌，膀胱外括约肌是骨骼肌，活动受意识控制。阴部神经兴奋时，外括约肌收缩；排尿时反射性抑制阴部神经的活动，外括约肌舒张。分布于膀胱的 3 种神经都含传入纤维。感受膀胱充胀和膀胱壁牵拉程度的感觉传入纤维走行于盆神经中，引起膀胱痛觉的传入纤维在腹下神经内，而阴部神经中的传入纤维传导尿道感觉。

（二）排尿反射及过程

排尿反射（micturition reflex）在脊髓水平就能完成，但正常情况下，脑的高级中枢可有意识地抑制或加强其反射活动。膀胱内压的升高是引起排尿反射的主要因素。

尽管在副交感神经紧张性冲动的影响下，膀胱逼尿肌常处于轻度收缩状态，但由于膀胱具有很大的伸展性，流入的尿使膀胱内压稍有升高即可很快回降，使膀胱内压经常保持在 10 cmH_2O 以下。只有当尿量增加到 400～500 mL 时，膀胱内压才会超过 10 cmH_2O（图 8-17）。当膀胱内

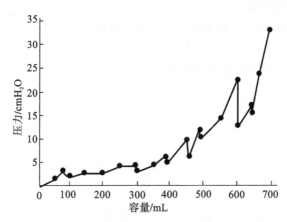

图 8-16　膀胱和尿道的神经支配
———:传入纤维;－－－－:兴奋性传出纤维;········:抑制性传出纤维

尿量增加到 700 mL 时,膀胱内压可升高至 35 cmH₂O,膀胱逼尿肌便出现节律性收缩,排尿欲将明显增强,但此时仍能有意识地控制排尿。如果尿量继续增大,使膀胱内压超过 70 cmH₂O 时,将出现明显痛感以至于不得不排尿。

图 8-17　人膀胱充盈过程中膀胱容量与压力的关系
图中压力垂直降低,表示容量恒定时膀胱的适应程度

正常情况下,当膀胱内尿充盈达 400～500 mL 或以上时,将刺激膀胱壁牵张感受器兴奋,冲动沿盆神经传到脊髓初级排尿反射中枢,同时也上传到脑干和大脑皮层的排尿反射高级中枢,并产生排尿欲。排尿反射发生时,盆神经的传出冲动引起膀胱逼尿肌收缩、尿道内括约肌松弛,于是尿进入后尿道,此时后尿道的感受器受刺激而兴奋,冲动沿阴部神经再次传到脊髓初级排尿反射中枢,进一步加强其活动,使尿道外括约肌松弛,于是尿被强大的膀胱内压(可高达 150 cmH₂O)驱出。尿对尿道的刺激可反射性地进一步加强排尿反射初级中枢的活动。这是一个正反馈过程,它使排尿反射一再加强,直至膀胱内尿全部排出为止。排尿末期,残留在尿道内的少量尿,可由男性的球海绵体肌收缩排出,女性则由重力作用排尽。此外,在排尿时,强力收缩的腹肌和膈肌也可产生较高的腹内压,协助克服排尿的阻力。

遗尿症

三、排尿异常

排尿是一个由脊髓初级中枢就能完成的反射过程,但受高级中枢的随意控制。当反射弧某一环节受损,或初级排尿反射中枢与高级中枢失去联系时,都会发生排尿异常(paruria)。例如,膀胱传入神经受损时,膀胱充盈的信息不能传到骶段脊髓,因而不能反射性引起膀胱逼尿肌张力增加,膀胱过度膨胀、张力下降,称为无张力膀胱(atonic bladder)。膀胱过度充盈有时导致尿由尿道溢出数滴,称为充溢性尿失禁(overflow incontinence)。若传出神经(盆神经)或骶段脊髓受损,排尿反射不能正常发生,大量尿滞留在膀胱内,导致尿潴留(urine retention)。当高位脊髓受损,导致高级中枢不能控制初级排尿反射中枢活动时,可发生尿失禁(urinary incontinence)。儿童大脑发育未臻完善,对初级排尿反射中枢控制能力较弱,故排尿次数多,且易出现夜间遗尿现象。

尿颜色的变化说明了什么?

复习思考题

一、名词解释

1. 肾单位　2. 肾小球滤过率　3. 肾小球有效滤过压　4. 原尿　5. 球-管平衡
6. 肾糖阈　7. 渗透性利尿　8. 水利尿　9. 清除率　10. 有效肾血浆流量
11. 无溶质水

二、问答题

1. 糖尿病患者尿量增多的机制是什么?
2. 一次饮用 1000 mL 清水后尿量有什么变化?其机制如何?
3. 简述大量出汗后尿量的变化及机制。
4. 简述外伤大失血后尿量的变化及机制。

(朱苏红　李玉明)

扫码在线答题

第九章 感觉器官的功能

学习目标

素质目标：认识人体感觉器官的重要性，理解感觉是人类认识世界、与外界交互的重要途径，具有对生命科学的好奇心和探索欲，形成健康的生活习惯和自我保护意识。

能力目标：建立对感觉器官功能的总体认识，运用所学生理学知识解释特定的感觉现象，能够将生理学知识与其他学科（如神经科学、心理学等）知识相结合，进行跨学科思考。

知识目标：能说出感受器的一般生理特性；能说明眼的折光功能及调节、眼的折光异常及矫正、两种感光换能系统及视网膜感光换能的机制；理解外耳和中耳的传音功能以及内耳耳蜗的感音功能；能说出前庭器官的感受装置、适宜刺激和功能。能理解感光细胞的感受器电位、颜色视觉的形成、前庭反应。

扫码看 PPT

感觉（sensation）是人脑对客观物质世界的主观反映，是一种复杂的生理和心理现象。感觉的形成是神经系统的基本功能之一。人类和动物通过感觉功能来调整自身的生理活动，认识丰富多彩的客观世界，以适应外界环境的变化并保持内环境的稳态。因此，感觉功能是机体维持生存的基本要素之一。机体的内外环境不断变化，这些变化首先必须通过刺激机体特定的感受装置才能形成感觉。这些感受装置即感受器或感觉器官。感受器或感觉器官受到机体内外环境中的各种刺激后，将刺激信息转变成传入神经系统的神经冲动，通过特定的神经传导通路传入相应的大脑皮层感觉中枢，经过大脑皮层的分析处理、整合，最终形成特定的感觉。感受器或感觉器官、感觉的传导通路以及大脑皮层感觉中枢三者共同协作形成感觉。本章将重点讨论感受器的一般生理特性以及产生视觉、听觉、平衡觉等几种主要感觉器官的功能。

第一节 感 觉 概 述

一、感受器与感觉器官

感受器（sensory receptor）是分布于机体体表或体内的专门感知内外环境变化的特殊结构或装置。感受器本质上属于各种生物转换器，其功能在于将多种不同形式的能量，例如，机械、化学、电、磁等刺激，转化为传递到神经系统的神经冲动。感受器的结构形式丰富多样。一些感受器是游离的神经末梢，如痛觉感受器和温度感受器；一些则以裸露的神经末梢外包绕结缔组织构成薄膜状结构，如骨骼肌的肌梭、皮肤的环层小体和触觉小体等；还有一些在结构和功能上高度分化的感受细胞，例如视网膜的视杆细胞、视锥细胞、内耳的毛细胞以及味蕾中的味细胞等。这些高度分化的感受细胞及其相关的一些非神经性附属结构，共同构成了结构和功能更加复杂，专门感受某一特定感觉类型的感觉器官(sense organ)。人体的感觉器官主要包括视觉器官、听觉器官、前庭器官、嗅觉器官和味觉器官等。

根据所在的部位以及感受刺激的来源不同,感受器可分为内感受器和外感受器,分别负责感知体内、体外环境的变化信息。外感受器又可细分为接触感受器和距离感受器。例如,触压觉、味觉和温度觉等感受器属于接触感受器,而视觉、听觉和嗅觉等感受器则归属于距离感受器。根据感受刺激性质的不同,感受器还可划分为机械感受器、光感受器、温度感受器、化学感受器和渗透压感受器等。目前较为普遍的分类方法是结合刺激及其引起的感觉或效应进行分类,包括听觉、视觉、触压觉、平衡觉、动脉压力感受器等。

需要强调的是,并非机体所有的感受器在感受刺激后都能引起特定感觉。一些内感受器在感受刺激后,仅向中枢传递内环境中某些因素变化的信息,从而引起特定的反射性调节活动,以适应内环境的变化。如颈动脉窦压力感受器的传入冲动增多时,可反射性使心率减慢,收缩力减弱,但主观上并不会引起明显的特定感觉。

二、感受器的一般生理特性

感受器具有对适宜刺激的感知能力、换能作用、编码能力和适应现象等一般生理特性。

(一) 对适宜刺激的感知能力

一种感受器通常只对某种特定形式的刺激最为敏感,这种形式的刺激被称为该感受器的适宜刺激(adequate stimulus)。例如,一定波长的电磁波是视网膜感光细胞的适宜刺激,一定频率的机械振动是耳蜗毛细胞的适宜刺激。然而,感受器并非只能感受适宜刺激,非适宜刺激也可能引起一定的反应,尽管所需的刺激阈值要比适宜刺激大得多。例如,所有的感受器均能感受电刺激;许多感受器对突发的压力和化学性变化也能产生反应,比如压迫眼球可以刺激视网膜感光细胞产生光感。

感受器对适宜刺激最为敏感,但适宜刺激必须达到一定的刺激强度,即感觉阈,才能引起感觉。感觉阈受刺激时间和面积等因素的影响。引起感受器兴奋所需的最小刺激强度称为强度阈值,而所需的最短作用时间称为时间阈值。适宜刺激在引起相应的感受器兴奋时,所需的刺激强度最小。因此,各种刺激在作用于机体时,总是首先被适合于这种刺激形式的感受器所感受,从而产生特定的感觉。例如,可见光总是首先被视网膜感光细胞所感受而产生视觉,声波总是首先被耳蜗毛细胞所感受而产生听觉,而不会被其他感受器所感受而产生其他感觉。此外,对于具有相同性质的两个刺激,它们的强度差异必须达到一定程度才能被人们所分辨。这种能够被分辨的两个刺激强度的最小差异,被称为感觉辨别阈。

(二) 换能作用

感受器本质上是一种特殊的生物换能器,其基本功能是在感受刺激时将各种形式的刺激能量最终转换成传入神经上的动作电位。这种能量的转换作用被称为感受器的**换能作用**(transducer function)。在感受器的换能过程中,通常不是直接将刺激的能量形式转换成传入神经上的动作电位,而是先在感受细胞或感觉神经末梢产生一种过渡性的电位变化。感受细胞产生的过渡性局部膜电位变化被称为**感受器电位**(receptor potential),在感觉传入神经末梢产生的过渡性电位变化则称为**发生器电位**(generator potential)。感受器电位和发生器电位通常是由跨膜离子电流所引起的膜去极化电位,但在视网膜感光细胞中,表现为膜的超极化电位(详见本章第二节)。

感受器电位和发生器电位产生的机制各不相同,介导这一过程的信号转导分子主要包括G蛋白偶联受体、瞬时受体电位通道、机械门控通道等。视觉、嗅觉、味觉分别由不同的G蛋白偶联受体介导,而热觉、冷觉、渗透压以及某些化学刺激(如H^+浓度、薄荷醇、辣椒素等)则是由不同的

2021年诺贝尔生理学或医学奖

瞬时受体电位通道介导的。触觉、听觉、平衡觉等则由机械门控通道介导,而痛觉可能由多种信号分子介导。但感受器电位和发生器电位本质上是相同的,都具有局部电位的特征,几乎无潜伏期。其大小在一定范围内与刺激强度呈正相关,并且可以进行电紧张性扩布和加和,最终触发其相应的传入神经产生动作电位,从而完成感受器的换能作用。因此,感受器电位或发生器电位可以通过调整其幅度、持续时间和波动方向,真实地传递外界刺激信号所携带的信息。当这些过渡性电位变化引起该感受器的传入神经纤维去极化,并产生"全或无"式的动作电位时,标志着这一感受器或感觉器官换能作用的完成。

(三) 编码能力

感受器在换能过程中,不仅进行了能量形式的转换,还将刺激中包含的环境变化等各种信息,以特定序列的形式转入传入神经动作电位,起到了信息的转移作用,这就是感受器的编码(coding)作用。到目前为止,感受器编码作用的机制尚未完全明确。目前的观点认为,感受器对不同刺激性质的编码作用,与不同的刺激作用于不同的感受器、传入冲动沿不同的感觉传导通路以及刺激最终到达大脑皮层不同的特定部位等因素有关。感觉系统将刺激信号转变为可识别的感觉信号,主要包括刺激的类型、部位、强度和持续时间 4 种基本属性。感受器电位的幅度和持续时间可以反映外界刺激的强度和持续时间,同时被激活的感受器数目也会影响对刺激的感知。感受器对不同刺激强度的编码作用,通过传入神经纤维上动作电位频率的高低和参与传输这一信息的神经纤维的数量来实现。也就是说,较弱的刺激只能引起传入神经纤维上较低频率的传入冲动,且较少数量的传入纤维会参与传输这一信息。随着刺激强度的增大,传入神经纤维上传入冲动的频率相应增加,同时参与传输这一刺激信息的神经纤维的数量也会相应增多。

(四) 适应现象

当某一恒定强度的刺激持续作用于某一感受器时,其相应的传入神经纤维上动作电位的频率会逐渐降低,这种现象称为感受器的适应(adaptation)现象。适应是所有感受器的共同特征,但不同的感受器在适应能力上存在显著的差异。根据适应现象发生的程度和快慢,可将感受器分为快适应感受器和慢适应感受器两大类。快适应感受器以皮肤触觉感受器(环层小体和麦斯纳小体)为代表,比如给皮肤环层小体施加一个恒定的压力刺激,结果仅仅在刺激开始后的短时间内有传入冲动发出,随后虽然刺激仍然持续存在,但其传入冲动的频率很快降低到 0。快适应感受器对刺激的变化十分敏感,适合于传递快速变化的刺激信息,有利于机体接受新的刺激,对于探索新异物体或障碍物具有重要意义。而慢适应感受器则以肌梭、关节囊感受器、颈动脉窦压力感受器和颈动脉体化学感受器等为代表。慢适应现象有利于机体对某些功能状态(如姿势、血压等)进行长期的监测和调节,或者向中枢持续发放有害刺激信息以达到保护机体的目的。感受器发生适应的机制较为复杂,可在感觉信息转换的不同阶段发生。感受器的换能过程、离子通道的功能状态以及感受器细胞与感觉神经纤维之间的突触传递特性等因素均可影响感受器的适应现象。

第二节 视 觉

在人类获取的外部信息中,超过 70% 是通过视觉器官提供的感知,因此视觉是人们从外部世界获取信息的主要途径。眼睛作为产生视觉(vision)的外周感觉器官,包括折光系统和感光系统两个主要组成部分(图 9-1)。折光系统将外界物体发出的或反射的可见光(即波长范围在 380~760 nm 的电磁波)经过折射后,精确地在视网膜上形成物像。而视网膜则负责感受可见光的刺

先天性
无痛症

激,进行初步的分析处理,将光能转化为视神经上的传入冲动。这些冲动会通过视觉传导通路传递到大脑皮层的视觉中枢,经过视觉中枢的分析整合处理,最终形成视觉。

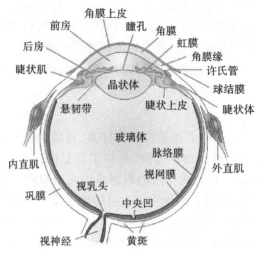

图 9-1 人右眼的水平切面示意图

一、眼的折光系统及其调节

(一) 眼的折光成像与简化眼

眼的折光系统是一个高度复杂的光学系统,由多个折光率不同的透明光学介质和多个曲率半径各异的折光面组成,其内部无血管分布。这些光学介质包括角膜、房水、晶状体和玻璃体,其中光线经过角膜时发生的折射程度最大。角膜的折射率明显高于空气,而眼内各折射界面之间的曲率差异较小,因此人眼光线的折射主要发生在角膜的前表面。在临床上,白内障患者的晶状体发生变性而混浊不透明,从而导致视力下降,甚至可能完全失明。眼的折光成像原理与物理学上凸透镜成像的原理相似,但眼的折光系统远非简单的凸透镜,而是一个复杂的生物光学透镜系统。光线入眼后的折射程度与折射面的曲率半径有直接关系。曲率半径越大,折射程度越小;曲率半径越小,折射程度越大。

简化眼(reduced eye)模型是根据眼的实际光学特征设计的与正常人眼在折光成像效果上完全一致但计算非常简便的光学模型。该模型由一个前后径为 20 mm 的单球面折射体构成,外界光线进入折射体时只在球形界面折射一次,折射率为 1.333。球形界面的曲率半径为 5 mm,即节点在球形界面后方 5 mm 处。后主焦点在节点后 15 mm 处,正好对应于简化眼的后极,相当于正常人眼的视网膜位置。利用简化眼模型,根据凸透镜成像原理,可以很方便地计算出不同远近、不同大小的物体在视网膜上形成的物像大小(图 9-2)。图中 n 为节点,F 为前焦点,$\overline{AB}$ 为物体,$\overline{ab}$ 为物体$\overline{AB}$在视网膜上形成的物像。$\triangle ABn$ 和 $\triangle abn$ 是两个对顶角相等的相似三角形。如果已知物体的大小 AB 和物距 Bn,就可以根据下面的公式计算出视网膜上物像 ab 的大小。

$$\frac{AB(物体大小)}{Bn(物体至节点的距离)} = \frac{ab(物像大小)}{bn(节点至视网膜的距离)}$$

在光照良好的情况下,如果物体在正常人眼的视网膜上形成的图像小于 4.5 μm,通常无法产生清晰的视觉。可见,正常人的视力有一个限度,物体在视线中呈现的大小不仅取决于物体本身的实际尺寸,同时也受到物体与观察者眼睛之间的距离的影响。

(二) 眼折光功能的调节

当人眼看远处距离超过 6 m 的物体时,物体上的任何点发出的光线都可以近似地认为是平

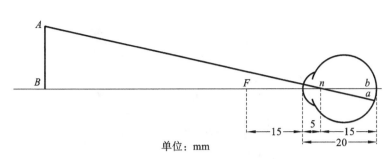

图 9-2　简化眼及其成像示意图

行光线。对于正常人眼来说,在不需要任何调节的情况下,这些光线可以在视网膜上形成清晰的物像。通常,人眼在不进行任何调节时所能看清物体的最远距离称为远点(far point)。当物体在远点以外时,这些光线在空间和眼睛内部传播时被散射或被吸收,因此在到达视网膜时不足以刺激感光细胞。此外,由于被观察的物体距离过远,它们在视网膜上形成的物像过小,以至于超出感光细胞可以分辨的极限。在这些情况下,眼睛无法清晰地看到这些物体。

当人眼看近处距离不超过 6 m 的物体时,物体上发出或反射的光线不再是平行的,而呈不同程度的辐散状。如果折光系统未进行调节,近处物体发出的辐散光线将无法在视网膜上聚焦,而是聚焦于视网膜之后,导致在视网膜上形成模糊的物像,最终产生模糊的视觉。然而,正常人眼也能够清晰地看到一定距离内的近处物体。这是因为在观察近处物体时,眼的折光系统经历了相应的调节,使得进入眼内的光线经过更大程度的折射,最终能够聚焦在视网膜上形成清晰的物像。眼看近处物体时的折光功能调节包括晶状体的调节、瞳孔的调节以及双眼球会聚的调节,其中晶状体的调节最为重要。眼看近处物体时,折光系统发生了一系列调节性反射,称为瞳孔近反射(near reflex)。

1. 晶状体的调节　晶状体是一种呈双凸透镜形状的结构,具有很强的弹性,并通过悬韧带与睫状体相连接。睫状体内含有睫状肌,睫状肌的收缩与舒张可调节晶状体的曲率和折射率。当人眼看远处的物体时,睫状肌会放松,悬韧带紧张,使得晶状体呈现相对扁平的状态。当人眼看近处的物体时,视网膜上出现模糊的物像,这个信息传达到大脑皮层的视觉中枢,通过动眼神经中的副交感神经纤维引起睫状肌的反射性收缩。这使得悬韧带松弛,晶状体受到的牵引减小,晶状体因其自身的弹性而向前或向后凸出,尤其是向前凸出的变化更为显著(图 9-3)。曲率半径增加,折射能力增强,从而使得物像前移并聚焦在视网膜上。当物体距离眼睛越近时,发出的光线辐散程度越大,晶状体需要进行更大幅度的调节。这时,睫状肌需要更大程度地收缩。因此,如果长时间盯着近处的物体看,眼睛可能会感到疲劳甚至疼痛。在临床进行眼科检查时,通常会使用扩瞳药,如后马托品。由于睫状肌和虹膜环行肌都受到副交感神经的控制,后马托品在阻断虹膜环行肌收缩的同时,也会阻断睫状肌的收缩。这就影响了晶状体的变凸能力,导致视网膜成像变得模糊。

眼睛在观察远处物体时,物体上任意一点发出的光线近似平行光线,晶状体无须进行任何调节即可使光线聚焦在视网膜上。而在观察近处物体时,物体上任一点发出的光线均为辐散光线,晶状体若不进行调节则光线将聚焦在视网膜之后。当眼睛观察近处物体时,通过调节晶状体的凸度(增加)和折光力(增强),使得辐散光线能够聚焦在视网膜上。晶状体的调节能力是有限的,并且其最大调节能力可用**近点**(near point)来表示。近点指的是眼睛进行最大程度调节时所能清晰看到的最近处物体的距离。近点的确定主要取决于晶状体的弹性,即晶状体的弹性越好,近点就越近。随着年龄增长,晶状体的弹性逐渐减退,导致眼的调节能力降低,近点逐渐远离。例如,8 岁左右的儿童的近点平均约为 8.6 cm,而 20 岁左右的年轻人的近点平均约为 10.4 cm。而老人由于晶状体弹性明显减退,其近点可达到 83.3 cm。老人在看近处物体时由于晶状体弹性减

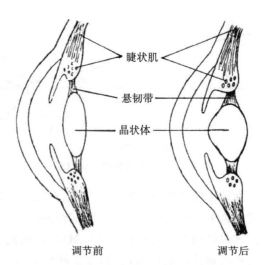

调节前　　　　　　　调节后
图 9-3　眼看近物时晶状体的调节

小,硬度增加,导致眼睛调节能力降低而视物不清,这种现象被称为**老视**(presbyopia)。老视眼在观察远处物体时与正常眼无异,但在观察近处物体时由于调节能力减弱,需要佩戴适度的凸透镜以增加光线的折射程度才能使近物在视网膜形成清晰的影像。

2. 瞳孔的调节　正常人眼瞳孔(pupil)的直径可在1.5~8.0 mm的范围内变化,其大小受到自主神经的调节。当交感神经兴奋时,虹膜辐射状肌的收缩使瞳孔扩大;而当副交感神经兴奋时,虹膜环行肌的收缩则使瞳孔缩小。瞳孔的调节过程包括瞳孔近反射、瞳孔对光反射两个反射机制。

(1) **瞳孔近反射**(near reflex of the pupil):瞳孔近反射也被称为瞳孔调节反射(pupillary accommodation reflex),即眼在观察近处物体时,虹膜环行肌会出现反射性的收缩,导致瞳孔变小。这一调节反射通过减少眼内光线的量,从而减小球面像差(图像呈现边缘模糊的现象)和色像差(图像边缘呈现色彩模糊的现象),使得视网膜上的成像更加清晰。当眼睛观察近物时,模糊的物像或者强烈的近距离光线刺激等信息通过视神经传入中脑顶盖前核,随后经过动眼神经缩瞳核,最终通过动眼神经的副交感纤维传出,引发虹膜环行肌的收缩,进而使瞳孔收缩。

(2) **瞳孔对光反射**(pupillary light reflex):瞳孔对光反射是指在光线增强时,瞳孔会反射性地缩小,而在光线减弱时,瞳孔会反射性地扩大。这一适应性功能与视物距离无关,其主要作用是调节进入眼内的光线量,以确保在光线较强时,视网膜不受到损害,同时在光线较弱时也能够形成相对清晰的视觉。瞳孔对光反射的效应是双侧的,即在一侧眼睛受到强光照射时,两侧眼睛的瞳孔会同时缩小,因此也称为互感性对光反射(consensual light reflex)。瞳孔对光反射的传递途径包括强光(或弱光)照射时,传入的冲动沿着视神经传至中脑顶盖前核,然后到达双侧动眼神经缩瞳核。接着,沿动眼神经的副交感神经纤维传向睫状神经节,最终通过睫状神经到达睫状体,使瞳孔缩小(或散大)。瞳孔对光反射的中枢位于中脑,临床上常通过检查瞳孔对光反射来判断中枢神经系统病变的位置、病情危重程度以及麻醉深度等。

3. 双眼球会聚的调节　当远处物体逐渐向眼球移近时,双眼内直肌会发生反射性收缩,使得两眼的视轴向鼻侧会聚,这一现象被称为辐辏反射(convergence reflex)。在眼观察近处物体时,双侧视神经传递的信息到达视觉中枢,并在经过分析整合后,产生传出冲动,这些冲动通过动眼神经中的运动纤维传导,导致两眼内直肌收缩,进而使两眼的球面向鼻侧会聚。这一反射的主要意义在于确保眼睛在观察近物时,物体的形象能够形成在两眼视网膜对称的位置上,从而产生清晰的单一视觉,可有效避免复视的发生。

(三) 眼的折光异常

正常人眼在观察近处物体时，只要距离不小于近点，通过眼的调节都能够使得6m以内的物体在视网膜上成像，从而产生清晰的视觉，这种情况被称为正视眼（emmetropia）（图9-4A）。然而，如果眼的折光能力异常或眼球形态异常，使得光线无法在视网膜上聚焦成像，就会导致视物模糊不清或变形，这种情况统称为非正视眼（ametropia），也被称为屈光不正（refraction error），包括近视眼、远视眼和散光眼。

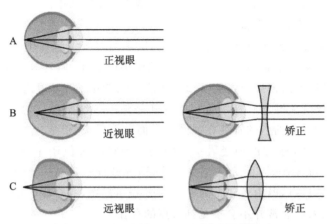

图 9-4 正视眼和近视眼、远视眼及其矫正

1. 近视 近视是由于眼球前后径过长（轴性近视）或折光系统的折光能力过强（屈光性近视），导致远处物体发出的平行光线聚焦于视网膜之前，在视网膜上只能形成模糊的物像。对于近视眼，在看近处物体时，由于物体发出的光线是辐散的，因此不需要或只需要进行较小程度的调节，就能使辐散光线聚焦于视网膜上。值得注意的是，近视眼的近点小于正视眼，近点和远点都移近。近视大多数情况是由不良的用眼习惯引起的，可通过佩戴适度的凹透镜进行矫正（图9-4B）。

2. 远视 远视是由于眼球前后径过短（轴性远视）或折光系统的折光能力太弱（屈光性远视）而引起的。这使得远处物体发出的平行光线聚焦于视网膜之后，在视网膜上形成模糊的物像。远视眼的特点是在看远处物体时需要进行调节，而在看近处物体时则需要更大程度的调节才能看清物体。远视眼的近点比正视眼远。由于远视眼不论看远物还是看近物都需要进行调节，因此容易发生调节疲劳，例如长时间看书可能导致调节疲劳而引发头痛。远视可以通过佩戴适度的凸透镜进行矫正（图9-4C）。

3. 散光 正视眼折光系统的各个折光面都呈正球面，球面上各个方向的曲率半径都相等，使得物体发出的平行光线经折射后都能聚焦于视网膜而形成清晰的像。散光（astigmatism）大多是由于角膜表面不呈正球面，导致表面在不同方位的曲率半径不等，使平行光线不能聚焦于视网膜，从而引起视物不清或者物像变形。此外，晶状体表面曲率异常也可能引起散光。在外力的作用下，晶状体被挤出其正常位置，也可导致散光。眼外伤会导致角膜表面畸形，进而产生不规则散光。散光可以通过佩戴柱面镜进行矫正。

二、眼的感光换能系统

(一) 视网膜的结构

视网膜（retina）位于眼球壁最内层，是一层厚度仅为0.1～0.5 mm的透明神经组织膜，具有感光功能。视网膜的结构非常复杂，从组织学上可分为10层结构。其主要功能细胞自外向内可分为4层，包括色素细胞层、感光细胞层、双极细胞层和神经节细胞层（图9-5）。在视网膜内，光

近视手术知多少？

线的传播方向与神经信号的传导方向相反:光线由内向外传播,即光线依次透过神经节细胞、双极细胞到达感光细胞。感光细胞将光线刺激转换成神经信号。神经信号则由外向内传导,即由感光细胞依次传导至双极细胞和神经节细胞。最后,在神经节细胞的轴突上形成神经冲动,完成视网膜的感光传导作用。

视网膜最外层是靠近脉络膜的色素细胞层,这一层并非神经组织,含有黑色素颗粒和维生素A,对感光细胞起到营养、支持和保护作用。色素细胞层的内侧是感光细胞层,包括特殊分化的感光细胞,即视杆细胞和视锥细胞,它们含有特殊的感光色素,是真正的光感受细胞。感光细胞在形态上包括外段、内段和终足三个部分(图 9-6)。外段含有特殊的感光色素,在感光转换过程中发挥着重要的作用。感光细胞通过终足与双极细胞层中的双极细胞发生突触联系。感光细胞层的内侧是双极细胞层。双极细胞除了与感光细胞发生突触联系外,还与神经节细胞发生突触联系,将感光细胞的信息传递给神经节细胞。双极细胞层结构虽然复杂但层次分明,是视网膜完成光感应和神经信号传导的关键。双极细胞层的内侧是神经节细胞层,神经节细胞对双极细胞传来的信息进行处理。神经节细胞的轴突在视网膜表面会聚成束,形成视神经,视神经穿出眼球部位的结构呈淡红色圆盘状,称为视神经乳头。两侧视神经乳头位于中央凹的鼻侧,距离约为 3 mm。这个区域没有感光细胞,因此无法感受光线,这导致此处形成一个生理盲点(blind spot)。尽管每只眼睛都有生理盲点,但由于正常人使用双眼一同视物,一个眼睛的盲点可以被另一只眼睛的视野所弥补,因此人们通常并不会察觉到盲点的存在。

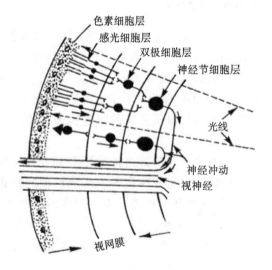

图 9-5 视网膜的结构示意图

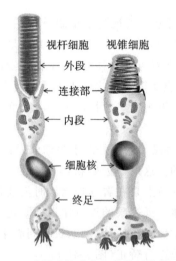

图 9-6 哺乳动物感光细胞的结构模式图

视网膜中除了上述纵向的细胞联系外,还存在着横向的细胞联系。例如,在感光细胞层和双极细胞层之间存在水平细胞,在双极细胞层和神经节细胞层之间存在无长突细胞。这些细胞的突起在两层细胞之间建立横向联系,在水平方向传递信号,有些无长突细胞还可直接向神经节细胞传递信号。

(二) 视网膜的两种感光换能系统

在人和大多数脊椎动物的视网膜中存在两种感光换能系统,包括视杆系统和视锥系统。

1. 视杆系统 视杆系统也称为夜光觉或暗视觉(scotopic vision)系统,由视杆细胞和与之相联系的双极细胞及神经节细胞等组成。视杆细胞的外段呈杆状,含有大量排列整齐的圆盘状结构,该结构称为视盘。视盘是由脂质双分子层构成的扁平囊状物,其结构与细胞膜相似。在视盘膜上镶嵌着大量的视紫红质(rhodopsin)分子(图 9-7)。视杆细胞主要分布于视网膜的周边区,越靠近视网膜中央的位置视杆细胞分布越少,中央凹处没有视杆细胞。视杆细胞对光的反应速度较慢,有利于使更多的光反应得到总和,从而提高了单个视杆细胞对光的敏感度,使视网膜能够感知并响应单个光量子的强度。在视杆系统中,常见多个视杆细胞与同一个双极细胞发生联系,而多个双极细胞又与同一个神经节细胞发生聚合式联系。在视网膜周边部,存在多达250个视杆细胞经少数几个双极细胞会聚于一个神经节细胞的情况。这种聚合式联系使得视杆系统不可能有很高的分辨能力,但可以使光线刺激得以总和,因而大大提高了视杆系统对光的敏感性。视杆系统的特点是对光的敏感性高,能感受弱光刺激,但对物体细微结构的分辨能力较差,只能看清物体的轮廓,不能分辨颜色,专司暗视觉。

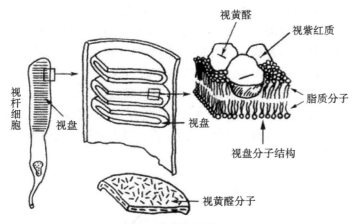

图 9-7　视杆细胞外段超微结构模式图

2. 视锥系统　视锥系统也称为昼光觉或明视觉系统,由视锥细胞和与之相联系的双极细胞及神经节细胞等组成。视锥细胞的外段呈锥形,也含有与视杆细胞外段相似的视盘,但数量要比视杆细胞少得多。视锥细胞的视盘上含有三种特殊的感光色素。视锥细胞高度集中于中央凹处,且此处仅有视锥细胞分布,视网膜周边区视锥细胞明显减少。视锥细胞与双极细胞和神经节细胞的会聚联系比视杆细胞少得多。在中央凹处,视锥细胞与双极细胞和神经节细胞之间甚至存在着单线式的联系,这使得视锥系统具有很高的分辨能力。视锥系统的特点是对光的敏感性差,只能感受强光刺激,但能分辨颜色,且有较高的分辨能力,能看清物体的主要微结构,专司明视觉。

两种感光细胞在视网膜中的分布极不均匀。在中央凹的中心,只有视锥细胞存在,且其密度达到最高;而向周边,视锥细胞的分布逐渐减少。在视网膜的周边部,主要是视杆细胞。有些只在白天活动的动物如鸡、鸽等,视网膜中只有视锥细胞而无视杆细胞,因此只具备明视觉;而另一些只在夜间活动的动物如猫头鹰等,在视网膜中只有视杆细胞而无视锥细胞,因此只具备暗视觉。视杆系统和视锥系统不仅是产生光感的物质基础,也是产生色觉的物质基础。

(三) 视杆系统感光换能的机制

1. 视紫红质的光化学反应　视紫红质的光化学反应是感光细胞在光照条件下发生的一系列光化学反应,是感光细胞感光换能的基础。视杆细胞外段含有的感光物质为视紫红质,在暗光条件下呈紫红色,是由一分子视蛋白和一分子视黄醛的生色基团结合而成的结合蛋白质。视蛋白属于 G 蛋白偶联受体,是由 348 个疏水性氨基酸残基组成的单链,具有 7 个螺旋区(类似于 α 螺旋)。这些螺旋区穿过视杆细胞中膜盘的膜结构。光照时,视紫红质迅速分解为视蛋白和视黄醛。在这一分解过程中,视黄醛由 11-顺型视黄醛转变为全反型视黄醛。视黄醛分子构型的改变导致其与视蛋白分子分离,进而导致视蛋白分子构型的改变。这一系列变化通过复杂的信号转导过程,最终诱导视杆细胞产生感受器电位。在这一过程中,视紫红质失去颜色,称为漂白。与一般感受器电位不同的是,这种感受器电位是一种超极化型的感受器电位,其经双极细胞传导到

视锥系统与视杆系统的结构、功能比较

神经节细胞时,可使神经节细胞去极化达到阈电位而产生动作电位,从而完成视网膜的感光换能作用。

视紫红质的光化学反应是可逆的,当受到光照时分解,而在暗处又会重新合成。这个反应的平衡点取决于光照的强度。视紫红质的光化学反应效率非常高。在视紫红质的合成过程中,全反型视黄醛必须从视杆细胞中释放出来,并被色素上皮层摄取。接着,视黄醛异构酶将其转化为11-顺型视黄醛,并返回到视杆细胞与视蛋白结合而形成视紫红质。此外,全反型视黄醛也可以先转变为全反型视黄醇(维生素 A 的一种形式),然后在视黄醇异构酶的作用下转变为 11-顺型视黄醇,最后转变为 11-顺型视黄醛,再与视蛋白结合形成视紫红质。另外,11-顺型视黄醛还可以由储存在色素上皮层中的维生素 A(即全反型视黄醇)经异构酶的作用转变而成。然而,这一反应速度较慢,并不是促进视紫红质再合成的即时因素(图 9-8)。在视紫红质的分解与再合成过程中,会有一部分视黄醇被消耗掉,因此需要通过摄取维生素 A 来补充。若长期维生素 A 摄取不足,会导致视紫红质合成不足,使人在暗处的视力下降,最终导致夜盲症(nyctalopia)。对于维生素缺乏导致的夜盲症,可以通过饮食(动物肝脏、牛奶、果蔬等)来补充维生素 A,预防和改善夜盲症状。症状重者可服用浓缩鱼肝油,但需要注意适量,防止因为过量引起中毒现象。

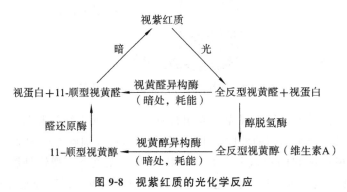

图 9-8 视紫红质的光化学反应

在暗处观察物体时,视紫红质既会分解又会合成,这是人在暗光环境下能够持续看物体的基础。此时,视紫红质的合成超过分解,导致视网膜中处于合成状态的视紫红质数量增多,从而提高了视网膜对光的敏感性。相反,在明亮环境中观察物体时,视紫红质的分解超过合成,导致视网膜中处于合成状态的视紫红质数量减少,使视杆系统对光的敏感性降低,这时视锥系统取代视杆系统来完成视觉功能。

2. 视杆细胞的感受器电位 感光细胞外段是感光换能的关键部位,而视杆细胞的视紫红质几乎全部集中在外段的视盘膜上。研究表明,在无光线照射时,视网膜视杆细胞的静息电位只有 $-40\sim-30$ mV,比一般细胞静息电位的绝对值要小。这是由于在无光照的情况下,视杆细胞外段膜上相当数量的钠通道处于开放状态,导致 Na^+ 持续内流。与此同时,视杆细胞内段膜中的钠钾泵不断地将 Na^+ 转运出膜外,从而维持了膜内、外 Na^+ 的平衡。当视网膜受到光照时,视杆细胞外段膜发生短暂的超极化,产生一种超极化型的感受器电位。视杆细胞通过其内段膜中高密度钠泵的活动,能够维持细胞内 Na^+ 和 K^+ 浓度的相对稳定。cGMP 门控通道受控于胞质内的 cGMP 浓度。在暗处,胞质内的 cGMP 浓度较高,能够使 cGMP 门控通道保持开放状态,从而产生稳定的内向 Na^+ 电流,即暗电流(dark current),即导致视杆细胞静息电位较低的原因。当光被视紫红质吸收后,能激活视盘膜上的一种称为转导蛋白(transducin,Gt)的 G 蛋白,进而激活磷酸二酯酶,导致视杆细胞外段胞质中的 cGMP 大量分解。随着细胞内 cGMP 浓度的降低,细胞膜上的钠通道关闭,Na^+ 内流减少,而细胞内段膜上的钠钾泵仍在不断地将膜内的 Na^+ 转运出膜外,使膜内电位降低,从而产生超极化型的感受器电位。这种超极化型感受器电位可使视杆细胞释放抑制性神经递质减少,从而减弱对双极细胞的抑制作用。

（四）视锥系统的感光换能和颜色视觉

1. 视锥系统的感光换能　与视杆细胞一样，视锥细胞外段视盘膜上也含有由视蛋白和视黄醛结合而成的感光色素。人和大多数脊椎动物都具有 3 种不同的视色素，分别存在于 3 种不同的视锥细胞中。与视杆细胞类似，3 种含有不同视色素的视锥细胞在光照作用下也会发生不同视色素的光化学反应，并激发这些细胞产生超极化型感受器电位。然而，其详细机制尚不清楚。这 3 种视色素的 11-顺型视黄醛的分子结构完全相同，只是视蛋白的结构略有不同。正是由于视蛋白分子结构的这种微小差异，决定了不同视色素的视黄醛分子对不同波长光线的敏感性不同，从而导致了不同视锥细胞中感光色素的区别（图 9-9）。视色素分子分为 3 种，对红、绿、蓝 3 种色光具有不同的敏感度。与视杆细胞一样，当光线作用于视锥细胞时，其外段细胞膜两侧也产生超极化型感受器电位，并最终引起相应的神经节细胞轴突上产生动作电位。其机制也与视杆细胞外段的感光换能机制相似。

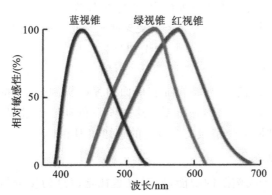

图 9-9　视网膜中 3 种视锥细胞的光谱相对敏感性

2. 颜色视觉　颜色视觉是一种复杂的物理心理现象，是由于不同波长的光线作用于视网膜后在人脑引起的不同的主观感觉。辨别颜色是视锥系统的一个重要功能，正常人视锥系统可辨别波长在 380~760 nm 之间的约 150 种不同的颜色，每种颜色都与一定波长的光线相对应。因此，在可见光谱范围内，光线波长只要增减 3~5 nm，就可被视觉系统辨别为不同的颜色。视网膜中很显然不可能存在一百多种视锥细胞或视色素，那么颜色视觉又是怎么形成的呢？对此，各国学者先后提出了许多学说，目前被广为接受的是三原色学说和拮抗色学说。

（1）三原色学说：三原色学说（trichromatic theory）是由 Young 和 Helmholtz 于 19 世纪初提出的。该学说认为，人眼视网膜上存在 3 种不同的视锥细胞，分别含有对红、绿、蓝 3 种光线敏感的视色素。当特定波长的光线作用于视网膜时，3 种视色素会按照不同的比例分解，导致 3 种视锥细胞产生不同程度的兴奋。这些信息传递到中枢神经系统后，经过综合分析，人会产生特定颜色的视觉。例如，当红、绿、蓝 3 种视锥细胞的兴奋程度比例为 1∶1∶0 时，人会产生红色的视觉；当三者兴奋程度比例为 2∶8∶1 时，人会产生绿色的视觉；当三者兴奋程度比例为 1∶1∶1 时，人会产生白色的视觉。如果 3 种感光细胞以任意比例兴奋，人就能够产生任意颜色的视觉。通过使用细小单色光束照射并逐个检查视锥细胞的光谱吸收曲线，可以发现视网膜上确实存在 3 类吸收光谱，其峰值分别位于 564 nm、534 nm 和 420 nm 处，与红、绿、蓝三色光的波长相对应。这一实验结果直接证实了三原色学说。此外，三原色学说还能合理解释色盲和色弱的发病机制。色盲（color blindness）是一种严重的色觉障碍，分为全色盲和部分色盲。全色盲罕见，患者只能分辨光线的强弱而不能分辨任何颜色。部分色盲包括红色盲和绿色盲，这两种色盲都会导致红色和绿色的分辨障碍。部分色盲可能是由于视网膜缺乏相应的某种视锥细胞所致。然而有些人并不缺乏某种视锥细胞，只是由于视锥细胞反应能力较弱，使其对颜色的分辨能力较正常人差，称为色弱（color weakness）。色弱常由后天因素引起。

(2) 拮抗色学说：即对比色学说。尽管三原色学说被广泛接受，但它并不能解释所有的色觉现象。例如，将红色纸片放在绿色背景上时，红色纸片看起来会特别红，同时绿色背景也会显得更绿。同样，当蓝色纸片置于黄色背景上时，蓝色纸片会显得特别蓝，而黄色背景则会更加显黄。这种现象被称为颜色对比，而红色和绿色、蓝色和黄色则互为对比色或互补色。Hering 于1892年提出了拮抗色学说（opponent color theory），该学说认为视觉具有红绿、黄蓝和黑白三对对比色。这三对对比色在感觉上是互不相容的，也就是说，不存在带绿的红色，也不存在带蓝的黄色。拮抗色学说还认为，任何颜色都是由红、绿、黄、蓝四种基本颜色按照不同比例混合而形成的。当等量的红光与绿光混合时，由于两种颜色相互拮抗并相互抵消，会产生白色视觉。同样，等量的黄光与蓝光混合时，也会相互抵消而产生白色视觉。如果黄光与蓝光混合而且黄光的亮度高于蓝光时，由于蓝光不能完全抵消黄光的效应，会产生不饱和的黄色视觉。类似地，当红光和黄光混合时，由于这两种光同时分别影响红绿和黄蓝，会产生橙色视觉。根据拮抗色学说，色盲是由于缺乏一对视色素（红绿或黄蓝）或两对视色素（红绿和黄蓝）的结果。这一解释与色盲常成对出现（即红绿色盲或蓝黄色盲）的事实相吻合。当缺乏两对视色素时，便会出现全色盲。

由此可见，色觉的形成是一个极其复杂的生理过程，除了视网膜的功能外，可能还需要神经系统其他部分的共同参与才能完成。关于色觉形成的两种学说不应相互排斥，而是应该互相补充。三原色学说描述的是颜色信息在感光细胞层面的编码机制，而拮抗色学说则阐述了颜色信息在光感受器之后的神经通路中的编码机制。这表明在色觉形成过程中，三原色学说和拮抗色学说都发挥着重要作用，共同构建了人类对颜色的感知和理解框架。

（五）视网膜的信息处理

视网膜不仅具有感受光线刺激的功能，同时也是视觉信息初步分析和整合的重要场所。视杆细胞和视锥细胞在视网膜上规律分布，作为视觉通路的第一级感觉神经元，它们能够感受光照刺激并产生电信号。这些电信号在视网膜内经过复杂的神经网络传递，最后由神经节细胞的轴突产生神经冲动，传向大脑皮层视觉中枢。这一传递过程不仅实现了视觉信息的远距离传输，也使得视觉信息在传递过程中经历了各种改变。视网膜对视觉信息的分析处理过程极为复杂，目前生理学中所了解的还非常有限。但可以肯定的是，在视网膜的信息传递通路中，只有神经节细胞和少数无长突细胞具有产生动作电位的能力。在视觉信息传递到神经节细胞之前，视网膜内的传导主要依赖电紧张性扩布方式。感光细胞在感受到光线刺激时会产生超极化型感受器电位，这种超极化型感受器电位会以电紧张性扩布的方式传递到突触前膜，引起突触前膜释放神经递质，作用于双极细胞并产生局部电位，继而局部电位以电紧张性扩布的方式传递到神经节细胞，并最终在神经节细胞发出的视神经纤维上引发动作电位。视神经动作电位是视觉信息在视网膜内初步分析、整合的最后结果，并作为视网膜的最终输出信号传向大脑皮层视觉中枢，经视觉中枢进一步分析处理后，最终产生视觉（图 9-10）。

三、与视觉有关的生理现象

（一）视力

视力又称为视敏度（visual acuity），是指眼对物体细微结构的辨别能力。眼的视力是有限度的，这个限度就是视网膜上物像应不小于中央凹处视锥细胞的平均直径（4～5 μm），这样才能被两个或两个以上的视锥细胞所感受，视觉系统才能分辨开来。视力的高低可用眼能分辨的视角大小来衡量，物体上两个点发出的光线投射入眼内，通过节点相交时所形成的夹角称为视角。受试者能分辨的视角越小，其视力就越好；视角越大，其视力就越差。视力主要与视锥系统的功能有关。中央凹处的视力最高，这是因为中央凹处视锥细胞分布最为密集，与双极细胞和神经节细胞大多为单线联系，这种联系具有较高的分辨能力，因此中央凹处的视敏度较高。而视杆细胞则

白内障

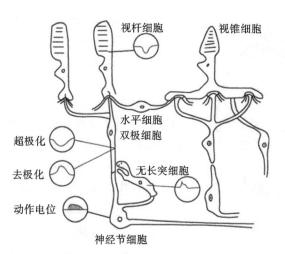

图 9-10 视网膜中各类细胞的排列及其产生的电位反应

主要分布在视网膜的周边部分,导致中央凹与周边部的视敏度有明显差异。通常测量的视力值,是指中央凹处的视敏度。

(二) 暗适应与明适应

当人长时间处于明亮环境中而突然进入暗处时,最初看不清任何物体,经过一定时间后,才能逐渐恢复暗处的视力,这种现象称为暗适应(dark adaptation)。暗适应是人眼在暗处对光的敏感性逐渐提高的过程,其过程相对较慢,一般需要 30 min 才能完成。暗适应现象的产生是由于视杆细胞中的视紫红质在明亮处已大部分分解,储备少,不足以承担暗处感光的功能,所以刚进入黑暗处时视杆细胞不能感受弱光刺激,随后由于在暗处视紫红质合成加快,储备增多,使视杆细胞对光的敏感性增加并逐渐承担起暗视觉的功能。

当人长时间处于暗处而突然进入明亮处时,最初只感到一片耀眼的光亮,不能看清物体,短暂时间后才能恢复明亮处的视觉,这种现象称为明适应(light adaptation)。明适应过程很快,通常几秒钟即可完成。明适应是由于在暗处蓄积起来的大量视紫红质遇到强光时迅速分解而产生耀眼的光感,随后视紫红质急剧减少,视锥系统逐渐承担起明视觉功能。

(三) 视野

单眼固定注视正前方一点时所能看到的空间范围称为该眼的视野(visual field)。在相同的光照条件下,不同颜色的视野大小会有所差异。其中,白色视野最为广阔,蓝色和红色次之,而绿色视野最小。这种差异可能与视网膜上不同感光细胞的分布有关。另外,面部结构(如鼻和额)对光线的阻挡会影响视野的大小,因此颞侧的视野比鼻侧大,下方的视野比上方大(图 9-11)。由于人的双眼位于头部正面,双眼视野大部分重叠,因而正常情况下不会出现鼻侧盲点。

(四) 双眼视觉和立体视觉

两眼同时观看物体时形成的视觉称为双眼视觉(binocular vision)。人和灵长类动物的双眼都在头部的前方,两眼的鼻侧视野相互重叠,因此任何落在该范围内的物体都能同时被两眼所见。双眼同时看物时,两眼视网膜上各形成一个完整的物像,由于眼外肌的精细协调运动,可使来自物体同一部分的光线成像于两眼视网膜相对称的位置上,并可在主观上产生单一物体的视觉,称为单眼视觉(monocular vision)。如果眼外肌瘫痪、眼内肿瘤等异物压迫或用手指轻压一侧眼球使该眼球发生位移,都可使物像落在两眼视网膜的非对称点上,因而在主观上就产生两个有一定程度相互重叠的物体的视觉,称为复视(diplopia)。双眼视觉可以弥补单眼视野中的盲区,扩大视野并产生立体视觉。双眼视物时,由于双眼视野大部分重叠,但左眼看到物体左侧较多,右眼看到物体右侧较多,这样左眼看到的物体形象与右眼看到的物体形象就略有差异。这样的信

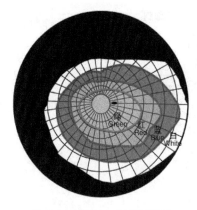

图 9-11 正常人右眼视野图

息经视觉中枢整合后,就产生了有关物体的厚度、深度及距离等主观感觉,这就是立体视觉(stereoscopic vision)。立体视觉主要是由于两眼视觉差异所产生的。但单眼视物时也能产生一定的立体感,这主要归功于生活经验的积累。例如,通过观察物体的阴影变化、近处物体的感觉更加清晰而远处物体则相对模糊等线索,大脑能够推断出一定的空间信息。另外,头部的运动引起被视物体的相对运动也可提供一定的立体感知。有时用单眼视物也能产生一定程度的立体感,但良好的立体视觉只有在双眼观察时才有可能获得。

（五）视后像和融合现象

当人们注视一个明亮的光源后闭上眼睛,主观上的光感并不会立即消失,而是持续一段时间,这种视觉现象被称为视后像(afterimage)。通常情况下,视后像会持续几秒钟,其持续时间与光照强度有关。当光照刺激较强时,视后像的持续时间也会更长。另外,如果用重复的闪光来刺激人眼,当闪光频率较低时,人们可以主观上分辨出一次次的闪光。然而,当闪光频率逐渐增加到一定程度时,连续的闪光刺激会在主观感知上形成连续的光感,这种现象被称为融合现象(fusion phenomenon)。融合现象的产生是由于闪光之间的间隔时间比视后像的时间更短。

第三节 听 觉

人的听觉器官是耳。耳由外耳、中耳和内耳三部分组成(图 9-12)。其中内耳结构极为复杂,又称为迷路(labyrinth),由耳蜗和前庭器官两部分组成。耳蜗的功能是感受频率为 20～20000 Hz 的空气振动疏密波(即声波)。声波经外、中耳传到内耳,引起内耳淋巴的振动。随后,这些振动经耳蜗的感音换能作用转变为听神经纤维上的神经冲动。这些神经冲动经听觉传导通路传到大脑皮层听觉中枢,经中枢分析综合后最终形成听觉(hearing)。因此,听觉是由耳、听觉传导通路和大脑皮层听觉中枢三者共同活动而完成的。

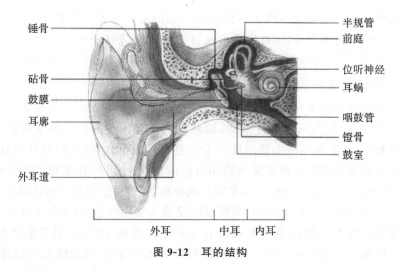

图 9-12 耳的结构

一、人耳的听阈与听域

人耳耳蜗对于空气振动疏密波的振动频率有着一定的适应范围,一般在 20～20000 Hz。频率低于 20 Hz 的称为次声波,而频率超过 20000 Hz 的称为超声波,这两类声波人耳都无法感受到。在 20～20000 Hz 这个频率范围内,每一个特定频率的声波都有一个刚好能够引发听觉的最小强度,这个强度被称为该频率的听阈(hearing threshold)。当声波强度在听阈以上逐渐增加时,人们的听觉感受也会相应增强。然而,当声波强度增加到某个程度时,人耳将无法正常感知声波中包含的各种信息,甚至引起鼓膜的疼痛,这个声波的强度称为该频率的最大可听阈(maximal hearing threshold)。每个频率的声波都有其特定的听阈和最大可听阈。以声波频率为横坐标,声压为纵坐标,将每一频率声波的听阈和最大可听阈分别相连而形成两条曲线,这两条曲线所围成的区域称为听域(hearing span)(图 9-13)。听域就是人耳所能听到的声波频率和强度的范围。图 9-13 中下方的曲线为听阈曲线,上方的曲线为最大可听阈曲线。从图中可以看出,人耳最为敏感的声波频率在 1000～3000 Hz 之间,而人类的语言频率也主要分布在 300～3000 Hz 的范围内。

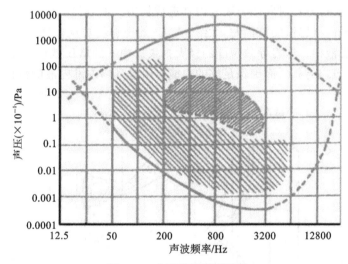

图 9-13　人耳的正常听域图

中心斜线区:通常的语言区;下方斜线区:次要语言区

二、外耳和中耳的传音功能

(一) 外耳的传音功能

外耳由耳廓和外耳道组成。耳廓具有收集声波的作用。许多动物的耳廓还能运动,帮助其辨别声源的方向。人类的耳廓运动功能已经退化,但可以通过头部的转动以及不同方向声音传到两耳的时间和强度差异来判断声源的方向。外耳道是声波传导进入中耳的通道,其外端始于耳廓,内端终于鼓膜。人类的外耳道长度约为 2.5 cm,其最佳的共振频率约为 3800 Hz。由于外耳道的共振作用,声音的强度可增加约 10 倍。

(二) 中耳的传音功能

中耳由鼓膜、鼓室、听骨链和咽鼓管等结构组成。中耳的主要功能是高效地将声音振动能量传入内耳,其中鼓膜和听骨链在声波传递过程中起着非常重要的作用,具有增压作用(图 9-14)。

鼓膜呈椭圆形,稍微向鼓室凹陷,形状类似浅漏斗。其顶点在鼓室内与锤骨柄相连,鼓膜面

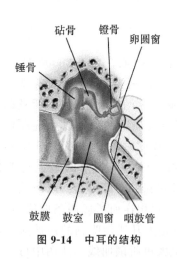

图 9-14 中耳的结构

积为 50~90 mm², 厚度约为 0.1 mm。鼓膜本身没有固有振动, 因此具有较好的频率响应和较小的失真度, 能够与声波同步振动, 将声波振动如实地传递给听骨链。听骨链由锤骨、砧骨和镫骨三块听小骨依次连接而成。锤骨柄附着于鼓膜, 镫骨足板与内耳卵圆窗膜相连, 砧骨居中作为支点, 将锤骨和镫骨连接起来, 形成一个以锤骨柄为长臂、镫骨长突为短臂的固定角度的杠杆。听骨链的作用是将声波从外耳传递至内耳耳蜗。在传递声波的过程中, 听骨链可使声波振幅减小而声压增大, 即具有减幅增压效应。这种效应的产生原因: 一方面是鼓膜的实际振动面积大约是 59.4 mm², 而卵圆窗膜的面积只有 3.2 mm², 二者之比为 18.6∶1, 从而使作用于卵圆窗膜上的声压增加为鼓膜上声波的 18.6 倍; 另一方面, 通过听骨链的杠杆作用, 使短臂一侧的压力增加到原来的 1.3 倍。通过以上两方面的作用, 整个中耳传音过程中总的增压效应可达 24.2 倍(18.6×1.3), 而振幅约减小 1/4(图 9-15)。听骨链的减幅增压效应既可提高中耳传音的效率, 又可避免对卵圆窗膜和内耳造成损害。如果没有中耳的增压效应, 那么当声波从空气传播到耳蜗内淋巴液的液面时, 大约 99.9% 的声能将被反射回空气中, 仅有约 0.1% 的声能能够透射到淋巴液中。这将导致声能的极大损失。中耳的增压效应可将透射入内耳淋巴液的声能从 0.1% 增加至 46%, 从而确保足够的声能以引起耳蜗内淋巴液的位移和振动。

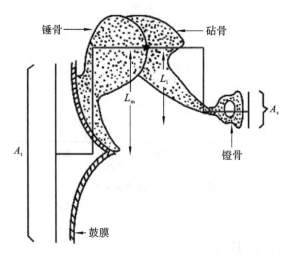

图 9-15 中耳增压作用示意图

A_t 和 A_s 分别为鼓膜和镫骨足板的面积; L_m 和 L_i 分别为杠杆长臂和短臂的长度; 圆点为杠杆支点

咽鼓管是连接鼓室和鼻咽部的通道, 具有平衡鼓室内压和外界大气压的作用, 对于维持鼓膜的正常形态、位置和振动性能具有重要意义。咽鼓管的鼻咽部开口通常处于闭合状态, 但在咀嚼、吞咽、打哈欠或打喷嚏时, 咽鼓管可开放, 有利于调节鼓室内外压力的平衡。在乘坐飞机时, 随着飞机的升降, 大气压与鼓室内压不等, 可能导致鼓膜向外或向内鼓起, 引起耳痛、耳鸣等症状, 严重者可造成鼓膜破裂。

(三) 声波传入内耳的途径

声波可以通过气传导和骨传导两条途径传递至内耳, 正常情况下主要以气传导为主。

1. 气传导 声波通过外耳道、鼓膜、听骨链和卵圆窗膜传入内耳, 这一传导途径称为气传导(air conduction)。气传导是声波传入内耳的主要途径。此外, 鼓膜振动也可以引起鼓室内空气的振动, 然后通过圆窗膜传入内耳。在正常情况下, 这一途径并不重要, 但在鼓膜穿孔、听骨链损伤或运动障碍时,它可能发挥一定的作用,尽管此时气传导的效率已大大降低。

2. 骨传导　声波直接引起颅骨的振动,从而引起耳蜗内淋巴液的振动,这一途径称为骨传导(bone conduction)。骨传导的敏感性较低,其效能远低于气传导,在正常听觉形成中几乎不起作用。然而,当鼓膜或听骨链损伤导致气传导明显受损时,骨传导不受影响,甚至相对增强。当耳蜗病变引起感音性耳聋时,气传导和骨传导将同时受损。在临床上,通过检查气传导和骨传导的受损情况,可以判断听觉障碍的产生原因和部位。

三、内耳耳蜗的感音功能

(一) 耳蜗的结构

耳蜗(cochlea)是一条围绕一锥形骨蜗轴旋转2.5至2.75周的骨质管腔。在耳蜗管的横断面上,存在两个分界膜:一个是斜行的前庭膜,另一个是横行的基底膜。耳蜗被这两个膜分隔成三个腔,分别称为前庭阶、蜗管和鼓阶(图9-16)。前庭阶在耳蜗底部与卵圆窗膜连接,其内充满外淋巴(perilymph)。鼓阶则在耳蜗底部与圆窗膜连接,其内充满外淋巴。前庭阶和鼓阶的外淋巴在耳蜗顶部则通过蜗孔相通。蜗管是一个充满内淋巴(endolymph)的膜性盲管。研究表明,耳蜗外淋巴的成分与细胞外液相似,而内淋巴的成分则与细胞内液相似。声波感受器称为螺旋器(spiral organ)或科蒂器(organ of Corti),位于基底膜上,由毛细胞和支持细胞等组成。毛细胞是真正的声波感受细胞,其顶部与蜗管内淋巴接触,底部则与鼓阶外淋巴接触。毛细胞的底部有神经末梢与来自螺旋神经节的双极神经元周围突形成突触联系,而双极神经元的中枢突则穿出蜗轴形成听神经。每个毛细胞的顶部表面都有上百条排列整齐的纤毛。有些较长纤毛的顶端埋植在一种称为盖膜的胶冻状物质中。盖膜位于基底膜上方,仅在内侧与耳蜗轴相连,外侧则游离于蜗管内淋巴当中。

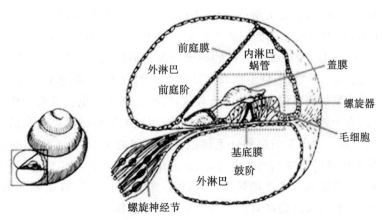

图 9-16　耳蜗的横断面结构示意图

(二) 耳蜗的感音换能作用

耳蜗的主要功能是将由中耳传递的声波振动转化为听神经上的电信号,即动作电位。在此过程中,基底膜的振动扮演了关键的角色。当声波振动通过听骨链传递到卵圆窗膜时,如果这种振动导致卵圆窗膜向鼓室侧内陷,那么前庭阶中的外淋巴压力就会升高,进而前庭膜受到压力而下移。这会导致蜗管内淋巴压力的升高,基底膜也会因此而下移。鼓阶外淋巴压力随之升高,并对圆窗膜产生压迫,使其向外凸起。如果声波振动导致卵圆窗膜向鼓室侧凸起,那么整个耳蜗内的淋巴和膜性结构就会朝着相反的方向运动。这种运动反复循环,最终形成了基底膜的振动。在正常的气传导过程中,圆窗膜的振动起着缓解耳蜗内压力变化的重要作用。这一缓冲作用是

神经性耳聋

耳蜗内结构发生振动所不可或缺的条件。

当基底膜振动时,盖膜与基底膜之间的相对位置会发生变化,导致毛细胞顶部的纤毛弯曲或偏转(图 9-17)。这种偏转变化会导致毛细胞膜上的机械门控钾通道(见第二章)开放或关闭,进而引起跨膜的内向电流或外向电流,导致膜的去极化或超极化,从而形成感受器电位。经过一系列过渡性的电位变化,最终引起听神经上的动作电位,从而完成耳蜗的感音换能作用。毛细胞纤毛的弯曲或偏转引发毛细胞兴奋,同时将机械能转化为生物电。当基底膜上移时,短纤毛向长纤毛侧弯曲,钾通道开放,K^+内向电流增大,毛细胞发生去极化;而当纤毛向另一侧偏转时,钾通道关闭,K^+内向电流减小或中断,毛细胞发生超极化。这就是耳蜗毛细胞双向感受器电位产生的机制。

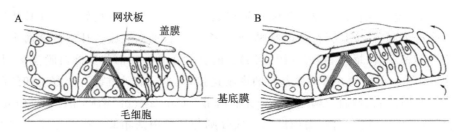

图 9-17 基底膜和盖膜振动时毛细胞顶部纤毛的受力情况
A. 静止时的情况;B. 基底膜在振动中上移时,纤毛因与盖膜发生切向运动而向蜗管外侧弯曲

近年来,研究发现与外淋巴接触的毛细胞底部和侧面的细胞膜上存在两种由 Ca^{2+} 激活的钾通道,两者开放都依赖于细胞内 Ca^{2+} 浓度的升高。当毛细胞纤毛向外弯曲时,导致毛细胞顶部的机械门控钾通道开放,蜗管内淋巴中高浓度的 K^+ 流入毛细胞内,使毛细胞去极化。毛细胞的去极化又引起侧膜上的电压依赖性钙通道开放,导致 Ca^{2+} 内流。毛细胞内 Ca^{2+} 浓度的升高使毛细胞底部释放神经递质谷氨酸,通过突触间隙作用于邻近的听神经纤维,使其产生传入冲动。毛细胞内 Ca^{2+} 浓度的升高同时又使毛细胞侧膜上的 Ca^{2+} 依赖性钾通道开放,造成 K^+ 外流,使毛细胞的电位接近于 K^+ 平衡电位,为毛细胞顶部的机械门控通道提供最大的电化学驱动力,有助于毛细胞的机械-电换能作用。反之,当纤毛向背离动纤毛一侧弯曲时,钾通道关闭,毛细胞产生超极化电位,神经递质释放减少甚至没有神经递质释放,听神经纤维上也就没有动作电位产生。在机械刺激作用下,上述离子通道的开放或关闭非常迅速,因此毛细胞感受器电位的变化能与声波振动的频率和幅度相一致。而内毛细胞和外毛细胞具有不同的功能,内毛细胞的功能是将不同频率的声波振动转化为听神经纤维的动作电位,从而向中枢系统传输听觉信息;外毛细胞则扮演着耳蜗放大器的角色,能够感知并迅速增强基底膜的振动,这有助于调节盖膜下内淋巴的流动,使内毛细胞更容易受到刺激,从而提高对相应振动频率的敏感性。

(三) 耳蜗对声音频率和强度的分析

1. 耳蜗对声音频率的分析 基底膜的振动以行波(travelling wave)形式进行。当声波传入内耳时,首先引起靠近卵圆窗处的基底膜的振动,然后以行波的方式向基底膜顶部传播,就像人抖动一根绸带一样,行波沿绸带向其远端传播。声波振动频率不同,基底膜振动传播的距离和最大振幅出现的部位也不同。声波振动频率越低,行波传播的距离就越远,最大振幅出现的部位就越靠近基底膜的顶部;声波振动频率越高,行波传播的距离就越近,最大振幅出现的部位就越靠近基底膜的底部(图 9-18)。因此,每个不同频率的声波振动在基底膜上都有一个特定的行波传递距离和最大振幅位置,导致该区域的毛细胞受到的刺激最强。这样,来自基底膜不同区域的听神经纤维的冲动上传到中枢的不同部位,就会引起不同音调的听觉,这可能就是人耳区分不同音调声音的基础。

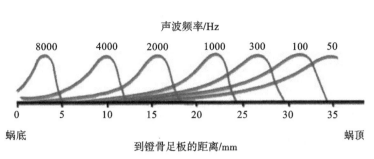

图 9-18　不同频率的纯音引起行波传播的距离和基底膜最大振幅的位置

2. 耳蜗对声音强度的分析　研究显示,主观听觉的强度主要取决于耳蜗听神经纤维传入冲动的频率以及参与声音信息传递的传入纤维的数量。声波刺激的强度越高,听神经纤维传入的冲动频率也就越高,同时参与声音信息传递的传入纤维数量也就越多。相反,当声波刺激的强度降低时,听神经纤维传入的冲动频率也会降低,参与声音信息传递的传入纤维数量也会减少。

（四）耳蜗的生物电现象

1. 耳蜗内电位　如前所述,前庭阶和鼓阶内充满了外淋巴,而蜗管内则充满了内淋巴。外淋巴中 Na^+ 的浓度比内淋巴高约 10 倍,内淋巴中的 K^+ 浓度比外淋巴高约 30 倍。外淋巴和内淋巴之间在离子成分上的巨大差异,导致在静息状态下耳蜗不同部位之间存在一定的电位差。在耳蜗未受刺激时,如果以鼓阶外淋巴电位作为参考零电位,那么可以测出蜗管内淋巴的电位为 $+80$ mV 左右,这个电位被称为耳蜗内电位(endocochlear potential),也称为内淋巴电位(endolymphatic potential)。

此时,耳蜗毛细胞的静息电位为 $-80 \sim -70$ mV,由于毛细胞顶端浸浴在内淋巴之中,因此毛细胞顶端膜内、外的电位差可达 $150 \sim 160$ mV。然而,毛细胞周围和底部的液体为外淋巴,该处膜内、外的电位差只有 80 mV 左右,这是毛细胞电位与其他组织细胞电位的不同之处。内淋巴正电位的产生和维持与蜗管外侧壁的血管纹细胞活动密切相关。血管纹由边缘细胞、中间细胞和基底细胞所构成。研究发现,血管纹细胞的细胞膜上含有大量高度活跃的钠泵,钠泵持续地将血浆中的 K^+ 泵入内淋巴,同时又将内淋巴中的 Na^+ 泵回血浆,这就导致了内淋巴中高 K^+ 低 Na^+ 的离子分布状态,从而使得内淋巴维持较高的正电位。任何影响 ATP 生成和利用的因素都可能降低耳蜗内的正电位甚至使其消失。血管纹细胞对缺氧和钠泵抑制剂(如毒毛花苷)非常敏感,这使得内淋巴的正电位难以维持,常常导致听力障碍。

2. 耳蜗微音器电位　当耳蜗受到声波刺激时,可以在耳蜗及其附近结构中记录到一种与声波刺激一致的交流性质的电位变化,称之为耳蜗微音器电位(cochlear microphonic potential,CMP)。这种电位在强度上随着刺激的增强而增强,并且可以进行叠加,其潜伏期极短,不到 0.1 ms,且无不应期。在听觉范围内,耳蜗微音器电位能够重复声波的频率。在低频范围内,耳蜗微音器电位的振幅与声压之间存在线性关系,然而当声压超过一定范围时,就会产生非线性失真。研究表明,耳蜗微音器电位实际上是多个毛细胞在受到声波刺激时产生的感受器电位的复合表现。与动作电位不同,耳蜗微音器电位具有位相性。当声音的位相发生反转时,耳蜗微音器电位的位相也会相应地反转,而动作电位的位相则保持不变(图 9-19)。在记录单一毛细胞跨膜电位的情况下,研究者发现纤毛只要发生 0.1° 的偏转,就会引发毛细胞产生感受器电位,而且电位变化的方向与纤毛受力的方向有关。这就解释了为什么耳蜗微音器电位的波动能够与声波振动的频率和幅度保持一致。

四、听神经动作电位

听神经动作电位是由耳蜗微音器电位触发的,是耳蜗对声波刺激产生的一系列电位变化中

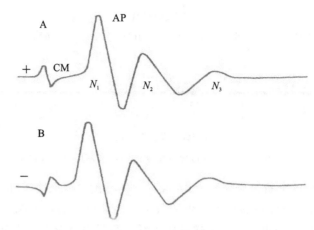

图 9-19 耳蜗微音器电位及听神经动作电位

CM：耳蜗微音器电位；AP：听神经动作电位，包括 N_1、N_2、N_3 三个负电位。

A 与 B 对比表明：声音位相改变时，耳蜗微音器电位的位相倒转，但听神经动作电位位相不变

最后出现的电变化，也是耳蜗对声波刺激进行换能和编码的综合结果。它的作用是向中枢传递声音信息。根据引导方法的不同，听神经动作电位可以分为单一听神经纤维动作电位和听神经复合动作电位。

1. 单一听神经纤维动作电位 将引导电极插入单条听神经纤维内，可以记录到此条听神经纤维动作电位，它是一种"全或无"的膜电位变化。在静息状态下，听神经纤维具有一定的自发放电频率，随着声音刺激的增强，听神经纤维的放电频率也随之增加。不同的听神经纤维对不同频率的声音具有不同的敏感性，每条听神经纤维都有其特定的最敏感声波频率，被称为特征频率（characteristic frequency）或最佳频率。每条听神经纤维的特征频率与其在基底膜上的起源位置相对应，而这个位置恰好是该频率的声音引起基底膜产生最大振幅的位置。特征频率高的听神经纤维起源于基底膜的底部，特征频率低的听神经纤维则起源于基底膜的顶部。当使用某一特定频率的纯音刺激时，如果声音强度较低，只会引起特征频率的听神经纤维放电。然而，随着纯音刺激的增强，会引起越来越多非特征频率的听神经纤维放电。由此可见，当某一频率的声音强度较弱时，该频率的声音信息只能由少数对该频率声音敏感的听神经纤维向中枢进行传递。这一频率的声音强度逐渐增大时引起更多的听神经纤维兴奋，这些听神经纤维共同向中枢传递这一声音的频率和强度信息。传向听觉中枢的动作电位包含了不同声波频率及其强度的信息。日常生活中，作用于人耳的声音频率和强度的变化是十分复杂的，因此基底膜的振动以及由此引起的听神经纤维的兴奋和组合也是十分复杂的。

2. 听神经复合动作电位 听神经复合动作电位是单侧听神经上所有神经纤维产生的动作电位总和，它反映了整个听神经的兴奋状态。在图 9-19 中，N_1、N_2、N_3 是记录在整个听神经上的复合动作电位，它们的幅度与兴奋的听神经纤维数量以及其放电的同步程度有关。在一定范围内，随着声波刺激强度的增大，复合动作电位的幅度也会随之增大，但两者并不呈简单的线性关系。

神经性耳聋致病基因 GJB3

第四节 平衡感觉

保持正常的姿势对于人和动物进行各种活动是必不可少的。前庭器官、视觉器官和本体感受器的协同作用是维持正常姿势的基础，其中前庭器官的作用尤为重要。前庭器官位于内耳之

中,包括三个半规管、椭圆囊和球囊(图 9-20)。它们能够感受机体自身运动状态(运动觉)以及头部在空间位置的变化(位置觉),在维持身体平衡中起着至关重要的作用。

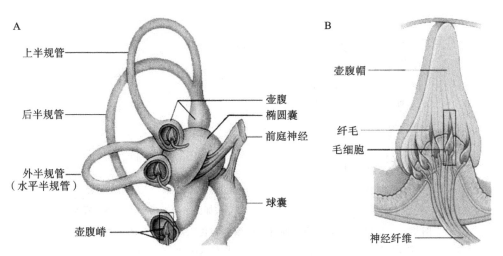

图 9-20 前庭器官的结构
A. 前庭器官的结构;B. 壶腹嵴的结构图

一、前庭器官的感受细胞和适宜刺激

(一) 前庭器官的感受细胞

前庭器官的感受细胞是毛细胞(图 9-21),这些细胞具有类似的结构和功能。每个毛细胞的顶部都有两种纤毛:其中一种是最粗最长的,位于毛细胞顶端的一侧边缘,称为动纤毛;另一种纤毛较短,每个毛细胞有 60~100 条,呈阶梯状排列,被称为静纤毛。毛细胞的底部有感觉神经纤维末梢。

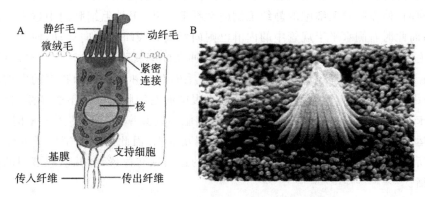

图 9-21 毛细胞的结构模式图和毛细胞顶部电镜扫描图
A. 毛细胞结构模式图;B. 毛细胞顶部电镜扫描图

当纤毛处于自然状态时,毛细胞膜内外存在约 -80 mV 的静息电位,此时与毛细胞相连的神经纤维上有一定频率的传入神经冲动。引起毛细胞兴奋的刺激是使纤毛弯曲的机械力。当外力作用使静纤毛向动纤毛一侧偏转时,毛细胞膜发生去极化,如果达到阈电位(约 -60 mV),与其相连的神经纤维向中枢发放的传入冲动频率增加,表现为兴奋效应;相反,当外力使动纤毛向静纤毛一侧偏转时,则毛细胞膜发生超极化,与其相连的神经纤维向中枢发放的传入冲动频率降低,表现为抑制效应(图 9-22)。在正常条件下,机体运动状态和头部在空间位置的变化都能以特定的方式改变毛细胞纤毛的倒向,从而引起相应的传入纤维发放传入冲动的频率发生改变。当这些信息传到中枢时，就会引发特定的运动觉和位置觉，并可引起身体和内脏功能的反射性变化。

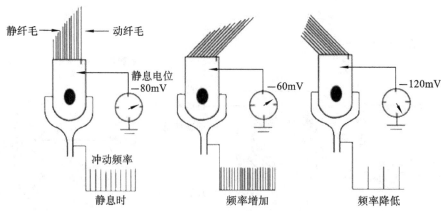

图 9-22　前庭器官毛细胞顶部纤毛的倒向与传入冲动频率的关系示意图

当纤毛向动纤毛一侧偏转时，毛细胞膜发生去极化，传入冲动频率增加，表现为兴奋效应；
当向静动纤毛一侧偏转时，毛细胞膜发生超极化，传入冲动频率降低，表现为抑制效应

（二）前庭器官的适宜刺激和生理功能

人体两侧内耳中各有上、外、后三个相互垂直的半规管（semicircular canal），这些半规管分别处于空间三个相互垂直的平面。当人体直立、头向前倾 30°时，外半规管与水平面平行，因此也被称为水平半规管，而其他两个半规管则与水平面垂直。每个半规管中都充满着内淋巴。每个半规管与椭圆囊连接处都有一个称为壶腹的膨大部分，壶腹内有一隆起的结构称为壶腹嵴，其位置与半规管的长轴垂直。在壶腹嵴中有一排毛细胞，它们的顶部纤毛都埋植在一种胶质性的圆顶形壶腹帽内。半规管的适宜刺激是身体的变速旋转运动。以水平半规管为例，当身体向左旋转时，由于半规管内淋巴的惯性作用，其启动将晚于半规管壁的运动，导致左侧水平半规管中的内淋巴压向壶腹嵴，使壶腹嵴毛细胞的静纤毛倒向动纤毛一侧，于是毛细胞向中枢发放的传入冲动频率就增加；而此时右侧水平半规管中的内淋巴则向背离壶腹嵴的方向运动，使其毛细胞的动纤毛倒向静纤毛一侧，于是毛细胞向中枢发放的传入冲动频率就降低（图 9-23）。当旋转突然减慢或停止时，由于内淋巴的惯性运动，壶腹嵴毛细胞纤毛的倒向和传入冲动频率的发放情况就与旋转开始时相反。当旋转进行到匀速状态时，两侧壶腹中的毛细胞都处于不受刺激的状态，中枢获得的信息与未进行旋转时是相同的。左右两侧毛细胞不同频率的冲动传入中枢时，就可产生身体变速旋转运动的感觉。由于三个半规管的方向相互垂直，因此可以分别感受人体在不同平面和不同方向所做的旋转运动的刺激，从而产生不同的运动觉和位置觉，并引起不同的姿势反射以维持身体平衡。

椭圆囊（utricle）和球囊（saccule）的壁上有特殊分化的结构，称为囊斑，囊斑表面覆盖一片均质性的胶质膜，称为位砂膜。位砂膜表面浅部含有极小的结晶体，称为位砂。位砂是由碳酸钙、蛋白质和黏多糖构成的混合物，比重大于内淋巴，因而具有较大的惯性。椭圆囊和球囊的毛细胞位于囊斑之上，其纤毛游离端穿插植于位砂膜内（图 9-24）。椭圆囊和球囊毛细胞的适宜刺激是直线变速运动。当人体直立而静止不动时，椭圆囊囊斑与地面平行，其位砂膜位于毛细胞纤毛的上方；而球囊囊斑与椭圆囊囊斑垂直，其位砂膜位于纤毛的外侧。在这两种囊斑上，大多数毛细胞的排列方向都不相同，这样就非常有利于其感受身体在囊斑平面上所做的不同方向的直线变速运动。例如，当人体在水平方向做直线变速运动时，总会有一些毛细胞纤毛的排列方向与运动方向一致，由于位砂的惯性作用，这些毛细胞与位砂膜的相对位置发生改变，导致其静纤毛向动纤毛一侧偏转或弯曲，于是就引起这些毛细胞纤维发放的传入冲动频率增加。这些毛细胞

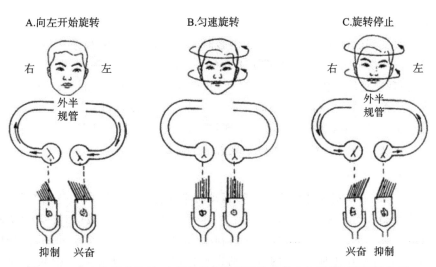

图 9-23　向左水平旋转时,水平半规管内淋巴流动的方向及其对壶腹的作用

综合活动的传入冲动传导到中枢后,反射性地引起躯干和四肢不同肌肉的紧张度发生改变,从而使机体在各种姿势和运动情况下保持身体的平衡。

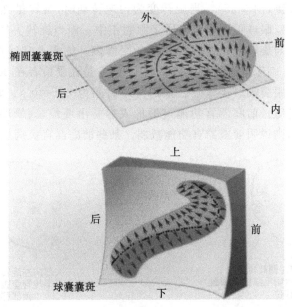

图 9-24　椭圆囊和球囊中囊斑的位置以及毛细胞顶部纤毛的排列方向
箭头所指方向是该处毛细胞顶部动纤毛所在位置,箭尾是同一毛细胞的静纤毛所在位置

二、前庭反应

(一) 前庭姿势调节反射

来自前庭器官的传入冲动,除了引起相应的运动觉和位置觉外,还可引起各种姿势调节反射、自主神经反应和眼震颤等前庭反应。例如,当汽车突然开动或加速时,由于惯性作用,身体会向后倾倒,但该传入信息可反射性地引起躯干部屈肌和下肢伸肌收缩,从而向前倾以保持身体平衡;而当突然刹车或减速时则引起相反的情况。这些属于前庭器官受到刺激时引起的姿势反射。这些姿势反射都与引起反射的刺激相对抗,其意义在于通过产生一定的姿势改变,使身体尽可能保持在原来的空间位置上以维持运动过程中身体的平衡。

(二) 前庭自主神经反应

如果前庭器官受到的刺激过于强烈或者刺激时间过长,通过前庭神经核与网状结构的联系,通常会引起自主神经功能失调,导致心搏加速、血压降低、呼吸加快、恶心、呕吐、眩晕、出汗、皮肤苍白等现象,这些现象被统称为前庭自主神经反应(vestibular autonomic reaction)。前庭自主神经反应主要表现为迷走神经兴奋占优势的反应。有些人前庭器官过度敏感,一般的前庭刺激就可能导致前庭自主神经反应,这些人常常会出现晕车、晕船等状况。晕车反应是由于车身的上下颠簸和左右摇晃过度刺激了上半规管和后半规管的感受器而产生的。

(三) 眼震颤

眼震颤(nystagmus)是指身体做变速旋转运动时半规管受到刺激所引起的特殊眼球运动,眼震颤的方向也因受刺激的半规管不同而不同。当水平半规管受到刺激(如绕身体纵轴旋转)时,会引起水平方向的眼震颤;而上、后半规管受到刺激(如侧身翻转)时,会引起垂直方向的眼震颤。例如,当头部和身体向左旋转时,由于内淋巴的惯性作用,左侧水平半规管壶腹嵴的毛细胞受到的刺激增强而右侧正好相反,这样的刺激可反射性引起某些眼外肌兴奋而另一些眼外肌抑制,于是引起双侧眼球先向右侧缓慢移动,这称为眼震颤的慢动相;当慢动相使眼球移动到两眼裂右端而不能再右移时,又突然快速回到眼裂正中,这称为眼震颤的快动相。随后,新的慢动相和快动相反复交替,这就是眼震颤(图 9-25)。当旋转变为匀速转动时,旋转虽然在继续,但因这时两侧壶腹嵴受到的压力相等,双眼球不再震颤而居于眼裂正中。而当旋转突然减速或停止时,由于内淋巴的惯性运动,又引起与旋转开始时方向相反的眼震颤。临床上常通过眼震颤试验来判断前庭器官的功能是否正常。临床上进行眼震颤试验时,通常是让受检者在 20 s 内旋转 10 次后突然停止旋转,检查旋转后的眼震颤。正常眼震颤的持续时间为 20~40 s。如果眼震颤持续时间过长,说明前庭器官功能过敏。前庭器官功能过敏的人容易出现晕车、晕船和航空病等。相反,如果眼震颤持续时间过短,则说明前庭器官功能减弱。某些前庭器官疾病患者的眼震颤可消失。

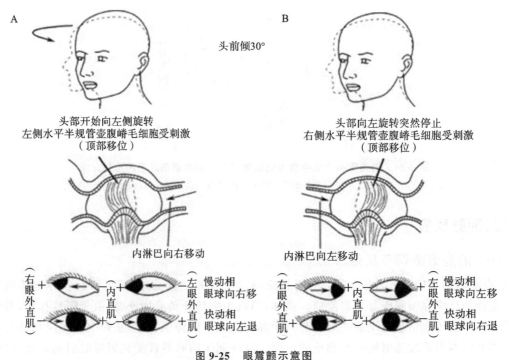

图 9-25 眼震颤示意图

A. 头前倾 30°、旋转开始时的眼震颤方向;B. 旋转突然停止时的眼震颤方向

第五节 嗅觉与味觉

一、嗅觉

嗅觉(olfaction)是人和动物对空气中气味物质所产生的感知能力。嗅觉器官是位于上鼻道及鼻中隔后上部的鼻黏膜中的嗅上皮(olfactory epithelium)。嗅上皮由嗅细胞、支持细胞和基底细胞等组成,两侧总面积约为 5 cm^2。嗅细胞也称为主细胞,呈圆瓶状,嗅细胞顶部有 4~25 条细而短的纤毛,称为嗅毛,埋置于嗅上皮表面的黏液中;嗅细胞底部(即中枢端)是由无髓纤维组成的嗅丝,嗅丝穿过筛骨进入嗅球(图 9-26)。嗅细胞的适宜刺激是空气中有气味的化学物质(称为嗅质)。呼吸时,这些化学物质进入嗅上皮黏液,与嗅细胞纤毛膜上的 G 蛋白偶联受体结合,通过复杂的信号转导过程使嗅细胞产生去极化型的感受器电位。感受器电位以电紧张性扩布的方式传至嗅细胞的轴丘处,触发轴突膜产生动作电位。动作电位沿轴突传至嗅球,并最终传至大脑皮层嗅觉中枢,引起嗅觉。

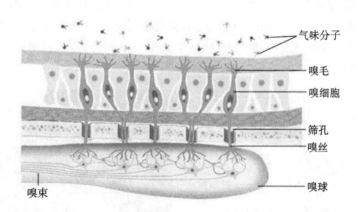

图 9-26　嗅上皮的结构

人类嗅觉系统可以辨别多达上万种不同的气味。然而,嗅觉系统是如何感受和区分这么多气味的呢?虽然嗅觉细胞只有 1000 种,但它们能够产生大量的组合,形成多种嗅质模式,这为人类能够分辨和记忆 1 万种不同嗅质奠定了基础。需要强调的是,虽然嗅觉细胞可以对多种嗅质产生反应,但反应程度存在一定的差异。目前认为,嗅觉的多种感受是由至少 7 种基本气味组合而成的,这 7 种基本气味是樟脑味、麝香味、花卉味、薄荷味、乙醚味、辛辣味和腐腥味。嗅觉感受器属于快适应感受器。当某种气味物质突然出现时,可以引起明显的嗅觉。然而,如果这种气味物质持续存在,嗅觉就会很快减弱甚至消失。但此时机体对新出现的其他气味物质仍能形成嗅觉。不同动物对嗅觉的敏感程度差别很大,同一动物对不同气味物质的敏感性也不同。例如,狗对乙酸的敏感度要高出人类 1000 万倍。此外,内在因素和外在因素(如温度、湿度和大气压等)对嗅觉的影响也很明显。例如,感冒时鼻黏膜肿胀可导致嗅细胞敏感性大大降低。嗅觉的另一个显著特性是适应速度相对较快。当某种嗅质突然存在时,可以显著地引发嗅觉感受,然而,如果这种嗅质持续存在,感觉很快就会减弱甚至消失。"入芝兰之室,久而不闻其香""入鲍鱼之肆,久而不闻其臭"就是嗅觉适应的典型例子。

二、味觉

味觉(gustation)是人和动物对食物中各种味道产生的感觉,主要由舌上的味蕾感知。人的舌部有味蕾4000~10000个,主要分布于舌背部和舌缘表面,而口腔和咽部黏膜表面也有少量分布。每个味蕾(taste bud)由50~100个味细胞、支持细胞和基底细胞等组成。味细胞的顶端有纤毛,称为味毛。这些味毛从味蕾的味孔中穿出并暴露于口腔,是感受味觉的关键部位(图9-27)。味觉感受器的适宜刺激是食物中的味觉物质,也就是通常所说的味道。人的味觉系统能够区分出4000~10000种不同的味道,虽然这些味觉物质的味道千差万别,但这些味道都是由酸、甜、苦、咸、鲜五种基本味道组合而成的。咸味通常由NaCl引起,酸味由H^+引起,甜味由糖类引起,苦味通常是由有毒或有害物质引起,鲜味是由谷氨酸钠产生的味道。医学中对鲜味的认识程度远不如其他四种基本味道。舌的不同部位对不同的味觉刺激有着不同的敏感性。一般来说,舌尖对甜味比较敏感,舌两侧对酸味比较敏感,舌两侧前部对咸味比较敏感,软腭和舌根则对苦味比较敏感。此外,味觉的敏感性往往受刺激物本身温度的影响,通常在20~30℃时,味觉的敏感性最高。另外,味觉的分辨力和对某些食物的偏爱也受血液中化学成分的影响。例如,肾上腺皮质功能减退患者会表现出对咸食的偏好,这可能是因为这类患者血液中的低钠水平导致他们对咸味的敏感性减弱,从而产生对咸食的偏爱。此外,味觉强度与味觉物质的浓度有关,浓度越高,产生的味觉越强。味觉强度也与唾液的分泌有关。唾液可以稀释味蕾上的味质浓度,进而改变味觉强度。随着年龄的增长,人的味觉敏感度也会逐渐降低。味觉感受器也是一种快适应感受器,当某种味觉物质长时间刺激时,味觉的敏感度会迅速下降。然而,如果通过舌头的运动不断移动味质,则可使适应变慢。

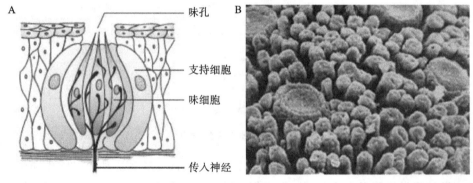

图9-27 味蕾

A.味蕾的结构;B.味蕾电镜图

复习思考题

一、名词解释

1. 感受器电位 2. 简化眼 3. 近点 4. 瞳孔近反射
5. 视敏度 6. 视锥系统 7. 听阈 8. 气传导

二、问答题

1. 眼看近处物体时是如何调节的?
2. 常见的屈光不正有哪几种?其形成的原因及矫正方法有哪些?
3. 为什么缺乏维生素A会导致夜盲症?

4. 随着年龄的增长,眼为什么会发生老视?
5. 用行波学说解释人耳如何分辨音调高低。
6. 简述前庭器官的功能。

(李 洁)

扫码在线答题

第十章 神经系统的功能

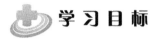

素质目标：形成对人体结构和功能统一性的认识，在学习过程中主动探索、积极思考，跟踪学科前沿，具备科技创新意识。

能力目标：能应用神经生理学知识解释人体正常及疾病情况下神经系统功能变化的机制，提升将神经系统基础医学知识与临床知识相结合的逻辑思维能力及科学创新能力，初步掌握解决有关神经系统复杂问题的科学思维方法。

知识目标：能说明神经纤维传导兴奋的特征，突触的结构、类型、经典突触传递过程及其影响因素，兴奋性突触后电位和抑制性突触后电位及其形成机制，中枢抑制的类型，丘脑特异感觉投射系统与非特异感觉投射系统的概念、特点及意义，牵涉痛、运动单位、脊休克的概念、表现和形成机制，会解释牵张反射的概念、类型和机制，脑干网状结构对肌紧张的调控作用；能阐述自主神经系统的结构、功能和功能活动的基本特征；能说出自主神经的神经递质与相应受体；会描述下丘脑对内脏活动的调节；知晓脑电活动及觉醒和睡眠的机制、本能行为和情绪的神经调控、脑的高级功能。

扫码看PPT

神经系统是人体内最重要和最复杂的功能调节系统，由中枢神经系统和周围神经系统构成。神经系统的主要功能是感知和分析机体内外环境的各种变化信息，通过神经反射活动对机体的生命活动加以调节以便更好地适应环境。相较于其他灵长类动物，人类的神经系统更为复杂和发达，特别是大脑皮层在生产劳动和社会生活过程中不断进化和完善，产生了学习、记忆、语言和思维等高级神经功能活动，并具有情绪、心理、创造等复杂行为反应，这使得人类能够更好地认识、适应和改造环境。本章介绍神经系统功能活动的基本原理、神经系统的感觉分析功能、神经系统对躯体运动的调控、神经系统对内脏活动的调节以及脑的高级功能。

中国脑计划

第一节 神经系统功能活动的基本原理

一、神经元和神经胶质细胞

神经系统由**神经元**（neuron）和**神经胶质细胞**（glial cell）这两类细胞组成。人类的中枢神经系统拥有超过 10^{11} 个神经元和 $(1\sim5)\times10^{12}$ 个神经胶质细胞，这些细胞彼此紧密联系形成复杂的神经网络。

（一）神经元

1. 神经元的基本结构 神经元又称神经细胞，是一种在形态和功能上高度分化的特殊细胞。

神经元是神经系统的基本结构和功能单位,承担神经系统的主要功能活动。尽管各类神经元在形态和大小等方面存在差异,但神经元的结构具有相似的基本特征。神经元包括胞体和突起两个部分,突起又可以进一步分为**树突**(dendrite)和**轴突**(axon)(图 10-1)。通常而言,一个神经元只有一条轴突,但树突的数目则不止一条,并且在不同神经元中差异较大。神经元胞体发出轴突的部分称为**轴丘**(axon hillock),轴突起始的部位称为**始段**(initial segment),轴突末端具有许多分支,每个分支末梢膨大的部位称为**突触小体**(synaptic knob),突触小体与其他神经元相接触形成**突触**(synapse)。

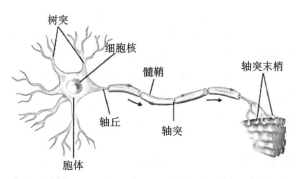

图 10-1 有髓运动神经元结构示意图

多数神经元的树突具有很多分支,此外,树突分支上还存在着大量形态各异的**树突棘**(dendritic spine),树突棘作为突触后成分与突触前轴突末梢的突触小体相接触形成轴突-树突式突触,这是中枢神经系统内最为常见的突触类型。在大脑皮层,约 98% 的突触有树突的参与,仅约 2% 的突触位于胞体处。树突以及树突棘这些特殊结构使得神经元细胞膜的表面积显著提升,进而提高了神经元信息接收的空间范围。在个体发育过程中,树突棘的数量以及形态会发生显著变化,这也是突触可塑性的体现。唐氏综合征儿童脑内的树突棘相对稀疏,蘑菇状树突棘数量明显减少,取而代之的是丝状树突棘的占比显著增多(图 10-2)。

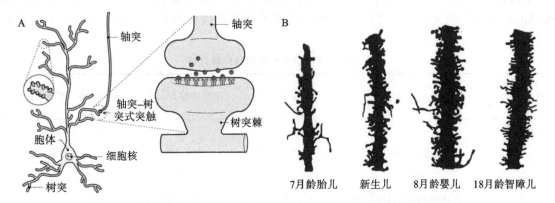

图 10-2 轴突-树突式突触示意图和树突棘的数量、形态随年龄增长而改变

2. 神经元的主要功能 神经元的主要功能是接受、整合、传导和传递信息。胞体和树突主要负责接受和整合信息,轴突始端是动作电位爆发的部位,轴突主要负责传导信息,而突触末梢负责传递信息。基于上述结构,中枢神经元能够通过传入神经接受刺激信号,并对这些信号加以分析、整合与储存,再经传出神经将信息传导至效应器官或组织而产生相应的支配和调节效应。

3. 神经纤维

(1)神经纤维的基本结构:轴突以及感觉神经元的周围突都属于神经纤维(nerve fiber),二者统称为**轴索**(neurite)。有些轴索外面被少突胶质细胞或施万细胞形成的**髓鞘**(myelin sheath)所包裹,形成**有髓神经纤维**(myelinated nerve fiber),另一些外表面仅有少量稀疏胶质细胞缠绕,髓鞘单薄不严密,称为**无髓神经纤维**(unmyelinated nerve fiber)。在中枢,髓鞘由**少突胶质细胞**(oligodendrocyte)形成,而在周围神经系统主要是**施万细胞**(Schwann cell)。

(2) 神经纤维的主要功能。

①**神经纤维的兴奋传导功能**:神经纤维的主要功能是传导兴奋,神经纤维上传导的兴奋或者动作电位称为**神经冲动**(nerve impulse)。

神经纤维兴奋传导特征如下。a. 完整性:神经纤维只有在结构和功能均完整时才能够传导兴奋。神经纤维受损致其结构完整性受到影响,或是在麻醉条件下其功能完整性受到影响时,神经冲动的传导均会受阻。b. 绝缘性:通常一条神经干由若干神经纤维构成,但各条神经纤维传导兴奋时互不干扰。c. 双向性:离体实验中在神经纤维上任意一点进行电刺激所引发的兴奋沿神经纤维向两端传导。但在整体情况下,由于突触传递只能由突触前膜传向突触后膜,因此轴突总是将兴奋由胞体传向轴突末梢,从而表现为单向传导的特性。d. 相对不疲劳性:在数小时至十几个小时内连续电刺激神经,神经纤维仍然能够保持传导兴奋的能力。相较于突触传递,这种传递方式不易疲劳。神经递质耗竭后需要重新合成并转运,这一过程需要一定的时间,因此突触传递较易发生疲劳。

影响神经纤维传导速度的因素:不同类型神经纤维传导兴奋的速度与神经纤维直径大小、是否包绕髓鞘、髓鞘厚度以及环境温度等因素有关。通常而言,神经纤维越粗,其传导速度越快,两者之间的推算关系:传导速度(m/s)≈6×直径(μm),直径为包括了轴索和髓鞘厚度的总直径。因此有髓神经纤维兴奋传导速度快于无髓神经纤维。在一定范围内,髓鞘越厚,传导越快,当轴索直径与神经纤维总直径的比值为0.6∶1时,出现速度峰值。临床上可以通过测定神经传导速度辅助诊断神经纤维疾病并对神经损伤程度和预后加以判断。

神经纤维的分类:根据神经纤维兴奋传导速度的差异,Erlanger 和 Gasser 将哺乳动物的周围神经分为 A、B、C 三类,其中 A 类纤维又分为 α、β、γ、δ 四个亚类,这种分类方法多用于传出纤维。Lloyd 和 Hunt 根据神经纤维的直径和来源进一步将感觉神经纤维划分为 Ⅰ、Ⅱ、Ⅲ、Ⅳ 四类,其中 Ⅰ 类纤维再分为 Ⅰa 和 Ⅰb 两个亚类。Ⅰ、Ⅱ、Ⅲ、Ⅳ 类纤维分别相当于前一种分类方式中的 Aα、Aβ、Aδ、C 类,但又不完全等同。表 10-1 列举了神经纤维的两种分类方式以及它们之间的联系。

表 10-1 哺乳动物周围神经纤维分类

纤维分类	功能	纤维直径/μm	传导速度/(m/s)	相当于传入纤维的类型
A(有髓鞘)				
α	本体感觉、躯体感觉	13~22	70~120	I_a、I_b
β	触压觉	8~13	30~70	Ⅱ
γ	支配梭内肌(引起收缩)	4~8	15~30	
δ	痛觉、温度觉、触压觉	1~4	12~30	Ⅲ
B(有髓鞘)	自主神经节前纤维	1~3	3~15	
C(无髓鞘)				
后根	痛觉、温度觉、触压觉	0.4~1.2	0.6~2.0	Ⅳ
交感	交感节后纤维	0.3~1.3	0.7~2.3	

②**神经纤维的轴浆运输功能**:**轴浆**(axoplasm)是充盈于轴突中的细胞质,**轴浆运输**(axoplasmic transport)具有运输物质的作用,称为轴浆运输具有双向性,包括自胞体向轴突末梢的**顺向运输**(anterograde transport)和从轴突末梢到胞体的**逆向运输**(retrograde transport)。轴

浆运输通过转运神经元所需要的重要细胞成分,对维持神经元形态和功能的完整性具有重要意义。倘若切断神经纤维,不仅远端部位会发生**沃勒变性**(Wallerian degeneration),而且近端部位甚至神经元胞体也会变性坏死。轴浆运输障碍已在多种神经退行性疾病中得到证实,提示其可能与这些疾病的发生发展有关。

a. 顺向运输:依据轴浆运输的速度,可将顺向运输分为快速和慢速两种形式。**快速轴浆运输**(fast axoplasmic transport)主要是将具有膜结构的细胞器(如线粒体、神经递质囊泡、分泌颗粒等)从胞体快速运输到轴突末梢的过程,在猫、猴等动物坐骨神经内的快速轴浆运输速度可达 410 mm/d。而**慢速轴浆运输**(slow axoplasmic transport)主要是指由胞体合成的一些微管、微丝等细胞骨架成分以较慢的速度(仅 1～12 mm/d)不断向末梢方向延伸。

b. 逆向运输:某些被轴突末梢摄取的物质(如神经营养因子、狂犬病病毒、破伤风毒素等),在被吞噬摄入轴浆后,沿轴突被逆向运输至神经元胞体,进而影响神经元的存活。此外,在神经科学研究领域,可借助这种逆向运输特性采用辣根过氧化物酶(horseradish peroxidase,HRP)或是狂犬病毒等进行神经环路的逆向示踪。

③神经对效应组织的营养作用:神经对所支配的效应组织具有两方面的作用。一方面通过神经冲动的传导,引起末梢释放神经递质,神经递质与效应组织膜受体结合后,调控效应器或组织的功能活动,如肌肉收缩、腺体分泌等,这类效应称为神经的**功能性作用**(functional action);另一方面神经末梢还可以释放营养因子,调整所支配组织的代谢活动,缓慢且持续地影响效应组织的结构和功能状态,称为神经的**营养作用**。神经的营养作用在正常情况下不易被察觉,短暂缺失时后果并不明显,但长期缺失将造成所支配组织的结构功能损伤。当神经纤维被切断后,它所支配的肌肉内糖原合成减慢,蛋白质分解加速,肌肉逐渐萎缩。如临床上脊髓灰质炎患者往往具有肌肉萎缩的表现,主要是因为支配相应肌肉的脊髓中央灰质前角运动神经元变性坏死,对其所支配的肌肉组织失去了营养作用。

神经元能释放营养因子维持它所支配组织的代谢与功能活动。值得注意的是,这些效应组织(肌肉、腺体)和神经胶质细胞也能够产生支持神经元生长和存活的**神经营养因子**(neurotrophin,NT)。神经营养因子大多是蛋白质或多肽,由组织产生后被神经末梢摄取,再经逆向运输到达胞体而发挥促进神经元生长发育和功能完整性等支持作用。目前发现的较为重要的神经营养因子包括**神经生长因子**(nerve growth factor,NGF)、**脑源性神经营养因子**(brain derived neurotrophic factor,BDNF)、神经营养因子 3(NT 3)和神经营养因子 4/5(NT 4/5)。

(二) 神经胶质细胞

1. 神经胶质细胞的特征　在神经系统内,除神经元外还有大量神经胶质细胞,总数达 10000 亿～50000 亿个,为神经元数量的 10～50 倍,广泛分布在中枢神经系统和周围神经系统中。在中枢神经系统,主要为**星形胶质细胞**(astrocyte)、**少突胶质细胞**(oligodendrocyte)和**小胶质细胞**(microglia);在周围神经系统,有包绕轴索形成髓鞘的施万细胞和脊神经节中的**卫星细胞**(satellite cell)等。胶质细胞也具有突起,但是并不区分轴突与树突,细胞之间不形成化学突触连接,但普遍存在缝隙连接,它们的膜电位也随细胞外 K^+ 浓度改变而改变,但无法产生动作电位。在某些胶质细胞膜上还存在多种神经递质的受体。此外,与神经元不同,胶质细胞具有终生分裂增殖的能力。

2. 神经胶质细胞的功能

(1) **星形胶质细胞**:脑组织中神经元和血管外的空间主要依赖星形胶质细胞充填。它是脑内数量最多、功能最复杂的胶质细胞。其功能涉及如下几个方面。

①**机械支持作用**。星形胶质细胞与神经元紧密相邻且胶合在一起,并借助其长突起在脑和脊髓交织成网,彼此连接构成支架,为神经元的胞体和纤维提供机械支持。

②**参与物质代谢及营养作用**。星形胶质细胞通过血管周足与毛细血管紧密相连,同时借助突起与神经元相接,构成神经元与毛细血管之间的桥梁,为神经元运输营养物质和排除代谢产物。此外,星形胶质细胞还能够分泌多种神经营养因子,对神经元的生长、发育、存活和功能维持起营养作用。

③**隔离作用和屏障作用**。a.隔离作用:星形胶质细胞具有隔离中枢神经系统内各个区域的作用。投射到同一神经元群的每个神经末梢都被星形胶质细胞的突起覆盖,从而避免来自不同传入纤维的信号相互干扰。b.屏障作用:星形胶质细胞的血管周足与毛细血管内皮及内皮下基膜一起构成**血-脑屏障**(blood brain barrier,BBB),使脑内毛细血管处的物质交换不同于体内其他部位。如血管周足和毛细血管内皮富含葡萄糖和氨基酸转运体,利于这两种物质跨血-脑屏障转运;而甘露醇、蔗糖和许多离子因缺乏相应转运体或通道而不能在血-脑屏障间转运。

④**迁移和引导作用**。发育中的神经细胞沿着星形胶质细胞(主要是辐射状星形胶质细胞和贝格曼胶质细胞)突起的方向迁移到它们最终定居的脑区和大脑皮层。

⑤**修复和增生作用**。当脑和脊髓由于外伤、缺氧或疾病发生变性时,组织碎片被小胶质细胞转变成的巨噬细胞清除后,依靠星形胶质细胞充填组织缺损,但星形胶质细胞过度增生则会形成脑瘤,成为癫痫发作的病灶。

⑥**免疫应答作用**。星形胶质细胞作为中枢神经系统的抗原提呈细胞,其细胞膜表面上表达的特异性**主要组织相容性复合体Ⅱ**(major histocompatibility complex Ⅱ,MHCⅡ)能识别外来抗原并与之结合,再呈递给T细胞。

⑦**稳定细胞外液中的K^+浓度**。星形胶质细胞膜上的钠钾泵可将细胞外液中过多的K^+转运入胞内,并通过缝隙连接将其分散到其他胶质细胞,形成K^+的储存和缓冲池,有助于稳定细胞外的K^+浓度和维持神经元的正常电活动。

⑧**参与某些神经递质和活性物质的合成、代谢过程**。星形胶质细胞能摄取神经元释放的谷氨酸和γ-氨基丁酸,并将其转变为谷氨酰胺后再转运到神经元内。这一作用既可避免氨基酸类神经递质对神经元的持续作用,也能为神经元重新合成氨基酸类神经递质提供前体物质。此外,星形胶质细胞还参与多种活性物质的合成、分泌或转化,如血管紧张素原、前列腺素以及白细胞介素等。

(2)**少突胶质细胞和施万细胞**:少突胶质细胞和施万细胞可分别在中枢神经系统和周围神经系统形成髓鞘。在有髓神经纤维,髓鞘使动作电位呈跳跃式传导,可大幅度提高神经纤维兴奋传导速度。此外,髓鞘还能引导轴突生长并促进其与其他细胞建立突触联系。在周围神经损伤变性后的再生过程中,轴突可沿施万细胞所构成的索道生长。

(3)**小胶质细胞**:相当于中枢神经系统内的吞噬细胞。当脑组织损伤变性后,小胶质细胞转变成巨噬细胞,与来自血液中的单核细胞和血管壁上的巨噬细胞一起清除变性坏死的神经组织碎片。

(4)**脉络丛上皮细胞和室管膜细胞**:通过形成紧密连接参与血-脑脊液屏障和脑脊液-脑屏障的构成。

(5)**卫星细胞**:存在于周围神经系统的脊神经节内,其作用可能是为神经元提供营养及形态支持以及调节神经元外部的化学环境。

二、突触传递

神经元与神经元之间或是神经元与其他类型细胞之间的功能联系部位或装置称为**突触**(synapse)。突触是跨细胞结构。传出神经元与效应器之间的突触称为**接头**,如骨骼肌神经肌肉接头。中枢神经系统中神经元数量多达10^{11}个,每个神经元与其他神经元形成的突触数量在数百个至数十万个之间,因此突触的总数量是个天文数字,这也反映了中枢内神经网络连接异常复杂。此外,突触的数量和功能可随神经功能活动而发生变化,即突触可塑性。突触处的信息传递是神经系统中信息交流的重要方式。根据突触传递媒介的不同,可将突触分为**化学突触**(chemical synapse)和**电突触**(electrical synapse),前者的信息传递媒介是神经递质,后者的信息传递媒介是局部电流。

(一) 化学突触传递

化学突触是以神经元所释放的神经递质为信息传递媒介的突触,是最多见的类型。它们多由一个神经元的轴突末梢与另一个神经元或效应细胞相接触而形成,因此轴突末梢常被看作突触前成分,靶神经元或效应细胞则为突触后成分。根据突触前、后两部分之间是否具有紧密的解剖学关系,化学突触又分为**定向突触**和**非定向突触**。

1. 定向突触 定向突触末梢释放的神经递质仅作用于突触后范围极为局限的部分膜结构,典型例子为骨骼肌神经肌肉接头和神经元之间经典的突触。

(1) **经典突触结构**:定向突触的经典结构由突触前膜、突触间隙和突触后膜三部分组成(图10-3)。在电镜下,突触前膜和突触后膜较一般神经元膜稍厚,约 7.5 nm,突触间隙宽 20~40 nm。突触前末梢的轴浆内富含线粒体和突触囊泡,突触囊泡直径为 20~80 nm,内含神经递质。不同的突触内所含突触囊泡的大小和形态有所不同,其中含有的神经递质种类也有差异。在突触前末梢轴浆内紧邻突触前膜的特定膜结构区域,突触囊泡特别密集,称为**活化区**(active zone)。突触前末梢去极化后,位于活化区的突触囊泡优先与突触前膜融合并通过胞吐作用释放其内容物。紧邻突触后膜的膜下胞质区域内聚集着大量特异性受体或配体门控离子通道,这些受体或离子通道与细胞骨架成分和信号蛋白分子相偶联,介导跨膜信号转导过程,因此突触后膜的这部分区域被称为**突触后致密区**(postsynaptic density,PSD)。突触间隙内含有黏多糖和糖蛋白,与组织间隙相通。在间隙两侧膜上存在一些分解相应神经递质的酶,以控制神经递质与受体作用的时间和强度。

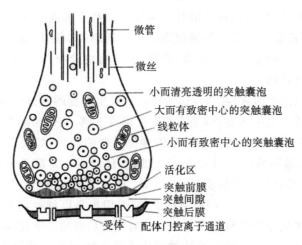

图 10-3 突触微细结构示意图

(2) **突触类型**:根据神经元相互接触的部位不同,通常将经典突触分为轴突-胞体式、轴突-轴突式和轴突-树突式三类(图10-4),分别由前一神经元的轴突与后一神经元的胞体、轴突或树突相接触而形成,这些类型的突触较为常见。较少见的有树突-树突式、树突-胞体式、胞体-胞体式、胞体-树突式等,它们常见于局部神经元构成的局部神经元回路中。此外,还有两种化学突触以及化学突触与电突触组成的交互性突触、串联性突触和混合性突触等。

(3) **经典突触传递**。

①传递过程。当突触前神经元的兴奋抵达末梢时突触前膜发生去极化,去极化达到一定程

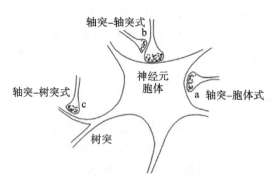

图 10-4 经典突触类型

度后突触前膜电压门控钙通道开放,Ca^{2+}内流,轴浆内Ca^{2+}浓度迅速升高,激活轴浆内的一些同神经递质释放相关的蛋白质,使一定数量的突触囊泡从细胞骨架上游离出来,游离的囊泡逐渐向突触前膜活化区移动,随后与突触前膜接触并固定于前膜上,在特定蛋白质的协助下,突触囊泡着位于突触前膜并与之紧密融合,形成融合孔,随后神经递质通过融合孔出胞,并被释放到突触间隙,进而扩散至突触后膜,作用于突触后膜上特异性受体或配体门控离子通道,引起突触后膜对某些离子通透性发生改变,使某些带电离子进出后膜,从而引起突触后膜的膜电位发生去极化或者超级化改变。这种发生在突触后膜上的电位变化称为**突触后电位**(postsynaptic potential)。经典突触传递过程是一个电-化学-电的传递过程。

②**影响因素**。突触传递会经历神经递质释放、扩散和结合并激活突触后受体以及神经递质清除等若干环节,因此凡是能影响到这些关键环节的因素均能影响突触传递。

a.影响神经递质释放的因素:神经递质的释放主要受进入轴突末梢的Ca^{2+}量的影响。细胞外Ca^{2+}浓度升高时,Ca^{2+}内流增加可促进神经递质释放。如肌无力时因为轴突末梢上的钙通道受损,Ca^{2+}内流受阻,神经递质释放减少,导致骨骼肌松弛。

b.影响神经递质清除的因素:已释放的神经递质需要被突触前膜重摄取或被酶解代谢而清除,因此凡是能影响神经递质重摄取和酶解代谢的因素都影响突触传递。如三环类抗抑郁药能抑制脑内去甲肾上腺素在突触前膜的重摄取,新斯的明、有机磷农药等抑制胆碱酯酶,使乙酰胆碱不能被酶解而持续发挥作用。

c.影响突触后膜反应性的因素:在神经递质释放量发生改变的时候,突触后受体的密度和与神经递质结合的亲和力均可发生改变,即受体发生上调或下调,从而影响突触后膜的反应性而影响突触传递效能。突触后膜受体的阻断剂可阻断神经递质的作用,如筒箭毒碱和α-银环蛇毒可阻断突触后膜的N_2型乙酰胆碱(acetylcholine,ACh)受体通道。筒箭毒碱作为肌肉松弛药用于临床,作用机制是通过阻断骨骼肌终板膜上的N_2型乙酰胆碱受体通道使肌肉松弛。

2. 非定向突触 这类突触不具有经典突触的结构,但也是以神经递质作为媒介。其突触前末梢释放的神经递质可扩散至距离较远和范围较广的突触后部位。非定向突触传递首先是在交感神经与其所支配的平滑肌中发现的。交感神经肾上腺素能神经末梢具有许多分支,在分支上有大量的串珠状膨大结构,称为**曲张体**(varicosity)。曲张体内含有大量的突触囊泡(图 10-5),囊泡内含有高浓度的去甲肾上腺素。1个神经元的曲张体可多达20000个,所以1个神经元具有大量的神经递质释放部位。不同的是曲张体并不与效应细胞形成经典的突触联系,而是处在效应细胞附近。当神经冲动抵达曲张体时,神经递质从曲张体释放出来,通过扩散与效应细胞上相应受体结合,最终使效应细胞发生反应。大脑皮层肾上腺素能神经元、黑质多巴胺能神经元以及5-羟色胺能纤维的信息传递均采用这种模式。非定向突触传递与定向突触传递相比,有如下特征:

(1)不存在特定的突触后结构(即一对一的支配关系),一个曲张体释放的神经递质能作用于较多的突触后成分。

（2）曲张体与效应细胞间的距离不等：一般在 20 nm 以上，甚至可超过 400 nm，神经递质弥散的距离远，弥散时间不等。

（3）神经递质弥散到效应细胞时，能否发生传递效应取决于效应细胞上有无相应的受体。

3. 突触后电位 如前所述，突触前膜释放的神经递质作用于突触后膜上相应的受体后，会引起突触后膜去极化或超极化的突触后电位，进而使得突触后神经元的兴奋性发生变化。

（1）**兴奋性突触后电位**：突触前膜释放的兴奋性神经递质与突触后膜受体结合并作用后，引起突触后膜发生去极化改变，使得突触后神经元兴奋性增高，这种电位变化称为兴奋性突触后电位(excitatory postsynaptic potential，EPSP)。例如伸肌肌梭的传入纤维与脊髓前角伸肌运动神经元形成突触，当电刺激伸肌肌梭的传入纤维后 0.5 ms，伸肌运动神经元胞体的突触后膜发生去极化(图 10-6A)，这是一种快 EPSP。EPSP 产生

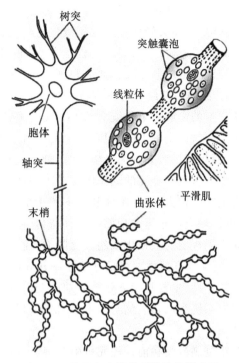

图 10-5 非定向突触传递的结构模式图

的机制：突触前膜释放兴奋性神经递质，该神经递质经突触间隙扩散并作用于突触后膜相应的受体，导致突触后膜对 Na^+ 和 K^+（尤其是 Na^+）的通透性升高，产生净内向电流，使突触后膜发生去极化电位变化，形成 EPSP(图 10-6B，a)。多个 EPSP 通过整合后在突触后神经元轴突始段转化成动作电位并传至整个神经元。慢 EPSP 多与 K^+ 电导降低有关。

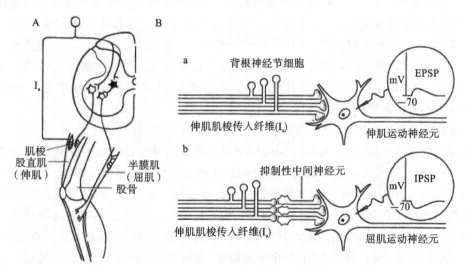

图 10-6 EPSP 和 IPSP 的记录(A)和产生机制(B)示意图

（2）**抑制性突触后电位**：突触前膜释放的抑制性神经递质与后膜受体结合并作用后，引起突触后膜发生超极化改变，使突触后神经元的兴奋性降低，这种电位变化称为抑制性突触后电位(inhibitory postsynaptic potential，IPSP)。例如，来自伸肌肌梭的传入冲动在兴奋脊髓伸肌运动神经元的同时，会引起屈肌运动神经元发生超极化(图 10-6A)。这种 IPSP 与快 EPSP 在变化时程上具有相似性，即属于快 IPSP。IPSP 的机制：突触前膜释放抑制性神经递质，该神经递质经突

触间隙扩散并作用于突触后膜相应的受体,导致突触后膜对 Cl⁻ 的通透性升高,Cl⁻ 内流即产生了外向电流,使突触后膜发生超极化电位变化,形成 IPSP(图 10-6B,b)。突触后膜在超极化状态下,轴突始段部位不易爆发动作电位,从而使突触后神经元的兴奋性降低,此外,IPSP 的形成可能还与钾通道的开放或钠通道和钙通道的关闭有关。

4. 突触后神经元的兴奋与抑制 一个突触后神经元往往与多个突触前神经末梢构成突触,因此产生的突触后电位既有 EPSP 又有 IPSP。突触后神经元胞体电位改变的总趋势取决于同时或几乎同时产生的 EPSP 和 IPSP 的总和。当突触后膜总趋势为超极化时,突触后神经元表现为抑制;而当总趋势表现为去极化时,神经元的兴奋性增高,去极化水平达到阈电位时即可爆发动作电位。多数神经元的动作电位首先发生在轴突始段,这主要是因为电压门控钠通道在该段轴突膜上密度较大,而在胞体和树突膜上的分布较轴突始段区域稀疏。在轴突始段爆发的动作电位,可沿轴突扩布至末梢而完成兴奋传导;也可逆向传回胞体,其意义可能在于消除细胞此次兴奋前不同程度的去极化或超极化影响,使其状态得到一次更新。

5. 突触可塑性 突触可塑性(synaptic plasticity)是指突触的形态、数量和功能可发生持久改变的特性,主要是指突触效能的改变。这些改变普遍存在于中枢神经系统中,尤其是在发育期的神经系统和成熟大脑与学习、记忆等高级功能活动有关的部位,是学习和记忆产生的神经生物学基础。

重复刺激突触前神经元可引起突触效能出现短时性改变。突触效能增大的可塑性包括**易化**(facilitation)和**增强**(potentiotion)。突触效能减小的可塑性称为**压抑**(depression)。

(1) **强直后增强**:突触前末梢在接受一短串高频刺激后突触效能增强的现象称为强直后增强(post-tetanic potentiation)。强直后增强的持续时间可长达数分钟到数小时。这可能是强直性刺激使 Ca^{2+} 大量进入突触前神经末梢,轴浆内游离 Ca^{2+} 的浓度显著升高,使突触前末梢持续释放神经递质导致突触后电位持续增强所致。

(2) **习惯化和敏感化**:当重复给予较温和刺激时,短时间内突触对刺激的反应逐渐减弱甚至消失,这种可塑性称为**习惯化**(habituation)。习惯化是由于重复刺激使突触前膜电压门控 Ca^{2+} 通道逐渐失活,Ca^{2+} 内流减少,神经递质释放减少所致。而敏感化(sensitization)是指伤害性刺激后,突触对刺激的反应短时间增强或延长,传递效能提高的现象。由于突触前末梢 Ca^{2+} 通道开放时间延长,Ca^{2+} 内流增多,故神经递质释放增多。一般认为,习惯化和敏感化都是短时程的,但有时也可持续数小时或数周。

(3) **长时程突触可塑性**:包括长时程增强和长时程抑制这两种。

①**长时程增强**(long-term potentiation,LTP):指突触前神经元在短时间内受到快速重复性的刺激后,在突触后神经元快速形成的持续时间较长的突触后电位增强的现象。表现为 EPSP 幅度增高、斜率增大、潜伏期缩短。LTP 的持续时间要远远长于强直后增强,可达数天。LTP 的引发需要突触后神经元和突触前末梢胞质内 Ca^{2+} 均发生变化。LTP 可在中枢神经系统内的许多部位存在,而目前研究最深入的是海马区。海马区具有两种 LTP,分别是苔藓纤维 LTP 和谢弗(Schaffer)侧支 LTP。苔藓纤维 LTP 发生于突触前,其机制目前尚未研究清楚,可能与 cAMP 和一种超极化激活的阳离子通道(hyperpolarization-activated channel)有关。Schaffer 侧支 LTP 发生于突触后,突触前神经元释放谷氨酸,与突触后神经元膜上的 AMPA(α-氨基-3-羟基-5-甲基-4-异恶唑丙酸)受体和 NMDA(N-甲基-D-天冬氨酸)受体结合,而 AMPA 受体结合谷氨酸后导致突触后膜去极化,进而使阻塞于 NMDA 受体通道中的 Mg^{2+} 移出,激活 NMDA 受体,Ca^{2+} 和 Na^+ 一起进入突触后神经元,进入突触后神经元 Ca^{2+} 激活 Ca^{2+}-CaMKⅡ,进一步使 AMPA 受体磷酸化而增加其电导性,也可使储存于胞质中的 AMPA 受体转移到突触后膜上而增加受体密度,因而使突触后反应增强。此外,花生四烯酸和一氧化氮等神经递质从突触后神经元释放到突触前

神经元,导致谷氨酸的长时程量子释放也参与了LTP的形成。

②**长时程压抑**(long-term depression,LTD):与LTP相反,突触传递效能的长时程减弱称为长时程压抑。LTD也广泛存在于中枢神经系统。在海马Schaffer侧支,LTD的产生机制与LTP有许多相似之处,突触前神经元在较长时间内接受低频刺激,突触内神经元胞质内Ca^{2+}少量增加,胞浆内Ca^{2+}浓度轻度升高时会优先激活蛋白磷酸酶,使AMPA受体去磷酸化而电导降低,突触后膜上AMPA受体的数量也减少,从而出现LTD(图10-7)。

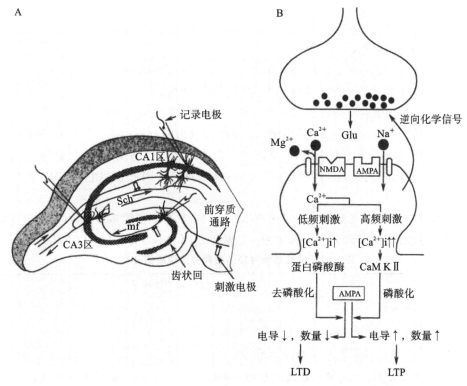

图 10-7　海马神经通路及 Schaffer 侧支 LTP 和 LTD 产生机制示意图
Sch,Schaffer侧支;mf,苔藓纤维;Glu,谷氨酸;CaMK2,钙调蛋白激酶2

(二) 电突触传递

电突触传递(electrical synaptic transmission)的结构基础是缝隙连接(gap junction),传递的媒介是局部电流。构成电突触的两个神经元的对应膜结构均无增厚,膜内侧无囊泡。电突触的两膜相对应的部位有水相通道蛋白,这些通道是亲水性的,对离子通透性大,电阻低,允许带电小离子和小分子通过。局部电流和EPSP也能以电紧张方式从一个细胞传向另一个细胞。电突触的传递一般是双向性的,由于两个神经元间的电阻低,因此兴奋传导速度很快,几乎不存在潜伏期。电突触广泛存在于中枢神经系统和视网膜,大多数发生在同类神经元之间,可促进同类神经元活动的同步化。

三、神经递质和受体

(一) 神经递质和神经调质

神经递质(neurotransmitter)是由突触前神经元合成并在突触前膜释放,能特异性地作用于突触后神经元或效应细胞上的受体而引起一定效应的信息传递物质。神经元的化学突触传递,无论是定向突触传递还是非定向突触传递,都需通过突触前膜释放神经递质作用于相应的受体来完成。此外,神经系统中还有一类化学物质,类似于神经递质,也是由神经元产生,需要作用于特异性受体,它不在神经元之间发挥直接信息传递作用,而是调节信息传递的效率,起到增强或减弱神经递质传递的效应,这类化学物质称为**神经调质**(neuromodulator)。实际上神经递质与神经调质并无明确划分的界限,某种物质在一种突触中作为神经递质,也可在其他突触中作为神经调质而发挥作用。

1. 神经递质的鉴定　一般认为经典的神经递质应基本符合以下条件。

(1)在突触前神经元内,应具有合成该神经递质的前体或相应的酶系统,能够合成该神经递质。

(2)合成的神经递质储存于囊泡中,以防止被胞质内相应的酶破坏;仅当神经冲动到达神经末梢时,囊泡释放神经递质入突触间隙。

(3)神经递质与突触后膜上相应的受体结合,并产生特定的生理效应。用人工方法将神经递质施加到突触后神经元或效应细胞旁能引起相同的生理效应。

(4)突触部位存在能够使神经递质失活的酶或其他环节(如摄取回收)。

(5)使用特异性受体激动剂或受体阻断剂,能增强或阻断神经递质的突触传递效应。

上述鉴定神经递质的条件并非绝对,目前新发现的一些神经递质,如一氧化氮、一氧化碳等,虽然不完全符合上述条件,但能起到与神经递质类似的效应,因此也将它们归属于神经递质的范畴。

2. 神经递质和神经调质的分类　神经递质和神经调质具有丰富的多样性,目前已知哺乳动物神经系统内的神经递质和神经调质超过一百多种。根据其化学结构,可将其分为以下几类(表10-2)。

表10-2　哺乳动物神经递质和神经调质的分类

分类	主要神经递质和神经调质
胆碱类	乙酰胆碱
胺类	多巴胺、去甲肾上腺素、肾上腺素、5-羟色胺、组胺
氨基酸类	谷氨酸、门冬氨酸、甘氨酸、γ-氨基丁酸
肽类	速激肽、阿片肽(β-内啡肽、脑啡肽和强啡肽)、下丘脑调节肽、脑-肠肽(缩胆囊素、血管活性肠肽、促胃液素等)、促胃液素、血管紧张素Ⅱ等
嘌呤类	腺苷、ATP
气体类	一氧化氮、一氧化碳
脂类	花生四烯酸及衍生物(前列腺素等)、神经活性类固醇

3. 神经递质共存　两种或两种以上的神经递质(包括神经调质)共存于同一神经元内,这种现象称为神经递质共存(neurotransmitter co-existence)。例如猫唾液腺接受副交感神经和交感神经的双重支配,副交感神经内含乙酰胆碱和血管活性肠肽,乙酰胆碱能引起唾液分泌,血管活性肠肽可舒张血管,增加唾液腺的血供,并增强唾液腺上胆碱能受体的亲和力,两者共同作用使唾液腺分泌大量稀薄的唾液。而交感神经内含去甲肾上腺素和神经肽Y,去甲肾上腺素有促进唾液分泌和减少血供的作用,神经肽Y收缩血管,两者共同作用使唾液腺分泌少量黏稠的唾液。神经递质共存的意义在于协调某些生理功能活动。

4. 神经递质代谢　神经递质的代谢包括神经递质的合成、储存、释放、降解、重摄取和再合成等过程。一些经典的神经递质如乙酰胆碱、胺类等,大多是在胞内相应酶的催化下合成的,合成后储存于囊泡中。从突触前膜释放后作用于突触后膜相应受体而发挥效应,之后会很快被降解或清除而失去作用。如乙酰胆碱主要通过胆碱酯酶水解成胆碱和乙酸而失活,而胆碱将进一步被胆碱转运体重摄取回末梢内用于再合成新的神经递质;去甲肾上腺素大部分是被突触前膜重摄取并储存于囊泡内备用,小部分在效应细胞经酶解失活;肽类神经递质是在基因调控下,通过核糖体的翻译和翻译后的酶切加工等作用下而形成,其失活主要通过酶促降解。

(二) 受体

1. 受体的概念 受体(receptor)是指位于细胞膜上或细胞内能与某些化学物质(如神经递质、神经调质、激素等)发生特异性结合并诱发生物效应的特殊生物分子。位于细胞膜上的受体称为膜受体,是带有糖链的跨膜蛋白质分子。与神经递质结合的受体主要是膜受体,并且主要分布在突触后膜上。有些受体还分布于突触前膜,它们属于**突触前受体**(presynaptic receptor)或自身受体。突触前受体激活后,可调节突触末梢神经递质的释放,可以表现为神经递质释放的易化或抑制。大多数突触前受体对突触前神经递质的释放起负反馈调节作用,如去甲肾上腺素作用于突触前 α_2 受体,可抑制突触前膜对去甲肾上腺素的进一步释放;突触前受体也可易化神经递质释放,如交感神经末梢的突触前血管紧张素受体激活后,可促进突触前膜对去甲肾上腺素的释放。能与受体发生特异性结合后增强受体的生物活性的化学物质称为受体的**激动剂**(agonist);能与受体发生特异性结合但不改变受体的生物活性,反而会占据受体而产生对抗激动剂效应的化学物质称为受体的**拮抗剂**(antagonist)或**阻断剂**(blocker)。激动剂和拮抗剂统称为**配体**(legend)。

2. 受体的分类 每种神经递质的受体可根据其分子结构、胞内信息传递方式以及引发效应的不同分为若干种类。各类受体还可进一步分出若干亚型,构成受体家族或超家族。如胆碱能受体中 N 受体可分为 N_1 和 N_2 受体亚型;肾上腺素能受体中 α 受体和 β 受体可分别再分为 α_1、α_2 受体亚型和 β_1、β_2、β_3 受体亚型。因此一种神经递质能选择性作用于多种效应器细胞而产生多样的生物学效应。

神经递质和受体发生特异性结合后,受体被激活,然后通过一定的跨膜信号转导途径,使突触后神经元活动发生改变,或使效应细胞产生效应。根据受体的作用机制可将受体分为以下两类。

(1) **离子通道型受体**或促离子型受体(ionotropic receptor):这类受体自身就是配体门控离子通道,如能与谷氨酸结合的 AMPA 受体和 NMDA 受体、神经-骨骼肌接头处的 N 型乙酰胆碱门控通道。

(2) **G蛋白耦联受体**或**促代谢型受体**(metabotropic receptor)。大多数介导跨膜信号转导的受体属于这个超家族的成员,如毒蕈碱受体、肾上腺素能受体、几乎所有肽类神经递质受体以及部分氨基酸类神经递质受体等。

3. 受体的调节 膜受体蛋白的数量和与神经递质结合的亲和力在不同的生理或病理情况下均可发生改变。当神经递质分泌不足时,受体的数量将逐渐增加,亲和力也逐渐升高,称为受体的**上调**(up-regulation);反之,称为受体的**下调**(down-regulation)。有些膜受体的上调可通过膜的流动性将暂时储存于胞内膜结构上的受体蛋白表达于细胞膜上而实现;而有些膜受体的下调则通过受体蛋白的内吞入胞及**受体的内化**(internalization),以减少膜上受体的数量来实现。至于受体与神经递质结合的亲和力的改变通常是通过受体蛋白的磷酸化和去磷酸化实现。

(三) 主要神经递质及其受体

神经递质及其受体都具有丰富的多样性。下面介绍几种重要神经递质及其受体(表 10-3)。

表 10-3 几种重要神经递质及其受体

分类	神经递质	受体	类型
胆碱类	乙酰胆碱(ACh)	M 受体($M_1 \sim M_5$)	G 蛋白耦联受体
		N 受体(N_1、N_2)	促离子型受体
单胺类	去甲肾上腺素(NE)	α 受体(α_1、α_2)	G 蛋白耦联受体
		β 受体(β_1、β_2、β_3)	G 蛋白耦联受体

续表

分类	神经递质	受体	类型
单胺类	多巴胺(DA)	D 受体($D_1 \sim D_5$)	G 蛋白耦联受体
	5-羟色胺(5-HT)	5-HT 受体	$5-HT_3$ 为促离子型受体
		($5-HT_1 \sim 5-HT_7$)	其余为 G 蛋白耦联受体
	组胺(histamine)	H 受体($H_1、H_2、H_3、H_4$)	G 蛋白耦联受体
氨基酸类	谷氨酸(Glu)	KA 受体、AMPA 受体、NMDA 受体	促离子型受体
		mGluR 受体	促代谢型受体
	γ-氨基丁酸(GABA)	$GABA_A$ 受体、$GABA_C$ 受体	促离子型受体
		$GABA_B$ 受体	促代谢型受体
	甘氨酸(Gly)	Gly 受体	促离子型受体
神经肽	速激肽	NK-1 受体、NK-2 受体、NK-3 受体	G 蛋白耦联受体
	阿片肽	μ 受体、κ 受体、δ 受体	G 蛋白耦联受体
嘌呤类	腺苷	P1 受体($A_1、A_{2A}、A_{2B}、A_3$)	G 蛋白耦联受体
	ATP	P2 受体(P2X、P2Y)	P2X 是促离子型受体
			P2Y 是 G 蛋白耦联受体

1. 乙酰胆碱及其受体 乙酰胆碱(acetylcholine, ACh)是最早被发现的神经递质。以 ACh 为神经递质的神经元称为**胆碱能神经元**(cholinergic neuron)。ACh 是胆碱的乙酰酯,由胆碱和乙酰辅酶 A 在胆碱乙酰移位酶(choline acetyltransferase)的催化下于胞质中合成,然后被输送到突触末梢储存于突触囊泡内。胆碱能神经元在中枢分布极为广泛,如脊髓前角运动神经元和丘脑后部腹侧的特异感觉投射神经元,还有脑干网状结构上行激动系统的多个环节、纹状体、前脑基底核、边缘系统的梨状区、杏仁核、海马等部位的部分神经元。在外周,骨骼肌运动神经纤维、自主神经节前纤维、大多数副交感节后纤维、少数交感节后纤维(如支配小汗腺的纤维和支配骨骼肌血管的舒血管纤维)都属于胆碱能纤维。

能与 ACh 特异性结合的受体称为**胆碱能受体**(cholinergic receptor)。根据其药理学特性,胆碱能受体可分为两类:一类能与天然植物中的毒蕈碱结合,称为**毒蕈碱受体**(muscarinic receptor),简称 M 受体;另一类能与天然植物中的烟碱结合,称为**烟碱受体**(nicotinic receptor),简称 N 受体。

M 受体属于 G 蛋白耦联受体,根据氨基酸编码和基因序列的差异分为 5 种亚型($M_1 \sim M_5$)。在外周,M 受体分布于大多数副交感节后纤维支配的效应细胞、汗腺细胞和骨骼肌血管的平滑肌细胞。当 M 受体与乙酰胆碱或毒蕈碱结合,即 M 受体激活时,会产生一系列胆碱能节后神经纤维兴奋的效应,包括心脏活动的抑制,内脏平滑肌收缩,消化腺和汗腺的分泌增加,瞳孔缩小,以及骨骼肌血管舒张等。这些作用称为毒蕈碱作用,简称 M 样作用。阿托品是 M 受体阻断剂。

N 受体分布于自主神经节后神经元和神经肌肉接头的终板膜上,根据分布差异,N 受体可分为 N_1 和 N_2 两种亚型,都是促离子型受体。由于 N_1 受体分布于自主神经节突触后膜和中枢神经系统,故称为神经元型烟碱受体(neuro-type nicotinic receptor);N_2 受体主要位于神经-骨骼肌接头的终板膜上,称为肌肉型烟碱受体(muscle-type nicotinic receptor)。小剂量 ACh 或烟碱与 N 受体结合时,引起自主神经节后神经元兴奋或激活 N_2 受体而使骨骼肌收缩。大剂量 ACh 与 N 受体结合后可阻断自主神经节的突触传递,这是因为大剂量 ACh 使 N_1 受体脱敏,神经元过度去极化,导致钠通道失活,进而产生自主神经节阻滞作用。这些效应统称为烟碱样作用,简称 N 样作用。六烃季铵和美加明能阻断 N_1 受体的功能,可用于控制严重高血压;十烃季铵和戈拉碘铵

对 N_2 受体有较高选择性,常被用作肌松药。筒箭毒碱既可以阻断 N_1 受体又可以阻断 N_2 受体。

2. 单胺类神经递质及其受体 单胺类神经递质包括去甲肾上腺素、肾上腺素、多巴胺、5-羟色胺和组胺等。它们的共同特点是神经元胞体在中枢分布相对集中,但纤维投射及受体分布的范围非常广泛。

(1) **去甲肾上腺素和肾上腺素及其受体**:去甲肾上腺素(norepinephrine,NE;或 noradrenaline,NA)和肾上腺素(epinephrine,E;或 adrenaline,A),因都具有邻苯二酚的结构,故均属于儿茶酚胺类物质。它们都以酪氨酸为合成原料。酪氨酸在胞质内酪氨酸羟化酶(tyrosine hydroxylase,TH)和多巴脱羧酶(dopadecarboxylase,DDC)的作用下形成多巴胺,后者进入突触囊泡,在囊泡内多巴胺-β-羟化酶(dopamine β-hydroxylase,DBH)的催化下生成 NE。在肾上腺髓质嗜铬细胞和脑干某些神经元内含有苯基乙醇胺-N-甲基转移酶(pheny-lethanolamine-N-methyltransferase,PNMT),此酶可将 NE 甲基化为 E。NE 和 E 在释放并发挥作用的同时,经单胺氧化酶(monoamine oxidase,MAO)氧化,后经儿茶酚-O-甲基转移酶(catechol-O-methyltransferase,COMT)甲基化而失活。

在中枢,以 NE 为神经递质的神经元称为**去甲肾上腺素能神经元**(noradrenergic neuron),其胞体绝大多数位于低位脑干,尤其是中脑网状结构、脑桥的蓝斑核以及延髓网状结构的腹外侧部分。以 E 为神经递质的神经元称为**肾上腺素能神经元**(adrenergic neuron),如不特意区分,肾上腺素能神经元通常也包括 NE 神经元。以 NE 为神经递质的神经纤维称为**肾上腺素能纤维**(adrenergic fiber)。尚未发现以肾上腺素为神经递质的神经纤维。

与 NE 或 E 结合的受体称为**肾上腺素能受体**(adrenergic receptor),主要分为 α 受体和 β 受体。根据药理学分型,α 受体又可分为 $α_1$ 和 $α_2$ 两种亚型,β 受体可分为 $β_1$、$β_2$ 和 $β_3$ 三种亚型。以上所有肾上腺素能受体都属于 G 蛋白耦联受体。在外周,多数交感神经节后纤维末梢支配的效应器膜上都有肾上腺素能受体,但在某一效应器官上不一定兼有 α 和 β 受体。在血管平滑肌上既有 α 受体又有 β 受体,但在皮肤、肾、胃肠的血管平滑肌上以 α 受体为主,而心肌、骨骼肌和肝脏的血管则以 β 受体为主。$α_2$ 受体主要存在于突触前膜,属于突触前受体。NE 对 α 受体的作用较强,对 β 受体的作用较弱。一般而言,NE 与 α 受体(主要是 $α_1$ 受体)结合后产生的平滑肌效应主要是兴奋性的,使血管、子宫、虹膜辐射状肌等收缩,但也有抑制性的,如使小肠平滑肌舒张。NE 与 β 受体(主要是 $β_2$ 受体)结合后产生的平滑肌效应是抑制性的,使血管、子宫、小肠、支气管舒张,但与心肌 $β_1$ 受体结合产生的效应是兴奋性的;$β_3$ 受体主要位于脂肪组织,与脂肪代谢有关。

酚妥拉明可以非选择性阻断 α 受体,主要是 $α_1$ 受体。哌唑嗪和育亨宾可分别选择性阻断 $α_1$ 和 $α_2$ 受体。普萘洛尔(心得安)能阻断 β 受体,但对 $β_1$ 和 $β_2$ 受体无选择性。阿替洛尔和美托洛尔主要阻断 $β_1$ 受体,丁氧胺则主要阻断 $β_2$ 受体。

(2) **多巴胺及其受体**:多巴胺(dopamine,DA)属于儿茶酚胺。DA 主要存在于中枢神经系统,包括黑质-纹状体、中脑边缘系统和结节漏斗三个部分,分别与运动调控、奖赏行为和成瘾、垂体内分泌活动的调节有关。脑内的多巴胺主要由黑质产生,沿黑质-纹状体投射系统分布,在纹状体储存,其中尾核含量最多。目前发现的 DA 受体具有 D_1~D_5 这五种受体亚型,它们均为 G 蛋白耦联受体。

(3) **5-羟色胺及其受体**:5-羟色胺(5-hydroxytryptamine,5-HT)主要存在于中枢神经系统。在中枢,5-HT 能神经元主要集中在低位脑干的中缝背核内。5-HT 主要调节痛觉、精神和情绪、睡眠、体温、性行为、垂体内分泌、心血管活动和躯体运动等。在外周,5-HT 能神经元在血小板及胃肠道的肠嗜铬细胞和肌间神经丛浓度较高,主要调节消化系统功能和血小板聚集等活动。

(4) **组胺及其受体**:组胺(histamine)有 H_1、H_2 和 H_3 三种受体,广泛存在于中枢和周围神经系统内。中枢组胺能神经元胞体分布非常局限,主要分布于下丘脑后部的结节乳头核内,但其纤维投射广泛,几乎达中枢的所有部位。

3. 氨基酸类神经递质及其受体 主要包括兴奋性氨基酸和抑制性氨基酸。

(1) **兴奋性氨基酸**:包括谷氨酸和门冬氨酸。

①谷氨酸(glutamate,Glu)是脑和脊髓内主要的兴奋性神经递质,以大脑皮层和脊髓背侧部分含量相对较高。谷氨酸受体有促离子型谷氨酸受体和促代谢型谷氨酸受体两种类型。促离子型谷氨酸受体包括 AMPA 受体、NMDA 受体和海人藻酸(Kainate,KA)受体三种类型。KA 受体和 AMPA 受体合称非 NMDA 受体,它们对谷氨酸的反应较快,其耦联通道的电阻较低。KA 受体激活时允许 Na^+ 内流和 K^+ 外流;AMPA 受体激活时,主要对 Na^+ 通透,其中一部分也对 Ca^{2+} 通透;NMDA 受体对谷氨酸的反应稍慢,其耦联通道的电导较高,激活时对 Na^+、K^+ 和 Ca^{2+} 都可通透。此外,NMDA 受体还具有以下特点:a. 需要甘氨酸(glycine)作为辅助激活剂,仅当 NMDA 受体的 Glu 结合位点与甘氨酸结合位点都与激动剂结合后,通道才能够开放。b. 在神经元的静息电位水平,通道被 Mg^{2+} 阻断,只有当膜电位去极化达一定水平时,Mg^{2+} 才从通道内移出,从而使 NMDA 受体被有效激活。多数谷氨酸敏感神经元上同时存在 NMDA 和 AMPA 受体。c. 通道分子上有与多种化学物质结合的调节位点,可受内源性物质或药物的影响。如通道内的某些位点可与苯环己哌啶(phencyclidine,PCP)和氯胺酮(ketamine)等精神类药物结合而使通道变构,从而降低对 Na^+、K^+ 和 Ca^{2+} 的通透性。前文提到,在海马区表达的 NMDA 受体与 LTP 的产生密切相关。谷氨酸的促代谢型受体均为 G 蛋白耦联受体,它们一般通过降低胞内 cAMP 或升高胞内 IP_3 和 DG 水平发挥作用。

②门冬氨酸:多见于视皮层的锥体细胞和多棘细胞。

(2) **抑制性氨基酸**:主要包括 **γ-氨基丁酸**(γ-aminobutyric acid,GABA)、**甘氨酸**(glycine,Gly)、β-丙氨酸(β-alanine,Ala)、牛磺酸(taurine,Tau)和 γ-氨基己酸(γ-aminocaproic acid)。

①γ-氨基丁酸:GABA 是脑内主要的抑制性神经递质,在大脑皮层的浅层和小脑皮层浦肯野细胞层含量较高。GABA 受体可分为 $GABA_A$、$GABA_B$ 和 $GABA_C$ 三种亚型。$GABA_A$ 和 $GABA_B$ 广泛存在于中枢神经系统中,$GABA_C$ 主要分布在视网膜和视觉通路上。$GABA_A$ 和 $GABA_C$ 均属于促离子型受体,激活时主要允许 Cl^- 内流;$GABA_B$ 为促代谢型受体,激活后通过与 G 蛋白耦联增加神经元的 K^+ 电导,因此两者都可引起突触后膜超极化而产生抑制效应。

②甘氨酸:主要分布在脊髓和脑干,甘氨酸受体也是促离子型受体,受体激活后主要对 Cl^- 通透,可被士的宁阻断。

4. 神经肽及其受体 神经肽(neuropeptide)是指分布于神经系统负责信息传递或对信息传递过程进行调节的肽类物质。它们以神经调质、神经递质或激素的形式发挥作用。神经肽主要包括如下几类。

(1) **速激肽**:哺乳动物的速激肽包括 P 物质(substance P)、神经肽 K、神经肽 α、神经激肽 A 和神经激肽 B 等。目前已发现和克隆出三种神经激肽受体,即 NK-1、NK-2 和 NK-3 受体,分别对 P 物质、神经肽 K 和神经激肽 B 敏感。它们皆为 G 蛋白耦联受体。

(2) **阿片肽**(opioid peptide):主要包括内啡肽(endorphin)、脑啡肽(enkephalin)和强啡肽(dynorphin)三类。内啡肽的主要类型是 β-内啡肽,分布于腺垂体、下丘脑、杏仁核、丘脑、脑干和脊髓等处,主要用于缓解机体应激反应。脑啡肽在脑内分布广泛,尤其是在脊髓后角胶质区浓度很高,可能与痛觉传入的调节有关。强啡肽在脑内的分布与脑啡肽有较多重叠,但浓度略低。目前已确定的阿片肽受体有 μ 受体、κ 受体和 δ 受体,均为 G 蛋白耦联受体。激活 μ 受体可增加 K^+ 电导,引起中枢神经元的超极化;激活 κ 受体和 δ 受体可导致 Ca^{2+} 通道关闭。阿片肽的生理作用极为广泛,在调节感觉(主要是痛觉)、内脏活动、免疫、内分泌、体温、摄食活动等方面均有作用。

（3）**下丘脑调节肽**：下丘脑调节腺垂体功能的肽类激素统称为**下丘脑调节肽**（hypothalamic regulatory peptide）。其中大部分激素及其受体也可见于下丘脑以外的脑区和周围神经系统。

（4）**脑-肠肽**（brain-gut peptide）：在胃肠道和脑内双重分布的肽类物质。主要有缩胆囊素（CCK）、血管活性肠肽（VIP）、促胃液素、神经降压素、甘丙肽和促胃液素释放肽等。脑内的 CCK 前体经加工后产生长短不一的活性片段，以 CCK-8 为主，主要分布于大脑皮层、纹状体、杏仁核、下丘脑和中脑等处。脑内有两种 CCK 受体，即 CCK-A 受体和 CCK-B 受体，均为 G 蛋白耦联受体。

神经系统内还发现多种其他肽类物质（如促胃液素、血管紧张素Ⅱ、心房钠尿肽、神经肽 Y、内皮素等）参与多种功能活动的调节。

5. 嘌呤类神经递质及其受体　嘌呤类神经递质主要有**腺苷**（adenosine）和 ATP。腺苷是中枢神经系统中的一种抑制性神经递质。咖啡和茶的中枢兴奋效应就是由咖啡因和茶碱抑制腺苷的作用而产生的。ATP 在体内也具有广泛的受体介导效应，如自主神经系统的快速突触反应和缰核的快反应。嘌呤类神经递质受体可分为腺苷（P1）受体和嘌呤核苷酸（P2）受体。前者以腺苷为自然配体，后者以 ATP 为自然配体。P1 在中枢神经系统和周围神经系统均有分布，有 A_1、A_{2A}、A_{2B} 和 A_3 四种亚型，它们皆为 G 蛋白耦联受体。P2 受体主要存在于周围神经系统中，主要有 P2X 和 P2Y 两种亚型，前者为促离子型受体，后者为 G 蛋白耦联受体。

6. 新发现的神经递质类型　一些气体分子，如一氧化氮、一氧化碳和硫化氢也能够发挥神经递质的功能效应。此外，前列腺素、糖皮质激素及性激素等神经活性类固醇也被视为可能的神经递质。

四、反射活动的基本规律

（一）反射的定义

反射是在中枢神经系统参与下，机体对内外环境的刺激发生有规律的适应性反应。反射是神经调节的基本方式，反射弧结构和功能的完整是发挥作用的前提。

（二）反射的分类

俄国著名生理学家巴甫洛夫将反射分为非条件反射和条件反射两类。**非条件反射**（unconditioned reflex）是指在出生后无需训练就具有的反射，如防御反射、食物反射、性反射等。这类反射具有与生俱来、数量有限、形式固定和较低级等特点，无需大脑皮层的参与，通过大脑皮层下各级中枢的活动即可完成。非条件反射在机体初步适应环境及个体生存和种系繁衍方面具有重要的生理意义。**条件反射**（conditioned reflex）是指通过后天学习和训练而形成的反射，是人和动物在个体生活过程中为适应所处的生活环境在非条件反射的基础上不断建立起来的。它可以建立，也可以消退，数量可不断增加，其形成的主要中枢部位在大脑皮层，是反射活动的高级形式。

（三）反射的中枢整合

反射的基本过程是刺激信息经反射弧各个环节逐步传递的过程。一般而言，在传入神经元和传出神经元之间，在中枢只经过一次突触传递的反射称为**单突触反射**（monosynaptic reflex）。**腱反射**（见本章第三节）是体内唯一的仅通过单突触反射即可完成的反射活动。在中枢经过多次突触传递的反射称为**多突触反射**（polysynaptic reflex）。人和高等动物体内的大部分反射属于多突触反射。在整体情况下，无论是简单的还是复杂的反射，传入神经进入脊髓或者脑干后，除在同一水平与传出部位发生联系并发出传出冲动外，还有上行冲动传到更高级的中枢部位进一步整合，再由高级中枢发出下行冲动来调整反射的传出冲动。因此，反射活动既有初级水平的整合,也有较高级水平的整合。在通过多级水平的整合后,反射活动变得更复杂和更具适应性。

(四)中枢神经元的联系方式

依据中枢神经元在反射弧中所处位置的不同可将其分为传入神经元、中间神经元和传出神经元三种。中枢神经元相互连接成网,联系方式复杂多样(图10-8),主要分为以下几种。

1. 单线式联系(single-line connection)　一个突触前神经元仅与一个突触后神经元建立突触联系。如视网膜视锥系统的联系方式,这种联系使视锥系统更精确,并具有较高的分辨能力,但在神经系统内这样的联系方式相对少见。

2. 辐散式联系(divergence connection)　一个神经元的轴突可通过分支与许多神经元建立突触联系。这种方式在传入通路中很常见,能在一个神经元兴奋时引起多个神经元同时兴奋或抑制。

3. 聚合式联系(convergence connection)　一个神经元的胞体或树突可接受许多不同轴突来源的投射而建立的突触联系。这种联系方式在传出通路中多见,能使多个神经元同时作用于同一神经元,从而使兴奋和抑制在同一神经元上发生整合,使后者发生兴奋或抑制。

4. 链锁式联系(chain connection)**或环式联系**(recurrent connection)　在神经通路中,若由中间神经元构成的辐散式和聚合式联系同时存在,则可形成链锁式联系。神经冲动通过链锁式联系可扩大空间作用范围。环式联系的特征是后一级神经元会通过其侧支再次与前一级神经元发生突触联系,从而在结构和功能联系上都形成闭合的环路。环式联系的存在可通过负反馈而使活动及时终止,也可因正反馈而使兴奋增强和延续。在正反馈的环式联系中,即使最初的刺激已经停止,传出通路上的冲动发放仍能继续一段时间,这种现象称为后发放或**后放电**(after discharge)。

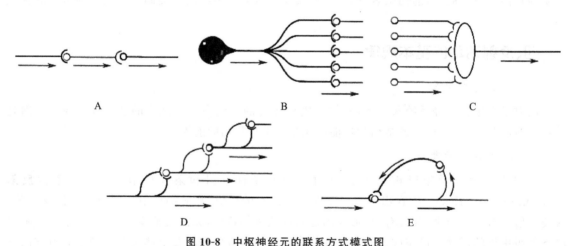

图10-8　中枢神经元的联系方式模式图
A.单线式联系;B.辐散式联系;
C.聚合式联系;D.锁链式联系;E.环式联系

(五)中枢兴奋传播的特征

在多突触反射中,兴奋在反射中枢的传播需经多次突触传递,并且它们大多为化学突触,因此中枢兴奋传递与突触传递密切相关。由于突触传递明显不同于冲动在神经纤维上的传导,故兴奋在中枢的传播具有以下特征。

1. 单向传播　在反射活动中,兴奋经化学突触传递,只能由突触前末梢传向突触后神经元,而无法逆向传播,这一现象称为单向传播(one-way conduction)。化学突触传递限定了神经兴奋传导所携带的信息只能沿着指定的路线方向运行。而电突触由于其结构无极性,一般可双向传播兴奋。

2. 中枢延搁　兴奋经过化学突触传递时比较缓慢,这一现象称为**中枢延搁**(central delay)。它是兴奋在中枢传播时比在相同长度的神经纤维上传导所额外需要花费的时间,其本质是在反射过程中花费在反射中枢所有化学突触传递上的时间。反射进行过程中通过突触的数量越多,中枢延搁所消耗的时间就越长。

3. 兴奋的总和　在反射活动中,单根神经纤维的传入冲动一般不能使中枢发出传出效应,而当若干神经纤维的传入冲动几乎同时到达同一中枢时才可能产生传出效应。这主要是因为单根神经纤维传入冲动引起的 EPSP 是局部电位,其去极化幅度有限,不能引发突触后神经元的扩布性动作电位。但若干传入纤维引起的多个 EPSP 可发生空间总和与时间总和,如果去极化总和到达了阈电位水平,即可爆发动作电位,如果总和仍未到达阈电位,此时突触后神经元虽未出现兴奋,但其兴奋性有所提高(膜电位与阈电位之间的差值减小),即为**易化**(facilitation)。

4. 兴奋节律的改变　在一个反射弧中同时分别记录传入神经与传出神经的放电频率,可测得两者的频率不同。这是因为传出神经常常同时接受多个突触前神经元的突触传递,且中枢常经过多个中间神经元的接替,因此最后传出冲动的频率取决于各种影响因素的综合效应。

5. 后发放　后发放除了在环式联系中存在以外,还可见于各种神经反馈的活动中。如随意运动时中枢发出的冲动到达骨骼肌引起肌肉收缩后,骨骼肌的肌梭不断发出传入冲动,将肌肉的运动状态和受牵拉的信息传入中枢。

6. 对内外环境变化敏感和易疲劳　由于突触间隙与细胞外液相通,因此在反射活动中,突触部位容易受内环境变化影响,如缺氧、二氧化碳分压升高和某些药物的影响等。此外,突触部位是反射弧中最易疲劳的环节。用较高频率连续刺激突触前神经元后,突触后神经元的放电频率便逐渐降低,反射活动也明显减弱,可能与神经递质的耗竭有关。

(六) 中枢抑制和中枢易化

在反射活动中,中枢的各类神经元通过在空间和时间上的多重复杂组合,可在整体上产生神经系统抑制和易化两种效应。机体通过**中枢抑制**(central inhibition)和**中枢易化**(central facilitation),使各种功能活动更为精确协调。

1. 中枢抑制　根据抑制发生的突触部位,将其分为突触前抑制和突触后抑制两种类型。

(1) **突触前抑制**(presynaptic inhibition):如果一个神经元的轴突末梢与第二个兴奋性神经元的轴突末梢形成轴突-轴突式突触,前者兴奋时释放的神经递质就可影响后者兴奋时在其突触后的第三个神经元的胞体产生的 EPSP。相对于第二个神经元单独兴奋时对第三个神经元兴奋性的影响,第一个神经元对第三个神经元兴奋性的影响既是间接的,也是相对的。在以上突触联系模式中若第一个神经元兴奋时释放的神经递质相对地降低了第二个神经元兴奋时在第三个神经元胞体产生的 EPSP,就称为突触前抑制。如图 10-9 所示,轴突末梢 A 与神经元 C 构成轴突-胞体式突触;轴突末梢 B 与轴突末梢 A 构成轴突-轴突式突触,但与神经元 C 不直接形成突触。若仅兴奋轴突末梢 A,则引起神经元 C 产生一定大小的 EPSP;若仅兴奋轴突末梢 B,则神经元 C 不发生反应;若突触末梢 B 先兴奋,一定时间后突触末梢 A 再兴奋,则神经元 C 产生的 EPSP 将显著减小。目前认为其中可能存在的机制如下。

①突触末梢 B 兴奋时,释放 GABA 并作用于突触末梢 A 上的 $GABA_A$ 受体,引起突触末梢 A 的 Cl^- 电导增加,膜发生去极化,使其跨膜静息电位变小,而使得突触末梢 A 的动作电位幅度变小,时程缩短,结果使进入突触末梢 A 的 Ca^{2+} 减少,由此而导致突触前膜释放的神经递质减少,进而使突触后的运动神经元的 EPSP 减小。

②在轴突末梢上(如突触末梢 A)还存在 $GABA_B$ 受体,该受体激活时,通过耦联的 G 蛋白,使膜上 K^+ 通道开放,引起 K^+ 外流,使膜的复极化加快,同时也减少了轴突末梢 A 的 Ca^{2+} 内流而产生抑制效应。

(2) **突触后抑制**(postsynaptic inhibition):由中枢内抑制性中间神经元释放抑制性神经递质,使突触后膜产生 IPSP,从而使突触后神经元发生抑制。突触后抑制分为传入侧支性抑制和回返性抑制两种形式。

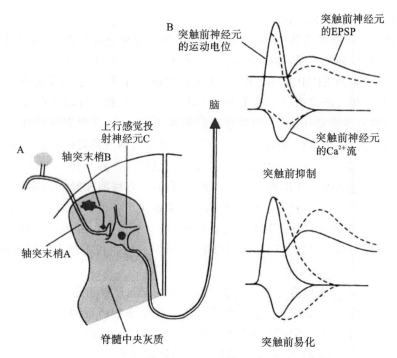

图 10-9 突触前抑制神经元联系方式及机制示意图
A. 神经元的联系方式；B. 突触前抑制的机制

①**传入侧支性抑制**(afferent collateral inhibition)：传入纤维进入中枢后，一方面通过突触连接直接兴奋某一中枢神经元，另一方面通过侧支兴奋另一抑制性中间神经元，通过该中间神经元的活动再抑制另一中枢的神经元活动，称为传入侧支性抑制，也称交互式抑制(reciprocal inhibition)。如伸肌肌梭的传入纤维进入脊髓后，直接兴奋伸肌的α运动神经元，同时发出侧支兴奋一个抑制性中间神经元，转而抑制屈肌的α运动神经元，导致伸肌收缩而屈肌舒张，保证了伸肌和屈肌活动的协调控制（图10-10A）。因此这种抑制能使不同中枢之间的活动协调起来。

②**回返性抑制**(recurrent inhibition)：中枢神经元兴奋时，传出冲动沿主轴突向外传导，同时又经轴突侧支兴奋另一抑制性中间神经元，后者释放抑制性神经递质，反过来抑制原先发生兴奋的中枢神经元及同一中枢的其他神经元，称为回返性抑制。如脊髓前角运动神经元的轴突支配骨骼肌，同时通过其轴突侧支兴奋闰绍细胞，后者兴奋时释放抑制性神经递质甘氨酸，其活动经轴突回返作用于原先发动运动的脊髓前角运动神经元和其他同类神经元（图10-10B）。此类抑制能使神经元的活动及时终止，促使同一中枢内许多神经元之间的活动同步化。

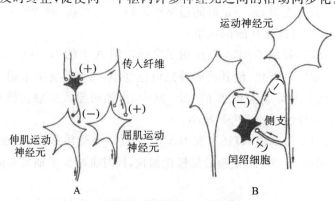

图 10-10 突触后抑制示意图
A. 传入侧支性抑制；B. 回返性抑制
箭头代表作用于，(+)代表使其作用的神经元兴奋，(-)代表使其作用的神经元抑制

2. 中枢易化 根据易化发生的突触部位,将其分为突触前易化和突触后易化两种类型。

(1) **突触前易化**(presynaptic facilitation):与突触前抑制具有同样的结构基础。在图 10-9 中,如果到达轴突末梢 A 的动作电位时程延长,则 Ca^{2+} 通道开放时间延长,进入轴突末梢 A 内的 Ca^{2+} 数量增多,轴突末梢 A 释放的神经递质也增多,最终使运动神经元胞体处的 EPSP 增大,即产生突触前易化。当轴突-轴突式突触末梢释放某种神经递质(如 5-HT),引起细胞内 cAMP 水平升高,使 K^+ 通道发生磷酸化关闭,从而延缓动作电位的复极化过程,进而使得轴突末梢 A 的动作电位时程延长。

(2) **突触后易化**(postsynaptic facilitation):表现为 EPSP 的总和,使膜电位接近阈电位水平,如果在此基础上再出现一个刺激,就更容易达到阈电位而爆发动作电位。

第二节 神经系统的感觉分析功能

各种内外环境中的刺激,通过作用于机体感受器,然后被转换成传入神经上的神经冲动,通过特定的感觉传导通路到达特定的中枢,中枢进而将传入信息进行分析和整合,从而产生各种特定感觉。

一、脊髓的感觉传导功能

各种躯体感觉的传入通路首先由感受器换能后,经初级传入神经元,在脊髓后根神经节或脑神经节中更换神经元接替后进入脊髓或脑干,再上传到高位中枢。躯体感觉传导通路分为浅感觉传导通路和深感觉传导通路。

(一) 浅感觉传导通路

浅感觉传导通路传导痛觉、温度觉和粗略触压觉。其传入纤维进入脊髓后在中央灰质后角换元,换元后第二级神经元发出纤维,经白质前连合交叉至对侧,在脊髓前外侧部上行,形成前外侧索传入系统。其中传导痛觉、温度觉的纤维走行于外侧并形成脊髓丘脑侧束;而传导粗略触压觉的纤维走行于腹侧并形成脊髓丘脑前束。小部分传导粗略触压觉的纤维不交叉并在同侧脊髓丘脑前束上行。前外侧索传入系统中大部分纤维终止于丘脑的特异感觉接替核,少部分纤维投射到丘脑中线区和髓板内的非特异投射核。

(二) 深感觉传导通路

深感觉(即肌肉、骨骼和关节的本体感觉)和精细触压觉的传入纤维进入脊髓后沿后索的薄束和楔束上行,至延髓下方的薄束核和楔束核更换第二级神经元,第二级神经元换元后发出纤维交叉至对侧构成内侧丘系,继续上行投射至丘脑腹后外侧核,并在此处更换第三级神经元,因此传导深感觉的传导通路称为后索-内侧丘系传入系统。

由于浅感觉传导路径是先交叉再上行,而深感觉传导路径是先上行再交叉(图 10-11),所以当一侧脊髓发生横断损伤时,损伤平面以下同侧发生深感觉(本体感觉和精细触压觉)障碍,而对侧发生浅感觉(痛觉、温度觉、粗略触压觉)障碍。此外,临床上可见脊髓空洞症患者,如果病变较局限仅中央管前交叉的感觉传导纤维受损,可出现病变以下双侧皮节的痛觉、温度觉障碍,而粗略触压觉基本正常,即痛觉、温度觉与粗略触压觉分离的现象。这是由于痛觉、温度觉传入纤维进入脊髓后,在进入脊髓的上下 1~2 个脊髓节段内全部换元并经前连合交叉至对侧;而粗略触压觉传入纤维进入脊髓后可分为上行和下行纤维,其换元可发生在多个脊髓节段范围内,故中央管前交叉在局限节段内的空洞病变不会影响粗略触压觉。

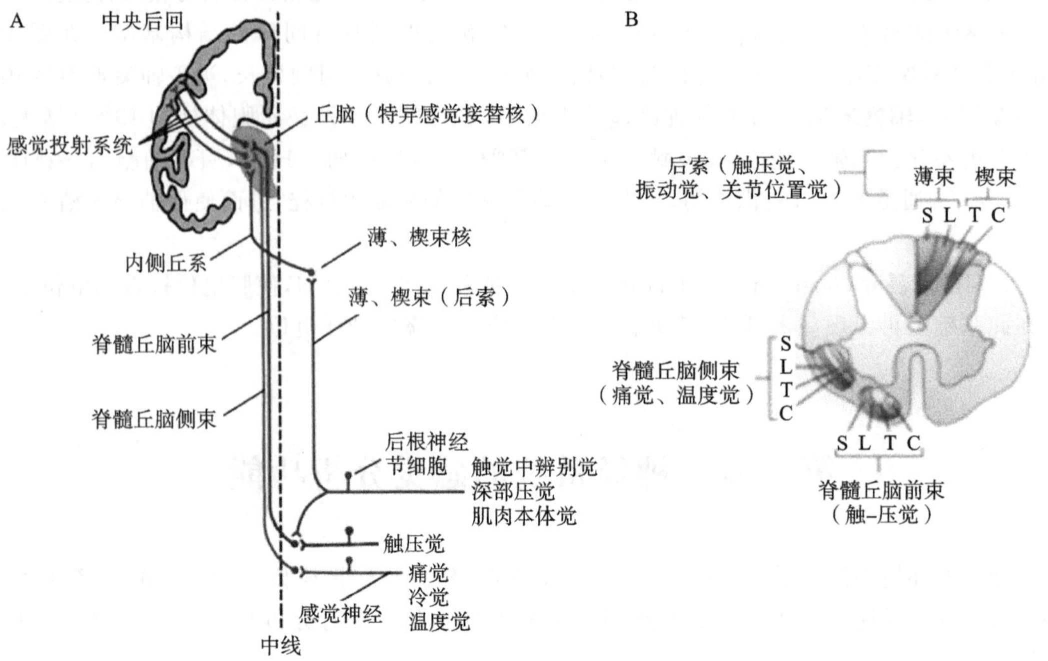

图 10-11 躯体感觉传导通路及脊髓横断面
A.躯体感觉传导通路；B.感觉传导通路的脊髓横断面(S,骶；L,腰；T,胸；C,颈)

上述两个传入系统内的上行纤维有一定的空间分布。来自骶、腰、胸、颈区域的轴突在前外侧索由外到内加入；而在后索则依次由内到外加入。因此，脊髓外病变（如肿瘤等）首先压迫来自骶部和腰部的纤维；如果病变在脊髓内部，则首先受累的是颈部和胸部的浅感觉。

头面部浅感觉的第一级神经元位于三叉神经内。感觉纤维进入中枢后，触压觉通路的纤维在脑桥三叉神经主核换元，而痛觉、温度觉通路的纤维在三叉神经脊束核换元。由这些核团发出的纤维大部分交叉到对侧并沿三叉丘系上行至丘脑腹后内侧核换元，最终投射到大脑皮层中央后回的下部。头面部深感觉也由三叉神经传导，其第一级神经元可能位于三叉神经中脑核，但其上行途径目前尚不太清楚。

二、丘脑及其感觉投射系统

(一) 丘脑的核团

丘脑是除嗅觉外其他各种感觉传导通路的重要中继站，能对传入的感觉进行初步的分析和综合。丘脑的核团大致可分为三类(图 10-12)。

1. 第一类细胞群 特异感觉接替核(specific sensory relay nucleus)，是除嗅觉外各种感觉的第二级投射纤维所到达的主要核团，换元后进一步投射到大脑皮层感觉区，其中腹后外侧核为脊髓丘脑束与内侧丘系的换元站，与躯干肢体感觉的传导有关；腹后内侧核为三叉丘系的换元站，与头面部感觉的传导有关。此外，内侧膝状体、外侧膝状体也归于此类，它们分别是听觉和视觉传导通路的中继站，发出的纤维分别投射至听皮层和视皮层。

2. 第二类细胞群 联络核(associated nucleus)，接受来自特异感觉接替核和其他皮层下中枢的纤维投射，换元后发出纤维投射到大脑皮层的特定区域。联络核的功能主要是协调各种感觉在丘脑和大脑皮层的联系。如丘脑前腹核接受来自下丘脑乳头体的传入纤维，并发出纤维投射到大脑皮层扣带回，参与内脏活动的调节；丘脑腹外侧核主要接受来自小脑、苍白球和腹后核的传入纤维，发出纤维投射到大脑皮层的运动区，参与运动的调节；丘脑枕核接受内、外侧膝状体

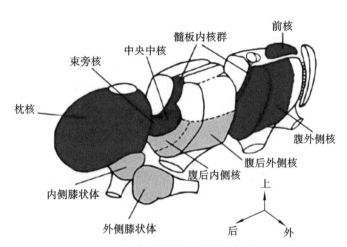

图 10-12 丘脑主要核团示意图

的传入纤维,发出纤维投射到大脑皮层的顶叶、枕叶和颞叶联络区,参与各种感觉的联系功能。

3. 第三类细胞群 非特异投射核(nonspecific projection nucleus),主要包括内髓板内的中央中核、束旁核、中央外侧核等。它们通过多次换元接替后弥散性地投射到大脑皮层的广泛区域,起到维持大脑皮层兴奋状态与觉醒的作用。

(二)感觉投射系统

丘脑各部位向大脑皮层的投射称为感觉投射系统(sensory projection system)。感觉投射系统可分为特异感觉投射系统和非特异感觉投射系统。

1. 特异感觉投射系统 丘脑的特异感觉接替核和联络核及其投射至大脑皮层的神经通路称为**特异感觉投射系统**(specific projection system)。来自躯体各部位和各种类型的感觉传入以点对点的方式投射到大脑皮层的特定区域。经典的感觉传导通路由三级神经元接替完成:第一级神经元位于脊神经节或脑神经感觉神经节内,第二级神经元位于脊髓后角或与脑干有关的神经核内,第三级神经元在丘脑的特异感觉接替核内。特异感觉投射系统投射纤维主要终止于大脑皮层第四层,其末梢形成的丝球样结构与该层内神经元形成突触联系,从而引起特定感觉。此外,这些投射纤维还通过多个中间神经元接替,与大锥体细胞形成突触联系,从而激发大脑皮层传出神经发出冲动。

2. 非特异感觉投射系统 丘脑的非特异投射核及其投射至大脑皮层的神经通路称为**非特异感觉投射系统**(non-specific projection)。该系统的纤维弥散性投射到大脑皮层的广泛区域,且在投射途中经多次换元,因而与大脑皮层不具有点对点的投射关系。另外,该系统接受由感觉传导通路第二级神经元经过脑干网状结构多次换元后的纤维传入。因此,这个系统没有专一的感觉传导功能,不能引起特定感觉,但起着维持和改变大脑皮层兴奋状态的作用。而特定感觉在大脑皮层兴奋的基础上才能产生,因此非特异感觉投射系统的活动是特异感觉投射系统实现功能的必要条件。非特异感觉投射系统的功能缺失既是某些脑外伤和脑疾病致感觉和意识障碍的基础,亦是某些麻醉药物产生麻醉作用的部分机制。

三、大脑皮层的感觉分析功能

人类大脑皮层神经元数量庞大、种类繁多,神经元之间的联系十分复杂,有严格的分层和定位。根据神经元的成分与结构特征,Brodmann 将大脑皮层分为 52 区(图 10-13)。

(一)躯体感觉

躯体感觉神经上传的感觉信息经丘脑腹后核中继后,由特异感觉投射系统投射至大脑皮层的特定区域。此区域称为**躯体感觉代表区**(somatic sensory area),主要包括体表感觉代表区和本

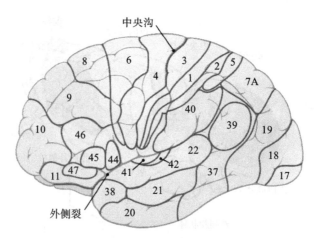

图 10-13　人类大脑半球外侧面 Brodmann 分区

体感觉代表区。

1. 体表感觉代表区　主要分为第一躯体感觉区和第二躯体感觉区。

（1）第一躯体感觉区：位于中央后回，相当于 Brodmann 分区的 3-1-2 区。该区的感觉投射规律如下。

①躯干和四肢部分的感觉为交叉性投射，即一侧躯体感觉传入冲动向对侧大脑皮层体表感觉区投射，但头面部感觉的投射是双侧性的。

②代表区的大小与该部位的感觉分辨精细程度有关，分辨越精细的部位在中央后回的代表区也越大，如大拇指和示指的代表区面积比躯干的代表区面积大几倍。

③代表区具有一定的分野，总体安排是倒置的。即下肢代表区在顶部，膝部以下代表区在大脑半球内侧面，上肢代表区在中间部，头面部代表区在底部，但头面部代表区内部是正立的（图10-14）。

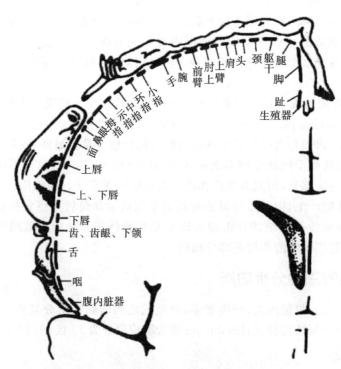

图 10-14　体表感觉在中央后回的投射规律示意图

中央后回负责处理相同或相似功能的神经元一般呈纵向柱状排列,相互间通过密切的突触连接构成大脑皮层最基本的功能单位,称为**感觉柱**(sensory column)或皮层功能柱(cortical functional column)。同一感觉柱内的神经元对同一感受野的同一类感觉刺激起反应,是一个传入-传出信息整合处理单元。相邻感觉柱之间形成兴奋和抑制镶嵌模式,一个细胞柱兴奋时,其相邻感觉柱则受抑制。这种柱状结构的形态和功能特点,在第二躯体感觉区、视区皮层、听区皮层和运动区皮层也同样存在。

感觉皮层具有可塑性,表现为感觉区神经元之间的联系可发生较快的改变。若猴的一个手指被截去,则该手指在感觉皮层的感觉区将被其临近手指的代表区所占据。反之,若切除感觉皮层上某手指的代表区,则该手指的感觉投射将移向被切除的代表区的周围感觉皮层。如若训练猴的手指,使之具有良好的辨别振动的感觉,则该手指的感觉皮层代表区将扩大。人类的感觉皮层也具有类似的可塑性。例如,盲人在接受触觉和听觉刺激时,其视皮层的代谢活动增加,提示视皮层的功能已发生部分转变,即参与处理触觉和听觉信息。而听觉障碍患者对刺激视皮层周边区域的反应比正常人更为迅速而准确。这种可塑性改变也发生在其他感觉皮层和运动皮层。感觉皮层的可塑性表明大脑具有良好的适应能力。

(2) 第二躯体感觉区:位于大脑外侧沟的上壁,中央前回与岛叶之间,面积远比第一躯体感觉区小,感觉分析功能粗糙,具有双侧性。身体各部分向第二躯体感觉区的投射并不完善,定位也不甚具体。切除人类第二躯体感觉区后并不会引起显著的感觉障碍。

温度觉和触压觉是体表感觉的重要类型。丘脑的温度觉投射纤维到达中央后回形成温度觉。此外,温度觉还投射到同侧岛叶,这里可能是温度觉的初级皮层。

丘脑的触压觉投射纤维主要投射到第一躯体感觉区。精细触压觉和粗略触压觉的传入冲动分别在后索-内侧丘系和前外侧索两条通路中上行。因此,中枢损伤时,除非波及范围非常广泛,触压觉通常不会完全消失。经后索-内侧丘系传导的精细触压觉与刺激的具体定位、空间和时间的形式有关。该通路损伤时,振动觉和肌肉本体感觉功能减退,触觉阈升高,感受野面积减小,触压觉定位受损。经前外侧索传入系统中的脊髓丘脑束传导的粗略触压觉仅有粗略定位的功能,该通路受损时,也会出现触觉阈升高和感受野减小的表现,但触觉的缺损相对轻微,触压觉定位仍可保持正常。

2. 本体感觉代表区 在人脑中央前回 4 区。这里既是运动区也是本体感觉代表区。躯体的空间位置和运动状态的感觉经脊髓后索上行,一部分经内侧丘系和丘脑的特异感觉投射系统投射到运动区形成本体感觉,还有一部分传入冲动进入小脑,故后索疾病患者由于向小脑的传导受阻而出现感觉性运动共济失调。

(二) 内脏感觉

1. 内脏感觉传导通路 内脏感觉的传入神经为自主神经,包括交感神经和副交感神。交感传入神经的胞体主要位于脊髓第 7 胸段至第 2 腰段后根神经节;骶部副交感传入神经胞体主要位于脊髓第 2~4 骶段后根神经节。走行于后根神经的内脏感觉的传入纤维进入脊髓后,沿着躯体感觉的同一通路,即脊髓丘脑束和感觉投射系统上行到达大脑皮层。脑神经内的内脏感觉神经元胞体主要位于第Ⅶ、Ⅸ、Ⅹ对脑神经(也可能包括三叉神经)的感觉神经节内,其中枢突均投射到延髓孤束核,换元后的下一级神经元的轴突大部分跨越中线交叉至对侧,加入内侧丘系,伴随躯体感觉纤维上行,终止于丘脑的特异感觉接替核;少部分纤维投射到脑干网状结构,终止于丘脑的非特异投射核。最终,这些纤维都经过感觉投射系统到达大脑皮层内脏感觉代表区。

2. 内脏感觉代表区 内脏的感觉主要是痛觉。与躯体痛一样,内脏痛的感觉分析发生在中枢的各级水平。内脏感觉在皮层并没有专一代表区,而是混杂在第一躯体感觉区中。在人脑,第二躯体感觉区、运动辅助区以及边缘系统也接受内脏感觉的投射并与内脏感觉有关。内脏感觉的皮层代表区部分与躯体代表区重叠。

四、痛觉

痛觉是由体内、外伤害性刺激所引起的一种主观感觉,常伴有情绪反应、防卫反应和自主神经反应。痛觉感受器不存在适宜刺激,任何形式(机械、温度、化学)的刺激只要达到对机体损伤的程度便可以兴奋痛觉感受器,因此,痛觉感受器又称为伤害性感受器。痛觉感受器属于慢适应感受器,不易发生适应,因此痛觉能够作为机体遭遇危险情况时的警报信号,具有保护机体的意义。

能够引起疼痛的物质称为致痛物质。机体组织损伤或发生炎症时,由损伤细胞释放出的内源性致痛物质包括K^+、H^+、5-HT、缓激肽、前列腺素、降钙素基因相关肽和P物质等。这些内源性致痛物质虽然来源不尽相同,但均能够激活伤害性感受器。如从损伤细胞直接释放出的K^+可直接激活伤害性感受器;损伤细胞或炎症部位释放的激肽释放酶降解血浆激肽原后生成缓激肽,这是一种很强的致痛物质,通过作用于缓激肽B2受体而引起疼痛;肥大细胞释放的组胺,低浓度时可引起痒觉,高浓度时则产生痛觉。这些致痛物质不仅参与了疼痛的发生发展,还与痛觉过敏等现象有关。

痛觉感受器本质上是一些游离神经末梢,主要包括机械伤害性感受器、机械温度伤害性感受器和多觉型伤害性感受器。痛觉传入纤维主要是A类有髓神经纤维和C类无髓神经纤维。由于它们的传导速度具有显著差异,因而会产生两种不同性质的痛觉,即快痛和慢痛。快痛是一种尖锐且定位明确的刺痛感,发生快,消失亦快;慢痛则表现为一种定位不明确的烧灼感,发生慢,消失亦慢,常伴有一系列情绪反应。相关研究发现,这两类神经纤维末梢上存在着瞬时感受器电位离子通道蛋白(TRPV1、TRPV2和TRPM8)。快痛主要经特异感觉投射系统到达大脑皮层的第一躯体感觉区和第二躯体感觉区,慢痛则主要投射到扣带回。此外,许多痛觉纤维经非特异感觉投射系统投射到大脑皮层的广泛区域。

(一)躯体痛

躯体痛包括体表痛和深部痛。发生在体表某处的痛感称为体表痛。深部痛指发生在躯体深部(如骨、关节、骨膜、肌腱、韧带和肌肉等处)的疼痛。深部痛通常表现为慢痛,其特点是定位不明确,伴有恶心、盗汗和血压改变等自主神经反应。出现深部痛时,可反射性引起临近骨骼肌收缩而导致局部组织缺血,而缺血又使疼痛进一步加剧。缺血性疼痛的机制可能是当肌肉收缩时局部释放了致痛物质如P因子。当肌肉持续收缩而发生痉挛时,血流受阻,导致致痛物质在局部堆积,持续刺激痛觉感受器,使痉挛进一步加重,当血供恢复后,致痛物质被血液循环所带走或降解,疼痛缓解。

躯体痛觉的感觉传入除向第一躯体感觉区和第二躯体感觉区投射外,许多痛觉纤维还经非特异感觉投射系统投射到大脑皮层的广泛区域。另外,痛觉的感觉分析发生于感觉通路在不同中枢水平的各个环节。在感觉传入通路中,后根进入后索的上行纤维有侧支进入后角,这些侧支可通过其与后角内的抑制性胶质细胞形成突触联系来调节皮肤的痛觉传入冲动。

(二)内脏痛

内脏痛常由机械性牵拉、痉挛、缺血和炎症等刺激引起。内脏痛可分为脏器痛和体腔壁痛,前者是脏器本身的活动状态或病理变化引起的疼痛,如痛经、肠绞痛、分娩痛、胆绞痛等;后者是由内脏疾病引起临近体腔壁浆膜受刺激或骨骼肌痉挛而产生的疼痛,如胸膜炎和腹膜炎时常出现体腔壁痛。这种疼痛与躯体痛相似,也由躯体神经如膈神经、肋间神经和腰上部脊神经传入。

内脏痛有别于躯体痛,具有以下特点。①定位不准确:这是内脏痛最主要的特点,如腹痛患者常无法说清究竟是哪个位置疼痛,这是由于内脏痛觉感受器比躯体痛觉感受器的分布要相对稀疏。②发生缓慢,持续时间较长,主要表现为慢痛,并呈进行性增强,有时也可迅速转为剧烈疼痛。③中空内脏器官(如胃、肠、胆囊等)壁上的感受器对扩张性刺激和牵张性刺激十分敏感,而对切割、烧灼等通常引起皮肤痛的刺激不敏感。④常伴有情绪反应和自主神经活动的改变,如盗汗、恶心、呕吐、血压及呼吸运动的改变等。⑤一些内脏痛还可伴有牵涉痛的表现。

牵涉痛(referred pain)是指由某些内脏疾病引起的远隔体表部位疼痛或痛觉过敏的现象。例如,心肌缺血患者常伴有心前区、左肩和左上臂的疼痛;膈中央部受刺激往往引起肩上部疼痛;胃溃疡和胰腺炎时可出现左上腹和肩胛间疼痛;胆囊炎发作时,患者常感受右肩区疼痛;阑尾炎患者发病时常觉上腹部和脐周疼痛;肾结石常引起腹股沟区疼痛;输尿管结石则可引起睾丸疼痛等。由于牵涉痛的体表放射部位比较固定,因而在临床上常作为诊断某些疾病的辅助依据。

牵涉痛的产生机制目前可用会聚-投射学说加以解释。体表和内脏的痛觉纤维在脊髓后角感觉传入的第二级神经元会聚。体表痛的传入冲动通常并不激活脊髓后角的第二级神经元,但当来自内脏的伤害性刺激冲动持续存在时,则对体表传入冲动产生易化作用,此时脊髓后角第二级神经元被激活。在这种情况下,中枢将无法判断刺激来自内脏还是来自体表,但由于中枢更习惯于识别体表信息,因而常将内脏痛误判为体表痛。

第三节 神经系统对躯体运动的调控

神经可塑性
与幻肢痛

躯体运动是人类生存的最基本功能之一。各种躯体运动都是在神经系统的控制下,通过骨骼肌的收缩和舒张,牵动骨和关节来完成的,而姿势又是躯体运动的前提和基础。人类能够完成的许多高难度、复杂和精巧的运动,如钢琴家的演奏、花样滑冰运动员的三周半旋转跳跃,都需要通过神经系统对肢体和躯干各肌群进行精巧的调控来实现。一旦骨骼肌失去神经系统的调控,就会发生运动障碍性疾病。

一、运动的中枢调控概述

(一) 运动的分类

1. 反射运动 反射运动(reflex movement)是最简单最基本的运动形式,通常由特定的感觉刺激引起,并有固定的运动轨迹,故又称为定型运动,例如叩击股四头肌肌腱引起的膝反射。反射运动一般不受意识控制,其运动强度与刺激大小有关,参与反射回路的神经元数量较少,所需时间较短。

2. 随意运动 随意运动(voluntary movement)是在大脑皮层的控制下,为达到某一目的而有意识进行的复杂运动,其运动的方向、轨迹、速度和时程都可随意选择和改变。如一些复杂的随意运动如演奏乐器、手术操作等需经学习并反复练习和不断完善后才能熟练掌握。

3. 节律性运动 节律性运动(rhythmic movement)介于随意运动和反射运动之间,并具有这两类运动特点的一种运动形式,如呼吸、咀嚼和行走运动。这类运动可随意地开始和停止,运动一旦开始,便不再需要有意识的参与而可以自动地重复进行,但在进行过程中能被感觉信息调控。

(二) 运动调控中枢的基本结构及功能

人类的运动调控中枢由三级水平的神经结构组成。大脑皮层联络区、基底神经节和皮层小脑处于最高水平,主要负责运动策划;大脑皮层运动区和脊髓小脑居于中间水平,负责运动的协调、组织和实施;而脑干和脊髓则处于最低水平,负责运动的执行。三级水平的神经结构对运动的调控作用不同,它们之间既存在从高级到低级的关系,即控制反射运动的脊髓接受高位中枢的下行控制;同时,三级水平的神经结构在组织结构上是平行的,如大脑皮层运动区可直接也可间接通过脑干控制脊髓运动神经元和中间神经元。这种纵行和平行交错的联系,使中枢对运动的控制更为灵活多样,并且对神经系统受损后的恢复和代偿具有重要意义。

目前认为,随意运动策划起自大脑皮层联络区,同时信息需要在大脑皮层及基底神经节和皮层小脑之间不断进行交流,随后策划好的运动指令被传送到大脑皮层运动区(中央前回和运动前区),并在此处发出运动指令,再经运动传出通路到达脊髓和脑干运动神经元,最终支配骨骼肌的运动。在此过程中,运动调控中枢各级水平都需要不断接受感觉信息的传入以实时调整运动中枢的活动。在运动发起前,运动调控中枢需要收集感觉信息,从而策划运动,并在学习一些精细动作过程中编制运动程序,基底神经节和皮层小脑在此过程中发挥重要作用。在运动过程中运动调控中枢需要根据感觉反馈信息及时纠正运动的偏差,脊髓小脑利用它与脊髓、脑干以及大脑皮层之间的纤维联系,将来自肌肉、关节等处的本体感觉信息与大脑皮层运动区发出的运动指令反复进行比较,用以修正大脑皮层运动区的活动;而在脊髓和脑干,感觉信息可引起反射,调整运动前和运动中的身体姿势,以配合运动的发起和执行(图10-15)。

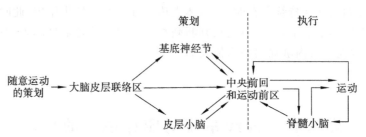

图10-15 随意运动的产生和调节示意图

二、脊髓对躯体运动的调控

(一) 运动反射的最后公路

1. 脊髓运动神经元 脊髓灰质前角具有大量运动神经元,包括α运动神经元、β运动神经元和γ运动神经元。此外,在脑干的大部分脑神经核中(除第Ⅰ、Ⅱ和Ⅷ对脑神经核外)也存在脑运动神经元。α运动神经元既接受从脑干到大脑皮层等高位中枢下传的信息,也接受来自皮肤、肌肉和关节等处的外周感觉传入的信息,最终发出一定形式和频率的传出冲动,支配骨骼肌的梭外肌纤维而引发骨骼肌的运动,因此α运动神经元是躯体运动反射的最后公路(final common path)。α运动神经元能够将来自于高位中枢和外周的各种信息进行整合,从而调节姿势与协调不同肌群的活动,进而引发随意运动,并使得运动精确、平稳地进行。而同样位于脊髓灰质前角的γ运动神经元散在分布于α运动神经元之间,只接受来自脑干到大脑皮层的高位中枢的下行调控,支配骨骼肌的梭内肌纤维。γ运动神经元常以较高频率持续放电,进而调节肌梭对牵拉刺激的敏感性。

2. 运动单位 一个α运动神经元或脑运动神经元及其所支配的全部肌纤维所组成的功能单位,称为**运动单位**(motor unit)。机体内的运动单位的大小具有显著差异,其大小取决于α运动神经元轴突末梢分支的数量。有的运动单位较大,如支配上臂三角肌的运动神经元可支配多达2000根肌纤维,当此α运动神经元发生兴奋时,可使这2000根肌纤维同时发生收缩,从而产生很大的肌张力;有的运动单位则相对较精细,如支配眼外肌的运动神经元仅支配6~12根肌纤维,这样的配置便于眼部完成精巧运动。一个运动单位的肌纤维与其他运动单位的肌纤维交叉分布,因此即使只有少数运动神经元兴奋,肌肉收缩所产生的张力也是均匀的。

(二) 脊髓的调节功能

机体内的许多基本反射活动在脊髓水平即可完成,但通常这些脊髓活动处于高位中枢的调控之下,所以脊髓自身独立完成反射活动的功能不易表现出来。

1. 脊髓休克(spinal shock) 为了研究脊髓本身的功能活动,在动物实验中,为保持动物的呼吸功能,常在第五颈髓水平以下横断脊髓,这种脊髓与高位中枢离断的动物称为脊髓动物,简称脊动物。动物的脊髓与高位中枢离断后,暂时丧失了反射活动的能力而进入无反应状态,这种现象称为脊髓休克,简称脊休克。脊休克的主要表现:横断面以下的脊髓所支配的躯体与内脏反射均减退或消失,如骨骼肌肌紧张减弱甚至消失,外周血管扩张,血压下降,发汗和排便排尿反射消失。经过一段时间后,这些以脊髓为基本中枢的反射活动可逐渐恢复,其恢复速度与动物进化程度有关。这主要是由于不同动物的脊髓反射对高位中枢的依赖程度不同所造成的。如蛙在脊髓离断后数分钟内反射即可恢复,犬于数天后可恢复,而人类因外伤等原因引起脊休克时,则需数周甚至数月反射才能恢复。在恢复过程中,一些较原始和较简单的反射先恢复,如屈肌反射和腱反射等;而较复杂的反射则需要较长的时间恢复,如对侧伸肌反射和节间反射等。反射恢复后,血压也逐渐回升,并有一定的排尿、排便能力,但此时反射往往不能很好地满足机体生理功能的需要。离断水平以下的知觉和随意运动能力将永久丧失。

脊休克的产生并不是由于切断损伤的刺激本身引起,因为反射恢复后再次切断脊髓并不会使脊休克再次出现。脊休克的产生与恢复恰恰说明脊髓具有完成某些简单反射活动的能力,但这些反射平时在高位中枢的控制下不易表现出来。如脊休克恢复后伸肌反射减弱而屈肌反射增强,说明高位中枢平时具有易化伸肌反射和抑制屈肌反射的作用。

2. 脊髓对姿势反射的调节 中枢神经系统通过调节骨骼肌的紧张度或激发相应的运动,以保持或改正身体在空间的姿势,这种反射活动称为**姿势反射**(postural reflex)。脊髓参与完成的姿势反射包括牵张反射、对侧伸肌反射和节间反射等。

(1) **牵张反射**(stretch reflex):骨骼肌受外力牵拉时引起受牵拉的同一肌肉收缩的反射活动。牵张反射包括腱反射和肌紧张两种类型。

①**腱反射**(tendon reflex):快速牵拉肌腱时发生的牵张反射。如叩击髌骨下方的股四头肌肌腱时,可引起股四头肌发生一次收缩,称为膝反射。此外,跟腱反射和肘反射也属于腱反射。腱反射发生的速度快,潜伏期短,只够一次突触传递的时间,因此为单突触反射。临床上常通过检查腱反射来了解神经系统的功能状态。腱反射减弱或消退提示反射弧损害或中断,而腱反射亢进则提示高位中枢存在病变。

②**肌紧张**(muscle tonus):缓慢持续牵拉肌腱时发生的牵张反射。其表现为受牵拉的肌肉发生紧张性收缩,阻止肌肉被拉长。肌紧张是维持躯体姿势最基本的反射,是姿势反射的基础。例如,人体站立时受重力影响,支撑体重的关节趋向于弯曲,从而使伸肌的肌梭受到持续牵拉,被牵拉的肌肉发生紧张性收缩,即背部的骶棘肌、颈部以及下肢的伸肌群肌紧张加强,以对抗关节的屈曲,保持抬头、挺胸、伸腰、直腿的直立姿势。肌紧张中枢的突触接替不止一次,因而属于多突触反射。肌紧张的收缩力量并不大,只是用于抵抗肌肉被牵拉,并表现为同一肌肉的不同运动单位进行交替性收缩,而非同步收缩,因此能够持久地进行而不易发生疲劳。

牵张反射的感受器是**肌梭**(muscle spindle),其外层为一结缔组织囊,囊内所含肌纤维称为梭内肌纤维,而囊外的肌纤维称为梭外肌纤维。肌梭与梭外肌纤维平行排列,呈并联关系;梭内肌纤维的收缩成分位于肌梭的两端,而感受装置位于中间,两者呈串联关系。梭内肌纤维分核袋纤维和核链纤维两种,肌梭的传入纤维有Ⅰa和Ⅱ类传入纤维两类,前者末梢呈螺旋形缠绕于核袋纤维与核链纤维的感受装置部位,后者末梢呈花枝状分布于核链纤维的感受装置部位。两类传入纤维都终止于脊髓前角的α运动神经元。由α运动神经元发出的α传出纤维支配梭外肌纤维,γ运动神经元发出的γ传出纤维支配梭内肌纤维。γ传出纤维具有两种末梢:一种为板状末梢,支配核袋纤维,另一种为蔓状末梢,支配核链纤维(图10-16)。

当肌肉受外力牵拉时,肌梭的感受装置被拉长,其螺旋形末梢发生形变,引起Ⅰa类传入纤维传入冲动增多,进而兴奋支配同一肌肉的α运动神经元,使梭外肌收缩,从而完成一次牵张反射。与肌肉受牵拉时的情况相反,当α运动神经元兴奋时,梭外肌收缩,梭外肌纤维缩短,由于肌梭与梭外肌纤维呈并联关系,因此肌梭感受装置所受到的牵拉刺激将减少,Ⅰa类传入纤维放电减少或消失。可见,肌梭是一种长度感受器,是中枢神经系统了解肢体或体段相关位置的结构。在整体情况下,即使肌肉不活动,α运动神经元无放电时,有些γ运动神经元仍可持续放电,并使得梭内肌纤维两端的收缩成分缩短,其收缩强度虽然不足以引起整块肌肉的收缩,但能够牵拉肌梭感受装置,引起Ⅰa类传入纤维放电增加。整体情况下,α运动神经元和γ运动神经元往往在高位中枢的控制下同时被激活,这样即使在梭外肌收缩期间,由于γ运动神经元的活动使得梭内肌收缩,仍可使肌梭的传入冲动维持在一定的水平,防止当梭外肌收缩时肌梭因受牵拉刺激减少而停止放电,所以γ运动神经元的作用为调节肌梭对牵拉刺激的敏感性。

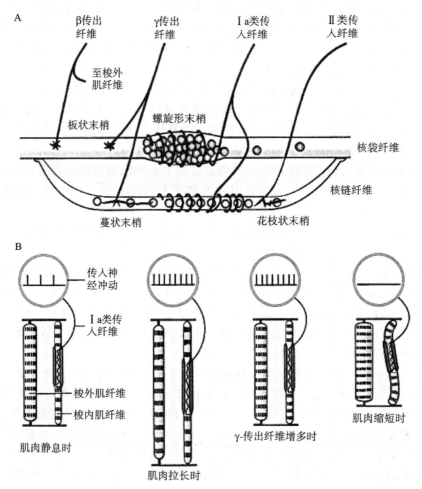

图 10-16　肌梭的主要组成及其在不同长度状态下传入神经纤维放电频率的变化

骨骼肌中还存在一种能够感知肌肉张力变化的感受器,称为**腱器官**(tendon organ)。它分布在肌腱胶原纤维之间,与梭外肌纤维呈串联关系,传入神经为Ⅰb类纤维。该传入纤维进入脊髓后与脊髓中的抑制性中间神经元形成突触联系,进而对支配同一肌肉的α运动神经元起抑制作用。肌肉受外力牵拉被拉长时,首先兴奋肌梭感受器引发牵张反射,使受牵拉的肌肉发生收缩,从而对抗牵拉。当牵拉力量增大时,腱器官可因受牵拉张力的增加而兴奋,其反射效应是抑制牵张反射,因此这一反射活动被称为反牵张反射,防止因牵张反射过强致肌肉被拉伤。

(2) **对侧伸肌反射**(crossed-extensor reflex):当脊动物一侧肢体的皮肤受到伤害性刺激时,可反射性引起受刺激侧肢体关节的屈肌收缩而伸肌舒张,使肢体屈曲,这一反射称为**屈肌反射**(flexor reflex)。屈肌反射具有躲避伤害的保护意义,但并不属于姿势反射。在此反射基础上,随着刺激强度的增强,除受刺激侧肢体的关节发生屈曲外,还可引起对侧肢体的伸展,称为对侧伸肌反射。对侧伸肌反射是一种姿势反射,对于维持身体平衡具有重要意义。

(3) **节间反射**(intersegmental reflex):脊动物在反射恢复的后期可出现较复杂的节间反射。由于脊髓相邻节段的神经元之间存在突触联系,故在与高位中枢发生离断之后,脊髓依靠上下节段的协同活动也能够完成一定的反射活动,这种反射称为节间反射。搔爬反射就是节间反射的一种表现。

三、脑干对肌紧张和姿势的调节

（一）脑干对肌紧张的调节

脑干对肌紧张的调节主要是通过脑干网状结构发出的下行纤维作用于脊髓来进行的。脑干网状结构对肌紧张的调节兼具易化和抑制两种作用。

1. 脑干网状结构参与肌紧张调节的易化区与抑制区作用　脑干网状结构内存在能够抑制或加强肌紧张及运动的区域，分别是**抑制区**（inhibitory area）和**易化区**（facilitatory area）。抑制区位于延髓网状结构的腹内侧部分；易化区主要分布在脑干中央区域，包括延髓网状结构的背外侧部分、脑桥的被盖、中脑的中央灰质及被盖以及脑干以外的下丘脑和丘脑中线核群等部位。与抑制区相比，易化区的活动较强，在肌紧张的平衡调节中占优势。脑干以外的其他结构也存在调节肌紧张的核团，如刺激大脑皮层运动区、纹状体、小脑前叶蚓部等可使肌紧张减弱，而刺激前庭核、小脑前叶两侧部和后叶中间部等区域可使肌紧张增强。这些区域和核团同脑干网状结构抑制区和易化区具有结构和功能上的联系，它们对肌紧张的调节可通过影响脑干网状结构抑制区和易化区活动来实现。

2. 去大脑僵直　在动物中脑上、下丘水平之间切断脑干后，动物出现抗重力肌（伸肌）的肌紧张亢进现象，称为**去大脑僵直**（decerebrate rigidity）。其主要表现为动物四肢伸直、坚硬如柱、头尾昂起、脊柱挺硬、呈角弓反张状态（图 10-17）。如果此时切断相应的脊髓背根，以消除肌梭传入冲动进入中枢，则僵直现象消失，可见去大脑僵直是在脊髓牵张反射的基础上发展起来的，是一种增强的牵张反射。去大脑僵直的发生是在中脑水

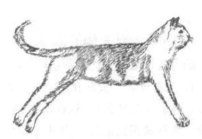

图 10-17　去大脑僵直的猫

平切断脑干后中断了大脑皮层、纹状体等部位与脑干网状结构之间的功能联系，造成抑制区和易化区之间的活动失衡，使抑制区的活动减弱，易化区的活动明显占优势的结果。

人类在患有某些中枢神经系统疾病时也出现类似去大脑僵直的现象，例如蝶鞍上囊肿引起大脑皮层与大脑皮层下结构剥离时，患者可出现明显的下肢伸肌僵直及上肢的半屈状态，称为**去皮层强直**（decorticate rigidity）。因为人的正常体位是直立的，所以上肢的半屈状态也是抗重力肌肌紧张增强的表现。中脑疾病患者可出现去大脑僵直现象，表现为头后仰、上下肢僵硬伸直、上臂内旋、手指屈曲（图 10-18）。患者出现去大脑僵直往往提示病变已严重侵犯脑干，是预后不良的信号。

去大脑僵直包括 γ 僵直和 α 僵直两种。

（1）**γ 僵直**：高位中枢的下行作用首先增强了脊髓 γ 运动神经元的活性，进而提高了肌梭的敏感性。由于肌梭传入冲动增多，α 运动神经元被进一步激活，导致肌紧张增强而出现僵直，这一现象称为 **γ 僵直**（γ-rigidity）。动物实验证实，切断猫中脑上、下丘造成去大脑僵直后，若切断动物腰骶部后根而消除肌梭传入冲动对中枢的作用，可使后肢僵直消失，这说明经典的去大脑僵直属于 γ 僵直。γ 僵直主要通过网状脊髓束实现。

（2）**α 僵直**：高位中枢的下行作用也可直接或通过脊髓中间神经元间接使 α 运动神经元活动增强，引起肌紧张增强而出现僵直，称为 **α 僵直**（α-rigidity）。在上述发生 γ 僵直的动物体内，当切断相应的脊髓后根所致相应脊髓节段僵直现象消失后，若进一步切除小脑前叶蚓部，可使僵直再次出现，此时出现的僵直即为 α 僵直，因为此时后根已切断，γ 僵直已不可能发生。若进一步切断第Ⅷ对脑神经，以消除内耳半规管和前庭传到前庭核的冲动，则上述 α 僵直消失，可见 α 僵直主要通过前庭脊髓束来实现。

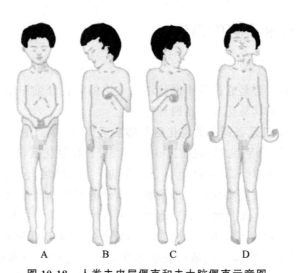

图 10-18 人类去皮层僵直和去大脑僵直示意图

A、B、C.去皮层僵直(A.仰卧,头部姿势正常时,上肢半屈;B和C.转动头部时的上肢姿势);
D.去大脑僵直时上下肢均僵直

(二) 脑干对姿势的调节

脑干还可通过一些反射(如状态反射、翻正反射等)对姿势进行调节。

1. 状态反射　头部在空间的位置发生改变以及头部与躯干的相对位置改变时,可反射性地改变躯体肌肉的紧张性,这种反射称为状态反射。状态反射包括迷路紧张反射与颈紧张反射两部分。迷路紧张反射是指内耳迷路的椭圆囊和球囊的传入冲动对躯体伸肌紧张性的反射性调节。在去大脑动物实验中,头部位置的改变会刺激内耳迷路感受器,当动物取仰卧位时伸肌紧张性最高,取俯卧位时伸肌紧张性最低。颈紧张反射是指颈部扭曲时颈部脊椎关节或肌肉本体感受器的传入冲动对四肢肌肉紧张性的反射性调节。当头向一侧扭转时,下颌所指一侧的伸肌紧张性加强;当头后仰时,则前肢伸肌紧张性加强,而后肢伸肌紧张性降低;当头前俯时,则后肢伸肌紧张性加强,而前肢伸肌紧张性降低。人类在去皮层僵直的基础上,也可出现颈紧张反射。当颈扭曲时,下颌所指一侧的上肢伸直,而对侧上肢处于更屈曲状态。在正常人体中,由于高级中枢的存在,状态反射常被抑制而不易表现出来。

2. 翻正反射　正常动物可保持站立姿势,如被推倒,可翻正过来,这种反射称为翻正反射。如使动物四肢朝天从空中落下,则可清楚地观察到动物在坠落过程中,首先是头颈扭转,然后前肢和躯干跟随着扭转过来,随后后肢也扭转过来,最后四肢安全着地。这一反射包括一系列反射活动,先是由于头部位置不正常,视觉与内耳迷路感受到刺激,从而引起头部的位置翻正;头部翻正以后,头与躯干的位置不正常,使颈部关节或肌肉受到刺激,从而使躯干的位置也翻正。

四、小脑对躯体运动的调控

小脑对于维持身体平衡、调节肌紧张以及协调与形成随意运动均有重要作用。根据小脑的传入纤维和传出纤维联系,可将小脑分为前庭小脑、脊髓小脑和皮层小脑三个主要功能部分(图 10-19)。

(一) 前庭小脑

前庭小脑由绒球小结叶构成。前庭小脑主要接受前庭器官的传入信息,传出纤维需在前庭核换元,再经前庭脊髓束抵达脊髓前角内侧部分的运动神经元。

前庭小脑的功能为控制躯体平衡与眼球的运动。实验发现,切除了绒球小结叶的猴或者第四脑室附近存在肿瘤压迫的患者,都有步基变宽、站立不稳、步态蹒跚和容易跌倒的表现。此外,

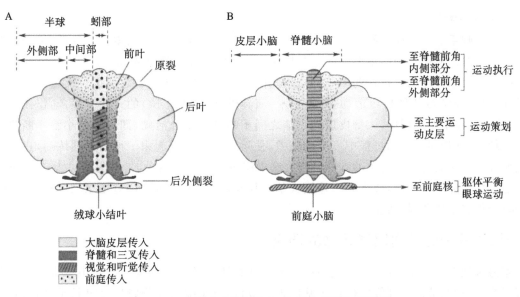

图 10-19　小脑的分区与传入、传出纤维联系示意图

A. 小脑的分区和传入纤维联系：小脑可横向分为前叶、后叶和绒球小结叶三部分，也可纵向分为蚓部、半球的中间部和外侧部三部分，小脑各种不同的传入纤维联系用不同的图例表示；

B. 小脑的功能分区（前庭小脑、脊髓小脑和皮层小脑）及其不同的传出投射。脊髓前角内侧部分运动神经元控制躯干和四肢近端的肌肉运动，与姿势的维持和粗大的运动有关；脊髓前角外侧部分运动神经元控制四肢近远端的肌肉运动，与精细的、技巧性的运动有关

前庭小脑也接受经脑桥核中转的来自外侧膝状体、上丘和视皮层等处的视觉传入，并通过对眼外肌的调节而控制眼球的运动，协调头部运动时眼的凝视运动。猫在切除了绒球小结叶后可出现**位置性眼震颤**（positional nystagmus），即当其头部固定于某一特定位置时出现眼震颤。这种小脑性眼震颤常发生在眼凝视头部一侧的特定场景。

（二）脊髓小脑

脊髓小脑由蚓部和半球中间部组成。这部分小脑主要接受脊髓和三叉神经的传入信息，也接受视觉和听觉的传入信息。蚓部的传出纤维投向脊髓前角内侧部分，也上行至大脑皮层运动区的躯体近端代表区；半球中间部的传出纤维投向脊髓前角外侧部分，也上行至大脑皮层运动区的躯体远端代表区。

脊髓小脑的主要功能是调节进行过程中的运动，协助大脑皮层对随意运动进行适时的控制。当大脑皮层运动区向脊髓发出运动指令时，通过皮层脊髓束的侧支向脊髓小脑传递有关运动指令的副本；此外，运动过程中来自肌肉和关节等处的本体感觉传入以及视觉、听觉传入等也到达脊髓小脑。脊髓小脑将这两方面的反馈信息进行对比和分析，从而察觉运动执行情况和运动指令之间的偏差。脊髓小脑一方面向大脑皮层发出矫正信息，修正大脑皮层运动区的活动，使其符合运动的实际情况；另一方面通过脑干-脊髓下传途径调节肌肉的活动，纠正运动的偏差，使运动能按大脑皮层运动区预定的目标和轨道准确进行。

脊髓小脑受损以后，由于不能有效利用来自大脑皮层和外周感觉的反馈信息协调运动，导致运动变得笨拙而不准确，表现为随意运动的力量、方向（即限度）发生紊乱。如患者无法完成精巧动作，肌肉在运动进行过程中肌肉抖动而把握不住方向，特别是在精细动作的终末出现震颤，称为**意向性震颤**（intention tremor）；行走摇晃，呈蹒跚步态，不能进行拮抗肌轮替的快速重复动作，且动作越迅速，协调障碍越明显，但在静止时无肌肉运动异常的表现。上述这些动作协调障碍统称为**小脑性共济失调**（cerebellar ataxia）。

(三) 皮层小脑

皮层小脑系小脑半球外侧部，不接受外周感觉传入，而主要与大脑皮层感觉区、运动区和联络区构成回路。皮层小脑的主要功能是参与随意运动的设计和程序的编制。一个随意运动的产生包括运动策划和运动执行这两个不同阶段，并需要脑在策划和执行之间进行反复的比较来协调动作。如，在学习某种精巧运动（外科手术、演奏乐器、艺术体操）的开始阶段，动作往往不精准、不协调。在学习过程中，大脑皮层与小脑之间不断进行联合活动，同时脊髓小脑不断收集感觉传入信息，逐步纠正运动过程中发生的偏差，使运动逐步协调起来。待运动熟练后，皮层小脑内就储存了一整套有关该运动的程序。当大脑皮层再次发动该运动时，首先通过大脑-小脑回路从皮层小脑提取运动程序，并将它回输到大脑皮层运动区，再通过皮层脊髓束发动运动。这样，运动就变得非常协调、精巧和熟练。

五、基底神经节对躯体运动的调控

基底神经节（basal ganglia）是大脑皮层下一些核团的总称。鸟类等动物由于大脑皮层尚未良好发育，运动调节的最高级中枢位于基底神经节；而对于哺乳动物特别是灵长类动物而言，基底神经节是大脑皮层下调节运动的较高级中枢，同时与大脑皮层构成回路。纹状体是与运动调节最为密切的基底神经节结构，包括在发生上较新的尾核和壳核（新纹状体），以及在发生上较为古老的苍白球（旧纹状体）。此外，丘脑底核以及黑质在功能上与基底神经节紧密联系，因此也被纳入基底神经节的范畴。

（一）基底神经节的纤维联系

1. 基底神经节与大脑皮层之间的神经回路 新纹状体是基底神经节接受来自大脑皮层纤维传入的部位，大脑皮层释放到新纹状体的神经递质为兴奋性氨基酸-谷氨酸，而苍白球内侧部是基底神经节的传出部位，由此处发出的传出纤维经丘脑腹前核和腹外侧核接替后又回到大脑皮层，从丘脑腹前核以及腹外侧核到大脑皮层的纤维投射也是兴奋性的。苍白球内侧部发出的传出纤维通过释放抑制性神经递质 GABA 紧张性地抑制丘脑腹前核和腹外侧核的活动。从新纹状体到苍白球内侧部的投射路径有两条，分别为直接通路和间接通路。直接通路是指新纹状体直接向苍白球内侧部投射的路径，其神经递质为 GABA；而间接通路则为新纹状体经苍白球外侧部和丘脑底核两次中继后到达苍白球内侧部的路径。从新纹状体到苍白球外侧部以及从苍白球外侧部再到丘脑底核的神经递质也均为 GABA，而由丘脑底核到苍白球内侧部的纤维投射是兴奋性的，神经递质为谷氨酸。由于苍白球内侧部具有较高的紧张性活动，当直接通路被激活时，苍白球内侧部的紧张性活动受到抑制，此时它对丘脑腹前核和腹外侧核的紧张性抑制作用减弱，结果使得丘脑的活动增强，这种现象称为**去抑制**（disinhibition）。由于丘脑-皮层投射系统也是兴奋性的，因此直接通路激活能够易化大脑皮层发动运动。相反，当间接通路被激活时，由于新纹状体-苍白球外侧部-丘脑底核通路中也存在类似的去抑制现象，因而丘脑底核活动增强，继而进一步加强了苍白球内侧部对丘脑-皮层投射系统的紧张性抑制作用。可见，间接通路激活将会抑制大脑皮层发动运动。两条路径平时以直接通路的活动为主。

2. 黑质-纹状体投射系统 黑质与纹状体之间存在紧密的纤维联系。黑质多巴胺能神经元的轴突上行抵达新纹状体内的中型多棘神经元，通过多巴胺能 D_1 受体而增强直接通路的活动，也可通过 D_2 受体抑制间接通路的活动，二者均会导致大脑皮层兴奋性增强，使运动信息增多。同时黑质多巴胺能神经元纤维通过调节纹状体内的胆碱能神经元的活动进而影响新纹状体内 GABA 能神经元的活动，该类神经元的轴突下行抵达黑质，反馈调节多巴胺能神经元的活动。

（二）基底神经节的功能

基底神经节是运动调节系统的较高级中枢，主要参与运动的设计和程序的编制。它能够将一个抽象的运动方案转化为一个较为具体的随意运动过程,在随意运动的产生和稳定、肌紧张的调节、本体感受器传入等过程中发挥重要调节作用。此外,基底神经节还参与自主神经功能的调节、感觉的传入、心理行为与学习记忆功能活动。

(三) 与基底神经节损伤有关的运动障碍性疾病

基底神经节损伤可引起一系列运动功能障碍,主要分为两类:一类是运动过少而肌紧张过强性的运动障碍,如**帕金森病**(Parkinson's disease),另一类是运动过多而肌紧张低下的运动障碍性疾病,如**亨廷顿舞蹈症**(Huntington disease)和手足徐动症等。

1. 帕金森病 又称震颤麻痹。主要症状为全身肌紧张增高,肌肉强直,随意运动减少,动作徐缓,面部表情呆滞,常伴有静止性震颤。运动症状主要出现在动作的准备阶段,而动作一旦发起,便可顺利进行。帕金森病的病因是黑质多巴胺能神经元变性坏死。由于黑质-纹状体投射系统可通过 D_1 受体增强直接通路的活动,也可通过 D_2 受体抑制间接通路的活动,因此,黑质-纹状体投射系统受损将使得直接通路活动减弱以及间接通路活动增强,大脑皮层发动运动受到抑制,从而产生运动减少、动作迟缓的表现。临床上常给予多巴胺的前体物质左旋多巴进行治疗。此外,M 受体阻断剂东莨菪碱亦能改善帕金森病的症状。这提示帕金森病可能与新纹状体内胆碱能中间神经元的兴奋性作用和多巴胺能的抑制作用之间的平衡失调有关。但左旋多巴以及东莨菪碱对静止性震颤均无明显治疗效应,这提示静止性震颤可能与丘脑腹外侧核等结构功能异常有关。

2. 亨廷顿舞蹈症 主要临床表现为上肢和头部不自主地出现舞蹈样动作,伴肌张力降低等症状。此病的病因主要是新纹状体病变,特别是新纹状体内 GABA 能中间神经元变性或遗传性缺损。新纹状体对苍白球外侧部的抑制作用减弱,使得间接通路活动减弱而直接通路活动相对增强,大脑皮层发动运动指令更为容易,从而出现运动过多的症状。临床上常应用利舍平耗竭多巴胺以缓解症状。

六、大脑皮层对躯体运动的调控

躯体运动的产生是一个较为复杂的过程。目前认为,一个随意运动的产生包括运动策划和运动执行两个阶段。随意运动的灵感来源于大脑皮层联络区(cortical association area)。运动策划需要在大脑皮层和大脑皮层下的两个重要运动区(即基底神经节和皮层小脑)进行,策划好的运动方案被传送到大脑皮层运动区(中央前回和运动前区),再从此处发出运动指令,经由运动传出通路到达脊髓和脑干的运动神经元。在这个过程中,大脑皮层与基底神经节、皮层小脑之间不断进行信息交流。运动的执行需要脊髓小脑的参与,脊髓小脑利用其与脊髓、脑干和大脑皮层之间的纤维联系,将来自肌肉、关节等处的外周感觉信息与大脑皮层运动区发出的运动指令反复进行对比,并修正大脑皮层运动区的运动指令。外周感觉反馈信息也可直接传入大脑皮层运动区,通过对运动偏差进行矫正而使运动变得精准、平稳。

(一) 大脑皮层运动区

人和灵长类动物的大脑皮层运动区发育更为完善,包括中央前回、运动前区、运动辅助区和后顶叶皮层等区域。

1. 主要运动区 人和灵长类动物的主要运动区包括中央前回(4区)和运动前区(6区),这些区域是控制躯体运动最为重要的区域。它们接受来自本体感觉的神经冲动,感受躯体的姿势和躯体各部分在空间的位置及运动状态,并借此调整和控制躯体的运动。主要运动区具有以下功能特征:

(1) **交叉性支配** 即一侧大脑皮层运动区支配对侧躯体的肌肉运动。但头面部肌,下部面肌和舌肌受对侧大脑皮层运动区支配,其余部分为双侧支配。因此一侧内囊损伤会导致对侧下部面肌及舌肌麻痹,但头面部多数肌肉活动仍基本正常。

(2) **总体倒置**。运动区定位从上到下的安排是倒置的关系,下肢代表区分布在大脑皮层运动区顶部,膝关节以下肌肉代表区在半球内侧面,上肢肌肉代表区在中间,头面部肌肉代表区在大脑皮层运动区底部而头面部代表区内部的安排是正立的(图 10-20)。从运动区的前后安排来看,躯干和肢体近端肌肉的代表区在前(6 区),肢体远端肌肉的代表区在后(4 区),手指、足趾、唇和舌的肌肉代表区分布在中央沟前缘。

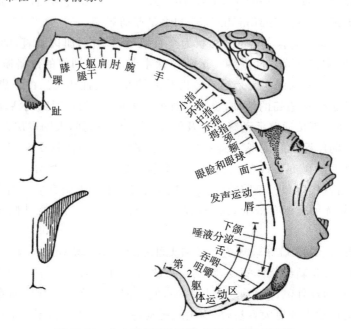

图 10-20 中央前回控制躯体运动的规律示意图

(3) **具有精细的功能定位**。运动越精细、越复杂的部位,其皮层运动代表区所占面积越大,而与肢体相应部位的实际大小无关,如手指以及发声部位所占皮层运动代表区面积很大,而躯干所占面积则很小。

2. 其他运动区 人和猴的**运动辅助区**(supplementary motor area)位于两半球内侧面,扣带回沟以上,4 区之前的区域。动物实验中,电刺激该区域一般引起双侧肢体运动;破坏该区域将使双手协调性动作难以完成,复杂动作变得笨拙。此外,第一躯体感觉区与第二躯体感觉区以及 5、7、8、18、19 区均与运动有关。

(二) 运动传出通路

由大脑皮层发出,经内囊、脑干下行至脊髓前角运动神经元的传导束,称为**皮层脊髓束**(corticospinal tract);由大脑皮层发出,经内囊到达脑干内各脑神经运动神经元的传导束,称为**皮层脑干束**(corticobulbar tract)。二者是大脑皮层控制躯体运动最重要的通路,皮层脊髓束主要支配躯干、四肢的躯体运动,而皮层脑干束主要支配头面部的肌肉活动。皮层脊髓束中约 80% 的纤维经延髓锥体交叉跨过中线,在对侧脊髓外侧索下行而形成皮层脊髓侧束。皮层脊髓侧束纵贯脊髓全长,其纤维与脊髓前角外侧部分的运动神经元形成突触连接,控制四肢远端的肌肉活动,与精细、技巧性的运动有关。其余 20% 的纤维在延髓锥体不交叉,在脊髓同侧前索下行,形成皮层脊髓前束。前束只下行至胸部,经白质前联合交叉,通过中间神经元接替,最终与脊髓前角内侧部分的神经元构成突触连接,控制躯干和四肢近端的肌肉,与姿势的维持和粗略运动有关。

此外,上述通路发出的侧支和一些直接起源于大脑皮层运动区的纤维,经脑干某些核团换元后形成纤维束,分别到达脊髓或脑干内的脑神经运动神经元,从而调节四肢和头面部的肌肉活动。如顶盖脊髓束、网状脊髓束和前庭脊髓束分别参与对近端肌肉粗略运动和姿势的调节,而红核脊髓束参与对四肢远端肌肉精细运动的调节。

运动传出通路损伤常出现柔软性麻痹(软瘫)和痉挛性麻痹(硬瘫)两种不同的临床表现。二者都伴有随意运动的丧失,但前者的牵张反射减退或消失同时伴有肌肉萎缩,常见于脊髓和脑运动神经元损伤,如脊髓灰质炎,临床上称为下运动神经元损伤;而后者呈现牵张反射亢进的表现,常见于脑内高位中枢的损伤,如内囊出血引起的脑卒中,临床上称为上运动神经元损伤。目前认为,上运动神经元损伤引起硬瘫的说法不够准确,这源于对于上运动神经元概念的误解,上运动神经元不单指运动传出通路(皮层脊髓束和皮层脑干束),姿势调节系统、运动传出通路和小脑运动调节系统均由中枢神经系统控制,组成这三个系统的神经元皆属于上运动神经元。硬瘫主要由姿势调节系统损伤所致,因为肌紧张主要受该系统的调控;小脑运动调节系统损伤者往往出现运动协调功能障碍;而单纯的运动传出通路损伤者出现不全性麻痹,具体表现为运动功能减退和肌张力减弱。此外,人类的皮层脊髓侧束受损后将出现巴宾斯基征阳性的体征(以钝物划足跖外侧时出现拇指背屈和其他四指外展呈扇形散开)。平时脊髓受高位中枢的控制,这一原始反射被抑制而不表现出来,呈现所有足趾均发生跖屈,为巴宾斯基征阴性(图 10-21)。婴儿因其皮层脊髓束尚未发育完全,或成人在深睡或麻醉状态下,也可出现巴宾斯基阳性体征。临床上可通过此项检查评估皮层脊髓侧束功能是否正常。

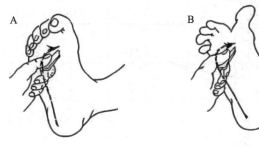

图 10-21 巴宾斯基征
A. 阴性;B. 阳性

第四节 神经系统对内脏活动、本能行为和情绪活动的调节

机体的内脏活动不受意识控制,主要接受自主神经系统的调控。本能行为受下丘脑和边缘系统其他结构等神经中枢的调控。情绪由脑内奖赏系统和惩罚系统调控,并引起自主神经系统活动的改变。

一、自主神经系统的结构特征、功能及其特征

自主神经系统(autonomic nervous system)也称为植物神经系统(vegetative nervous system)或内脏神经系统(visceral nervous system),其主要功能是调节内脏的活动。自主神经系统包括传入神经和传出神经两部分,但习惯上仅指传出部分。自主神经包括交感神经(sympathetic nerve)和副交感神经(parasympathetic nerve)两种(图 10-22),它们均受中枢神经系统的控制。

(一) 自主神经系统的结构特征

从中枢发出的自主神经在抵达效应器官前,先在外周神经节内换元(支配肾上腺髓质的交感神经不换元直接抵达),换元后再发出纤维,支配效应器官。由中枢发出的纤维称为节前纤维,由

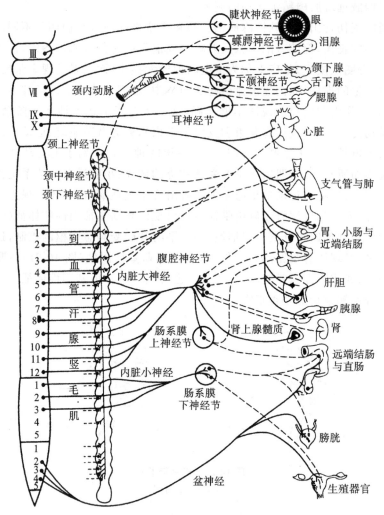

图 10-22 自主神经分布示意图
实线,节前纤维;虚线,节后纤维

节内神经元发出的纤维称为节后纤维。交感神经节位于椎旁节和椎前节中,离效应器官较远,因此节前纤维短而节后纤维长;副交感神经节常位于效应器官壁内,离效应器官较近,因此节前纤维长而节后纤维短(图 10-23)。

交感神经起自脊髓胸腰段($T_1 \sim L_3$)灰质侧角神经元,兴奋时产生的效应较广泛;副交感神经起自脑干的脑神经核和脊髓骶段($S_2 \sim S_4$)灰质侧角神经元,兴奋时的效应相对局限。主要原因:①交感神经几乎支配全身所有的内脏器官;而副交感神经的分布较局限。某些器官无副交感神经支配,如皮肤和肌肉的血管、一般的汗腺、竖毛肌、肾上腺髓质和肾只有交感神经支配。②交感节前神经元与交感节后神经元的突触联系辐散程度较高,而副交感神经则不然。例如,猫颈上神经节内的交感节前纤维与交感节后纤维之比为 1:(11～17),而睫状神经节内的副交感节前纤维与副交感节后纤维之比为 1:2。此外,哺乳动物的交感节后纤维除了支配效应器官细胞外,还有少量纤维支配器官壁内的神经节细胞,对副交感神经发挥调节作用。

(二) 自主神经系统的功能

自主神经系统的主要功能是调节心肌、平滑肌和腺体(消化腺、汗腺、部分内分泌腺)的活动,主要通过神经递质和受体的相互作用实现。副交感神经节后纤维和支配汗腺以及骨骼肌血管的交感神经节后纤维的神经递质为乙酰胆碱,与效应器上的 M 受体作用,产生 M 样作用;大部分交

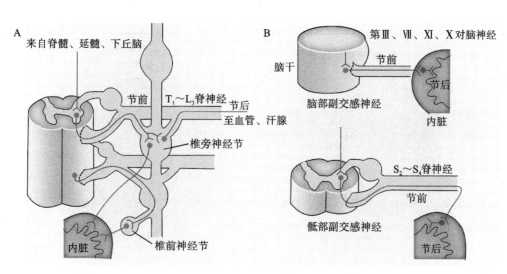

图 10-23　自主神经系统结构模式图
A. 交感神经部分；B. 副交感神经部分

感神经节后纤维释放的神经递质是去甲肾上腺素,与效应器上的α受体或β受体结合产生相应的效应。自主神经系统胆碱能受体和肾上腺素能受体的分布及其生理功能见表10-4。除胆碱能受体和肾上腺素能受体外,自主神经系统内还存在少量其他种类的神经递质,如血管活性肠肽、脑啡肽、P物质、生长抑素、5-羟色胺和一氧化氮等,通过结合相应的受体发挥作用。

表 10-4　自主神经系统胆碱能受体和肾上腺素能受体的分布及其生理功能

效应器	胆碱能受体	效应	肾上腺素能受体	效应
自主神经节	N_1	节前-节后兴奋传递		
眼				
虹膜环行肌	M	收缩（缩瞳）		
虹膜辐射状肌			α_1	收缩（扩瞳）
睫状肌	M	收缩（视近物）	β_2	舒张（视远物）
心				
窦房结	M	心率减慢	β_1	心率加快
房室传导系统	M	传导减慢	β_1	传导加快
心肌	M	收缩力减弱	β_1	收缩力增强
血管				
冠状血管	M	舒张	α_1	收缩
			β_2	舒张（为主）
皮肤黏膜血管	M	舒张	α_1	收缩
骨骼肌血管	M	舒张*	α_1	收缩
			β_2	舒张（为主）
脑血管	M	舒张	α_1	收缩
腹腔内脏血管			α_1	收缩（为主）
			β_2	舒张
唾液腺血管	M	舒张	α_1	收缩

续表

效应器	胆碱能受体	效应	肾上腺素能受体	效应
支气管				
平滑肌	M	收缩	β_2	舒张
腺体	M	促进分泌	α_1	抑制分泌
			β_2	促进分泌
胃肠				
胃平滑肌	M	收缩	β_2	舒张
小肠平滑肌	M	收缩	α_2	舒张**
			β_2	舒张
括约肌	M	舒张	α_1	收缩
腺体	M	促进分泌	α_2	抑制分泌
胆囊和胆道	M	收缩	β_2	舒张
膀胱				
逼尿肌	M	收缩	β_2	舒张
三角区和括约肌	M	舒张	α_1	收缩
输尿管平滑肌	M	收缩	α_1	收缩
子宫平滑肌	M	可变***	α_1	收缩(有孕)
			β_2	舒张(无孕)
皮肤				
汗腺	M	促进温热性发汗*	α_1	促进精神性发汗
竖毛肌			α_1	收缩
唾液腺	M	分泌大量稀薄唾液	α_1	分泌少量黏稠唾液
代谢				
糖酵解			β_2	加强
脂肪分解			β_3	加强

注：*为交感节后胆碱能纤维支配；**可能是突触前受体调制神经递质的释放所致；***可因月经周期、循环血中雌激素和孕激素水平、妊娠以及其他因素而发生变动。

(三) 自主神经系统的功能特征

1. 紧张性支配 自主神经对效应器的支配一般具有持久的紧张性效应。在安静状态下，自主神经系统持续发放一定频率的冲动，使所支配的器官处于一定程度的活动状态，称为自主神经系统的紧张性。例如，切断支配心脏的迷走神经，心率即加快；切断交感神经，心率则减慢。一般认为，自主神经的紧张性来源于中枢，而中枢的紧张性受神经反射和体液因素等多种因素的影响。例如，压力感受器的传入冲动对维持心交感神经和心迷走神经的紧张性有重要作用；而中枢组织内 CO_2 浓度对维持交感缩血管中枢的紧张性有重要作用。

2. 对同一效应器的双重支配 大多数内脏器官都接受交感和副交感神经的双重支配，两者的作用往往是相互拮抗的。如心迷走神经具有抑制心脏的作用，而心交感神经则具有兴奋心脏的作用；迷走神经可促进小肠运动和分泌，而交感神经则起抑制作用。这种正反两方面的调节可使器官的活动状态很快调整到适合于机体需要。但是，有时二者在某些外周效应器上的作用是一致的,如两种神经都能促进唾液腺的分泌,交感神经兴奋可促进少量黏稠唾液分泌,副交感神经兴奋则能引起大量稀薄唾液分泌。此外,交感神经系统与副交感神经系统间存在交互抑制,即交感神经系统活动增强时,副交感神经系统活动则处于相对抑制状态,反之亦然。

3. 受效应器所处功能状态的影响 自主神经的活动度还与效应器当时的功能状态有关。例如,刺激交感神经可引起无孕动物的子宫运动抑制,而使有孕子宫的运动加强,这是因为子宫在不同功能状态时其上所表达的受体不同。胃幽门如果原来处于收缩状态,刺激迷走神经则使之舒张;如原来处于舒张状态,刺激迷走神经则使之收缩。

4. 对整体生理功能调节的意义 交感神经系统活动一般比较广泛,常以整个系统来参加反应。交感神经系统主要是使机体在环境急骤变化的情况下,可以动员机体许多器官的潜在能力以适应环境的变化。例如,在剧烈肌肉运动、窒息、失血或寒冷环境等情况下,机体出现心率加速、皮肤与腹腔内脏血管收缩、血液储存库排出血液以增加循环血量、红细胞计数增加、支气管扩张、肝糖原分解加速以及血糖浓度升高、肾上腺素分泌增加等现象。交感神经系统活动虽具有广泛性,但对于不同程度的刺激,不同部位的交感神经的反应方式和程度是不同的且表现为不同的整合形式。

副交感神经系统的活动相对比较局限,其主要功能是保护机体、休整恢复、促进消化、积蓄能量以及加强排泄和生殖功能等。例如,机体在安静时,副交感神经活动往往加强,此时,心脏活动受抑制,瞳孔缩小,消化道功能增强以促进营养物质吸收,胰岛素分泌增加以补充能量等。

二、中枢神经系统对内脏活动的调节

在中枢神经系统的各级水平都存在调节内脏活动的区域,调节主要通过反射完成。较简单的内脏反射通过脊髓即可实现,而复杂的内脏反射则需要延髓及以上的中枢参与。

（一）脊髓对内脏活动的调节

脊髓是内脏活动调节的初级中枢。脊髓高位离断患者的脊休克恢复后,血管张力反射、发汗反射、排尿反射、排便反射、勃起反射也逐渐恢复,但这些反射不能充分满足人体生理功能的需要。如由平卧位转成站立位时,患者常感觉头晕。因为此时机体对体位性血压反射的调节能力很差,脊髓以上的心血管中枢活动不能控制脊髓的初级中枢,血管的外周阻力不能及时发生改变。又如,基本的排尿反射可以进行,但排尿不受意识控制,而且排尿也不完全。

（二）低位脑干对内脏活动的调节

由延髓发出的自主神经传出纤维支配头面部所有的腺体、心、支气管、喉头、食管、胃、胰腺、肝和小肠等;同时,脑干网状结构中存在许多与内脏活动功能有关的神经元,其下行纤维支配脊髓,调节脊髓的自主神经功能。许多基本生命现象(如循环、呼吸等)的反射调节在延髓水平能初步完成。因此,延髓有"生命中枢"之称。此外,中脑是瞳孔对光反射的中枢所在部位,中脑和脑桥对心血管活动、呼吸、排尿等内脏活动也有调节作用(详见有关章节)。

（三）下丘脑对内脏活动的调节

下丘脑是由许多核团组成的复合结构,包括:前区的视前核、视上核、视交叉上核、室旁核、下丘脑前核;内侧区的腹内侧核、背内侧核、结节核与灰白结节,还有弓状核与结节乳头核;外侧区的下丘脑外侧核以及内侧前脑束;后区的下丘脑后核与乳头体核。下丘脑与边缘前脑及脑干网状结构有紧密的结构和功能方面的联系,进入下丘脑的传入冲动可来自边缘前脑、丘脑、脑干网状结构;其传出冲动也可抵达这些部位。下丘脑还可通过垂体门脉系统和下丘脑垂体束调节腺垂体和神经垂体的活动(见第十一章)。下丘脑是较高级的调节内脏活动的中枢,能把内脏活动和其他生理活动联系起来,调节体温、摄食行为、水平衡、内分泌功能、情绪反应、生物节律等重要生理过程。

1. 调节体温　在哺乳动物的下丘脑以下部位横切脑干后,哺乳动物不能保持体温的相对稳定;而在间脑以上水平切除大脑皮层,体温仍能基本保持相对稳定。可见在间脑水平存在着体温调节中枢。已知视前区-下丘脑前部存在着温度敏感神经元,它们既能感受所在部位的温度变化,也能对传入的温度信息进行整合。当此处温度超过或低于调定点(正常时约为 37 ℃)时,即可通过调节产热和散热活动使体温保持相对稳定。

2. 调节水平衡　毁损下丘脑可导致动物烦渴与多尿,这说明下丘脑能调节机体对水的摄入与排出,从而维持机体的水平衡。下丘脑控制肾排水的功能是通过改变抗利尿激素的分泌来完成的。下丘脑前部存在着渗透压感受器,它能根据血液的渗透压变化来调节抗利尿激素的分泌。此外,抗利尿激素的分泌还受其他多种因素的影响(见第八章)。一般认为,下丘脑控制摄水的区域与控制抗利尿激素分泌的核团在功能上相互联系,两者协同调节水平衡。

3. 调节腺垂体和神经垂体激素的分泌　下丘脑内神经分泌细胞能合成多种调节腺垂体激素分泌的肽类物质,统称为下丘脑调节肽(见第十一章)。这些肽类物质被运输到正中隆起,由此经垂体门脉系统到达腺垂体,促进或抑制某种腺垂体激素的分泌。下丘脑内还存在着监察细胞,能感受血液中某些激素的变化,从而反馈调节下丘脑调节肽的分泌。此外,下丘脑视上核和室旁核能合成血管升压素和催产素,通过下丘脑垂体束运输到神经垂体储存。目前认为,神经系统和内分泌系统这两大调节系统之间无论在功能上或结构上都存在明显的相互联系及影响。因此,研究者将神经系统与内分泌系统联系起来进行一系列功能研究,由此产生了一个新型的综合性很强的研究领域——神经内分泌系统。下丘脑起着神经内分泌换能器的作用,在神经-内分泌整合功能中起着重要的作用。

4. 控制生物节律　机体内的多种活动按一定的时间顺序发生变化,这种变化节律称为生物节律(biorhythm)。人体许多生理功能具有日节律(circadian rhythm),如血细胞数、体温、促肾上腺皮质激素分泌等的日周期变动。日周期是机体最重要的生物节律。研究表明,下丘脑的视交叉上核可能是日周期的控制中心。视交叉上核可通过视网膜-视交叉上核束与视觉感受装置发生联系,因此外界的昼夜光照变化可影响视交叉上核的活动,从而使体内日周期节律与外环境的昼夜节律同步起来。如人为改变每日的光照和黑暗的时间,可使一些机体功能的日周期位相发生改变。控制生物节律的传出途径既有神经性的,也有体液性的。松果体激素褪黑素可能对体内器官活动起着生物钟的作用。

(四) 大脑皮层对内脏活动的调节

1. 边缘叶和边缘系统　大脑半球内侧面皮层与脑干连接部和胼胝体旁的环周结构称为边缘叶。其中最内圈的海马、穹窿等称为古皮层,较外圈的扣带回、海马回等称为旧皮层。边缘叶连同与其密切相关的岛叶、颞极、眶回等大脑皮层,以及杏仁核、隔区、下丘脑、丘脑前核等大脑皮层下结构统称为边缘系统。同时,中脑中央灰质及被盖等中脑结构也被归入该系统。

边缘系统对内脏活动的调节作用复杂而多变。例如,刺激扣带回前部的不同部位可分别引起呼吸抑制或加速、血压下降或上升、心率减慢或加速、瞳孔扩大或缩小等变化;刺激杏仁核出现咀嚼、唾液和胃液分泌增加、胃蠕动增强、排便、心率减慢、瞳孔扩大;刺激隔区不同部位出现阴茎勃起、血压下降或上升、呼吸暂停或加强。此外,边缘系统与情绪反应的调节有关。如电刺激中脑中央灰质背侧部引起防御反应,刺激中脑的背侧和内嗅皮层等部位会引起动物厌恶。刺激杏仁核外侧部,动物出现恐惧和逃避反应;而刺激杏仁核内侧部和尾侧部,动物则出现攻击行为。另外,杏仁核还与性行为有密切关系。实验表明,杏仁核以及基底外侧核具有抑制性行为的作用;而杏仁皮层内侧区则具有兴奋性行为的作用。

2. 新皮层　新皮层是指哺乳动物新进化的大脑皮层,是指除了古皮层和旧皮层之外的皮质区域,约占总皮层的 96%。电刺激动物的新皮层,除能引起躯体运动外,也可引起内脏活动的变化。如刺激新皮层 Brodmann 第 4 区内侧面一定部位,会引起直肠与膀胱运动的变化;刺激其外侧面一定部位,会引起呼吸、血管运动的变化;刺激其底部,会引起消化道运动及唾液分泌的变化。电刺激人类大脑皮层也能见到类似的结果。另外,刺激额叶皮层近中线部分会引起愉快和满足感。新皮层在内脏活动的调节中以整合为主要特征。这些现象均说明,新皮层是调控内脏活动的高级中枢。

三、神经系统对本能行为和情绪活动的调节

本能行为(instinctual behavior)是指动物在进化过程中形成而遗传固定下来的,对个体和种族生存具有重要意义的行为,如摄食、饮水和性行为等。情绪(emotion)是指人类和动物对客观环境刺激所表达的一种特殊的心理体验和某种固定形式的躯体行为表现。情绪有恐惧、焦虑、发怒、愉快、痛苦、悲哀和惊讶等多种表现形式。本能行为和情绪常伴发自主神经系统和内分泌系统功能活动的改变。本能行为和情绪主要受下丘脑和边缘系统的调节。人类的本能行为和情绪受后天学习和社会因素的影响十分巨大。

(一) 本能行为

1. 摄食行为 摄食行为是动物维持个体生存的基本活动。用埋藏电极刺激动物下丘脑外侧区,可导致动物多食,而破坏此区域后,动物拒绝饮食;刺激下丘脑腹内侧核,可导致动物拒食,而破坏此核后,动物食欲增大而逐渐肥胖。因此提示,下丘脑外侧区存在摄食中枢(feeding center),而腹内侧核存在饱中枢(satiety center),两者之间存在交互抑制的关系,它们对血液中葡萄糖水平敏感。另外,杏仁核的基底外侧核群和隔区能易化下丘脑饱中枢并抑制摄食中枢的活动。

大脑新皮层可在一定程度上控制摄食中枢活动,影响摄食行为。如某些人发生厌食、过多进食喜欢的食物或者主观上强制自己节食等,均与新皮层对摄食中枢的调节有关。

目前研究表明,脑内多种神经递质介导摄食行为的调控。例如,神经肽 Y、阿片肽、增食因子、胰多肽、去甲肾上腺素、多巴胺等可促进摄食,瘦素、神经降压素、缩胆囊素等则抑制摄食行为。

2. 饮水行为 下丘脑内控制摄水的区域与上述摄食中枢极为靠近。破坏下丘脑外侧区后,动物除拒绝饮食外,饮水也明显减少;刺激下丘脑外侧区某些部位,则可引起动物饮水增多。人类和高等动物的饮水行为是通过渴觉而引起的。引起渴觉的主要因素是血浆晶体渗透压升高和细胞外液量明显减少。前者通过刺激下丘脑前部的渗透压感受器而作用;而后者通过肾素-血管紧张素系统发挥作用(见第八章)。人类的饮水为习惯性行为,不一定都由渴觉引起。

3. 性行为 性行为是动物维持种系生存的基本活动。神经系统中的许多部位参与对性行为的调节。性交本身由一系列在脊髓和低位脑干中进行的反射整合而成,但与之相关的行为成分、性交的欲望、雌性和雄性动物一系列协调有序的调节,主要受下丘脑、边缘系统和大脑皮层的控制。其中下丘脑是调节性行为的主要部位。如刺激大鼠、猫、猴等动物的内侧视前区,雄性和雌性动物均会有性行为的表现;破坏该部位后,动物表现出对异性的冷漠并丧失性行为。在该区注入性激素也可诱发性行为。在人类,大脑皮层对性行为的控制起主导作用。

(二) 情绪

1. 恐惧和发怒 动物可能或已经受到威胁或伤害时会出现恐惧或发怒等表现。恐惧(fear)时它们会出汗,瞳孔扩大,左顾右盼,企图寻机逃跑;而发怒(rage)时它们常竖毛、张牙舞爪和发出咆哮声等。当危险信号出现时,动物能快速判断后决定逃避或格斗。因此,恐惧和发怒是一种本能的防御反应(defense reaction),也称为格斗-逃避反应(fight-flight reaction)。

研究表明,下丘脑内存在防御反应区(defense zone),主要位于下丘脑近中线的腹内侧区。在动物清醒的情况下,电刺激该区可使动物出现防御行为。此外,电刺激下丘脑外侧区可引起动物

攻击、厮杀,电刺激下丘脑背侧区则导致动物出现逃避行为。下丘脑的这种活动受到大脑皮层的抑制而不易表现出来,切除大脑后则抑制解除,下丘脑的防御反应功能被释放出来。如对于在间脑水平以上切除大脑的猫,只要给予微弱的刺激,就能激发出强烈的防御反应,表现为张牙舞爪,好似正常猫在搏斗,故称为假怒(sham rage)。可见,下丘脑与情绪反应的关系很密切,人类下丘脑病变时也往往出现不正常的情绪生理反应。

2. 愉快和痛苦 愉快(pleasure)通常由那些能够满足机体需要的刺激所引起,是一种积极的情绪,如在饥饿时得到美味的事物;痛苦(agony)一般由伤害躯体或精神的刺激或因需求得不到满足而引起,是一种消极的情绪,如严重创伤、疼痛、饥饿和寒冷等。

在动物实验中,预先于脑内埋藏一刺激电极,并让动物学会自己操纵开关而进行脑刺激,这种实验方法称为自我刺激(self stimulation)。如果将刺激电极置于大鼠中脑背盖腹侧区的中线部分,动物只要无意中有过一次自我刺激的体验,就会一遍又一遍地重复自我刺激,随后很快发展到长时间连续地自我刺激。这表明刺激这些脑区能引发动物的自我满足感和愉悦情绪。这些脑区称为奖赏系统(reward system)或趋向系统(approach system)。如果将刺激电极置于大鼠下丘脑后部的外侧部分,大鼠无意中的一次自我刺激将使其退缩、回避,且以后不再进行自我刺激。这表明刺激这些脑区可使动物感到嫌恶和痛苦,因此这些脑区称为惩罚系统(punishment system)或回避系统(avoidance system)。部分精神分裂症、癫痫或伴有顽痛的肿瘤患者,用自我刺激的方法可在一定程度上减轻痛苦。研究提示,大鼠脑内奖赏系统所占脑区约为全脑的35%,惩罚系统约为5%,既非奖赏系统又非惩罚系统者约占60%。

3. 焦虑和抑郁 焦虑(anxiety)是人类对现实的潜在挑战或威胁的一种复杂的情绪反应,其特点是焦虑的强度与现实的威胁程度相一致,并随现实威胁的消失而消失,因而具有适应性意义。抑郁(depression)是一种以情绪低落为主的精神状态,偶然的抑郁是正常的情绪波动,经过适度自我调适可恢复心理平稳。

整合生理学与临床

第五节 脑电活动及睡眠与觉醒

睡眠与觉醒是脑的重要功能活动之一。对于哺乳动物和鸟类等动物的睡眠与觉醒,可根据行为和所记录的脑电图、肌电图或眼电图进行客观区别。因此了解脑电活动的表现及其产生机制,将在一定程度上有助于对睡眠和觉醒机制的理解。

一、脑电活动

大脑皮层的神经元具有生物电活动。脑电活动来源于神经元本身的膜电位及其波动、神经冲动的传导和突触传递过程中产生的后电位。脑电活动有皮层诱发电位和自发脑电活动两种形式。

(一)皮层诱发电位

皮层诱发电位(evoked cortical potential)是指人工刺激某一感觉传入系统(可以是感觉器官、感觉传入神经或感觉传导通路上任意一点)或脑的某一部位时,在大脑皮层某一局限区域引导出的电位变化。各种感觉诱发电位有一定的形式,躯体感觉诱发电位一般分为主反应、次反应和后发放三种成分(图10-24)。①主反应为在一定的潜伏期后出现先正(向下)后负(向上)的电位变化,在大脑皮层的投射有特定的中心区,且与刺激有锁时关系。潜伏期的长短与刺激部位离大脑皮层的距离、神经纤维传导速度和经过的突触数目有关。②次反应是跟随主反应之后的扩散性续发反应,可见于大脑皮层的广泛区域,即在大脑皮层无中心区,与刺激无锁时关系。次反应与感觉的非特异感觉投射系统活动有关。③后发放是次反应之后一系列正相的周期性电位波动,是大脑皮层与丘脑的感觉接替核团之间环路活动的结果。由于皮层诱发电位常出现在自发脑电活动的背景上,因此较难分辨;但由于主反应与刺激有锁时关系,而诱发电位的其他成分和自发脑电均无此关系,因此运用计算机将电位变化叠加和平均处理能使主反应突显出来,而其他成分则相互抵消。用这种方法记录到的电位称为平均诱发电位。记录诱发电位有助于了解各种感觉投射的定位。诱发电位也可在颅外头皮上记录到。临床上测定诱发电位对中枢病变定位诊断具有一定价值,也是研究行为和心理活动的方法之一。

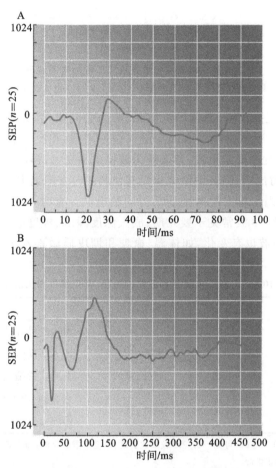

图 10-24　电刺激家兔腓总神经引起的躯体感觉诱发电位(SEP)
A. 刺激后 0～100 ms 内的 SEP 描记,即图 B 中前 100 ms 的展宽;B. 刺激后 0～500 ms 内的 SEP 描记,刺激后约 12 ms 出现先正(向下)后负(向上)的主反应,随后出现次反应,约 300 ms 后出现后发放。
横坐标为描记时间,纵坐标为计算机数字量,n 为计算机叠加次数

(二) 自发脑电活动

在无明显刺激的情况下,大脑皮层经常自发地产生节律性的电位变化,称为自发脑电活动。这种自发脑电活动可用电极在头皮表面记录下来,称为脑电图(electroencephalogram,EEG)(图 10-25);在颅骨打开时直接在大脑皮层表面记录到的电位变化,称为脑皮层电图。

根据自发脑电活动的频率,可将脑电波分为 α、β、θ 和 δ 等波形。各种波形在不同脑区和在不同条件下的表现可有显著差别。

脑电图的波形可随大脑皮层功能活动状态而改变,当大脑皮层神经元的电活动趋向步调一致时,则出现低频率、高振幅的波形,称为同步化,如 α 波就是一种同步化波;当大脑皮层神经元

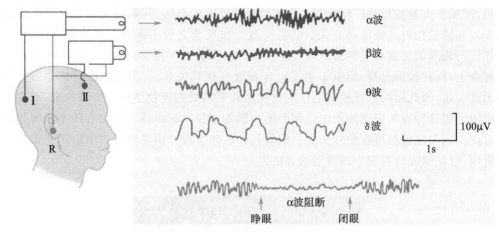

图 10-25 脑电图记录方法与正常脑电图波形
Ⅰ、Ⅱ,引导电极放置位置(分别为枕叶和额叶);R,无关电极放置位置(耳廓)

的电活动不一致时,则出现高频率、低振幅的波形,称为去同步化,如 β 波就是一种去同步化波。由高振幅慢波变为低振幅快波,常提示大脑皮层兴奋性增强;相反,则表示大脑皮层向抑制过程发展。α 波是成人安静时的主要脑电波,常表现为波幅由小变大,再由大变小反复变化的梭形波。α 波在清醒、安静并闭眼时出现,睁开眼睛或接受其他刺激时立即消失而呈现 β 波,这一现象称为 α 波阻断(α-block)。β 波则为新皮层紧张活动时的脑电波。有时,β 波可重叠于 α 波之上。θ 波可见于儿童或成人困倦时。δ 波常见于婴儿期、成人深度睡眠、极度疲劳时或麻醉状态下(表 10-5)。不同生理情况下脑电波也有变化,如体温、血糖和糖皮质激素水平较低,动脉血氧分压水平较高时,α 波的频率减慢。

表 10-5 正常脑电图各种波形的特征、常见部位和出现条件

脑电波	频率/Hz	幅度/μV	常见部位	出现条件
α	8~13	20~100	枕叶	成人安静、闭眼、清醒时
β	14~30	5~20	额叶、顶叶	成人活动时
θ	4~7	100~150	颞叶、顶叶	儿童正常脑电,或成人困倦时
δ	0.5~3	20~200	颞叶、枕叶	婴儿期、成人深度睡眠、极度疲劳、麻醉状态时

*除表中所列各波以外,专注状态时,可见一种频率较 β 波更高、幅度不定的 γ 波;而在睡眠时还可出现驼峰波、σ 波、λ 波、κ-复合波、μ 波等波形较为特殊的正常波。

临床上,癫痫患者或大脑皮层有占位性病变(如肿瘤等)的患者,脑电波会出现异常变化。如癫痫患者常出现异常的高频高幅脑电波或在高频高幅波后跟随一个慢波的综合波形。因此,利用脑电波改变的特点,并结合临床资料,可诊断癫痫或定位肿瘤。

脑电波形成的机制复杂,它是由大量神经元同步活动所产生的突触后电位经总和后形成的电位变化。这种同步电活动的实现依赖于大脑皮层与丘脑之间的交互作用,同时,非特异感觉投射系统以一定的同步节律活动促进大脑皮层电活动的同步化。

二、睡眠与觉醒

觉醒(wakefulness)和睡眠(sleep)是人体所处的两种不同状态。两者昼夜交替,是人类生存的必要条件。觉醒状态可使机体迅速适应环境变化并进行各种体力和脑力劳动;而睡眠能使机体的体力和精力得到恢复,并能增强免疫、促进生长和发育、提高学习和记忆能力,有助于情绪稳定,因此,充足的睡眠对促进人体身心健康和保证机体正常生理活动至关重要。一般情况下,成人每天需要睡眠7~9 h,儿童需要更多的睡眠时间,新生儿需要18~20 h,老人睡眠时间较少。

(一)睡眠的时相和表现

根据睡眠过程中脑电波和生理状态的不同,可将睡眠过程中的脑电波分为慢波睡眠(slow wave sleep,SWS)和快波睡眠(fast wave sleep,FWS)两种时相,前者也称为非快眼动睡眠(non-rapid eye movement sleep,NREM sleep),后者又称为快眼动睡眠(rapid eye movement sleep,REM sleep)。睡眠过程中两个时相相互交替。成人睡眠一般是以慢波睡眠开始的,持续1~2 h后转入快波睡眠,维持约半小时后又转入慢波睡眠。在整个睡眠期间,可反复交替4~5次。越接近睡眠后期,快波睡眠的时间也越长。两种睡眠时相都可以直接转为觉醒状态。但在觉醒状态下,一般只能进入慢波睡眠,而不能直接进入快波睡眠。

1. 慢波睡眠 慢波睡眠的表现:①脑电波呈现同步化慢波,且脑电波随着睡眠逐渐加深而呈现由快逐渐减慢的阶段性变化;②各种感觉功能如嗅觉、视觉、听觉和触觉等暂时下降;③骨骼肌反射活动和肌紧张减弱;④伴有一系列自主神经功能改变,如血压下降,心率减慢,瞳孔缩小,尿量减少,体温下降,呼吸变慢,胃液分泌可增多而唾液分泌减少,发汗增强等;⑤慢波睡眠时,腺垂体分泌生长激素增加。

慢波睡眠为正常人体所必需。成人持续觉醒15~16 h,可称为睡眠剥夺。长期睡眠剥夺后,若任其自然睡眠,则慢波睡眠将明显增加,以弥补前阶段的睡眠不足。慢波睡眠中,机体的耗氧量下降但脑的耗氧量不变,同时腺垂体分泌的生长激素明显增多,因此,慢波睡眠有利于促进生长和体力恢复。

目前认为,睡眠是一个主动过程,并不是脑活动的简单抑制。与慢波睡眠有关的脑区如下。①下丘脑视前区腹外侧部的大量促睡眠神经元发出纤维到多个与觉醒有关的部位,抑制觉醒区的活动,使觉醒向睡眠转化。下丘脑视交叉上核通过纤维或核团中转后将外界昼夜节律信息传递到视前区腹外侧部,调节觉醒与睡眠转换。②下丘脑后部、丘脑髓板内核群邻旁区和丘脑前核等促进睡眠区。③位于脑干尾端的网状结构:又称为上行抑制系统。④前脑基底部的视前区和Broca区:促进睡眠区。与慢波睡眠有关的神经递质有腺苷、前列腺素D_2、GABA和5-HT,前三者可促进睡眠,后者则可抑制睡眠。

2. 快波睡眠 快波睡眠的表现:①脑电波呈现去同步化快波;②各种感觉功能进一步减退,以致唤醒阈提高;③骨骼肌反射活动和肌紧张进一步减弱,肌肉几乎完全松弛;④可有间断的阵发性表现,如眼球快速运动,部分躯体抽动,血压升高,心率加快,呼吸加快而不规则等表现;⑤快波睡眠期间,脑内蛋白质的合成加快。此外,做梦也是快波睡眠的特征之一。

快波睡眠也为正常人体所必需。如果受试者连续几夜在睡眠过程中一出现快波睡眠就被唤醒,则受试者将变得容易激动;然后任其自然睡眠,则快波睡眠会出现补偿性增加。此时,觉醒状态可直接进入快波睡眠,而不需要经过慢波睡眠阶段。快波睡眠期间,脑的耗氧量增加,脑血流量增多,脑内蛋白质合成加快,生长激素分泌减少。快波睡眠有助于幼儿神经系统的成熟,建立新的突触联系,促进学习、记忆和精力恢复。但快波睡眠期间会出现间断性的阵发表现,这些表现可能是在夜间某些疾病(如心绞痛、哮喘、阻塞性肺气肿缺氧等)容易发作的原因。因此,对于危重病患者,一定要严密监控其在夜间深睡时的功能变化。

快波睡眠的产生可能与脑桥被盖外侧区胆碱能神经元的活动有关。这些神经元称为快波睡眠启动神经元,可触发脑电波的去同步化快波活动,并能激发脑桥网状结构、外侧膝状体和视皮层的脑电波出现一种棘波,这可能是快波睡眠的启动因素,也可能与快波睡眠的眼球快速运动有关。此外,研究者还发现脑桥被盖、蓝斑核和中脑中缝背核中存在快波睡眠关闭神经元,这些神经元为蓝斑核去甲肾上腺素能神经元和中缝背核的5-HT能神经元,它们可能通过引起觉醒而对快波睡眠起终止作用。

（二）觉醒状态的维持

各种感觉冲动的传入与觉醒状态的维持直接相关。研究表明，觉醒状态与脑干网状结构上行激动系统有密切的关系。上行激动系统主要通过的非特异感觉投射系统将冲动传至大脑皮层，通过多突触和复杂的网络联系，以及在大脑皮层广泛区域的弥散性投射，从而维持和改变大脑皮层的兴奋状态。此外，大脑皮层的感觉运动区、额叶、边缘系统以及下丘脑等脑区也可通过下行纤维兴奋网状结构。

觉醒状态有行为觉醒和脑电觉醒之分，前者指行为上表现为觉醒，即对新异刺激有探究行为；后者指行为上不一定表现为觉醒，但脑电波却呈现去同步化的快波特征。动物实验发现，静脉注射阿托品阻断脑干网状结构胆碱能系统活动后，脑电波呈现同步化慢波而不出现快波，但动物在行为上并不出现睡眠；单纯破坏中脑黑质多巴胺系统后，动物对新异刺激不再产生探究行为，但脑电波可出现快波。实验还发现，破坏脑桥蓝斑核去甲肾上腺素能系统后，动物的脑电快波明显减少，在有感觉传入时，动物仍能被唤醒，脑电呈现快波，但这种作用很短暂，一旦刺激停止，唤醒作用随即终止。因此，行为觉醒的维持可能与黑质多巴胺递质系统的功能有关；而脑电觉醒的维持则与蓝斑核上部去甲肾上腺能系统和脑干网状结构胆碱能系统的作用有关，另外，中缝背核 5-HT 和脑干网状结构谷氨酸能系统等也与脑电觉醒有关。临床上许多麻醉药（如巴比妥类）就是通过阻断脑干网状结构胆碱能系统和谷氨酸能系统等的功能而实现的。

第六节 脑的高级活动

一、学习、记忆和遗忘

学习和记忆是脑的高级功能之一，是一切认知活动的基础。学习（learning）指人和动物从外界环境获取新信息的过程。记忆（memory）则是将学习到的信息进行编码、储存和提取的神经活动过程。学习是记忆的前提，记忆是学习的基础，两者是密切相关的神经活动过程。遗忘（loss of memory）指部分或全部失去记忆和再认的能力，在学习后即已开始。

（一）学习的形式

学习有两种形式，即非联合型学习（nonassociative learning）和联合型学习（associative learning），前者比较简单，后者则相对复杂。

1. 非联合型学习 非联合型学习是指在刺激与反应之间不形成某种明确联系，是一种简单的学习形式。习惯化和敏感化属于非联合型学习。习惯化是指当一个不产生伤害性效应的刺激重复作用时，机体对该刺激的反射反应逐渐减弱的过程，例如人们对有规律而重复出现的强噪声逐渐不再产生反应。敏感化是指反射反应加强的过程，例如一个弱伤害性刺激本仅引起弱的反应，但在强伤害性刺激作用后弱刺激的反应就明显加强。这种加强效应不需要强刺激与弱刺激之间建立特定的联系。

2. 联合型学习 联合型学习是指在时间上很接近的两个事件重复发生，最后在脑内逐渐形成联系。人类的学习方式大多数是联合型学习，如条件反射的建立就属于联合型学习。

（1）经典条件反射：巴甫洛夫在他的经典动物实验中，给狗吃食物会引起唾液分泌，这是非条件反射，食物为非条件刺激。给狗以铃声刺激，则不会引起唾液分泌，因为铃声与食物无关。但如果每次给狗吃食物以前先出现一次铃声，然后再给予食物，这样将两者多次结合以后，当铃声一出现,动物就会分泌唾液。此时,铃声由无关刺激变为条件刺激,条件刺激所引起的反射则称为条件反射。可见,条件反射的建立就是由无关刺激与非条件刺激在时间上的多次结合,这个过程称为强化(reinforcement)。实验表明,非条件刺激大多是通过激动机体的奖赏系统或惩罚系统建立条件反射的;若不能激动这两个系统,则条件反射很难建立。

(2) 操作式条件反射:这种反射的建立需要动物完成一定的操作。它是一种更为复杂的条件反射,受意志控制。例如,将大鼠放入实验箱内,当它在走动中偶然踩在杠杆上时,即喂食以强化这一操作,如此重复多次,大鼠即学会了自动踩杠杆以获取食物;随后进一步训练动物,当某一特定信号(如灯光)出现后,动物必须踩杠杆才能得到食物;之后,动物见到特定的信号,就去踩杠杆而获取食物。得到食物是一种奖赏性刺激,这种操作式条件反射也称为趋向性条件反射。如果预先在食物中注入一种不影响食物的色香味,但动物食用后会发生呕吐或其他不适感觉的药物,则动物在多次强化训练后,再见到信号就不再去踩杠杆。这种因得到惩罚而产生的条件反射称为回避性条件反射。

(二) 记忆的形式和过程

1. 记忆的形式 根据记忆的存储和提取方式,可将记忆分为陈述性记忆和非陈述性记忆两类。陈述性记忆与知觉和意识有关,这种记忆又可分为情景式记忆和语义式记忆两种。前者是对一件具体事物或一个场面的记忆;而后者则是对语言和文字的记忆。非陈述性记忆与知觉和意识无关,如某些技巧性的动作、习惯性的行为和条件反射等,又称为反射性记忆。陈述性记忆和非陈述性记忆两种形式可以相互转化。如在学习骑自行车的过程中需要对某种情景有陈述性记忆,一旦学会后,就成为一种技巧性动作,由陈述性记忆变为非陈述性记忆。

根据记忆保留时间的长短可将记忆分为短时程记忆、中时程记忆和长时程记忆三类。短时程记忆保留时间仅几秒钟到几分钟;中时程记忆保留时间为几分钟到几天,记忆在脑区进行处理并能转变为长时程记忆;长时程记忆保留时间为几天到数年,有些记忆可终生保留。

2. 记忆的过程 人类的记忆过程可细分为感觉性记忆、第一级记忆、第二级记忆和第三级记忆四个阶段(图10-26)。前两个阶段属于短时程记忆,信息的储存不牢固,很快便会遗忘;后两个阶段属于长时程记忆。外界通过感觉器官进入大脑的信息量很大,但仅有1%的信息能被较长期地储存记忆,而大部分却被遗忘。感觉性记忆是指机体通过感觉系统获得信息后,首先储存在脑的感觉区内的阶段。这个阶段的时间很短,一般不超过 1 s,如果未经注意和处理,会很快消失。如果在这个阶段对信息进行加工处理,将那些不连续的、先后进来的信息整合成新的连贯的印象,这些信息就可以由感觉性记忆转变为第一级记忆。信息在第一级记忆平均保留几秒钟。通过反复的学习和运用,信息在第一级记忆中循环以延长其停留的时间,从而更容易进入第二级记忆中。第二级记忆是一个大而持久的储存系统。发生在第二级记忆内的遗忘,是由于前活动性和后活动性干扰所造成的。有些记忆的痕迹,如自己的名字和每天操练的手艺等,由于长年累月的运用而不容易遗忘,这一类记忆储存在第三级记忆中。

(三) 遗忘

遗忘是一种正常的生理现象。遗忘与条件刺激长时间未得到强化而引起的消退抑制和后来信息的干扰有关。遗忘在学习后即已开始,最初遗忘的速度很快,以后逐渐减慢。遗忘并不表明记忆痕迹的完全消失,复习已经遗忘的内容比学习新的内容更容易些。

临床上将疾病情况下发生的遗忘称为记忆障碍或遗忘症,可分为顺行性遗忘症(anterograde amnesia)和逆行性遗忘症(retrograde amnesia)两类。顺行性遗忘症表现为不能保留新近获得的信息,患者对一个新的感觉性信息虽然能做出合适的反应,但只限于该刺激出现时,一旦该刺激消失,患者在数秒钟就失去做出正确反应的能力。顺行性遗忘症多见于慢性酒精中毒,脑衰老或

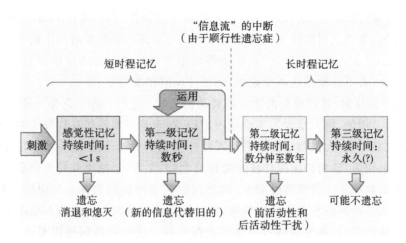

图 10-26　从感觉性记忆至第三级记忆的信息流图解

图示每一级记忆内信息储存的持续时间以及遗忘的可能机制，只有一部分储存的信息能够转入第三级记忆之中，复习（运用）使得信息从第一级记忆转入第二级记忆更为容易

海马和颞叶皮层损伤引起的记忆障碍也属于此类。顺行性遗忘症表现为新近记忆障碍和短时程记忆障碍，学习新事物困难，但早年的记忆却保存完整。其发生的原因可能是信息不能从第一级记忆转入第二级记忆。逆行性遗忘症患者不能回忆脑功能障碍之前一段时间内的事情，但仍可以形成新的记忆，多见于脑震荡。其发生机制可能是第二级记忆发生了紊乱，而第三级记忆却不受影响。

二、人类的语言和其他认知功能

语言是人类相互交流思想和传递信息的工具，是人脑学习、思维活动的过程和结果，因此，语言和其他认知功能体现了脑高级功能的复杂化，是人类特有的认知功能之一。

（一）大脑皮层功能的一侧优势

人类两侧大脑半球的功能是不对等的。主要运用右手的成人的语言活动主要由左侧大脑皮层管理，而与右侧大脑皮层无明显的关系，即左侧大脑皮层在语言活动功能上占优势。这种脑的高级功能向一侧半球集中的现象称为一侧优势（laterality cerebral dominance）。一般称左侧半球为优势半球。人类的一侧优势现象，虽然与遗传有一定的关系，但主要是在后天生活实践中逐步形成的，这与人类习惯运用右手有关。人类的一侧优势自10~12岁时逐步建立，幼年时若左侧大脑半球受到损伤，尚可在右侧大脑皮层建立语言中枢；成年后若左侧大脑半球受到损伤，就很难在右侧大脑皮层建立语言中枢。虽然左侧半球为优势半球，但这并不意味着右侧半球不重要。右侧大脑皮层在非词语认知功能上占优势，如对空间辨认、深度知觉、触压觉、图像视觉、音乐欣赏与分辨等。右侧半球损伤患者常表现为对空间、视觉、颜色等辨别障碍，如分不清衣服的前后和左右关系，不能识别人的面部，不能辨别颜色等。两侧半球的功能不一现象是相对的，左侧半球也有一定的非词语认知功能，而右侧半球也有一定的语言活动功能。

（二）大脑皮层的语言活动功能

人类语言活动主要是由颞上回后端的与视觉、听觉等信息处理有关的Wernicke区发出纤维，通过弓状束投射到中央前回底部前方的Broca区，此区将信息处理后转化为相应的发声形式，再传到位于脑岛的说话区，启动唇、舌、喉的运动而发生（图10-27）。人类大脑皮质有管理语言、文字的中枢（图10-28）。人类语言活动的完整和与语言有关的大脑皮层区域及其传递通路的功能有关。大脑皮层一定的区域或传导通路损伤可引起相应的语言活动功能障碍。临床上可见的语言活动功能障碍如下。①流畅性失语症：由Wernicke区损伤所致。有两种表现：一是患者说话正常,但有时说话过度,且话中充满了杂乱的词语和自创词,患者不能理解别人说话和书写内容的含义;二是患者说话情况很好,也能理解别人说话的内容,但不能很好地组织部分词或想不起来,这种失语症称为传导性失语症。②运动性失语症:主要为 Broca 区(语言运动区)受损。患者可以看懂文字与听懂别人的谈话,其发音器官也正常,但不能用词语口头表达自己的思想。③失写症:额中回后部接近中央前回的手部代表区(语言书写区)损伤所致。患者可以听懂别人讲话,看懂文字,自己也会说话,但不会书写。④感觉失语症:由颞上回后部(语言听觉区)损伤所导致。患者可以讲话和书写,也能看懂文字,但听不懂别人的谈话。⑤失读症:由顶叶角回(语言视觉区)损伤所引起。患者看不懂文字的含义,但视觉和其他语言功能良好。大脑皮层各区域的功能是密切相关的,严重失语症患者可同时出现上述多种语言活动功能的障碍。

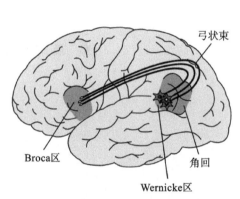

图 10-27 语言功能活动有关的脑区和纤维联系

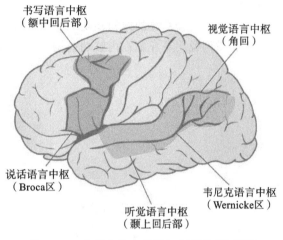

图 10-28 人类大脑皮层语言功能区域示意图

(三)两侧大脑皮层功能的相关性

两侧大脑皮层之间有许多连合纤维,其中最大的连合纤维是胼胝体。电生理研究表明,刺激一侧大脑皮层某一点可以加强另一侧大脑皮层对应点的感觉传入冲动引发的诱发电位;如果事先将动物的胼胝体切断,则这种现象不会出现。因此,这一易化作用是通过连合纤维完成的。人类两侧大脑皮层的功能也是相关的,两半球之间的连合纤维对完成双侧的运动、一般感觉和视觉的协调功能都有重要的作用。如右手学会了某种技巧运动,左手虽未经过训练,但也能一定程度上完成这种技巧运动。

复习思考题

一、名词解释

1. 神经冲动　2. 兴奋性突触后电位　3. 抑制性突触后电位　4. 神经递质与神经调质
5. 受体　6. 反射　7. 后发放　8. 特异性投射系统
9. 非特异性投射系统　10. 牵涉痛　11. 运动单位　12. 脊休克
13. 腱反射　14. 肌紧张　15. 去大脑僵直　16. 生物节律
17. 本能行为　18. 皮层诱发电位　19. α波阻断　20. 慢波睡眠
21. 快波睡眠　22. 优势半球

二、问答题

1. 简述神经纤维的概念、分类及其传导兴奋的特征。
2. 试述突触传递的过程及特点。

3. 简述中枢兴奋的特征。
4. 简述突触后抑制的类型及其概念。
5. 试述特异感觉投射系统与非特异感觉投射系统的区别。
6. 何谓内脏痛？内脏痛与皮肤痛相比有何特点？
7. 试描述脊休克的概念、产生原因、特点以及恢复过程。
8. 何谓腱反射？其反射过程、特点和意义各是什么？试举一实例说明腱反射是如何发生的。
9. 何谓肌紧张？其反射弧如何构成？肌紧张加强的机制有哪些？举例说明。
10. 小脑对躯体运动有哪些调节功能？
11. 简述大脑皮层运动区的主要部位和特点，运动传导通路及其作用，以及运动障碍的类型和机制。
12. 自主神经系统的结构和功能有何特征？其主要功能有哪些？
13. 举例说明下丘脑在内脏功能调节中的重要作用。

（郑　晨　师　润）

第十一章 内分泌

学习目标

素质目标：能够阐述生长激素对人体的作用；描述甲状腺的结构及甲状腺激素的合成和代谢过程；阐述影响钙、磷代谢激素的主要作用机制；在内分泌疾病诊断治疗过程中，能够做到尊重患者权利与个人隐私，关注患者心理健康，做好医学科学与人文精神的融合。

能力目标：具备在人体标本上准确找到各种主要内分泌腺的能力；具备画图说明下丘脑与腺垂体、神经垂体的毗邻关系与功能联系的能力；具备结合甲状腺功能亢进与甲状腺功能减退阐述甲状腺对人体的作用的能力；具备结合糖尿病描述胰岛素对人体的影响及其分泌调节机制的能力。

知识目标：能够阐述激素的定义；描述激素作用的一般特征；列出激素的分类及作用机制；列出腺垂体、神经垂体分泌激素的种类；描述影响钙、磷代谢的激素种类；列出肾上腺皮质与髓质分泌的激素种类；描述糖皮质激素的主要生理作用及分泌调节机制。

内分泌系统是机体的功能调节系统，通过分泌激素发布调节信息，全面调控与个体生存密切相关的基础功能活动，如维护组织细胞的新陈代谢，调节生长、发育、生殖及衰老过程等。内分泌系统与神经系统、免疫系统的调节功能相辅相成，组成神经-内分泌-免疫调节网络，分别从不同的方面调节和维持机体内环境的稳态。

第一节 概 述

一、内分泌与内分泌系统

内分泌是相对于外分泌而提出的概念，通常是指内分泌腺体或细胞将其所产生的活性物质直接释放到体液中并发挥作用的分泌形式；而外分泌则是指外分泌腺体将其分泌物通过特定的管道结构释放到体腔或体外而发挥作用的分泌形式，如涎腺、胃腺和胰腺等消化腺以及汗腺等的分泌。

内分泌系统是由机体各内分泌腺和分散存在于某些组织器官中的内分泌细胞所构成的信息传递系统。它既能独立地完成信息传递，又能与神经系统和免疫系统相互协同，构成机体严密的神经-内分泌-免疫调节网络，三大调节系统分别通过神经递质、激素、细胞因子等"生物分子语言"相互交流，密切配合，共同调节机体的各种功能活动，维持内环境的稳态。内分泌腺或内分泌细胞分泌的高效能生物活性物质称为**激素**（hormone）。内分泌系统分泌的激素直接进入血液或组织液，由体液运送到所作用的靶器官，发挥调节作用。人体的主要内分泌腺包括下丘脑、垂体、

扫码看 PPT

甲状腺、甲状旁腺、肾上腺、胰岛、性腺、松果体。此外，还有一些内分泌细胞分散存在于组织器官中如消化道黏膜和心、肾、肺、皮肤、胎盘等器官和组织。内分泌系统庞大，分泌的激素种类繁多，作用广泛，涉及生命进程中的所有组织器官。人的内分泌系统主要调节机体的新陈代谢、生长发育、水及电解质平衡、生殖与性行为等基本生命活动，还参与个体情绪与智力、学习与记忆、免疫与应激等反应。

二、激素的分类及信息传递方式

（一）激素的分类

激素的来源复杂，种类繁多，按其化学性质可分为两大类。

1. 含氮激素

（1）肽类和蛋白质激素：主要有下丘脑调节肽、神经垂体激素、腺垂体激素、胰岛素、甲状旁腺激素、降钙素以及胃肠激素等。此类激素遵循蛋白质合成的一般规律，最后经高尔基复合体进行包装，如对肽链的糖基化处理等。分泌物可以是前激素原、激素原或者激素本身等形式，均储存在细胞内的囊泡中，在机体需要时通过胞吐方式释放。这些激素水溶性强，在血液中主要以游离形式运输。这类激素大多先与靶细胞的膜受体结合，启动细胞内信号转导系统，引起细胞效应，而激素自身并不进入细胞内。

（2）胺类激素：胺类激素多为氨基酸衍生物，包括肾上腺髓质激素和甲状腺激素，属于儿茶酚胺的肾上腺素与去甲肾上腺素等由酪氨酸修饰而成，甲状腺激素由甲状腺球蛋白裂解产生的含碘酪氨酸缩合而成。胺类激素的生成过程相对简单。儿茶酚胺等在分泌前通常储存于胞质内的分泌颗粒中，机体需要时才释放。儿茶酚胺类激素多具有亲水性，水溶性强，在血液中主要以游离形式运输，并且通过细胞膜受体介导发挥作用。同是胺类激素的甲状腺激素则很特殊，以胶质形式储存在细胞外的甲状腺滤泡腔中。甲状腺激素脂溶性强，血液中99%以上以与血浆蛋白质结合的方式存在和运输。甲状腺激素可通过扩散或转运系统进入细胞内，与核内受体结合后发挥作用。

含氮激素容易被消化液分解而破坏（甲状腺素除外），因此临床应用时不宜口服，应使用注射方式。

2. 脂类激素

（1）类固醇激素：类固醇激素得名于这类激素的共同前体都是胆固醇，也被称为甾体激素，由肾上腺皮质和性腺分泌，其中具有生物活性的6种典型代表物为孕酮、醛固酮、皮质醇、睾酮、雌二醇和胆钙化醇（又称维生素D_3），另外，胆固醇的衍生物1,25-二羟维生素D_3也被视为类固醇激素。这类激素边合成边释放，在细胞内很少储存，所以分泌速度与合成速度相当。它们的脂溶性强，所以在血液中95%与相应的运载蛋白结合运输。此类激素多通过直接穿越靶细胞膜，与细胞内受体（定位于胞质和胞核）结合，引发生物调节效应。类固醇激素不易被消化液破坏，可以口服使用。

（2）脂肪酸衍生物类激素：脂肪酸衍生物是指二十碳脂肪酸衍生的二十烷酸类物质，包括由花生四烯酸转化的前列腺素族血栓素类和白细胞三烯类等。它们均可作为短程信使广泛参与细胞的代谢活动。由于其来源是细胞膜的脂质成分膜磷脂，所以几乎体内所有细胞都可能生成这类物质。其中的前列腺素广泛存在于机体许多组织之中，种类繁多，作用复杂，多作为局部激素或细胞内信使发挥其生物效应。这类物质既可通过细胞膜受体，也可通过细胞内受体转导信息。

（二）激素的信息传递方式

大多数激素分泌后，经血液运输至远距离的靶组织或靶细胞而发挥作用，这种方式称为**远距分泌**（telecrine），如生长激素、甲状腺激素等；某些激素可不经血液运输，仅由组织液扩散到邻近的细胞发挥作用，这种方式称为**旁分泌**（paracrine），如消化道黏膜分泌的生长抑素对胃酸分泌的抑制作用；某些内分泌细胞所分泌的激素在局部扩散后又反馈作用于产生该激素的内分泌细胞本身从而发挥反馈作用,这种方式称为**自分泌**(autocrine),如下丘脑生长素释放激素对自身释放的反馈作用;激素在细胞内直接作用于细胞器,而不被分泌到细胞外部,这种作用方式被称为内在分泌,如类固醇激素;另外,下丘脑中的某些神经分泌细胞,既能产生和传导神经冲动,又能合成和释放激素,它们产生的激素通过轴浆运输至神经末梢释放入血,再作用于靶细胞的方式称为**神经分泌**(neurocrine),所分泌的激素称为神经激素(neurohormone)(图 11-1)。

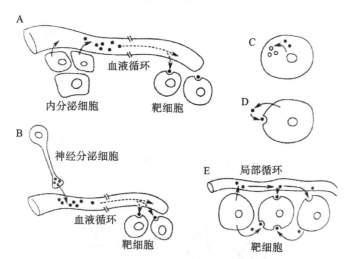

图 11-1 激素传递信息的途径
A.远距分泌;B.神经分泌;C.内在分泌;D.自分泌;E.旁分泌

三、激素的作用机制

激素对细胞发挥调节作用的实质是激素受体介导的细胞信号转导机制。激素受体(hormone receptor)是指位于靶细胞表面或细胞内,能特异性与激素结合,并引起各种生物学作用的功能蛋白质。细胞信号转导过程是一系列的复杂反应,主要包括以下基本环节:靶细胞受体对激素的识别与结合、激素-受体复合物的信号转导、靶细胞的生物效应及效应终止等。

根据激素受体在细胞中的位置,其可分为以下两大类。

一类是细胞膜受体,主要是蛋白质和肽类激素的受体。细胞膜受体又可分为 G 蛋白耦联受体、酪氨酸蛋白激酶受体、鸟苷酸环化酶受体等;这些受体的分子结构不同,激素与其结合后通过不同的信号转导过程调节细胞的功能。

另一类是细胞内受体,主要是类固醇类激素的受体,分为胞质受体和核受体。胞质受体是存在于靶细胞胞质中的特殊的可溶性蛋白质,可与相应的激素特异性结合。核受体存在于核内,能与相应的激素结合,是调节转录过程的蛋白质。

(一) 细胞膜受体介导的信号转导

激素作为体内信息传递的载体,可以看作"第一信使",多为亲水性激素,其发挥调节作用,首先要与细胞膜受体相结合。细胞膜受体多为糖蛋白,其结构一般分为细胞膜外区段、质膜部分和细胞膜内区段三部分。细胞膜外区段含有许多糖基,是识别激素并与之结合的部位。激素与细胞膜受体结合后,可通过一系列反应途径激发细胞内"第二信使"生成而实现其调节效应。这些反应途径主要有以下几种。

1. G 蛋白耦联受体介导的信号转导途径 目前发现的 G 蛋白耦联受体(G protein-coupled receptor)超家族已超过 100 种,属于此类受体途径的有除甲状腺激素以外的蛋白质和肽类激素,以及胺类和前列腺激素等,作用广泛,涉及机体的各个组织器官。激素作为第一信使,与靶细胞膜上的特异性受体结合,可使受体构象发生改变,通过胞膜 G 蛋白介导,调节效应器酶的活性,从而活化胞内第二信使,实现其调节效应。

腺苷酸环化酶(adenylate cyclase,AC)是G蛋白最重要的效应器酶之一。在Mg^{2+}作用下,腺苷酸环化酶可以催化ATP转变为环磷酸腺苷(cAMP)。cAMP作为第二信使,激活cAMP依赖性蛋白激酶A(PKA),进而催化细胞内多种底物蛋白磷酸化,最后导致细胞发生生物效应。肾上腺素、胰高血糖素以及腺垂体释放的促激素,如促甲状腺激素释放激素、促肾上腺皮质激素释放激素等均通过AC-cAMP途径发挥作用。

磷脂酶C(phospholipase C,PLC)也是一种重要的G蛋白效应器酶。PLC可以使磷脂酰二磷酸肌醇(PIP_2)分解生成三磷酸肌醇(IP_3)和二酰甘油(DG)。IP_3的作用是促使细胞内钙库释放Ca^{2+}进入胞质,导致胞浆内Ca^{2+}浓度明显增高,Ca^{2+}与细胞内钙调蛋白结合,激活蛋白激酶,促进蛋白质或酶磷酸化,从而调节细胞的功能活动。DG的作用主要是特异性地激活蛋白激酶C(PKC)。

cAMP、IP_3、DG、Ca^{2+}和cGMP都是机体内非常重要的第二信使物质,在细胞内发挥信息传递作用,可使多种蛋白质或酶发生磷酸化反应,进而调节细胞的生物效应,参与机体许多生理功能及病理过程的发生(图11-2)。

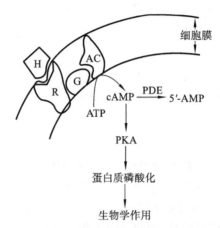

图11-2 细胞膜受体介导的激素作用机制示意图
H,激素;R,受体;G,G蛋白;AC,腺苷酸环化醇;PDE,磷酸二酯酶;PKA,蛋白激酶A

第二信使的发现者-苏德兰

2. 酪氨酸蛋白激酶受体介导的信号转导 有些激素,如胰岛素、生长激素等,其受体与G蛋白耦联受体不同,本身具有蛋白酪氨酸激酶(PTK)活性,即分子本身兼具受体和效应器酶的双重功能,PTK胞外段可特异性识别和结合激素,导致受体聚合形成二聚体,细胞内段酪氨酸残基发生自身磷酸化,进而使自身肽链和膜内蛋白质底物中的酪氨酸残基磷酸化,经胞内一系列信息传递的级联反应,最后作用于细胞核内的转录因子,调控基因转录以及细胞内相应的生物学效应。

(二)细胞内受体介导的信号转导

细胞内受体是位于细胞质和细胞核内的激素受体,分为胞质受体与核受体。胞质受体是存在于靶细胞质中的特殊可溶性蛋白质,能特异性地与相应的激素结合,其最终发挥作用时,由胞质转移至核内。核受体是存在于细胞核内能与相应激素结合,并对转录过程起调节作用的蛋白质。核受体多为单肽链结构,含有激素结合结构域、DNA结合结构域和转录激活结构域等功能区。通过细胞内受体途径发挥作用的激素主要有类固醇类、性激素与维生素D_3等亲脂性激素。这类激素分子量小,呈脂溶性,能透过细胞膜进入细胞。

细胞内受体介导的信号转导机制:第一步,激素进入细胞,在胞质中与受体结合形成激素-受体复合物,受体蛋白发生构象改变,将激素转移到核内。第二步,激素与核受体结合形成激素-核受体复合物后,暴露出隐蔽于分子内部的DNA结合结构域及转录增强结构域,使受体与DNA结合,从而激发 DNA 的转录过程,生成新的 mRNA,诱导蛋白质合成,引起相应的生物效应(图 11-3)。通常情况下,这种"基因效应"需要数小时甚至数天才能完成。研究发现,除了这种经典的基因效应,类固醇激素还可以通过细胞膜受体以及离子通道产生非常快速的反应(数分钟甚至数秒钟),这种效应称类固醇激素的"非基因效应"。

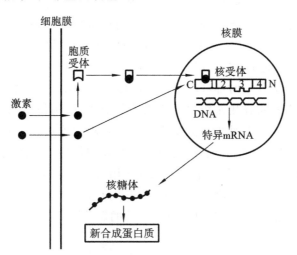

图 11-3　细胞内受体介导的激素作用机制示意图
1.激素结合结构域;2.核定位信号结构域;3.DNA 结合结构域;4.转录激活结构域

四、激素作用的一般特征

激素虽然种类繁多,作用复杂,但在发挥调节作用的过程中,具有以下共同特征。

(一) 相对特异性

激素的作用具有较高的组织和效应特异性,即某种激素由血液运输至全身各处后,虽然它们与全身组织细胞广泛接触,但只选择性地作用于它可识别的细胞、组织、器官而产生特定的生物效应。被激素识别并发挥作用的器官、组织和细胞,分别称为该激素的靶器官(target organ)、靶组织(target tissue)和靶细胞(target cell),此为激素作用的特异性。激素作用的特异性与靶细胞上存在能与该激素特异性结合的受体有关。这种激素与靶细胞间的特异性关系是内分泌系统实现其调节作用的基础。不同激素作用的特异性差别较大,有些激素特异性较强,如促肾上腺皮质激素只作用于肾上腺皮质。有些激素如生长激素作用广泛,几乎遍及全身。

(二) 信息传递作用

激素本身并不直接参与细胞的物质和能量代谢过程,它只在内分泌细胞与靶细胞之间充当化学信使(chemical messenger)的作用,仅将生物信息传递给靶细胞,从而促进或抑制靶细胞原有的生理、生化过程。例如,生长激素促进生长发育,甲状腺激素增强代谢过程,胰岛素降低血糖。激素在发挥作用的过程中既不添加新成分或引起新反应,也不提供额外能量,而只是在体内细胞之间传递生物信息。

(三) 高效能生物放大作用

生理状态下,各种激素在血液中浓度甚微,多在纳摩尔/升(nmol/L),甚至在皮摩尔/升(pmol/L)数量级,但其作用却非常明显,这主要是因为激素与受体结合后,在细胞内触发一系列酶促反应,这些反应逐级放大,形成了一个高效能的生物信息放大系统,从而发挥明显的生理作用,例如在下丘脑-腺垂体-肾上腺皮质轴系统中,0.1 μg 促肾上腺皮质激素释放激素可以使腺垂体释放 1 μg 促肾上腺皮质激素,后者引起肾上腺皮质分泌 40 μg 糖皮质激素,最终可产生

6000 μg糖原储备的效应。由此可见，如果内分泌腺分泌的激素稍有变化，即可引起机体功能明显改变。因此，维持体液中激素水平相对稳定，对保证各组织器官功能正常极其重要。

（四）激素间的相互作用

各种内分泌腺体和内分泌细胞虽然分散在全身，但它们分泌的激素产生的效应都不是孤立的，而是彼此关联，相互影响的。当多种激素共同参与调节机体某种生理活动时，激素间常出现协同作用(synergistic action)和拮抗作用(antagonistic action)。协同作用是指多种激素同时影响某一特定反应时，引起的效应比单独应用其中任何一种激素时的作用明显增强或减弱。例如，肾上腺素和去甲肾上腺素单独作用时都可增加心率，而以同一种浓度共同作用时，则可使心率增加得更高，起到了协同作用；拮抗作用是指两种激素的效应相反，例如，胰岛素能降低血糖，而生长激素、肾上腺素、胰高血糖素以及糖皮质激素则起升高血糖的作用。另外，有的激素本身并不能直接对某些器官、组织的细胞产生生理效应，但它的存在却使另一种激素的作用明显增强，即对另一种激素的效应起支持作用，这种现象称为允许作用(permissive action)。糖皮质激素对儿茶酚胺具有显著的允许作用。糖皮质激素本身对心肌和血管平滑肌并无直接的收缩作用，但必须有它的存在，儿茶酚胺才能充分发挥其对心血管活动的调节作用。如果去除糖皮质激素，儿茶酚胺的缩血管作用将大大减弱。

五、激素分泌的调节

许多激素表现为节律性分泌，短者以分钟或小时脉冲式分泌，长者以月或季节为周期分泌。例如，生长激素具有昼夜节律性，女性性激素呈月周期节律，甲状腺激素呈季节性周期节律等。激素分泌的周期受体内生物钟的控制。激素的分泌在表现出自然节律性的同时，也受到严密的调控。随着机体新陈代谢的需要，激素可以适时分泌，及时启动和终止。

（一）内分泌调节轴的调节

在体内激素分泌的调节中，下丘脑-腺垂体-靶腺轴调节系统对激素分泌的调节是维持激素稳态最重要的调节机制，主要有下丘脑-腺垂体-甲状腺轴、下丘脑-腺垂体-肾上腺皮质轴和下丘脑-腺垂体-性腺轴。在轴调节系统中，激素的分泌表现出层次等级，构成下丘脑-腺垂体-靶腺轴的三级水平调节系统，同时还接受大脑皮层等高级中枢的调节。在下丘脑-腺垂体-靶腺轴调节中，一般高位内分泌细胞所分泌的激素促进下位内分泌细胞的活动；而下位内分泌细胞所分泌的激素对高位对应内分泌细胞活动产生反馈影响。例如，下丘脑是下丘脑-腺垂体-靶腺轴调节系统的最高中枢，它通过分泌下丘脑调节肽来支配腺垂体的激素分泌，腺垂体又通过释放促激素控制甲状腺、肾上腺皮质、性腺等靶腺激素分泌，靶腺激素则对下丘脑-腺垂体的分泌起着反馈调节作用，垂体激素也影响着下丘脑激素的分泌。因此，在下丘脑、腺垂体、靶腺之间存在着相互依赖、相互制约的关系（图11-4A）。

反馈控制是内分泌系统的主要调节机制，主要表现为负反馈调节。通过反馈调节，下丘脑-腺垂体和靶腺激素的分泌量能保持相对稳定，以满足机体的正常需要，维持机体内环境的相对稳定。反馈作用按照调节距离的长短，可分为长反馈(long-loop feedback)、短反馈(short-loop feedback)和超短反馈(ultrashort-loop feedback)。长反馈是指终末靶腺分泌激素对下丘脑和腺垂体活动的负反馈调节；短反馈是指腺垂体分泌的促激素对下丘脑活动的负反馈调节；超短反馈则指下丘脑分泌某些激素通过自分泌及刺激相应释放抑制激素的分泌而实现的负反馈调节。

（二）代谢物反馈调节

在体内，有些激素的分泌水平直接受控于其作用产生的终末效应物。例如，血中葡萄糖浓度增加可以促进胰岛素分泌,使血糖浓度下降;血糖浓度下降后,则对胰岛分泌胰岛素的促进作用减弱,使胰岛素分泌减少,这样就保证了血中葡萄糖浓度的相对稳定(图11-4B)。

（三）神经调节

神经系统对激素的分泌也有调节作用。下丘脑是神经系统和内分泌系统的联系枢纽,既受到中枢神经系统其他各部位的调节,同时也调节其他内分泌腺的活动。此外,体内的内分泌腺,如甲状腺、胰岛以及胃肠内分泌细胞等的功能活动也都不同程度受自主神经的支配和调节。内、外环境的改变通过相应的感受器和传入神经,作用于中枢神经系统,再由传出神经直接调节内分泌腺的分泌。例如,甲状腺接受自主神经的支配,交感神经兴奋可引起甲状腺激素释放,而副交感神经则起抑制作用(图11-4C)。

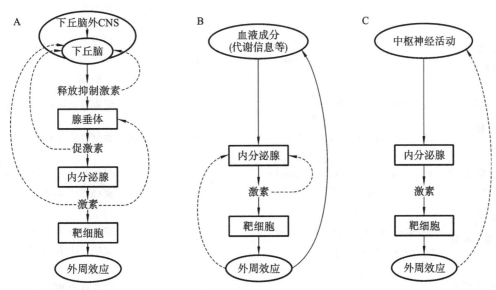

图11-4 激素分泌的神经、体液性调节途径

A.下丘脑-腺垂体-靶腺轴调节系统;B.激素所致外周效应的反馈调节;
C.神经调节。实线箭头代表调节作用途径;虚线箭头代表反馈途径。CNS,中枢神经系统

第二节 下丘脑与垂体内分泌

一、下丘脑的内分泌

（一）下丘脑调节肽

下丘脑促垂体区肽能神经元分泌的肽类激素,统称为下丘脑调节肽(hypothalamic regulatory peptide,HRP),其主要作用是调节腺垂体的活动。迄今共发现9种HRP,化学性质已经明确的称为激素,尚未弄清化学结构的称为因子。在9种HRP中,TRH、CRH和GnRH均通过下丘脑-腺垂体-靶腺轴起调节作用,只有促进其他激素释放的激素形式,没有与其相对应的释放抑制激素,但可接受来自轴下位激素的长反馈调节。其他6种HPR则成对出现,分别促进和抑制催乳素、促黑素细胞激素和生长激素释放。HRP除调节腺垂体活动外,还具有广泛的垂体外作用,具体作用见表11-1。

表 11-1　下丘脑调节肽的种类及主要作用

下丘脑调节肽(HRP)	英文全称	英文缩写	化学性质	主要作用
促甲状腺激素释放激素	thyrotropin-releasing hormone	TRH	3肽	促进腺垂体分泌;促进促甲状腺激素(TSH)、腺垂体催乳素(PRL)的释放
促性腺激素释放激素	gonadotropin-releasing hormone	GnRH	10肽	促进腺垂体分泌卵泡刺激素(FSH)和黄体生成素(LH),形成下丘脑-腺垂体-性腺轴
促肾上腺皮质激素释放激素	corticotropin-releasing hormone	CRH	41肽	促进腺垂体分泌促肾上腺皮质激素(ACTH),形成下丘脑-腺垂体-肾上腺皮质轴
催乳素释放素	prolactin releasing hormone	PRH	31肽	促进腺垂体 PRL 释放
催乳素释放抑制激素	prolactin release inhibiting hormone	PIH	多巴胺	抑制腺垂体 PRL 释放
促黑素细胞激素释放因子	melanophore stimulating hormone releasing factor	MRF	肽	促进腺垂体促黑素细胞激素(MSH)释放
促黑素细胞激素释放抑制因子	melanocyte stimulating hormone releasing inhibiting factor	MIF	肽	抑制腺垂体促黑素细胞激素(MSH)释放
生长激素释放激素	growth hormone-releasing hormone	GHRH	44肽	促进腺垂体分泌生长激素(GH)
生长激素释放抑制激素/生长抑素	growth hormone release inhibiting hormone/ somatostatin	GHRIH/SOM	14肽	作用非常广泛,主要抑制腺垂体分泌 GH,还抑制 FSH、LH、TSH、PRL、ACTH、胰岛素以及胃肠激素等多种激素的分泌

（二）下丘脑调节肽的分泌调节

HRP 的释放主要受下丘脑-腺垂体-靶腺轴调节系统的调节。在该调节系统中,一般上位激素对下位激素的分泌有促进作用,而下位细胞分泌的激素对上位激素分泌多起负反馈作用,以维持 HRP 激素水平的稳态。此外,HRP 的释放还受到某些神经递质的影响,影响肽能神经元活动的神经递质种类主要包括多巴胺(DA)、去甲肾上腺素(NE)、5-羟色胺(5-HT)等单胺类神经递质(三种单胺类神经递质的作用各不相同)和脑啡肽、β-内啡肽、血管活性肠肽、P 物质、缩胆囊素、垂体腺苷酸环化酶激活肽(PACAP)等肽类神经递质。

二、下丘脑与垂体的功能联系

下丘脑(hypothalamus)位于丘脑下方,第三脑室的两侧,成人下丘脑重量尚不足全脑重量的 1%,平均仅 4 g,但与中枢神经系统其他结构存在错综复杂的输入、输出关系,是极为重要的脑区。垂体（hypophysis）位于颅底的垂体窝内，悬垂于脑的底面，通过垂体柄与下丘脑相连。垂体重量不到 1 g，女性的垂体较男性的稍大。垂体可分为主要由腺细胞构成的腺垂体（adenohypophysis）和由下丘脑神经组织延伸而成的神经垂体（neurohypophysis）。下丘脑借助于垂体柄内的垂体门脉和下丘脑垂体束，与垂体在结构和功能上建立密切联系，把机体的神经与体液调节整合起来，形成神经内分泌调节系统的结构基础。根据下丘脑和垂体结构及功能联系的特征，可将神经内分泌调节系统分为下丘脑-腺垂体和下丘脑-神经垂体两个功能系统。

（一）下丘脑-腺垂体系统

下丘脑与腺垂体之间存在一种独特的血管联系通路——下丘脑-垂体门脉系统。垂体上动脉的分支先进入正中隆起处的初级毛细血管网，然后汇集成几条垂体长门静脉血管下行，与腺垂体内的次级毛细血管网沟通。这一循环特点保证了下丘脑内侧基底部的促垂体区小细胞肽能神经元的轴突末梢与门脉系统的第一级毛细血管网接触，可促进或抑制垂体的下丘脑调节肽（HRP）释放入垂体门脉系统，然后沿垂体柄下行，在腺垂体第二级毛细血管网释放出来，作用于腺垂体的内分泌细胞，进而调节腺垂体激素的分泌（图11-5）。因此，在腺垂体与下丘脑之间可通过局部血流直接实现信息的双向交流，而不需要通过体循环。这是神经通过影响垂体，从而调控全身其他内分泌器官的一条非常重要而独特的血液循环途径。

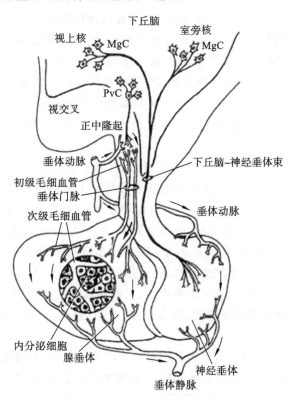

图 11-5　下丘脑-垂体功能单位模式图

MgC，神经内分泌大细胞；PvC，神经内分泌小细胞

（二）下丘脑-神经垂体系统

下丘脑视上核（supraoptic nucleus，SON）、室旁核（paraventricular nucleus，PVN）主要由大细胞神经元组成，合成和分泌的神经激素有血管升压素（vasopressin，VP）和催产素（oxytocin，OXT）。视上核和室旁核神经元轴突构成的下丘脑-神经垂体束（图11-5），穿过正中隆起内带投射到神经垂体。神经垂体不含腺体细胞，不能合成激素，只是储存和释放下丘脑内分泌细胞分泌的神经激素的部位。神经激素 VP 和 OXT 可经下丘脑-神经垂体束，通过轴浆流动的形式运输至

神经垂体,并在此储存,受到适宜刺激时,由神经垂体释放入血。因此神经垂体被视为下丘脑的延伸部分,构成了下丘脑-神经垂体系统。

三、腺垂体内分泌

腺垂体是人体最重要的内分泌腺,其分泌的7种主要激素均为蛋白质或肽类:生长激素(GH)、催乳素(PRL)、促黑素细胞激素(MSH)、促甲状腺激素(TSH)、促肾上腺皮质激素(ACTH)、卵泡刺激素(FSH)和黄体生成素(LH)。其中TSH、ACTH、FSH与LH均有各自的靶腺,分别形成:下丘脑-腺垂体-甲状腺轴、下丘脑-腺垂体-肾上腺皮质轴、下丘脑-腺垂体-性腺轴,而生长激素、催乳素与MSH则无靶腺,直接作用于靶组织或靶细胞,调节机体的生长发育、乳腺的发育与泌乳及黑色素细胞的活动。

(一) 生长激素

人生长激素(human growth hormone,hGH)由191个氨基酸组成,分子量为22000,其化学结构与催乳素十分相似,因而二者除自身的特定作用外,相互作用间有一定的交叉效应。腺垂体生长激素分泌细胞占垂体前叶细胞总数的30%~40%,且生长激素是腺垂体中含量最高的激素。青春期生长激素分泌量最大,成年后逐渐降低。在安静、空腹情况下,正常成年男性血浆生长激素浓度不超过5 μg/L。生长激素的基础分泌呈节律性脉冲释放,每隔1~4 h出现一次波动。在入睡后,生长激素分泌量明显增加,约60 min达到高峰,以后逐渐减少。50岁以后,睡眠时的生长激素峰逐渐消失,至60岁时,生长激素生成速率仅为青春期的一半左右。生长激素在血中的半衰期为6~20 min,肝和肾是其降解的主要部位。生长激素在化学结构和免疫性质方面有显著的种属差异,除猴生长激素之外,其他动物垂体中提取的生长激素对人类无效。生长激素可促进生长发育和物质代谢,对机体各器官组织产生广泛影响。此外,生长激素还参与机体的应激反应,是机体重要的应激激素之一。

1. 促生长作用 机体生长发育受到甲状腺激素、性激素及生长激素等多种激素的影响,而生长激素是起关键作用的激素。生长激素对各组织和器官的生长均有促进作用,对骨骼、肌肉及内脏器官的作用尤为显著,因此生长激素也称为躯体刺激素(somatotropin),但对脑的发育无明显影响。生长激素一方面促进骨骼的生长,使身材高大;另一方面促进蛋白质合成,使肌肉发达。临床观察可见,幼年期若生长激素分泌不足,患儿将出现生长停滞,身材矮小,称为侏儒症(dwarfism),患儿智力正常;若幼年期生长激素分泌过多,可引起巨人症(gigantism);成人如果生长激素分泌过多,由于骨骺已闭合,长骨不再生长,只能使软骨成分较多的手、足、肢端短骨、面骨及其软组织生长异常,以致形成手足粗大、鼻大唇厚、下颌突出、内脏器官肥大等现象,称为肢端肥大症(acromegaly)。

生长激素促进骨、软骨、肌肉及其他组织细胞分裂增殖,蛋白质合成增加,这一作用是通过胰岛素样生长因子(insulin-like growth factor,IGF)的间接作用实现的。IGF主要有IGF-1和IGF-2。生长激素的促生长作用主要由IGF-1介导。肝脏产生的IGF-1释放入血液后,与血中载体蛋白结合,输送至全身发挥作用。而在其他组织,如骨、肌肉、肾及心等产生的IGF-1则经旁分泌或自分泌方式,促进内脏器官的生长,但对脑组织发育一般无影响。IGF-1与其受体结合后,通过PTK受体跨膜信号途径激活PTK,导致受体β亚单位酪氨酸残基磷酸化,这是受体活化后跨膜信息传递的关键步骤。IGF-2主要在胚胎期产生,作用机制尚未完全明确,它能促进组织生长,降低血糖,对胎儿的生长发育起重要的作用。

2. 促进代谢作用 生长激素促进蛋白质代谢,总效应是合成大于分解,特别是促进肝外组织的蛋白质合成;生长激素促进氨基酸进入细胞,加强DNA、RNA的合成,减少尿氮,使机体呈正氮平衡。生长激素可激活对激素敏感的脂肪酶,促进脂肪分解,增强脂肪酸的氧化,提供能量,并使组织特别是肢体的脂肪量减低。生长激素抑制外周组织摄取和利用葡萄糖,减少葡萄糖的消耗,提高血糖水平;当生长激素分泌过多时,可因血糖升高而引起糖尿,严重者可出现垂体性糖尿。

此外,应激反应时,血液中生长激素、促肾上腺皮质激素和催乳素的浓度增高,因此,生长激素是参与应激反应的三大激素之一,由腺垂体分泌。

3. 生长激素分泌的调节 生长激素的分泌受多种因素的调节,包括下丘脑生长激素释放激素(GHRH)和生长激素释放抑制激素(GHRIH)的双重调节和生长激素的反馈调节。此外,性别、睡眠、代谢和某些激素也可影响生长激素的分泌。

(1)下丘脑对生长激素分泌的调节:腺垂体生长激素的分泌受下丘脑 GHRH 促进和 GHRIH 抑制的双重调节;前者促进生长激素分泌,后者抑制生长激素分泌。在整体条件下,GHRH 的作用占优势,对生长激素的分泌起经常性的调节作用,只有在应激等刺激引起生长激素分泌过多时,GHRIH 才对生长激素分泌起抑制作用,二者相互配合,共同调节腺垂体生长激素的分泌。

(2)生长激素的反馈调节:与其他腺垂体激素一样,生长激素也可对下丘脑产生负反馈调节作用。此外,IGF-1 对生长激素的分泌也有负反馈调节作用,IGF-1 可直接抑制生长激素的基础分泌和 GHRH 刺激引起的分泌,也能通过刺激 GHRIH 释放来抑制垂体分泌生长激素。

(3)其他因素:人的生长激素分泌呈现明显的昼夜节律性。人在觉醒状态下,生长激素分泌较少,进入慢波睡眠后,生长激素分泌明显增加,以后逐渐减少。因此,对于成长期的儿童和青少年,保证每天充足的睡眠是十分必要的。饥饿、运动、低血糖等机体能量缺乏状态及应激反应,均能刺激生长激素的分泌。其中,低血糖刺激生长激素分泌的效应最显著;相反,血糖升高则可抑制生长激素分泌。另外,甲状腺激素、胰高血糖素、雌激素与雄激素均能促进生长激素分泌。在青春期,血中雌激素或睾酮浓度增高,可使生长激素分泌量明显增多而引起青春期延长。

(二)催乳素

催乳素(prolactin,PRL)是由腺垂体催乳素细胞合成和分泌的多肽激素,由199个氨基酸组成,分子量为22000,分子结构与生长激素近似。因此,催乳素也具有微弱的生长激素的作用。催乳素及其受体在垂体外组织广泛分布,因而催乳素作用十分广泛,除对乳腺、性腺发育起重要作用外,还参与对应激反应和免疫的调节。

侏儒综合征

1. 催乳素的作用

(1)对乳腺与泌乳的作用:催乳素的主要作用是促进乳腺发育,并引起和维持泌乳。女性乳腺发育过程分为青春期、妊娠期和哺乳期。催乳素对女性不同时期乳腺发育的作用有所不同。青春期乳腺的发育主要受雌激素调节,糖皮质激素、生长激素、孕激素及甲状腺激素也起一定协同作用。在妊娠期,催乳素、雌激素和孕激素分泌增加,使乳腺组织进一步发育成熟,并具备泌乳能力,但不分泌乳汁,其原因是此时血中雌激素与孕激素浓度高,与催乳素竞争受体,抑制催乳素的泌乳作用。哺乳期来自胎盘的雌激素和孕激素突然减少,催乳素才发挥其启动和维持乳腺泌乳的作用;催乳素作用于充分成熟的乳腺小叶,使腺体向腺泡腔内分泌乳汁。乳汁中的三种主要成分酪蛋白、乳糖和脂肪的合成都受催乳素的影响。在催乳素作用下,酪蛋白 mRNA 转录、翻译速度都加快,同时促进乳汁中脂肪及磷脂的合成。催乳素还可促进淋巴细胞进入乳腺,向乳汁中释放免疫球蛋白。

(2)调节性腺功能:在女性中,小剂量催乳素能促进排卵和黄体生长,并刺激雌激素、孕激素分泌,但大剂量催乳素则抑制卵巢雌激素和孕激素的合成。催乳素可抑制腺垂体促性腺激素(FSH 和 LH)对卵巢的作用,从而防止哺乳期女性排卵。高催乳素血症可导致妇女患闭经泌乳综合征,表现为闭经、泌乳与不孕,就是由于高浓度的催乳素可通过负反馈方式抑制下丘脑 GnRH 的分泌,减少腺垂体 FSH 和 LH 的分泌,致使患者出现无排卵、雌激素水平低下和性兴奋减弱等表现,用溴隐亭治疗后即可恢复。催乳素对男性生殖腺的功能也有影响,在睾酮存在的情况下,催乳素促进男性前列腺素及精囊的生长,增加黄体生成素(LH)受体的数量,增强 LH 对睾酮间质细胞的作用,使睾酮的合成增加。

(3) 参与应激反应:机体在应激状态下,除了血中糖皮质激素和生长激素浓度升高外,催乳素的浓度也有不同程度的升高。因此,催乳素可能与糖皮质激素和生长激素一样,是参与机体应激反应的三大激素之一,由腺垂体分泌。

2. 催乳素的分泌调节

(1) 催乳素的分泌受下丘脑催乳素释放素(PRH)与催乳素释放抑制激素(PIH)的双重调控。前者促进催乳素分泌,后者抑制催乳素分泌。平时以 PIH 的抑制作用为主。此外,促甲状腺激素释放激素(TRH)、5-羟色胺(5-HT)、内源性阿片肽、生长激素等也可促进催乳素的分泌。

(2) 哺乳期婴儿吸吮乳头的刺激经传入神经传至下丘脑,使能分泌 PRH 的神经细胞兴奋,PRH 分泌增加,使腺垂体分泌催乳素增加。

此外,在胸部创伤、大手术、麻醉等情况下也会出现催乳素水平升高的现象。而糖皮质激素、甲状腺激素等则能抑制催乳素基因表达。

(三) 促黑素细胞激素

促黑素细胞激素(MSH)主要由哺乳动物垂体中叶分泌,但在人类,垂体中叶已经退化,MSH 主要由腺垂体促肾上腺皮质激素(ACTH)细胞分泌。MSH 属多肽类激素,其结构与功能均与 ACTH 有密切关系,可能由腺垂体同类细胞分泌,两者也都接受血中肾上腺皮质激素的负反馈调节。在鱼等低等动物中,MSH 的主要生理作用是促进黑色素细胞内酪氨酸酶的合成和活化,催化酪氨酸转化为黑色素,同时使黑色素颗粒在细胞内分散。在黑暗背景下,MSH 的分泌不受抑制,动物皮肤的颜色变深;在白色背景下,MSH 分泌受抑制,动物皮肤的颜色变淡,这种机制有助于动物的自身隐蔽。但对于人类和其他高等动物,MSH 可增加黑色素合成,使皮肤、毛发、虹膜等部位颜色加深。MSH 的分泌受下丘脑促黑素细胞激素释放抑制因子(MIF)和释放因子(MRF)双重调节。前者抑制 MSH 的分泌,后者促进 MSH 的分泌。平时以 MIF 的作用占优势。同时,血中 MSH 的浓度也可以通过负反馈方式抑制腺垂体 MSH 的分泌。肾上腺皮质功能低下的患者,负反馈作用减弱,MSH 分泌增多,发生皮肤色素沉着。

四、神经垂体

神经垂体不含腺体细胞,不能合成激素。神经垂体释放的激素是指在下丘脑的视上核、室旁核产生而储存于神经垂体的血管升压素(VP)与催产素(OXT)。

(一) 血管升压素

血管升压素(VP)又称抗利尿激素(antidiuretic hormone,ADH)。下丘脑的视上核和室旁核均可分泌 VP,以视上核分泌为主。它的生理作用与剂量有关,在生理条件下,血浆中 VP 的浓度很低,仅为 1.0~4.0 ng/L,有抗利尿作用,但对正常血压没有调节作用。当机体大失血时,VP 释放量明显增加,使皮肤、肌肉、内脏的血管收缩,对升高和维持动脉血压起重要作用。VP 的主要生理作用是增加肾脏远曲小管和集合管对水的通透性,促进水的重吸收,促进尿的浓缩,产生抗利尿效应。目前比较明确的 VP 受体有 V_1 和 V_2 两型,V_1 受体主要分布于血管平滑肌,作用是使血管收缩;V_2 受体主要分布于肾脏远曲小管和集合管主细胞的基底侧膜,在生理状态下,VP 与主细胞膜上的 V_2 受体结合,通过 Gs 蛋白激活 PKA,使集合管上皮细胞胞质中的水孔蛋白 2 嵌入细胞的顶端膜,形成水通道,增大远曲小管和集合管上皮细胞对水的通透性,促进对水的重吸收,从而减少尿量,产生抗利尿作用。VP 还有抑制肾素释放、促进髓袢升支粗段对小管腔中 NaCl 的主动重吸收、促进内髓段集合管上皮细胞的尿素转运体向小管外转运尿素,从而保持内髓质的高渗透浓度环境等作用。若 VP 分泌发生障碍,可引起尿崩症(diabetes insipidus),患者每日尿量达 5~10 L。VP 除了参与体液平衡的调控和心血管功能的调节外，在神经系统，还有增强记忆、加强镇痛等效应。血浆晶体渗透压与血容量改变是引起 VP 分泌改变的最主要刺激，且机体的很多变化都能影响它的分泌(详见第八章)。

(二) 催产素

催产素(OXT)的主要生理作用是在分娩时刺激子宫收缩和在哺乳期促进乳汁排出。

1. 对乳腺的作用 OXT 可促进乳汁排出，是乳汁排出的关键激素。哺乳期的乳腺在腺垂体分泌的催乳素作用下，不断分泌乳汁并储存于乳腺腺泡。婴儿吸吮乳头时，感觉信息经传入神经传至下丘脑兴奋 OXT 神经元，神经冲动沿下丘脑-垂体束下行至神经垂体，使 OXT 释放入血，引起乳腺肌上皮细胞收缩，乳腺排乳，此过程称为射乳反射。射乳反射是一种典型的神经内分泌反射，很容易建立条件反射，如母亲见到婴儿、抚摸婴儿或听到婴儿的哭声等，均可引起射乳反射。另外，OXT 对乳腺也有营养作用，能维持哺乳期乳腺的正常状态，防止其萎缩。在哺乳过程中，OXT 的释放对加速产后子宫的复原也有一定的作用。因此，母乳喂养对维护母婴健康有积极的意义。

2. 对子宫的作用 OXT 可促进子宫收缩，但其作用与子宫的功能状态有关。OXT 对非妊娠子宫作用较弱，对妊娠子宫作用较强，可使之强烈收缩。雌激素可提高子宫对 OXT 的敏感性，而孕激素的作用则相反，但 OXT 并不是分娩时促进子宫收缩的决定因素。在分娩过程中，胎儿刺激子宫颈可反射性地引起 OXT 释放，形成正反馈调节机制，使子宫进一步收缩，起到"催产"的作用。此外，OXT 在痛觉调制、学习和记忆等功能调节中也具有重要作用。

影响 OXT 分泌的因素很多。除了上述因素以外，刺激 VP 分泌的因素以及雌激素都可促进 OXT 分泌；而忧虑、恐惧、剧痛，以及高温、噪声、应用肾上腺素等可抑制 OXT 分泌。

第三节 甲状腺内分泌

甲状腺位于气管上端两侧，甲状软骨的下方，分为左、右两个侧叶，中间以峡部相连，呈 H 形。甲状腺侧叶呈锥体形且与环状软骨之间常有韧带样结缔组织相连，故吞咽时，甲状腺可随喉上下移动。甲状腺是人体内最大的内分泌腺体，平均重量为 20~30 g。甲状腺由许多圆形或椭圆形滤泡组成，滤泡是由单层立方形滤泡上皮细胞围成的囊状结构，是甲状腺激素合成与释放的部位。滤泡腔内充满胶质，主要成分是含有甲状腺激素的甲状腺球蛋白，滤泡腔是甲状腺激素储存库。甲状腺激素是体内唯一细胞外储存的内分泌激素。

甲状腺腺泡细胞间和腺泡间结缔组织内含少量滤泡旁细胞(parafollicular cell)(又称 C 细胞)。这些细胞分泌降钙素，主要参与钙、磷的稳态和骨代谢的调节。

一、甲状腺激素的合成与代谢

甲状腺激素为酪氨酸碘化物，主要包括甲状腺素(thyroxine)，又称四碘甲腺原氨酸(3,5,3′,5′-tetraiodothyronine,T_4)和三碘甲腺原氨酸(3,5,3′-triiodothyronine,T_3)。T_4 占甲状腺分泌总量的 93%，T_3 为 7%。50% 的 T_4 生成后脱碘转变为 T_3 发挥作用。两者的作用相同，但 T_3 的生物活性为 T_4 的 3~8 倍，引起生物效应所需的潜伏期也较短。另外，甲状腺也可合成极少量的逆-三碘甲腺原氨酸(3,3′,5′-triiodothyronine,rT_3)，rT_3 几乎无生物活性。

(一) 甲状腺激素合成的原料

甲状腺球蛋白和碘是甲状腺激素合成的必需原料，它们在甲状腺球蛋白的酪氨酸残基上发生碘化,并合成甲状腺激素。

1. 碘 碘是生物体必需的微量元素之一。在自然界中,碘的分布广泛,特别是海水及海产品中碘的含量较高。人体碘的 80%～90% 来自食物,10%～20% 来自饮水,5% 来自空气。我国成人每日从食物中摄取 100～200 μg 碘;生长发育期、妊娠期和哺乳期时的摄入量应超过 200 μg/d。甲状腺是唯一能浓聚和利用碘的内分泌腺体。摄入体内的碘绝大部分存在于甲状腺中,甲状腺含碘总量约 8 mg,占全身含碘量的 90%。合成甲状腺激素所需的碘,除了由体外摄取外,甲状腺内从含碘化合物脱下的碘可以被循环利用。

碘与甲状腺疾病关系密切,不论碘缺乏还是碘过剩,均可导致甲状腺疾病。长期缺碘可导致缺碘性甲状腺肿。这是因为缺碘造成甲状腺激素的合成和分泌减少,对腺垂体的负反馈效应减弱,使促甲状腺激素(TSH)分泌水平提高,导致甲状腺发生代偿性增生。碘过多则可引起甲状腺炎、Graves 病、淋巴细胞性甲状腺炎等。临床观察发现,碘摄入过多可引起甲状腺功能亢进。特别是在碘缺乏地区,补充碘盐后,毒性甲状腺结节的发病率明显高于非缺碘地区。

2. 甲状腺球蛋白 甲状腺球蛋白(TG)是由 5496 个氨基酸残基构成的糖蛋白,分子量为 670000。TG 由甲状腺滤泡上皮细胞内的核糖体合成,再释放入滤泡腔内储存。甲状腺激素的合成完全是在 TG 分子上进行的,1 分子 TG 大约含 140 个酪氨酸残基,但最多只有 20～30 个酪氨酸残基可被碘化,用于合成甲状腺激素。

3. 甲状腺过氧化物酶 在甲状腺激素的合成过程中,甲状腺过氧化物酶(TPO)起着关键性的作用。碘的活化、酪氨酸残基的碘化以及碘化酪氨酸的缩合等,都需要由 TPO 催化。TPO 是由甲状腺滤泡上皮细胞合成的一种血色素样蛋白,含 933 个氨基酸残基,分子量为 103000,其生成和活性均受 TSH 调控。硫脲类(如甲硫氧嘧啶等)可抑制 TPO 的活性,从而抑制甲状腺激素的合成,可用于治疗甲状腺功能亢进。

(二) 甲状腺激素的合成过程

甲状腺激素的合成过程包括滤泡聚碘、碘的活化、酪氨酸碘化和碘化酪氨酸的缩合三个步骤(图 11-6)。

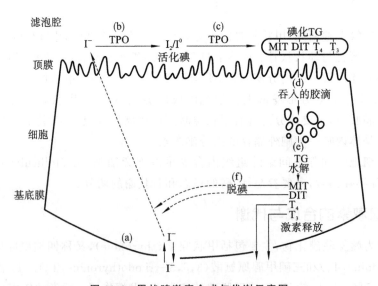

图 11-6 甲状腺激素合成与代谢示意图

1. 滤泡聚碘 甲状腺激素合成的第一个重要环节。生理情况下,食物中的碘从肠道吸收,以 I^- 的形式存在于血液中,浓度约为 250 μg/L,而甲状腺内的 I^- 浓度约为血清的 30 倍,加上腺上皮细胞静息电位为 -50 mV,因此,甲状腺对碘的摄取是逆电化学梯度的主动转运过程,即碘捕获 (iodide trap)。碘捕获可分两步,先在滤泡上皮细胞底部逆着碘的电化学梯度将碘浓集于细胞内,依靠位于底部的钠-碘同向转运体,以 $1I^-$: $2Na^+$ 的比例和同向转运模式,实现 I^- 的继发性主动转运,随后 I^- 顺电化学梯度经细胞顶部进入滤泡腔。转运 I^- 的能量不是直接由 ATP 来提供,而是来自膜外 Na^+ 的高势能,但这种高势能需依赖 Na^+-K^+-ATP 酶活动来完成。如果用哇巴因抑制 Na^+-K^+-ATP 酶,则聚碘过程发生障碍。有一些阴离子,如过氯酸盐(ClO_4^-)、硫氰酸盐(SCN^-)等,能与 I^- 竞争转运机制,因此能抑制甲状腺的聚碘作用;而 TSH 能促进聚碘。临床上,常通过检查甲状腺摄取放射性碘的能力来判断甲状腺的功能状态。

2. 碘的活化 发生在滤泡上皮细胞微绒毛与滤泡腔的交界处,是由 TPO 催化的氧化过程。在 H_2O_2 存在的条件下,I^- 在 TPO 作用下被迅速催化为活化碘。活化碘的形式可能是 I_2 或 I^0。

3. 酪氨酸碘化和碘化酪氨酸的缩合 酪氨酸碘化是活化碘取代酪氨酸残基苯环上的氢。在 TPO 催化下,TG 分子酪氨酸残基上的氢原子被碘原子取代或碘化,合成一碘酪氨酸(MIT)和二碘酪氨酸(DIT)。碘化酪氨酸的缩合或耦联也是在 TPO 催化下进行的。两分子 DIT 缩合生成 T_4,或一分子 MIT 与一分子 DIT 缩合生成 T_3。在一个 TG 分子上,T_4 与 T_3 之比为 20:1,此比值常受碘含量变化的影响。当甲状腺内碘化活动增强时,由于 DIT 含量增加,T_4 含量也相应增加;反之,碘缺乏时,TG 上 MIT 含量增加,则 T_3 含量明显增加。上述碘的活化、酪氨酸碘化和碘化酪氨酸的缩合过程主要发生在滤泡上皮细胞微绒毛与滤泡腔交界处,并在同一过氧化酶系 TPO 的催化下完成。因此,抑制 TPO 活性的药物,如硫脲嘧啶及硫脲类药物,具有抑制 T_4 和 T_3 合成的作用,可用于治疗甲状腺功能亢进。

此外,甲状腺激素的合成和分泌过程也受 TSH 的调节。在 TSH 作用下,滤泡上皮细胞微绒毛伸出伪足,将滤泡中含有多种碘化酪氨酸的 TG 胶质小滴吞饮入细胞内,形成吞饮小体(胶质小泡),后者随即与溶酶体融合成吞噬泡,在蛋白水解酶作用下,水解 TG 的肽键,释出游离的 T_4、T_3、MIT 和 DIT 等。进入胞质的 MIT 和 DIT,在微粒体碘化酪氨酸脱碘酶的作用下迅速脱碘,大部分释出的碘被重新利用以合成激素,已脱去碘化酪氨酸的 TG 不再进入血液。脱碘酶对游离的 T_4 和 T_3 无作用,T_3 和 T_4 可迅速由滤泡上皮细胞分泌入血。

(三) 甲状腺激素的储存、释放、运输和降解

1. 储存 甲状腺激素是唯一储存于细胞外的激素,合成的 T_4 和 T_3 以 TG 形式储存于滤泡腔的胶质中,是构成滤泡腔胶质的主要成分。甲状腺激素储存量很大,可供人体利用 50~120 天,是人体内储存量最多的激素。由于储存量丰富,甲状腺激素可保证机体长时间的代谢需求,因此在使用抗甲状腺药物治疗时应注意疗程需足够长才能奏效。

2. 释放 在适宜刺激下,甲状腺滤泡上皮细胞通过胞饮作用将滤泡腔中的 TG 吞入细胞内,在溶酶体蛋白水解酶的作用下,水解 TG,释放 MIT、DIT、T_3、T_4。MIT 和 DIT 在脱碘酶的作用下迅速脱碘,可再循环利用。对脱碘酶不敏感的 T_3 和 T_4 则由滤泡上皮细胞分泌到血液中。

3. 运输 T_3、T_4 释放入血后,99% 以上与血浆蛋白结合。能与甲状腺激素结合的血浆蛋白主要有甲状腺素结合球蛋白(TBG)、甲状腺素转运蛋白(TTR)和白蛋白三种。以游离型存在的 T_4 仅为 0.03%,T_3 仅为 0.3%,只有游离型甲状腺激素才能进入靶组织细胞,发挥其生物学作用。游离型甲状腺激素和结合型甲状腺激素可相互转化并维持动态平衡。临床上可通过测定血液中 T_4 和 T_3 浓度以了解甲状腺的功能,正常成人血清 T_4 浓度为 51~142 nmol/L,T_3 浓度为 1.3~3.4 nmol/L。

4. 降解 血浆中 T_4 半衰期长达 6~7 天,T_3 约为 1.5 天。肝、肾、垂体、骨骼肌是甲状腺激素降解的主要部位,脱碘是 T_3 和 T_4 降解的主要方式。80% 的 T_4 在外周组织脱碘酶的作用下生成 T_3 和几乎无甲状腺激素生物活性的 rT3,成为血液中 T_3 的主要来源。T_4 脱碘转化的产物取

决于机体状态,当生理活动需要更多的甲状腺激素时(如机体处于寒冷状态),T_4 转化为 T_3 多于 rT_3;而在妊娠、饥饿、应激等状态下,T_4 转化为 rT_3 的比例增加。T_3 或 rT_3 可进一步脱碘,所脱下的碘可由甲状腺再摄取或由肾排出。

二、甲状腺激素的生理作用

(一)促进生长发育

甲状腺激素具有全面促进组织细胞分化、生长及发育成熟的作用,是人体正常生长发育必不可缺的激素,尤其对脑和长骨的发育十分重要。在胚胎期,甲状腺激素能促进神经元的增殖和分化以及突触的形成,促进胶质细胞生长和髓鞘形成,诱导神经生长因子和某些酶的合成,促进神经元骨架的发育等。在人类,先天性甲状腺功能不全患者若胚胎期缺碘导致甲状腺激素合成不足或出生后甲状腺功能减退,脑的发育可呈现明显障碍,且身材矮小,称为呆小症,也称克汀病(cretinism)。甲状腺激素是胎儿和新生儿脑发育的关键激素。甲状腺激素与生长激素(GH)协同作用,调控幼年期生长发育,但甲状腺激素对胚胎期骨生长并非必需。先天性甲状腺功能不全的患儿出生时身长可基本正常,然而脑的发育已经受到了一定程度的影响,一般在出生后数周至 3~4 个月才出现明显的智力障碍和生长发育迟缓。因此,治疗呆小症必须抓住时机,应在出生后 3 个月以前补给甲状腺激素,过迟则难以奏效。

甲状腺激素能刺激骨化中心发育成熟、加速软骨骨化,促进长骨与牙齿的生长,还能增强生长激素的促生长作用。T_3 和糖皮质激素可增强生长激素的基因转录,使生长激素的生成增加。所以,缺乏 T_3 的动物生长激素和胰岛素样生长因子(IGF)的分泌均减少。此外,甲状腺激素还能提高机体对 IGF-1 的反应性。在儿童的生长发育过程中,甲状腺激素和生长激素协同作用。甲状腺激素缺乏可影响生长激素作用的发挥,导致长骨生长缓慢和骨骺愈合延迟。

(二)调节新陈代谢

1. 促进能量代谢 甲状腺激素具有显著的产热效应,能增加除大脑、脾及睾丸以外体内绝大多数组织细胞的耗氧量,增加产热,使基础代谢率增高,体温也因此而发生相应波动。T_3 的产热作用比 T_4 强 3~5 倍,但持续时间较短。甲状腺激素对不同组织的产热效应有差别,对心、肝、骨骼肌和肾的效应最为显著,可能与甲状腺激素受体的分布量有关。甲状腺激素的产热可能与 Na^+-K^+-ATP 酶的浓度明显升高及活性明显增强有关,如用哇巴因抑制 Na^+-K^+-ATP 酶的活性,则甲状腺激素的产热效应可完全被消除;T_4、T_3 还可以促进线粒体中生物氧化过程,提高氧化量。因此,临床上,甲状腺功能亢进患者,产热量增加,基础代谢率可升高 50%~100%,喜凉怕热,容易出汗,消瘦,体重下降;而甲状腺功能减退患者,产热量减少,基础代谢率降低 30%~45%,喜热恶寒,因此,测定基础代谢率可以帮助诊断甲状腺功能异常。

2. 调节物质代谢 甲状腺激素对物质合成代谢和分解代谢均有影响,因此作用十分复杂。生理水平的甲状腺激素对蛋白质、糖类、脂肪的合成和分解代谢均有促进作用,总体上可促进蛋白质合成、脂肪分解和血糖升高;而大量的甲状腺激素则对分解代谢的促进作用更为明显。

(1)蛋白质代谢:甲状腺激素对蛋白质代谢的影响取决于甲状腺激素的分泌量。在生理情况下,甲状腺激素可作用于靶细胞的核受体,激活 DNA 转录过程,促进 mRNA 的形成,促进蛋白质与酶的生成,使肌肉、肝与肾的蛋白质合成明显增加,细胞体积增大,数量增多,尿氮减少,表现为正氮平衡,有利于幼年期机体的生长发育和各种功能活动。当甲状腺功能亢进时,甲状腺激素分泌过多,加速蛋白质的分解,特别是骨骼肌蛋白质大量分解,使尿氮增加,表现为负氮平衡,可出现肌肉消瘦和肌无力;而当甲状腺激素分泌不足时,蛋白质合成减少,肌肉萎缩乏力,但组织间隙中黏蛋白增多,并结合大量阳离子和水分子,在皮下形成一种特殊的非凹陷性水肿,称为黏液性水肿，同时骨骼蛋白质分解，导致血钙升高，骨质疏松，尿钙排出增加。

（2）糖类代谢：甲状腺激素通过影响糖类代谢相关酶的活性，参与调控糖类代谢的所有环节，其作用呈双向性。一方面，甲状腺激素可使血糖升高，通过促进肠黏膜对糖类的吸收，增强糖原分解和糖异生，使血糖升高；还可加强肾上腺素、胰高血糖素、皮质醇和生长激素升高血糖的作用。另一方面，甲状腺激素可加强外周组织对糖的利用，增强糖酵解而使血糖降低。因此，甲状腺功能亢进时，患者在进食后血糖迅速升高，甚至出现糖尿，但随后又快速降低。

（3）脂肪代谢：甲状腺激素对脂肪代谢的作用包括影响脂肪合成与分解。一方面，甲状腺激素可促进脂肪酸氧化，加速胆固醇降解，并增强儿茶酚胺与胰高血糖素对脂肪的分解作用；另一方面，甲状腺激素可促进胆固醇的合成，但同时增加低密度脂蛋白受体的可利用性，使更多的胆固醇从血中清除，从而降低血清胆固醇水平。因此，甲状腺功能亢进患者血清中胆固醇含量低于正常，总体脂量减少；又由于蛋白质、糖类和脂肪的分解代谢增强，患者常感饥饿，食欲旺盛，但明显消瘦。而甲状腺功能减退患者胆固醇含量升高，体脂比例增大；长期甲状腺功能减退者血浆胆固醇含量明显升高，易出现动脉粥样硬化。

（三）对其他系统的影响

1. 对神经系统的影响 甲状腺激素能提升中枢神经系统的兴奋性。因此，甲状腺功能亢进时，患者有烦躁不安、多言多动、易怒、失眠多梦、注意力不集中及肌肉震颤等症状；而甲状腺功能减退时，患者常出现抑郁、言行迟钝、记忆减退、表情淡漠和嗜睡等症状。

2. 对心血管系统的影响 甲状腺激素可使心率增快、心肌收缩能力增强，从而使心输出量增大，同时促进血管平滑肌舒张，使舒张压下降。因此，甲状腺功能亢进患者脉压明显增大。甲状腺功能亢进患者还可因心脏做功量增加而出现心肌肥大，最后可发展为充血性心力衰竭。

3. 对消化系统的影响 甲状腺激素还可使肠蠕动加快、食欲增加，因此甲状腺功能亢进患者食欲旺盛，进食量明显增加，但由于甲状腺激素过量分泌导致蛋白质分解增强，患者体重反而降低。另外，甲状腺激素可促进眼球后结缔组织增生，因此甲状腺功能亢进患者常有眼球突出症状。

三、甲状腺激素的分泌调节

甲状腺功能活动主要受下丘脑-腺垂体-甲状腺轴的调节（图 11-7）。此外，甲状腺受一定程度的自身调节和自主神经的调节。

（一）下丘脑-腺垂体-甲状腺轴的调节

下丘脑释放的促甲状腺激素释放激素（TRH），促进腺垂体促甲状腺激素（TSH）的合成和释放。TSH 促进甲状腺细胞增生，促进甲状腺激素的合成、释放。当血液中甲状腺激素浓度增高时，负反馈抑制腺垂体，使 TSH 合成与释放减少，同时降低腺垂体对 TRH 的反应性，抑制腺垂体 TSH 的分泌，最终使 T_3、T_4 浓度降至正常水平。食物中缺碘会引起血液中 T_3、T_4 长期降低，进而减弱对腺垂体的反馈性抑制作用，从而引起 TSH 分泌异常增加。TSH 的长期效应是刺激甲状腺细胞增生，导致甲状腺组织肥大，临床上称为单纯性甲状腺肿。

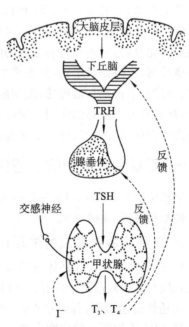

图 11-7 甲状腺激素分泌调节示意图

实线箭头表示促进；虚线箭头表示抑制

（二）自身调节

甲状腺可根据机体碘的含量，自身调节其摄碘及分泌甲状腺激素的能力，称为甲状腺的自身调节。当血碘含量不足时，甲状腺可增强其聚碘作用。当血碘含量增加时，T_3、T_4合成增加；但当碘超过一定限度后，T_3、T_4的合成速度不但不再增加，反而明显下降，这种过量的碘所产生的抗甲状腺效应称为沃尔夫-契可夫效应，其机制目前尚不清楚。临床上可用大剂量碘产生的抗甲状腺效应处理甲状腺危象，以缓解病情，也可在甲状腺手术前，让患者服用大剂量碘剂，以抑制甲状腺功能，使甲状腺腺体萎缩，特别是能减少甲状腺的血液供应，从而减少术中出血量。沃尔夫-契可夫效应只是暂时的，如果持续加大碘剂量，甲状腺可"脱逸"此效应，激素的合成再次增加。甲状腺自身调节的意义在于甲状腺可根据食物中含碘量的差异而对摄碘量进行适应性的调整，随时缓冲甲状腺激素合成与分泌量的波动。

（三）自主神经的调节

自主神经对甲状腺活动也有影响。甲状腺滤泡接受交感神经肾上腺素能纤维和副交感神经胆碱能纤维双重支配，肾上腺素能纤维兴奋促进甲状腺激素合成与释放，而胆碱能纤维则抑制甲状腺激素的分泌。可见，甲状腺的活动不仅受下丘脑-腺垂体-甲状腺轴的调节，还受交感神经-甲状腺轴和副交感神经-甲状腺轴的调节。这些调节途径分别具有不同的意义，下丘脑-垂体-甲状腺轴主要调节各种效应激素的稳态；交感神经-甲状腺轴调节作用的意义是在内、外环境发生急剧变化时能够确保应急情况下对高水平甲状腺激素的需求；副交感神经-甲状腺轴调节作用的意义是在甲状腺激素分泌过多时发挥抗衡作用。

第四节 甲状旁腺、维生素D与甲状腺C细胞内分泌

甲状旁腺（parathyroid gland）为扁椭圆形、黄豆大小的腺体，贴附在甲状腺侧叶的后面，数目和位置变化很大，通常有上、下两对，甲状旁腺主要分泌甲状旁腺激素。甲状腺C细胞位于甲状腺滤泡之间及滤泡上皮细胞之间，又称滤泡旁细胞或降钙素细胞，主要分泌降钙素。维生素D是类固醇样化合物，对钙在胃肠道内的吸收非常重要。甲状旁腺激素、降钙素以及维生素D共同调节钙磷代谢，维持血浆中钙、磷水平的相对恒定。血钙浓度的相对稳定，对于骨的生长、膜电位的稳定、神经元兴奋及兴奋传递、腺细胞分泌、血液凝固、肌肉收缩，特别是普遍存在的信号转导过程等，都具有极为重要的作用。神经肌肉对血中游离钙浓度的变化非常敏感，当血钙降低时，神经肌肉兴奋性异常增高，导致手足骨骼肌抽搐，严重者可出现呼吸肌痉挛而窒息。

一、甲状旁腺激素的生理作用与分泌调节

甲状旁腺激素（parathyriod hormone，PTH）是调节血钙水平最重要的激素，通过对骨和肾的作用使血钙升高，血磷降低。

（一）甲状旁腺激素的生理作用

1. 对骨的作用 骨是体内最大的钙储存库。PTH动员骨钙入血，使血钙升高，其作用包括快速效应与延缓效应两个时相。PTH的快速效应在其作用后数分钟即可出现，可使骨细胞膜对Ca^{2+}通透性迅速增高，骨液中Ca^{2+}进入细胞，钙泵活动增强，将Ca^{2+}转运至细胞外液中，引起血钙升高。PTH的延缓效应则在PTH作用后12~14 h出现，一般在几天或几周后才达高峰，这一效应是通过刺激破骨细胞的活动加速骨基质的溶解，使钙、磷释放入血液。因此，PTH分泌过多可增强溶骨过程，导致骨质疏松。

PTH 的上述两种效应相互配合,既能对血钙的急切需要做出迅速反应,又可保证血钙在长时间内维持在一定水平。

2. 对肾的作用 PTH 作用于肾近端小管上皮细胞,可通过增加 cAMP 而促进近端小管对钙的重吸收,减少尿钙排泄,升高血钙;同时,PTH 可抑制近端小管对磷的重吸收,促进磷的排出,使血磷降低。

PTH 对肾的另一作用是激活肾内 1α-羟化酶。1α-羟化酶可催化 25-羟维生素 D_3 转变成有高度活性的 1,25-二羟维生素 D_3(即钙三醇)。1,25-二羟维生素 D_3 可促进小肠和肾小管上皮细胞对钙和磷的重吸收。

(二)甲状旁腺激素的分泌调节

1. 血钙水平 甲状旁腺主细胞分布有钙受体,对低血钙极为敏感,PTH 的分泌主要受血钙水平变化的影响。血钙水平轻微下降,1 min 内即可增加 PTH 分泌,从而促进骨钙释放和肾小管对钙的重吸收,使血钙水平迅速回升。长期低血钙可使甲状旁腺增生,促进 PTH 基因的转录;相反,长时间高血钙则可抑制 PTH 基因的转录,使 PTH 分泌减少,导致甲状旁腺萎缩。因此,血钙水平是调节 PTH 分泌最主要的因素。

2. 其他因素 PTH 的分泌还受其他一些因素的影响。1,25-二羟维生素 D_3 可直接作用于甲状旁腺,使 PTH mRNA 减少,对 PTH 的分泌产生负反馈调节作用。血磷升高可使血钙降低,从而间接刺激 PTH 的分泌。血镁降低也可刺激 PTH 分泌,但血镁慢性降低可使 PTH 分泌减少。儿茶酚胺(通过 β 受体)、组织胺(通过 H 受体)均可促进 PTH 分泌,而 α 受体激动剂、PGE_2 和生长抑素可抑制 PTH 分泌。

二、维生素 D 的作用与分泌调节

维生素 D_3(vitamin D_3)又称胆钙化醇。人体内的维生素 D_3 有两个主要来源:①主要由皮肤中 7-脱氢胆固醇经日光中紫外线照射转化而来,多数温带和赤道地区居民体内 75% 以上维生素 D_3 经此途径获得。②但当环境因素导致皮肤无法充分暴露于阳光下时,维生素 D_3 必须靠食物得到,食物中的维生素 D_3 主要来自动物性食品,如肝、蛋、乳等。维生素 D_3 无生物活性,首先在肝内转化成 25-羟维生素 D_3,再经肾脏的 1α-羟化酶作用转变为具有生物活性的 1,25-二羟维生素 D_3(即钙三醇)。

(一)钙三醇的生理作用

钙三醇通过与靶细胞内的核受体结合后,通过影响基因表达而发挥对钙磷代谢的调节作用,其作用的靶器官主要是小肠、骨和肾。

1. 对小肠的作用 钙三醇可促进小肠黏膜上皮细胞对钙的吸收。钙三醇进入小肠黏膜细胞后首先与胞质受体结合,随后进入细胞核,促进 DNA 转录,进而生成与钙有很高亲和力的钙结合蛋白。这种蛋白质直接参与小肠黏膜上皮细胞对钙的吸收过程。同时,钙三醇促进钙依赖的 ATP 酶、碱性磷酸酶等的生成。这些酶能增加膜对 Ca^{2+} 的通透性,从而有利于钙的吸收。

钙三醇也能促进小肠黏膜细胞对磷的吸收。因此,它既能升高血钙,也能升高血磷。

2. 对骨的作用 钙三醇对骨钙动员和骨盐沉积过程均有作用。一方面,通过增加破骨细胞的数量,增强骨的溶解,从而释放钙与磷入血;同时刺激成骨细胞的活动,促进骨钙沉积和骨的形成,但总的效应仍是升高血钙。钙三醇在骨代谢中起重要调节作用,因此,当体内缺乏钙三醇时,儿童可能患佝偻病,而成人可能患骨质疏松症。另外,钙三醇还可协同 PTH 的作用,如缺乏钙三醇,则 PTH 对骨的作用明显减弱。

3. 对肾的作用 钙三醇可促进肾小管对钙和磷的重吸收,使钙、磷从尿中排出量减少。

(二) 钙三醇的生成调节

血钙和血磷降低是促进钙三醇生成的主要因素。维生素 D 的活化程度依赖于肾内 1α-羟化酶的活性水平,血清磷水平降低时可刺激 1α-羟化酶的活性增高。低血钙可通过增加 PTH 的分泌间接地增高 1α-羟化酶的活性。雌激素、生长激素、催乳素和降钙素等都能促进钙三醇的生成,而糖皮质激素则抑制钙三醇的生成。此外,钙三醇生成增加时,在其生成的细胞内即可降低 1α-羟化酶的活性,即以自身负反馈方式减少钙三醇的生成量。

三、降钙素的生理作用与分泌调节

降钙素(calcitonin,CT)是由甲状腺 C 细胞分泌的肽类激素。甲状腺 C 细胞位于甲状腺滤泡之间和滤泡上皮细胞之间,因此又称滤泡旁细胞。CT 是含有一个二硫键的 32 肽,分子量为 3400。正常人血清 CT 浓度为 10~20 ng/L,血中半衰期不足 1 h,主要经肾脏降解后排出。

(一) 降钙素的生理作用

CT 的主要生理作用是降低血钙和血磷,其主要靶器官是骨,对肾也有一定的作用。CT 与其受体结合后,分别在反应早期和晚期经 cAMP-PKA 途径及 IP_3/DG-PKC 途径抑制破骨细胞的活动。

1. 对骨的作用 CT 能抑制破骨细胞的活动,减弱溶骨过程,同时能增强成骨过程,增加骨组织中的钙、磷沉积,从而降低血钙、磷的水平。CT 抑制溶骨的作用出现较快,在应用大剂量 CT 后的 15 min 内,破骨细胞的活动便可减弱 70%。在应用 CT 后大约 1 h,成骨细胞的活动增强,骨组织释放的钙、磷减少,反应可持续数天。此外,CT 还可提高碱性磷酸酶的活性,促进骨的形成和钙化。

在成人,CT 对血钙的调节作用较小,因为 CT 引起的血钙下降在几小时内即可继发性地强烈地刺激 PTH 释放,而 PTH 升高血钙的作用完全可以抵消 CT 的降血钙效应。另外,成人的破骨细胞向细胞外液释放钙的量是非常有限的,每天只有 0.8 g,因此,抑制成人破骨细胞的活动对血钙的影响不大。但在儿童,由于骨的更新速度快,机体通过破骨细胞的活动每天向细胞外液提供 5 g 以上的钙,相当于细胞外液总钙量的 5~10 倍,CT 使这些钙快速沉积,形成骨质成分,有利于骨骼生长。因此,CT 对儿童血钙的调节作用更为重要。

2. 对肾的作用 CT 能抑制肾小管对钙、磷、钠和氯等离子的重吸收,增加这些离子在尿中的排出量。

(二) 降钙素的分泌调节

1. 血钙水平 CT 的分泌主要受血钙水平调节。血钙升高时,CT 分泌增加;当血钙升高 10%时,血中 CT 的浓度可增加 1 倍。CT 与 PTH 对血钙的作用相反,两者共同调节血钙水平。与 PTH 相比,CT 分泌启动较快,在 1 h 内即可达到高峰,而 PTH 分泌则需几个小时;CT 只对血钙水平产生短期调节作用,其作用很快被有力的 PTH 作用所克服,后者对血钙水平发挥长期调节作用。由于 CT 的作用快速而短暂,故对高钙饮食引起血钙升高后血钙水平的恢复起重要作用。

2. 其他因素 进食可刺激 CT 分泌,可能与一些胃肠激素如促胃液素、促胰液素、缩胆囊素和胰高血糖素的分泌有关,其中以促胃液素的作用为最强。此外,血 Mg^{2+} 浓度升高也可刺激 CT 分泌。

第五节 胰岛内分泌

胰岛（pancreatic islet）是散布在胰腺腺泡间大小不等的细胞团，为胰腺的内分泌部分。占胰腺总体积的1%～2%，主要由A细胞、B细胞、D细胞及PP细胞4种内分泌细胞组成。A细胞约占胰岛细胞的20%，分泌胰高血糖素；B细胞占胰岛细胞的60%～70%，分泌胰岛素；D细胞占胰岛细胞的10%，分泌生长抑素；PP细胞数量很少，分泌胰多肽。

一、胰岛素

人胰岛素（insulin）是含51个氨基酸残基的蛋白质，分子量为5800，由A链（21个氨基酸残基）和B链（30个氨基酸残基）借两个二硫键连接组成。两条肽链间的二硫键是胰岛素活性所必需的，如果二硫键断开，则失去活性。胰岛素的合成与其他蛋白质的合成过程相似。在B细胞内首先合成一个大分子的前胰岛素原，然后加工修饰成86肽的胰岛素原，再经水解成为胰岛素和连接肽（又称C肽）。C肽无胰岛素活性，它与胰岛素共同释放入血。由于C肽的形成与胰岛素的合成同步，其数量与胰岛素分泌量平行。因此血中C肽的含量可以反映B细胞的分泌功能。B细胞分泌时也有少量胰岛素原入血，但其生物活性只有胰岛素的3%～5%。

成人胰岛素的分泌量为40～50 U/d。空腹状态下，血清胰岛素水平约为10 μU/mL，进餐后8～10 min开始升高，30～45 min时达到高峰，可为餐前分泌量的10倍；此后，随着血糖水平降低，胰岛素的分泌量迅速下降，90～120 min恢复到基础水平。正常进餐后，血清胰岛素水平很少超过100 μU/mL。血中胰岛素以游离和与血浆蛋白结合两种形式存在，两者呈动态平衡，只有游离的胰岛素具备生物活性。胰岛素在血液中的半衰期是5 min，主要经肝、肾及外周组织内的胰岛素酶灭活。

（一）胰岛素的生理作用

胰岛素是促进合成代谢、调节血糖稳定的主要激素，对机体能源物质的储存和人体生长发育具有重要作用。

1. 对糖类代谢的调节 胰岛素具有降低血糖的作用。胰岛素加速全身组织，特别是肝脏、肌肉和脂肪组织对葡萄糖的摄取和利用，促进肝糖原和肌糖原的合成，并抑制糖异生，促进葡萄糖转变为脂肪酸，储存于脂肪组织，导致血糖水平下降。胰岛素通过增加肌肉、脂肪细胞膜上葡萄糖转运体（GLUT）的数量，促进葡萄糖的摄取、储存和利用。在肝脏，通过提高葡萄糖激酶、糖原合成酶的活性，抑制磷酸化酶和糖异生酶类的活性来调节肝糖代谢。胰岛素缺乏时，血糖升高，如超过肾糖阈，可导致尿糖。

2. 对脂肪代谢的调节 胰岛素可促进脂肪的合成与储存，加速葡萄糖转运入脂肪细胞以合成甘油三酯和脂肪酸。胰岛素还抑制脂肪酶的活性，减少脂肪的分解。胰岛素缺乏时，糖的利用受阻，脂肪分解增强，产生脂肪酸，在肝内氧化生成大量酮体，引起酮血症与酸中毒，同时血脂升高，易引起动脉粥样硬化，进而导致心血管和脑血管系统的严重疾病。

3. 对蛋白质代谢的调节 胰岛素能促进蛋白质合成，抑制蛋白质分解。主要作用机制：①促进氨基酸向细胞内转运；②加快细胞核的DNA和mRNA的生成；③加速核糖体的翻译过程，促进蛋白质合成；④抑制蛋白质分解和肝糖异生。由于胰岛素能促进蛋白质合成，所以，它对机体的生长也有促进作用，但胰岛素单独作用时，对生长的促进作用并不显著，只有与生长激素共同作用时，才能发挥明显的促生长效应。

胰岛素还具有促进 K^+、Mg^{2+} 和 PO_4^{3-} 进入细胞,从而导致细胞外 K^+ 浓度降低的作用。用胰岛素治疗糖尿病酮症酸中毒时常发生低血钾,其机制与胰岛素增强细胞膜 Na^+-K^+-ATP 酶活性有关。

(二) 胰岛素的分泌调节

1. 血糖水平 血糖水平是胰岛素分泌反馈性调节的最重要因素。血糖水平升高时,胰岛素分泌增加;当血糖水平降至正常时,胰岛素分泌量也迅速恢复到基础水平。在高血糖持续刺激下,胰岛素分泌增加可分为3个时相:在细胞外葡萄糖浓度升高后的 5 min 内,胰岛素释放迅速增加,可达基础水平的 10 倍以上,为第一时相;其主要来源为邻近 B 细胞膜内侧的成熟分泌颗粒(囊泡)内的胰岛素。由于该类分泌颗粒数量有限,故持续 5～10 min 后便下降 50%,这一脉冲式变化的原因,可能是葡萄糖与 B 细胞的葡萄糖受体结合后,胞内 cAMP 与 Ca^{2+} 浓度升高,引发 B 细胞内储备的激素快速释放。若血糖维持在高水平,在血糖升高 15 min 后,胰岛素分泌再度增加,在 2～3 h 达高峰并持续较长时间,这为第二时相。第二时相可能是通过刺激 B 细胞的胰岛素合成酶系,促进胰岛素的合成与释放。倘若高血糖持续一周左右,胰岛素的分泌可进一步增加,为第三时相。这是由长时间的高血糖刺激 B 细胞增生而引起的。

血糖水平升高引起胰岛素分泌,胰岛素又使血糖水平降低,血糖水平与胰岛素分泌之间相互制约,以维持血糖和胰岛素水平的稳态。

2. 血液氨基酸和脂肪酸水平 一些氨基酸(如亮氨酸)可刺激胰岛素的分泌,对胰岛素分泌有协同作用,以精氨酸和赖氨酸的促胰岛素分泌作用最为显著。仅有氨基酸时,刺激胰岛素分泌的作用轻微,但当血糖和氨基酸水平同时升高时,胰岛素分泌量将成倍增加。血中游离脂肪酸和酮体大量增加时,也可促进胰岛素的分泌。

3. 其他激素的作用 促胃液素、促胰液素、缩胆囊素和抑胃肽等均能促进胰岛素分泌,其中以抑胃肽的作用最明显,其意义在于当食物还在肠道内消化时,胰岛素即开始分泌,有利于机体提前为各种营养物质的代谢做好准备,从而"前馈"调节胰岛素的分泌。生长激素、甲状腺激素及氢化可的松可通过升高血糖间接刺激胰岛素分泌,因此,大剂量长期应用这些激素可使 B 细胞衰竭而致糖尿病。胰高血糖素也能直接刺激胰岛素的分泌。促甲状腺激素释放激素(TRH)、生长激素释放激素(GHRH)、促肾上腺皮质激素释放激素(CRH)和血管活性肠肽等也都能促进胰岛素分泌。对胰岛素分泌起抑制作用的物质有肾上腺素、去甲肾上腺素、生长抑素以及神经肽Y等。

胰岛内其他细胞分泌的激素通过旁分泌作用而影响胰岛素的分泌。A 细胞分泌的胰高血糖素和 D 细胞分泌的生长抑素分别以旁分泌形式刺激和抑制 B 细胞分泌。胰岛素对 B 细胞本身也具有自分泌抑制效应。

4. 神经调节 胰岛细胞上分布有迷走神经和交感神经。刺激迷走神经时乙酰胆碱作用于胰岛细胞的 M 受体而直接促进 B 细胞分泌胰岛素,也可通过胃肠激素间接引起胰岛素分泌,而交感神经兴奋时其末梢释放的去甲肾上腺素作用于 α_2 肾上腺素能受体而抑制胰岛素的分泌。神经调节主要维持胰岛细胞对葡萄糖的敏感性,对调节正常情况下的胰岛素分泌作用不大。

二、胰高血糖素

胰高血糖素(glucagon)由胰岛 A 细胞分泌,是由 29 个氨基酸构成的多肽链。人胰高血糖素分子量为 3500,在 N 端的第 1～6 氨基酸残基是其生物活性所必需的。胰高血糖素在血清中的浓度为 50～100 ng/L,半衰期为 5～10 min,主要在肝脏灭活。

(一) 胰高血糖素的生理作用

胰高血糖素的作用与胰岛素相反,是促进物质分解代谢的激素。它最重要功能是促进糖原分解和增强糖异生,从而使血糖升高。此外,胰高血糖素促进脂肪分解和加强脂肪酸的氧化供能而使酮体生成增多。胰高血糖素的靶器官主要是肝。胰高血糖素升高血糖的机制是其与肝细胞膜受体结合后,通过 cAMP-PKA 系统,激活肝细胞内的磷酸化酶、脂肪酶和与糖异生有关的酶系,加速糖原分解、脂肪分解和糖异生。饥饿或糖供应不足可促进胰高血糖素的分泌,这对维持血糖水平,保证脑的代谢和能量供应具有重要作用。另外,大量的胰高血糖素具有增强心肌收缩能力、增大肾脏血流量、促进胆汁分泌以及抑制胃液分泌的功能。

（二）胰高血糖素的分泌调节

1. 血糖水平　与胰岛素的分泌调节一样,血糖水平是调节胰高血糖素分泌的最主要因素。与胰岛素相反,低血糖时胰高血糖素分泌大量增加,使血糖升高;高血糖时胰高血糖素分泌减少。

2. 血中氨基酸水平　血中氨基酸增加时,一方面能直接刺激胰高血糖素分泌,另一方面也可通过促进胰岛素的释放使血糖降低,间接地促进胰高血糖素的分泌,因此血中氨基酸增加对防止低血糖有一定的生理意义。

3. 其他激素的调节作用　胰岛素可通过降低血糖间接刺激胰高血糖素分泌。胰岛素和 D 细胞分泌的生长抑素还可通过旁分泌方式直接作用于相邻的 A 细胞,抑制胰高血糖素的分泌。研究发现,相较于静脉注射氨基酸,口服氨基酸更能强烈地刺激胰高血糖素的分泌,这提示刺激胰高血糖素分泌的因素可能与胃肠道激素有关。现已知,缩胆囊素和促胃液素可刺激胰高血糖素的分泌,而促胰液素则抑制胰高血糖素的分泌。

4. 神经调节　交感神经兴奋可通过 β 受体促进胰高血糖素的分泌,而迷走神经兴奋时,则通过 M 受体抑制胰高血糖素的分泌。

第六节　肾上腺内分泌

肾上腺位于腹膜之后、肾的内上方,被肾筋膜包裹。肾上腺左、右各一;左侧者近似半月形;右侧者呈三角形。肾上腺包括中央部的髓质和周围部的皮质两个部分,两者在结构与功能上均不相同,实际上是两种不同的内分泌腺。在光学显微镜下可见肾上腺皮质分为三层结构:自外向内依次为球状带、束状带和网状带。球状带较薄,分泌盐皮质激素(mineralocorticoid,MC),主要为醛固酮。束状带位于皮质中间,构成皮质的大部分,分泌糖皮质激素(glucocorticoid,GC),主要是皮质醇。网状带位于皮质最内层,分泌少量性激素(sex hormone)。肾上腺髓质组织中含有嗜铬细胞,可分泌肾上腺素和去甲肾上腺素,它们均属于儿茶酚胺类化合物。

一、肾上腺皮质激素

此处主要介绍糖皮质激素的作用。

（一）糖皮质激素的作用

人体血浆中糖皮质激素主要为皮质醇,其次为皮质酮。皮质酮的含量仅为皮质醇的 1/20～1/10,皮质酮的生物活性为皮质醇的 35% 左右。

1. 对物质代谢的影响

（1）糖类代谢:糖皮质激素是调节糖类代谢的重要激素之一。它主要通过加速肝糖原异生,减少组织中糖类的利用,而使血糖升高。其主要作用机制:①促进肝外组织特别是肌肉蛋白质分解,释放氨基酸入血,并抑制外周组织对氨基酸的利用,增强肝中糖异生酶的合成,使糖异生加强;②增强禁食期间肝脏对糖原异生激素(肾上腺素及胰高血糖素)的反应性;③能降低机体组织

（特别是肌肉和脂肪）对胰岛素的敏感性，从而产生抗胰岛素效应，使外周组织对葡萄糖的利用减少，最终导致血糖升高。肾上腺皮质功能亢进（如库欣综合征（Cushing syndrome））或大量应用糖皮质激素类药物的患者，可有血糖升高，甚至出现糖尿，故糖尿病患者应慎用糖皮质激素；相反，肾上腺皮质功能减退（如艾迪生病（Addison disease））患者，则可出现低血糖，严重者空腹时可出现昏迷。

（2）蛋白质代谢：糖皮质激素促进肝外组织（特别是肌肉组织）中蛋白质分解，加速氨基酸转移至肝而生成肝糖原。糖皮质激素分泌过多（如库欣综合征）时，由于蛋白质分解增强，合成减少，患者出现生长停滞、肌肉消瘦、骨质疏松、皮肤变薄、伤口愈合减慢以及淋巴组织萎缩等体征。

（3）脂肪代谢：糖皮质激素可促进脂肪分解，增强脂肪酸在肝内氧化，有利于肝糖原异生。全身不同部位的脂肪组织对糖皮质激素的敏感性不同，四肢敏感性较高，对脂肪组织的分解能力较强，而面部、肩部、颈部、躯干部敏感性较低，但对胰岛素（可促进脂肪合成）的敏感性较高，因而脂肪合成增加。糖皮质激素分泌过多（如库欣综合征）时，体内脂肪重新分布，面部、肩部和颈部脂肪合成增多而四肢脂肪分解加剧，从而形成圆面（满月脸）、厚背（水牛背）、躯干发胖而四肢消瘦的"向心性肥胖"体征。

2. 对水盐代谢的影响　糖皮质激素具有一定保钠、保水和排钾作用。此外，还能抑制血管升压素的分泌，降低肾小球入球血管阻力，增加肾小球血浆流量而增高肾小球滤过率，有利于水的排出。肾上腺皮质功能减退患者的水盐代谢可发生明显障碍，严重时可出现"水中毒"，补充糖皮质激素可以使病情得到缓解而补充盐皮质激素则无效。

3. 对血细胞的影响　糖皮质激素能增强骨髓的造血功能，增加红细胞和血小板的数量，所以肾上腺皮质功能亢进患者易患红细胞增多症，而肾上腺皮质功能减退者会出现贫血。糖皮质激素能促进附着于血管壁的中性粒细胞进入血液循环，增加外周血液的中性粒细胞数量。糖皮质激素能抑制淋巴细胞的有丝分裂、促进淋巴细胞的凋亡，从而减少淋巴细胞的数量，并使淋巴结和胸腺萎缩而产生免疫抑制作用。临床上可用糖皮质激素治疗淋巴细胞白血病。

4. 对循环系统的影响　糖皮质激素对维持正常血压是必需的。糖皮质激素通过允许作用增强血管平滑肌对儿茶酚胺的敏感性，维持血压。另外，它能降低毛细血管的通透性，有利于维持血容量，又可防止血细胞逸出到血管外，产生抗过敏作用。糖皮质激素可加强心肌细胞肾上腺素能β受体的表达，增强心肌收缩能力。所以，肾上腺皮质功能减退个体发生应激反应时，血管平滑肌对儿茶酚胺的反应性降低，毛细血管扩张，通透性增加，血压下降，导致顽固性休克，补充皮质醇后可恢复。

5. 在应激反应中的影响　当机体受到各种伤害性刺激（如中毒、感染、缺氧、饥饿、失血、创伤、手术、疼痛、寒冷及恐惧等）时，血液中促肾上腺皮质激素浓度和糖皮质激素浓度急剧升高，产生一系列非特异性全身反应，抵御上述种种有害刺激，称为**应激反应**（stress reaction）。在这一反应中，下丘脑-腺垂体-肾上腺轴功能增强，可提高机体的生存能力和对应激刺激的耐受力，缓解伤害性刺激对机体的损伤。应激反应中，血液中儿茶酚胺、内啡肽、生长激素、催乳素、胰高血糖素等分泌均增加，这说明应激反应是一种以促肾上腺皮质激素和糖皮质激素分泌增加为主，多种激素参与，使机体抵抗力增强的非特异性全身反应，它对于维持生命活动和提高机体对环境刺激的适应能力具有十分重要的意义。

如仅切除动物的肾上腺髓质，动物可以存活较长时间，而仅切除肾上腺皮质时，机体应激反应减弱，对伤害性刺激的抵抗力大大降低，动物多在术后一两周内死亡，若能及时补充肾上腺皮质激素，动物的生命可以维持，这说明肾上腺皮质激素是维持生命所必需的。

6. 抑制炎症反应和免疫反应　糖皮质激素对炎症反应的全过程均有抑制作用。抑制炎症早期的水肿、渗出、炎症细胞浸润等反应，促进已形成的炎症反应的消退，抑制成纤维细胞的增殖，从而减轻炎症晚期的增生性反应。糖皮质激素可抑制 T 细胞的分化，减少细胞因子的产生；抑制 B 细胞抗体的生成，减少组胺的生成与释放。因此，糖皮质激素不仅能抑制炎症反应，还有抑制免疫反应和抗过敏的作用。长期应用糖皮质激素者免疫功能降低,易患严重感染;然而,糖皮质激素的这种作用在器官移植场景中却是有益的,因为它能帮助机体对抗免疫排斥反应。

7. 对神经系统的影响 糖皮质激素可提高中枢神经系统兴奋性。当肾上腺皮质功能亢进时,患者常表现为烦躁不安、失眠、注意力不集中等。

8. 其他作用 糖皮质激素的作用广泛而复杂,除上述作用外,糖皮质激素能促进胎儿肺泡发育和促进肺表面活性物质的合成,并参与胎儿中枢神经系统、视网膜、皮肤、胃肠道的发育。糖皮质激素还有增强骨骼肌的收缩力、抑制骨的形成、增加胃酸及胃蛋白酶原的分泌、提高胃腺细胞对迷走神经和促胃液素的敏感性等多种作用。因此,长期大量应用糖皮质激素或长时间的应激性刺激可诱发癫痫发作,损伤胃黏膜屏障,导致胃黏膜糜烂或应激性溃疡。溃疡患者应慎用糖皮质激素。临床上,大剂量糖皮质激素及其类似物可用于抗炎、抗过敏、抗病毒和抗休克。此外,糖皮质激素能稳定溶酶体膜,防止蛋白水解酶在细胞缺氧时逸出,延缓细胞坏死,可在发生血栓、休克等致细胞缺氧的情况下应用糖皮质激素。

(二) 肾上腺皮质激素的分泌调节

糖皮质激素的分泌受下丘脑-腺垂体-肾上腺皮质轴的调节。下丘脑促垂体区神经元合成释放的促肾上腺皮质激素释放激素(CRH),通过垂体门脉系统被运送到腺垂体,促进腺垂体促肾上腺皮质激素(ACTH)的合成与分泌,进而引起肾上腺皮质合成、释放糖皮质激素增多。当糖皮质激素分泌过多时,可反馈性抑制 ACTH 和 CRH 的分泌,这种反馈称为长反馈。ACTH 分泌过多时,也能抑制 CRH 的分泌,这种反馈称为短反馈。下丘脑-腺垂体-肾上腺皮质轴的反馈调节,使血中糖皮质激素的含量维持相对稳定(图 11-8)。

由于受下丘脑生物钟控制,ACTH 的分泌呈日节律波动,使糖皮质激素的分泌也出现相应的昼夜节律性波动。早晨 6—8 时达高峰,以后逐渐下降,白天维持在较低水平,午夜达最低水平。临床使用此类药物时应注意用药时间,在早晨 8 时给药一次,其他时间不给,以提高疗效,降低副作用。

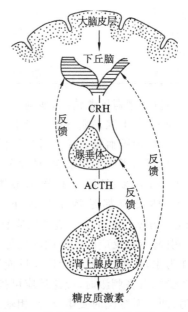

图 11-8 糖皮质激素分泌的调节示意图
实线箭头表示促进;虚线箭头表示抑制

临床上长期大量应用糖皮质激素时,由于长反馈效应抑制了 ACTH 的合成与分泌,甚至造成肾上腺皮质萎缩,分泌功能停止。如突然停药,患者可因肾上腺皮质功能低下,引起肾上腺皮质危象,甚至危及生命。故不能骤然停药,应逐渐减量至停药或采取间断给予 ACTH 的方法。

二、肾上腺髓质激素

(一) 肾上腺髓质激素的合成、分泌

肾上腺髓质合成、分泌的肾上腺素和去甲肾上腺素浓度之比约为 4:1。血液中的肾上腺素主要来自肾上腺髓质,而去甲肾上腺素除来自肾上腺髓质外,还来自肾上腺素能神经纤维末梢。肾上腺髓质接受交感神经节前纤维支配,与交感神经系统组成交感-肾上腺髓质系统,所以,肾上腺髓质激素的作用与交感神经紧密联系。

(二) 肾上腺髓质激素的生理作用

肾上腺素与去甲肾上腺素对代谢调节及对各器官、组织的作用十分广泛(表 11-2)。这里主要讨论其在应急反应中的作用。

急性肾上腺皮质功能减退症

表 11-2　肾上腺素与去甲肾上腺素的作用比较

作用类别	肾上腺素（E）	去甲肾上腺素（NE）
心率	加快	轻度加快或反射性减慢
心输出量	增加	不定
冠脉血流量	增加	增加
皮肤小动脉	收缩	收缩
静脉	收缩	收缩
总外周阻力	减少	增加
血压	增高，尤其是收缩压	显著增高，尤其是舒张压
支气管平滑肌	舒张	稍舒张
消化道平滑肌	稍舒张	稍舒张
妊娠子宫平滑肌	舒张	收缩
脂肪代谢	分解	分解
糖类代谢	血糖显著增高	血糖增高
产热作用	较强	较弱
中枢神经系统	激动与焦虑	激动但不焦虑

当机体遭遇紧急情况，如剧烈运动、焦虑、恐惧、创伤、疼痛、失血、脱水、窒息等时，交感神经活动加强，肾上腺髓质分泌的肾上腺素与去甲肾上腺素急剧增加，出现心率加快，心输出量增加，血压升高；内脏血管收缩，骨骼肌血管舒张，全身血流重分配以保证重要器官的血液供应；支气管平滑肌舒张，呼吸加快加深；糖原分解，血糖升高；脂肪分解，保证能源物质的供应；组织耗氧量增加，产热量增多；汗腺分泌增加，散热增加；中枢神经系统兴奋性提高，机体处于警觉状态，反应灵敏。上述反应都是特定情况下，由于交感-肾上腺髓质系统激活所引起，称为**应急反应**（emergency reaction）。应急反应有助于机体充分调动储备能力，更好地适应环境。

引起应急反应的各种刺激也是引起应激反应的刺激。应急反应以交感-肾上腺髓质系统活动加强为主，发挥作用快；而应激反应以下丘脑-腺垂体-肾上腺皮质轴活动加强为主，影响广泛。当机体受到有害刺激时，应急反应可提高机体的应变能力，应激反应可提高机体对伤害性刺激的耐受力，两个系统同时发生反应，相辅相成，共同提高机体的适应能力。

（三）肾上腺髓质激素的分泌调节

1. 交感神经的作用　交感神经兴奋时，节前纤维末梢释放乙酰胆碱，作用于髓质嗜铬细胞上的 N_1 受体，促进肾上腺素和去甲肾上腺素的分泌。

2. ACTH 的作用　ACTH 通过糖皮质激素直接或间接刺激肾上腺髓质，使肾上腺素和去甲肾上腺素合成与分泌增加。

3. 反馈调节　去甲肾上腺素合成过多时，可反馈抑制限速酶酪氨酸羟化酶的活性，使去甲肾上腺素合成减少；同样，肾上腺素合成过多时也可反馈抑制限速酶苯基乙醇胺-N-甲基转移酶的活性，使肾上腺素合成减少。

第七节　组织激素、松果体激素及功能器官内分泌

一、组织激素

前列腺素（prostaglandin，PG）是一种二十碳不饱和脂肪酸衍生物，是典型的组织激素，其前

体是花生四烯酸。全身组织细胞几乎都能产生 PG。PG 因在精液中首先发现,故而得名。按分子结构的差异,PG 可分为 A、B、C、D、E、F、G、H、I 9 种主要类型。除 PGA_2 和 PGI_2 可经血液循环发挥作用外,其余多作为组织激素在局部发挥调节作用。PG 可与 G 蛋白耦联受体结合,经 PKA、PLC 或 Ca^{2+} 等信号转导途径,也可经核受体调控基因转录机制而发挥其作用。多数 PG 在体内代谢极快,在血浆中的半衰期仅 1~2 min,经肺和肝降解。

PG 几乎对人体各个系统的功能均有影响,其作用极为广泛而复杂。PG 的种类不同,对不同组织、细胞的作用也明显不同。例如,PGE 和 PGF 能使血管平滑肌舒张;PGE_2 可使支气管平滑肌舒张,PGF 却使支气管平滑肌收缩;PGE_2 有明显的抑制胃酸分泌的作用;PGI_2 可抑制血小板聚集。PG 对于心血管活动、体温调节及神经系统、内分泌系统和生殖系统活动均有不同程度的调节作用。

二、松果体激素

松果体位于第三脑室顶的后上方松果体窝内,受交感神经节的节后纤维支配。松果体分泌的主要激素为褪黑素(melatonin),其分泌受光照调节,白天分泌减少,夜晚分泌增加。褪黑素的分泌在 6 岁左右达到高峰,而后随年龄增加逐年降低。

正常生理状态下,褪黑素对中枢神经系统的多种活动起抑制作用。给人或动物注射褪黑素,能引起脑电变化,有镇静和睡眠等作用。因此临床上可用褪黑素治疗失眠。也有人认为某些癫痫的发生与褪黑素分泌减少有关,即褪黑素的减少可减弱对中枢神经系统的抑制作用,从而引起大脑的异常放电,并引起癫痫发作。褪黑素还可能具有抑制内分泌系统功能的作用。褪黑素能降低血清中卵泡刺激素(FSH)和黄体生成素(LH)的含量,抑制性腺活动,并可能抑制生长激素的分泌和肾上腺皮质、甲状腺以及甲状旁腺的功能。

最近的研究表明,褪黑素对心肌、脑组织、肾脏、肠黏膜以及血管内皮细胞等的功能都有保护作用。此外,褪黑素还有抗炎、抗肿瘤的作用,可以增强机体免疫系统的功能,并促进肿瘤细胞凋亡。

褪黑素的分泌不仅与生物钟(biological clock)有关,还与年龄有关。机体衰老可伴有褪黑素水平的下降。因此,维持一定的褪黑素水平可以延缓衰老,对老年性痴呆(阿尔茨海默病)也可能有一定的预防作用。但是长期大量应用褪黑素也会产生一定副作用,如抑制性腺功能、体温过低等。

三、功能器官内分泌

(一)胸腺的内分泌

胸腺位于前纵隔上部,胸骨柄后部。青春期前,人的胸腺较发达,出生前可达到 10~15 g,出生后继续发育,青春期达到顶点,重量为 25~40 g,到青春期后,胸腺开始退化、萎缩,且逐渐被纤维组织和脂肪组织取代。胸腺为免疫器官,兼有内分泌功能。作为免疫器官,它产生与细胞免疫有关的 T 细胞;作为内分泌器官,它能合成、分泌多种肽类激素,如胸腺素、胸腺生成素和胸腺刺激素等。胸腺素的主要作用是调节免疫功能,如促进淋巴干细胞成熟并转变为具有免疫活性的 T 细胞,参与细胞免疫调节。可见,胸腺素是胸腺发挥免疫功能的重要条件。

(二)心脏的内分泌

心脏不仅具有运输血液的功能,还具有内分泌功能。心房肌细胞分泌一种与水、钠代谢有关的肽类激素,称为心房钠尿肽。心房肌细胞生成心房钠尿肽以后,以前体的形式储存于心房肌细胞的特异性分泌颗粒中,当受到相应刺激时释放入血液循环。心房钠尿肽的主要生理功能为抑制血管紧张素Ⅱ对醛固酮合成和分泌的促进作用、增加肾小球滤过率和舒张血管。因此,在血压升高、心率加快、高盐饮食,以及血容量增加对心房肌发生牵张作用等情况下,心房肌分泌的心房钠尿肽增加,从而促进水和钠的排出,维持血容量的稳态。心房钠尿肽除对心脏、血管、肾脏的功能有影响之外,还参与调节中枢神经系统的功能(如抑制下丘脑神经元释放血管升压素),并抑制细胞增殖以及影响精子活力。

(三) 脂肪组织的内分泌

由于瘦素的发现,研究者确立了脂肪组织也是内分泌组织的概念。在哺乳动物,瘦素为脂肪细胞(特别是白色脂肪细胞)的特异性产物。脂肪细胞合成的瘦素被分泌入血后,作用于外周神经系统和中枢神经系统的瘦素受体,参与糖类、脂肪及能量代谢的调节,可使机体减少摄食,并能抑制脂肪的合成,增加能量的释放,从而使体重减轻。瘦素进入中枢神经系统后,作用于下丘脑与摄食有关的神经核(室旁核、下丘脑腹内侧核、背内侧核和弓状核等),抑制下丘脑中与摄食有关的神经肽Y的合成和释放。大多数肥胖者血中瘦素水平升高,并伴有瘦素抵抗。瘦素抵抗的发生,可能是由于瘦素从血液到脑的运输发生障碍,或者是瘦素信号转导通路或受体后机制的缺陷。研究表明,瘦素不仅参与对体重的调节,还影响心血管、胰腺、免疫系统和生殖系统的功能,与肥胖症、糖尿病的发生、发展有一定的关系。

复习思考题

一、名词解释

1. 应激　　　　2. 允许作用　　　　3. 激素　　　　4. 内分泌

5. 第二信使

二、问答题

1. 简述下丘脑与腺垂体在功能上的关系。
2. 试述下丘脑与神经垂体的功能联系。
3. 从生理学角度分析侏儒症与呆小症的主要区别。
4. 饮食中长期缺碘为什么会导致甲状腺肿大?
5. 何谓应激刺激?试述应激刺激时肾上腺皮质和髓质的分泌调节及其生理意义。
6. 试述甲状旁腺激素、降钙素和1,25-二羟维生素D_3在血钙稳态调节中的作用。

(骆晓峰)

扫码在线答题

第十二章 生 殖

学习目标

素质目标：树立科学的生命观和生殖健康观,遵守伦理规范,尊重生命,提高自我保健能力,具备保护患者隐私的职业道德。

能力目标：将所学知识融会贯通,能对常见的生殖疾病做初步分析,并了解其可能的机制。

知识目标：熟记睾酮、雌激素、孕激素的生理功能,月经及月经周期的概念;理解睾丸功能和卵巢功能的调节过程;比较精子生成和卵子生成的差异;分析卵巢周期中激素的变化与子宫内膜周期性变化的关系;了解性激素在临床上的应用。

生殖(reproduction)是维持物种延续的重要生命活动,是指生物个体生长发育到一定阶段后,能够产生与自己相似的子代个体的功能活动。人和高等动物的生殖功能都是通过两性生殖器官的共同活动来实现的,包括生殖细胞的产生、交配、受精、着床、胚胎发育和分娩等过程。人类的生殖活动是在以下丘脑-腺垂体-性腺轴为主的神经和内分泌系统的调控下完成的,生殖过程中任何环节发生异常都可能导致生殖功能不能完成。本章主要阐述男性和女性的生殖功能以及与生殖有关的生理学基本知识。

第一节 男性生殖

睾丸(testis)是男性主性器官,附性器官包括附睾、输精管、精囊腺、前列腺、尿道球腺和阴茎等。睾丸的功能受下丘脑-腺垂体-睾丸轴活动的调节。睾丸产生精子和分泌雄激素(androgen),输精管道和附属腺体促进精子成熟、储存和运送精子等。

一、睾丸的功能

睾丸实质主要由100~200个睾丸小叶组成,睾丸小叶内有曲细精管(seminiferous tubule)与间质细胞。曲细精管上皮是精子生成(spermatogenesis)的部位,由支持细胞及镶嵌在支持细胞之间的各级生精细胞构成。间质细胞是分泌雄激素的部位。

（一）睾丸的生精功能

生精上皮中的精原细胞(spermatogonuim)发育为成熟精子的过程,称为生精(spermatogenic)。

1. 精子生成的过程 精子的生成是在睾丸小叶的曲细精管内完成的。男性在进入青春期后,在睾丸分泌的雄激素和腺垂体分泌的卵泡刺激素(follicle-stimulating hormone,FSH)的作用下,自胚胎早期卵黄囊中精原干细胞(spermatogonia stem cell,SSC)转化而来的精原细胞开始分裂,出现生精周期。紧贴于曲细精管上皮基底部的精原细胞进行有丝分裂,一个精原细胞分裂形成两个子细胞,其中一个子细胞作为干细胞储存并继续保持增殖活性,另一个子细胞可以进行多次有丝分裂,产生多个精原细胞并开始进行减数分裂。第一次减数分裂开始时形成的细胞即为初级精母细胞,初级精母细胞再进行减数分裂形成次级精母细胞,次级精母细胞减数分裂形成精子细胞(spermatid)。精子细胞经过一系列的形态变化成为成熟精子(图 12-1)。成熟精子的外形如蝌蚪,全长约 60 μm,分头、尾两部分。头部主要由核、顶体以及后顶体鞘组成,其中含有很多酶类,如蛋白质水解酶、透明质酸酶等。这些酶将在受精过程中发挥作用。尾部又称鞭毛,其摆动与精子的运动有关。

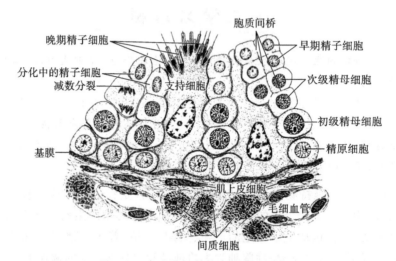

图 12-1 睾丸曲细精管生精过程示意图

精原细胞发育成为成熟精子大约需要经过 7 次分裂,历时约 64 天。一个精原细胞可产生 64 个精子,人类睾丸曲细精管上皮中每天大约有 200 万个精原细胞进入生精周期,产生 1 亿个以上的精子。

从青春期到老年期,睾丸都有生精能力,但到 45 岁以后,随着曲细精管的萎缩,生精能力将逐渐减弱。精子的生成需要适宜的理化环境,阴囊内温度较腹腔内低 2 ℃左右,适宜精子的生成。若在胚胎发育期间由于某些原因,出生时睾丸未能下降到阴囊内而滞留在腹腔内,称为隐睾症(cryptorchidism)。隐睾症可导致生精障碍,是男性不育的原因之一。正常成年男性每次射出精液 3~6 mL,每毫升精液含 0.2 亿~4 亿个精子。若每毫升精液中精子少于 0.2 亿个,则不易使卵子受精。吸烟、酗酒、高热、长期高温环境、放射线以及某些药物等也可使新生成的精子活力降低、畸形率增高,甚至导致少精或无精。

影响精子生成的因素

睾丸新生成的精子自身没有运动能力,需输送至附睾停留 18~24 h 后,才进一步成熟并获得运动能力和受精能力,但附睾同时也会分泌一些抑制精子运动和受精的因子,使精子的功能活动暂时处于静止状态。射精时,储存于附睾中的精子连同附睾、精囊、前列腺和尿道球腺所分泌的物质一起混合形成精液(semen)而排出体外。排出的精子在女性体内或体温环境下其功能活性可保持 24~48 h,若在此时间段内与卵子相遇,可发生受精。精子与相应的冷冻剂混合后,经过严格的冷冻程序,可以在-198 ℃的液氮中长期保存,复苏后仍然具有受精能力。

精子冷冻

2. 支持细胞的作用 支持细胞位于曲细精管的管壁上皮中,其体积较大,从曲细精管基膜一直伸达腔面,在精子生成和发育过程中起着重要作用。其主要作用包括以下几个方面。

(1) 支持、保护和营养作用:相邻的支持细胞伸出一些细长的突起彼此相连,被各级生精细胞包围,同时还与生精细胞之间形成缝隙连接和其他连接复合体,这些结构为生精细胞提供机械支持和保护,并促进细胞间的物质转运和信号传递。此外,支持细胞胞质中含有丰富的糖原和脂肪,可为发育阶段的各级生精细胞提供营养。支持细胞还可以表达 FSH 受体和雄激素受体。FSH 和雄激素作用于这些受体,间接调控精子的生成。

(2) 参与形成血-睾屏障:构成血-睾屏障(blood-testis barrier)的主要结构基础是支持细胞之间的紧密连接。血-睾屏障一方面可选择性地通过某些物质为生精细胞提供适宜的微环境,另一方面也可防止生精细胞的抗原物质进入血液循环而引起自身免疫反应。如果睾丸有炎症,可能会对血-睾屏障造成破坏,产生抗精子抗体,从而影响精子生成。此外,构成紧密连接的蛋白质也可在特定条件下发生磷酸化或去磷酸化,使连接结构松懈或者再组合,从而控制生精细胞向管腔一侧的迁移。

(3) 分泌功能:支持细胞可分泌多种生物活性物质,如雄激素结合蛋白(androgen binding protein,ABP)可结合并转运间质细胞分泌的睾酮至曲细精管,有利于生精;分泌的抑制素(inhibin)参与生精调控;表达的芳香化酶可将睾酮转化为雌激素,一定量的雌激素有利于生精;分泌的一些金属结合蛋白和维生素结合蛋白可协助生精所需的一些金属离子及维生素进行转运等。

(4) 吞噬功能:支持细胞能吞噬精子细胞在变形过程中所丢失的胞质以及退变和死亡的精子。

(二) 睾丸的内分泌功能

1. 雄激素 由睾丸间质细胞分泌,主要包括睾酮(testosterone,T)、脱氢表雄酮(dehydroepiandrosterone,DHEA)、雄烯二酮(androstenedione)和雄酮(androsterone)等。在这些雄激素中,睾酮的生物活性最强,分泌量最多,其余几种雄激素的生物活性不及睾酮的 1/5。

(1) 睾酮的合成、运输与代谢:睾酮合成以胆固醇为原料。间质细胞通过受体介导的内吞作用直接从血液中摄取低密度脂蛋白中胆固醇或少量高密度脂蛋白中的胆固醇,同时通过滑面内质网中的乙酰辅酶 A 将醋酸盐合成胆固醇。胆固醇运输到线粒体内,经羟化、侧链裂解,先形成孕烯醇酮(pregnenolone),孕烯醇酮经过羟化、脱氢以及 17-羟类固醇脱氢酶的作用脱去侧链而转化为睾酮(图 12-2)。

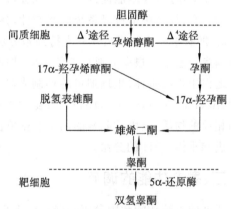

图 12-2 雄激素合成途径示意图
△ 表示胆固醇碳原子双键形成的编号,
Δ^5 表示第 5 号碳原子位置,
Δ^4 表示第 4 号碳原子位置

男性血浆中的睾酮 95% 由睾丸分泌,在胎儿时期到出生后 6 个月,由睾丸胚胎型间质细胞分泌,青春期后,由成年型间质细胞分泌,20~50 岁分泌量最高,为 19~24 nmol/L,50 岁之后分泌量随年龄增长而逐渐降低。此外,正常成年男性血浆中睾酮还表现为年节律、日节律和脉冲式分泌现象,但睾酮的含量个体差异较大。血浆中仅约 2% 的睾酮以游离的形式存在,绝大部分的睾酮则与血浆蛋白结合,其中约 65% 的睾酮与血浆中的性激素结合球蛋白(sex hormone binding globulin,SHBG)相结合,其余约 33% 的睾酮与血浆白蛋白或其他血浆蛋白质结合。结合形式与游离形式的睾酮处于动态平衡状态,只有游离形式的睾酮才具有生物活性,进入靶组织后可直接发挥作用,或进入靶组织后转变为活性更强的双氢睾酮(dihydrotestosterone,DHT)发挥作用。而结合形式的睾酮则可作为血浆中雄激素的储存库。睾酮主要在肝内降解、灭活,最终转变为 17-酮类固醇(包括雄酮、异雄酮及胆烷醇酮等代谢产物),随尿液排出,少数经粪便排出。

(2) 睾酮的生理作用:睾酮的作用比较广泛,主要有以下几个方面的作用。

①促进胚胎性别的分化：含有 Y 染色体的胚胎在第 7 周时分化出睾丸，睾丸中的胚胎型间质细胞能分泌雄激素。雄激素可诱导尿生殖窦和生殖结节等分化为男性的生殖器。如果胚胎型间质细胞发育不良或对胎盘人绒毛膜促性腺激素(human chorionic gonadotropin,hCG)反应低下，使睾酮在胚胎时期含量过低，内、外生殖器不能正常分化，易导致男性出现假两性畸形。如果女性胚胎受到过多雄激素作用，也可能导致假两性畸形。

②对附性器官和第二性征的作用：睾酮能刺激附性器官的生长发育，也能促进男性第二性征的出现并维持在正常状态。青春期后，随着睾丸分泌的睾酮增多，男性阴茎、阴囊开始长大，其他附性器官也开始生长发育，出现男性特有的体征，如阴毛、胡须生长，喉头隆起，声音低沉，骨骼、肌肉发达。

③对生精过程的作用：睾酮自间质细胞分泌后，可直接进入曲细精管与支持细胞的雄激素受体相结合，也可进入支持细胞转变为双氢睾酮后进入曲细精管，并与雄激素受体结合，促进生精细胞的分化和精子的生成。

④对性行为和性欲的影响：睾酮与男性的性行为和正常性欲的维持有关。睾丸功能低下患者血浆中雄激素水平通常较低，常表现为阳痿和性欲减退，用雄激素治疗效果较好。

⑤对代谢的影响：睾酮能促进蛋白质的合成并抑制其分解，主要表现为促进附性器官组织、肌肉、骨骼、肾脏和其他组织的蛋白质合成，因而睾酮能加速机体的生长。睾酮对脂类代谢的影响则表现为血中低密度脂蛋白增加，高密度脂蛋白减少，因而男性患心血管类疾病的风险要高于绝经前的女性。睾酮还参与机体水和电解质代谢的调节，类似于肾上腺皮质激素的作用，可引起体内水、钠潴留。

⑥其他作用：睾酮能促进肾脏合成促红细胞生成素，刺激红细胞的生成；促进骨骼的生长和骨骺的闭合；提高中枢神经系统的兴奋性，参与调节具有雄性特征的行为活动等。

2. 抑制素 抑制素由睾丸支持细胞分泌，分子量约为 32000，为一种由 α 和 β 两个亚单位组成的糖蛋白激素。根据 β 亚单位的不同，抑制素可分为抑制素 A 和抑制素 B 两种。抑制素可选择性地作用于腺垂体，生理剂量的抑制素具有很强的抑制 FSH 合成和分泌的作用，而对黄体生成素(luteinizing hormone,LH)的分泌却无明显影响。此外，性腺中还存在与抑制素结构相似但作用相反的物质，是由抑制素的两个 β 亚单位组成的同二聚体或异二聚体，称为激活素。激活素可促进腺垂体 FSH 的分泌。

二、睾丸功能的调节

睾丸的生精功能和内分泌功能均受下丘脑和腺垂体的调节，下丘脑、腺垂体和睾丸在功能上联系紧密，构成**下丘脑-腺垂体-睾丸轴**(hypothalamus-adenohypophysis-testis axis)。睾丸分泌的激素又可反馈调节下丘脑、腺垂体，从而维持和调节生精过程以及各种激素水平的稳态。此外，在睾丸生精细胞、支持细胞和间质细胞之间还存在复杂的自分泌或旁分泌调节机制。

(一) 下丘脑-腺垂体对睾丸功能的调节

青春期前，下丘脑合成和分泌的促性腺激素释放激素(gonadotropin-releasing hormone, GnRH)和腺垂体分泌的 FSH 和 LH 都处于很低水平。青春期开始后，下丘脑合成的 GnRH 经垂体门脉系统直接作用于腺垂体，促进其促性腺细胞合成和分泌 FSH 与 LH。GnRH 和 LH 的分泌呈明显的脉冲式，而 FSH 的分泌量波动幅度很小。FSH、LH 这两种促性腺激素协同作用，共同调节睾丸的生精功能和内分泌活动。

1. 对生精功能的调节 FSH 与 LH 对生精过程均有调节作用。FSH 主要作用于曲细精管中支持细胞上的 FSH 受体，通过 G 蛋白-腺苷酸环化酶-cAMP-PKA 信号通路促进支持细胞产生 ABP，ABP 与睾酮结合转运至曲细精管内，提高睾丸微环境中雄激素的局部浓度，合成和分泌精子生成所需的物质,启动精子生成的过程,从而影响精子的生成。LH 对生精过程也有调节作用。LH 与睾丸间质细胞膜上的 LH 受体结合后,也通过 G 蛋白-腺苷酸环化酶-cAMP-PKA 信号通路促进间质细胞对胆固醇的摄取和利用,增强合成睾酮的相关酶的活性,从而调节睾酮的合成和分泌,睾酮再以内分泌的形式作用于靶器官,同时也与 ABP 结合后运输到曲细精管,使曲细精管局部睾酮浓度较高,从而促进生精过程,并对生精过程的维持起重要作用。

2. 对睾酮内分泌功能的调节　腺垂体分泌的 LH 促进间质细胞合成与分泌睾酮,因此,LH 又称为间质细胞刺激素。FSH 通过诱导间质细胞 LH 受体表达间接促进睾酮合成和分泌。FSH 和 LH 对间质细胞分泌睾酮具有协同作用。

(二) 睾丸激素对下丘脑-腺垂体的反馈调节

睾丸分泌的雄激素和抑制素可对 GnRH、FSH 和 LH 的分泌进行负反馈调节(图 12-3)。

1. 雄激素　当血浆中的睾酮浓度达到一定水平后,可通过负反馈机制作用于下丘脑-腺垂体,直接抑制 GnRH 和 LH 的分泌,间接抑制 FSH 的分泌。若切除动物的睾丸,垂体门脉血液中的 GnRH 含量将增加;若在大鼠垂体细胞培养系统中加入睾酮,则可抑制 LH 的分泌。临床上治疗雄激素减退所致性功能障碍患者时,一般补充具有与 LH 相似作用的 hCG 或芳香化酶抑制剂类药物,而不是直接补充雄激素,其原理也是睾酮对下丘脑和腺垂体具有负反馈作用。

2. 抑制素　研究发现,给予离体培养的成年大鼠睾丸支持细胞 FSH 可刺激抑制素的分泌,两者之间呈剂量-效应关系。给大鼠注射抑制素后,血液中 FSH 含量明显下降,而 LH 浓度无显著变化。这些结果提示,FSH 可促进抑制素的分泌,而抑制素又可对腺垂体 FSH 的合成和分泌发挥选择性的抑制作用。机体通过这一负反馈环路可调节腺垂体 FSH 的分泌。

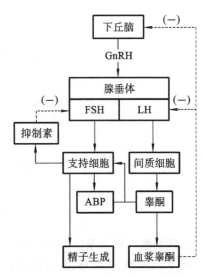

图 12-3　睾丸功能调节的示意图

(三) 睾丸内的局部调节

睾丸内部存在局部的调节系统,对睾丸的功能发挥着一定的调节作用。睾丸间质细胞可产生多种肽类物质,如胰岛素样生长因子、转化生长因子、表皮生长因子等;睾丸间质中的巨噬细胞能分泌肿瘤坏死因子、白细胞介素等细胞因子。这些生长因子或细胞因子可通过旁分泌或自分泌的方式,参与睾丸功能的局部调节。此外,睾丸支持细胞合成的 ABP、转铁蛋白和细胞内视黄醇结合蛋白等转运蛋白,可转运雄激素、铁、维生素 A 等物质,这些物质对精子生成和成熟起着重要的作用。

第二节　女 性 生 殖

女性生殖系统的主性器官是卵巢(ovary),附性器官包括输卵管、子宫、阴道及外阴等。女性生殖功能主要是卵巢的生卵功能、内分泌功能、妊娠和分娩等。

一、卵巢的功能

(一)卵巢的生卵功能

卵巢的生卵功能是成熟女性最基本的生殖功能。卵泡(ovarian follicle)是卵巢的基本结构和功能单位,由卵母细胞和卵泡细胞组成,具有产生卵子和内分泌的功能。女性在青春期之前,从原始卵泡到初级卵泡的生长过程非常缓慢。进入青春期后,在下丘脑-腺垂体-性腺轴的调控下,陆续有原始卵泡开始发育,卵巢的形态和功能发生周期性的变化,称为卵巢周期(ovarian cycle)。卵巢周期根据卵泡的生长发育一般可分为卵泡期、排卵期和黄体期三个阶段,卵泡期和黄体期又分别称为排卵前期和排卵后期(图12-4)。

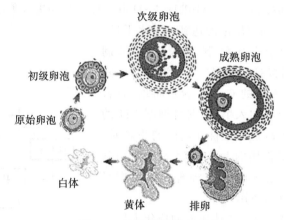

图12-4 卵巢周期示意图

1. 卵泡期 卵泡期(follicular phase)是卵泡生长、发育、成熟的阶段。原始卵泡在发育过程中,历经初级卵泡、次级卵泡,最终发育成为成熟卵泡。

(1)原始卵泡(primordial follicle):原始卵泡由停留在减数分裂前期的初级卵母细胞和单层扁平梭形颗粒细胞构成,直径约为5 μm。不同卵泡停留在这一阶段的时间长短不一。原始卵泡形成后聚集在卵巢皮质部,形成原始卵泡库,原始卵泡数量代表了卵巢储备(ovarian reserve),在胎龄5月时最多,约700万个,之后会陆续发生退化闭锁,到出生时,数量减少至200万个,到青春期时,数量进一步减少,大约剩下40万个。若原始卵泡过度激活,可能导致卵巢储备耗竭,进而引起机体生理功能的改变。

(2)初级卵泡(primary follicle):随着原始卵泡的生长发育,初级卵母细胞逐渐增大,周围卵泡颗粒细胞分化增殖达6~7层,由扁平梭形颗粒细胞发育成为立方状颗粒细胞,并分泌糖蛋白,包绕在初级卵母细胞周围形成透明带(zona pellucida),原来卵泡外的基质细胞则分化为卵泡膜细胞。初级卵母细胞和颗粒细胞之间存在缝隙连接,有助于物质传递和信号转导。

(3)次级卵泡(secondary follicle):由初级卵泡进一步发育而来,此期颗粒细胞增殖可达6~12层,并表达FSH受体和雌激素合成所必需的芳香化酶以及分泌卵泡液。卵泡内液体逐渐积聚形成一些不规则的腔隙,并逐渐合并成一个大的完整的卵泡腔,卵泡腔中液体含有激素、血浆蛋白、黏多糖和电解质等。这个时期的卵泡又称为窦状卵泡(antral follicle),出现在窦腔之前的卵泡则统称为窦前卵泡(preantral follicle)。窦前卵泡生长过程非常缓慢,一般需要十几年,这一阶段卵泡的生长完全不依赖垂体促性腺激素,为FSH非依赖的缓慢生长期。窦前卵泡在机体进入青春期后,在垂体分泌的FSH作用下,会加快生长速度,经过75~85天成为直径2~5 mm的小窦状卵泡,为FSH反应性生长时期,需要一定量的FSH支持,但与月经周期中的FSH水平波动没有关系。早期的窦状卵泡会产生抗米勒管激素(anti-Müllerian hormone,AMH),对原始卵泡的激活起着负调控作用。临床上通常将血中 AMH 的水平作为判断卵巢储备和生殖功能的重要指标之一,因其血中浓度与早期窦状卵泡的数量是成正比的,异常减少意味着进入生长阶段的卵泡减少,原始卵泡减少,储备不足。此外,卵泡膜细胞也分成内外两层,内层卵泡膜细胞表达 LH 受体,参与激素的合成。

(4) 成熟卵泡:为卵泡发育的最后阶段。这一时期,卵泡液急骤增加,卵泡腔扩大,卵泡体积显著增大,在排卵前 48 h,卵泡直径可达 15～25 mm 或 25 mm 以上。这些卵泡将覆盖有多层颗粒细胞的卵细胞推向一侧形成卵丘(cumulus oophorus)。紧贴透明带的颗粒细胞呈放射状排列,称为放射冠(corona radiata)。这些颗粒细胞表达的芳香化酶的量和活性进一步增加使雌激素合成和分泌的量也最多。临床上常用血中雌激素水平和卵泡的大小来判断卵泡的成熟程度。女性在青春期后,由于垂体 FSH 分泌增加,每个月经周期的黄体期向卵泡期转化时,10～20 个小窦状卵泡进入 FSH 高度依赖的快速生长期,称为周期性募集(cyclic recruitment)。被募集的小窦状卵泡中,最终一般仅有一个卵泡成为优势卵泡(dominant follicle),成熟并排卵(即优势卵泡的选择)。其他卵泡在发育过程中先后退化并形成闭锁卵泡。卵泡闭锁是一个由多种激素和因子参与的复杂过程。在女性一生中,只有 400～500 个卵泡可发育成熟并排卵。如果选择的机制发生异常,可能导致多个优势卵泡形成并排卵。而多囊卵巢综合征患者虽有多个卵泡被募集,但卵泡都不能成熟和排卵。

在卵泡发育过程中,处于其中的卵母细胞也经历一系列成熟分裂的过程。女性胚胎从胎龄 5～6 周开始,原始生殖细胞进行有丝分裂成为卵原细胞。到胎龄 8～9 周时,卵原细胞陆续开始第一次减数分裂,成为初级卵母细胞(primary oocyte)。到出生后 6 个月,所有卵原细胞皆已转变为初级卵母细胞。这些初级卵母细胞在进入青春期前会停滞于第一次减数分裂前期,且在此期间不再继续生长发育。其中的细胞核呈泡状,称为生发泡(germinal vesicle)。进入青春期后,随着卵泡的发育,在每个月经周期排卵前 LH 峰的作用下,部分初级卵母细胞进一步发育,完成第一次减数分裂,此时生发泡破裂,形成较大的次级卵母细胞和较小的第一极体,细胞内染色体减半。次级卵母细胞随即开始第二次成熟分裂并停止于分裂中期,如排卵后受精,精子激活使第二次减数分裂完成,排出第二极体,形成含有 23 条染色体的成熟卵细胞,即卵子。如受精成功,精、卵原核融合,则形成具有 23 对染色体的新个体。如未受精,卵子则死亡、溶解。如果卵母细胞发育快于卵泡生长,卵母细胞将会发生凋亡退化,残余的卵泡可能形成囊肿,即卵巢囊肿。卵泡的发育是一个连续、漫长的过程,一个初级卵母细胞的发育成熟需要经过几个月经周期才能完成,仅从次级卵泡发育至成熟卵泡并排卵就需 85 天左右(图 12-5)。

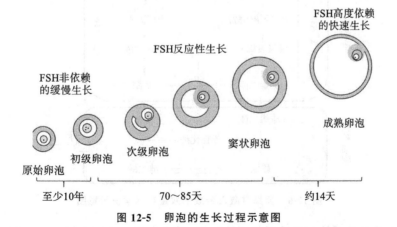

图 12-5　卵泡的生长过程示意图

2. 排卵　排卵(ovulation)是成熟卵泡在 LH 分泌高峰的作用下,向卵巢表面移动,卵泡壁破裂,出现排卵孔,卵母细胞与透明带、放射冠及卵泡液一起排出的过程。排卵大多发生在两次月经中间,若以28天为一个月经周期计算,排卵一般发生在下次月经来潮前的第14天。卵子可由两侧卵巢轮流排出,也可由一侧卵巢连续排出,排出的卵子被输卵管伞捕捉送入输卵管中,在其中可存活10个多小时。

3. 黄体期 排卵后便进入黄体期(luteal phase),残余的卵泡壁塌陷,卵泡膜血管破裂,血液进入卵泡腔后凝固形成血体。之后,随着卵泡腔中的血液被吸收,颗粒细胞与卵泡膜细胞增殖并失去原有的形态特征,在LH的作用下发生黄体化(luteinization),转化为黄体细胞而形成黄体(corpus luteum),此为月经黄体。黄体是一个暂时性的内分泌结构,主要分泌孕激素和雌激素,持续时间一般为(14±2)天。若排出的卵子未能受精,在排卵后9~10天黄体便开始退化,退化的黄体逐渐由结缔组织取代,形成称为白体(corpus albicans)的结缔组织瘢痕。如果排卵后成功受精,月经黄体细胞在滋养层细胞分泌的人绒毛膜促性腺激素(hCG)的作用下转变为妊娠黄体(corpus luteum of pregnancy),一直持续到妊娠3个月后胎盘形成而接替黄体的内分泌功能,随后黄体自动退化为白体(图12-4)。

(二) 卵巢的内分泌功能

卵巢主要分泌雌激素和孕激素,此外还分泌抑制素、少量的雄激素及多种肽类激素。卵泡期主要由颗粒细胞和卵泡膜细胞分泌雌激素,而黄体期则由黄体细胞分泌孕激素和雌激素。

1. 雌激素 雌激素(estrogen)包括雌二醇(estradiol, E_2)、雌酮(estrone)和雌三醇(estriol, E_3),三者中以雌二醇的活性最强,雌酮的活性仅为雌二醇的10%,雌三醇活性最低。卵巢分泌的雌激素主要为雌二醇和雌酮,二者可相互转化,最终代谢产物为雌三醇。卵泡膜细胞在LH作用下,以胆固醇为原料合成孕烯醇酮,孕烯醇酮再转化为雄烯二酮和睾酮,然后扩散进入颗粒细胞,只有发育到一定程度的卵泡中的颗粒细胞才能在FSH刺激下使芳香化酶表达和活性增强,进而将雄烯二酮转变为雌酮,睾酮转变为雌二醇,然后分泌入血液或卵泡液中。因此,卵巢雌激素的合成需要卵泡膜细胞和颗粒细胞的共同参与,这就是雌激素合成的双重细胞学说(图12-6)。血液中雌激素主要与性激素结合蛋白或血浆白蛋白结合进行运输,少量以游离的形式存在。雌激素主要在肝脏代谢失活,最终以葡萄糖醛酸盐或硫酸盐的形式随尿液排出体外,少部分经粪便排出,因此,肝功能障碍可导致体内雌激素过多。

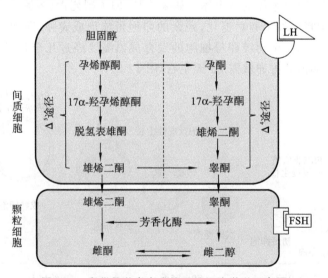

图12-6 卵巢雌激素合成的双重细胞学说示意图

雌激素对女性生殖系统有着重要的调控作用,对全身许多器官组织也有影响,其主要生理作用如下。

(1) 对生殖器官的作用:雌激素能促进卵巢、子宫、输卵管、阴道、外生殖器的发育和成熟,并维持其正常功能。

①卵巢：协同FSH促进卵泡发育，诱导排卵前LH峰的出现而诱发排卵，是卵泡发育、成熟、排卵不可缺少的调节因素。

②子宫：促进子宫发育，使子宫内膜增生，腺体数量增加，子宫颈分泌大量清亮、稀薄的黏液，排卵期子宫颈口松弛，有利于精子穿透及存活；促进子宫平滑肌细胞增生肥大，使子宫收缩力增强，并增强子宫平滑肌对缩宫素的敏感性。

③输卵管：促进输卵管上皮中纤毛细胞和分泌细胞的增生，促进输卵管纤毛摆动和节律性收缩，有利于精子和卵子的运行。

④阴道：促进阴道黏膜上皮细胞增生、角化，糖原含量增加，使阴道分泌物呈酸性而增强阴道的抗菌能力。

⑤外生殖器：促进外生殖器的发育并维持正常形态。

(2) 对乳腺和第二性征的影响：刺激乳腺导管和结缔组织的增生，促进乳房的发育和产生乳晕；也可促使脂肪沉积于乳房、臀部等部位，促使毛发呈女性型分布等，维持女性第二性征。

(3) 对非生殖系统的作用：雌激素的靶器官还分布于很多非生殖系统，如骨骼系统、心血管系统、中枢神经系统等。

①骨骼系统：促进成骨细胞的活动，促进骨骼中钙、磷沉积，增加骨骼硬度，加速骨骼的生长。抑制破骨细胞活动，抑制骨质再吸收速率，减少骨量丢失。促进青春期骨的成熟及骨骺愈合，使女性较男性更早停止生长。如果青春期雌激素水平降低，将引起骨成熟延迟，导致成年期身高过高。女性绝经后，由于雌激素分泌减少，骨骼中钙逐渐流失，易引起骨质疏松。

②心血管系统：雌激素可直接作用于心血管，使血管内皮细胞中NO等血管活性物质的合成增加，促进血管内皮细胞修复，抑制血管平滑肌增殖；雌激素还能抗氧化，使血浆低密度脂蛋白浓度降低和高密度脂蛋白浓度升高，具有一定的抗动脉硬化作用。女性进入更年期后，由于体内雌激素水平急剧降低，可使心血管疾病的发病率升高。

③中枢神经系统：雌激素对中枢神经系统有保护作用，主要表现为促进神经细胞的生长、分化、存活和再生，促进突触形成，调节许多神经肽和神经递质的合成、释放与代谢。雌激素缺乏是阿尔茨海默病众多病因中的一个重要病因。

(4) 其他作用：雌激素对蛋白质、脂肪代谢和水盐平衡也能产生影响。雌激素可促进肝内多种蛋白质的合成以及胆固醇代谢酶的合成，改善血脂成分。高浓度的雌激素可使体液向组织间隙转移，由于循环血量减少而引起醛固酮分泌增多，从而促进肾小管对水和钠的重吸收，导致水、钠潴留。

2. 孕激素 孕激素主要有孕酮(progesterone，P)、17α-羟孕酮，其中孕酮的生物活性最强。排卵前，颗粒细胞和卵泡膜细胞即可分泌少量孕酮，排卵后黄体细胞既分泌雌激素还分泌大量的孕酮，孕酮分泌量在排卵后5~10天达到高峰，以后逐渐降低。妊娠两个月左右，胎盘开始合成大量孕酮。孕酮主要在肝内降解，然后随尿液、粪便排出体外。

孕酮受体数量受雌激素的调节，因此，孕酮绝大部分作用需要在雌激素作用的基础上才能发挥。孕激素主要作用于子宫内膜和子宫平滑肌，为受精卵着床做准备，并维持妊娠，其生理作用主要包括以下几方面。

(1) 对生殖器官的影响：①促使处于增生期的子宫内膜进一步增厚，并转化为分泌期内膜，促进子宫内膜上皮分泌功能和内膜基质细胞的蜕膜化，为受精卵着床和发育提供适宜环境。②降低子宫平滑肌细胞膜的兴奋性及子宫平滑肌对缩宫素的敏感性，抑制母体对胎儿的排斥反应，防止妊娠期胚胎排出，因而有利于安宫保胎。③促进输卵管上皮分泌黏液，抑制输卵管的节律性收缩。④减少子宫颈黏液分泌，增大其黏稠度，阻止精子通过。⑤抑制阴道上皮细胞的增生，并降低其角化程度。

(2) 对乳腺的影响：在雌激素作用的基础上，孕激素进一步促进乳腺小叶和腺泡的发育及成熟，为分娩后的泌乳做准备。

(3) 对排卵的影响：在妊娠期，孕妇血中高浓度的孕激素通过负反馈作用，抑制腺垂体分泌FSH 和 LH，使卵泡的发育和排卵都受到抑制，从而不会发生二次妊娠。

(4) 对基础体温的影响：孕激素可作用于下丘脑体温调节中枢，提高体温调定点水平，增强能量代谢，使基础体温升高。正常成年女性在排卵后由于孕激素分泌增加，基础体温升高 0.2～0.5 ℃直至下次月经来临。临床上常将这一基础体温的双相变化作为判断排卵的指标之一。在女性绝经或卵巢摘除后，这种变化将消失。

(5) 其他作用：孕激素能促进钠、水排泄，使血管和消化道肌张力降低。因此，妊娠期女性容易发生静脉曲张、痔疮、便秘、输卵管积液等。

3. 雄激素　女性体内有少量雄激素，主要由卵泡膜细胞和肾上腺皮质网状带细胞产生，适量的雄激素配合雌激素可刺激女性阴毛与腋毛的生长，促进阴蒂的发育并提高其敏感性，增强女性性欲，维持性快感。女性体内雄激素分泌过多时，可出现阴蒂肥大、多毛症等男性化特征。

4. 抑制素　通过诱导 FSH 受体的表达，促进卵泡膜细胞分泌雄激素，抑制颗粒细胞分泌孕激素等多种方式，调控卵泡的生长发育。

二、月经周期

(一) 月经及月经周期的概念

女性进入青春期后，随着卵巢卵泡生长、排卵和黄体生成，伴随着雌激素和孕激素的周期性作用，子宫内膜发生周期性脱落、出血现象，称为月经（menstruation）。以月经为特征的子宫内膜周期性变化称为月经周期（menstrual cycle，MC）。月经周期的时间界定为本次月经的第一天开始，至下次月经来潮的前一天，时间长短因人而异，成年女性平均为 28 天，21～35 天都属于正常范围，但每个女性自身的月经周期相对稳定，一般一个月一次。通常，女孩 12～15 岁可出现第一次月经，称为初潮，初潮出现的时间与遗传、环境以及营养等因素有关。初潮后一段时间内，月经周期可能不规则，1～2 年后才趋向规律，逐渐进入性成熟期。到更年期（45～50 岁），月经周期又呈不规则性，而后月经停止，称为绝经（menopause）。

卵巢早衰

(二) 月经周期中子宫内膜的变化

月经周期中子宫内膜会出现一系列形态和功能的改变。根据子宫内膜的变化，可将月经周期分为三期。

1. 增生期　增生期（proliferative phase）又称为卵泡期或排卵前期，时间一般为月经周期的第 6～14 天。在此期内，卵泡快速增长，使雌激素的分泌逐渐增多，因月经损伤的子宫内膜开始修复生长并逐渐增厚，由 0.5 mm 增加至 8～10 mm。子宫腺体增多，但不分泌。子宫间质中螺旋动脉变长、扩大、弯曲。子宫颈分泌稀薄、透明和可拉丝的黏液，越靠近排卵期，分泌量越多，拉丝长度可达到 10 cm 以上，有利于精子穿过其中的孔隙。

2. 分泌期　分泌期（secretory phase）又称为黄体期。一般为月经周期的第 15～28 天。排卵后残余卵泡形成的黄体分泌雌激素和大量的孕激素。这两种激素特别是孕激素促使子宫内膜进一步增生变厚，血管扩张充血，腺体增大、迂曲，分泌大量的黏液，腺细胞的胞质出现许多含有糖原的颗粒。螺旋动脉进一步变长和弯曲，内膜间质水肿，间质细胞增大、变圆，发生蜕膜化改变。子宫内膜变得松软并富含营养物质，子宫平滑肌相对静止，为胚泡着床和发育做好充分准备。分泌期子宫颈黏液分泌减少，黏稠而浑浊，拉丝度差。

3. 月经期　月经期（menstrual phase）从月经开始至出血停止，为月经周期的第 1～5 天，与增生期早期有一定的重叠。排卵后如果未受精，黄体则开始退化、萎缩，血液中孕激素、雌激素迅速减少,子宫内膜由于突然失去这两种激素的支持,其靠近腔面 2/3 的功能层失去营养而缺血、坏死、脱落,即月经来潮。从子宫内膜剥脱出血到出血停止,一般持续 3~5 天。一次月经出血量因人而异,一般在 20~100 mL 之间,颜色呈暗红色,脱落的子宫内膜混于月经血中。由于子宫内膜组织中含有较丰富的纤溶酶原激活物,将月经血中的纤溶酶原激活为纤溶酶,故月经血不凝固。如果出血量过多,纤溶酶不足以使纤维蛋白溶解,则月经血中可出现血凝块。月经期子宫内膜脱落形成的创面容易感染,且月经时子宫肌层收缩排出月经血时可导致腹部不适。如果经血排出不畅,可以引发较明显的腹痛,即痛经。因此月经期应注意保持外阴清洁和避免剧烈运动。如果排出的卵子受精,黄体则继续生长发育形成妊娠黄体,并继续分泌孕激素和雌激素,使子宫内膜不但不脱落,反而继续增厚形成蜕膜,月经周期停止而进入妊娠状态,直至分娩以后,月经周期再逐渐恢复。

在一个月经周期中,除了上述子宫的变化外,阴道黏膜、乳房等也受月经周期中雌激素、孕激素的影响,也会发生相应的周期性变化。

三、卵巢功能及月经周期的调控

卵巢的周期性活动受下丘脑-腺垂体的调节,而卵巢分泌激素的周期性变化又使子宫内膜发生周期性变化,卵巢分泌的激素同时又对下丘脑-腺垂体的活动进行反馈调节,形成**下丘脑-腺垂体-卵巢轴**,调节卵巢的功能和月经周期的形成(图 12-7)。

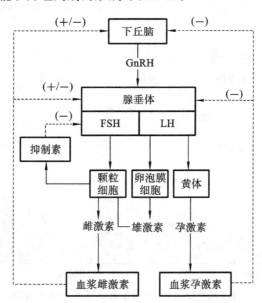

图 12-7 下丘脑-腺垂体-卵巢轴的功能联系示意图

女性在青春期前,下丘脑和腺垂体发育尚未成熟,GnRH、FSH 和 LH 分泌极少,不能引起卵巢和子宫内膜的周期性变化。进入青春期后,下丘脑 GnRH 神经元发育成熟,呈脉冲式释放GnRH,腺垂体分泌 FSH 和 LH 也增多,FSH 作用于颗粒细胞和内分泌细胞上的受体,促进这些细胞的有丝分裂,使细胞增殖,促使卵泡发育成熟,同时也能增强颗粒细胞芳香化酶的活性,促使卵泡分泌雌激素,当雌激素增加到一定程度时(大约在月经周期的第 6 天),分别会对下丘脑和腺垂体进行负反馈调节。卵巢产生的抑制素也选择性地抑制腺垂体 FSH 的分泌,使血中 FSH 量减少,大多数卵泡得不到足够的 FSH 支持而发生退化闭锁,只有一个优势卵泡得以继续发育并分泌雌激素。在雌激素的作用下,子宫内膜发生增生期的变化。到排卵前一天左右,雌激素在血中的浓度达到最高水平,通过正反馈作用使 GnRH 分泌进一步增加,进而使 FSH 和 LH(特别是LH)的分泌达到高峰。一般在 LH 高峰出现 16~24 h 后,发育成熟的卵泡破裂排卵。排卵后

LH 又可维持黄体细胞持续分泌孕酮。雌激素这种促进 LH 大量分泌的作用,称为雌激素的正反馈效应,而孕激素则抑制上述正反馈效应。在月经周期的大部分时间内,卵巢激素可反馈抑制促性腺激素的分泌。故当卵巢切除或卵巢功能低下及绝经后,女性体内性激素水平下降,而 FSH 和 LH 水平明显升高。

卵泡排卵后,雌激素分泌量呈一过性下降。在 LH 的影响下,排卵后的残余部分会形成月经黄体。这一黄体随后分泌雌激素以及大量孕激素。一般在排卵后 7~8 天,雌激素会达到第二个高峰,同时孕激素的分泌量也会达到峰值。这一系列变化促使子宫内膜进入分泌期。高浓度的雌激素、孕激素又通过负反馈作用抑制下丘脑和腺垂体,使 GnRH、FSH 和 LH 的分泌处于低水平。如果未受精,排卵后第 9~10 天,低水平 FSH 和 LH 导致黄体开始退化、萎缩,因此雌激素和孕激素的分泌量又突然减少。子宫内膜由于突然失去了雌激素和孕激素的支持,便脱落出血,形成月经期。随着血浆中雌激素和孕激素浓度的降低,其对下丘脑、腺垂体的抑制作用解除,GnRH、FSH 和 LH 的分泌逐渐增多。15~20 个原始卵泡被募集,进入发育阶段,标志着新的卵巢周期和月经周期的开始(图 12-8)。

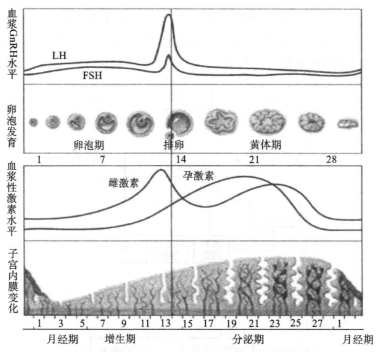

图 12-8 月经周期中激素、卵泡发育和子宫内膜的周期性变化

由此可见,子宫内膜的周期性变化受到卵巢周期性活动的严密控制,而卵巢的周期性变化,又受到下丘脑-腺垂体内分泌活动的调控,而且大脑皮层也参与调节。因此,强烈的精神刺激、急剧的环境变化、生殖器官疾病以及体内其他系统的严重疾病,均可引起月经失调。月经周期的正常与否可作为判断女性生殖功能与内分泌功能的指标。

第三节 妊娠和避孕

妊娠(pregnancy)是指子代新个体产生和孕育的过程,包括受精、着床、妊娠的维持及胎儿的生长和分娩几个阶段。妊娠时间一般从末次月经的第一天开始计算,到胎儿娩出,一般为 280

天。如果以排卵开始计算,则妊娠时间约为266天。

一、妊娠

(一) 受精

受精(fertilization)是指精子和卵子识别,精子穿入卵子内并与卵子相互融合形成受精卵的过程。一般发生于排卵后6～7天,受精部位在输卵管壶腹部。

1. 精子运动 射入阴道的精子在女性生殖道内运行的过程较为复杂,需要穿过子宫颈和子宫腔,并沿输卵管运行相当长的一段距离,才能到达受精部位(卵管壶腹部)。精子运行的动力一方面依靠其自身尾部鞭毛的摆动,另一方面需借助女性生殖道平滑肌的运动和输卵管纤毛的摆动。排卵前,在雌激素的作用下,子宫颈分泌清亮、稀薄的黏液,有利于精子的穿行,同时可以刺激输卵管由子宫向卵巢方向蠕动,推动精子从峡部运行至壶腹部。精液中高浓度的前列腺素能刺激子宫收缩,帮助精子进入子宫腔。排卵后,黄体产生的孕激素促进子宫颈黏液变黏稠,抑制输卵管的蠕动,使精子不易达到壶腹部。正常男性一次射精虽能排出上亿个精子,但是射入阴道内的精子绝大部分被阴道内的酶杀伤而失去活力,存活的精子随后又遇到子宫颈黏液的拦截,故最后只有极少数(一般不足200个)活动力强的精子能到达受精部位,到达的时间一般在性交后30～90 min。精子在女性生殖道内使卵子受精的能力大约只能保持48 h。

2. 精子获能 人类和大多数哺乳动物的精子必须在女性生殖道中停留几个小时才能获得使卵子受精的能力,在此期间精子发生一系列形态和功能的变化,最后获得受精能力,此过程称为精子获能(sperm capacitation)。精子在附睾中移行的过程中,已具备了使卵子受精的能力,但在附睾和精液中存在许多抑制精子功能的因子,它们与精子结合后,可使精子失去使卵子受精的能力。当精子进入女性生殖道后,子宫腔和输卵管的β淀粉酶、β葡萄糖苷酸酶、胰蛋白酶及唾液酸酶等物质均可消除去获能因子,使精子恢复受精能力。精子获能使精子获得穿透卵子透明带的能力,是精子在受精前必须经历的一个重要阶段。

3. 顶体反应 获能的精子在输卵管壶腹部与卵子相遇后,精子头部的顶体外膜与精子细胞膜融合、破裂,形成许多小孔,释放出含多种蛋白水解酶的顶体酶,使卵子外围的放射冠和透明带溶解,这一过程称为顶体反应(acrosome reaction)。顶体反应是精子在受精时的关键变化,只有完成顶体反应的精子才能与卵子融合,实现受精。

4. 受精卵的形成 受精卵的形成主要由以下几个环节组成。①精子与卵子相遇,通过头部的摆动穿透卵周的放射冠和透明带,精子细胞膜受体与透明带蛋白如ZP3相互作用,诱发顶体反应;②在顶体酶和精子本身的机械运动作用下,精子穿过透明带,头部暴露的顶体后膜与卵子膜结合,进而融合,精子头部的核物质进入卵子;③精子进入卵子后,卵内的Ca^{2+}浓度升高,触发卵内的皮质反应,卵膜下的皮质颗粒以出胞的方式释放特殊酶,使透明带变硬,阻止多次受精;④卵内Ca^{2+}浓度升高,使卵子激活,卵子立即完成第二次减数分裂,排出第二极体,细胞核的染色体解聚而形成雌原核,进入卵子的精子的尾部迅速退化,细胞核膨大而形成雄原核;⑤雌原核与雄原核融合,形成一个具有23对染色体的受精卵,也称为合子(zygote)。

(二) 着床

着床(implantation)是指胚泡通过与子宫内膜相互作用,侵入子宫内膜的过程。着床开始于受精后的第6～7天,到第11～12天完成。着床部位最常见于子宫后壁靠中线的上部。

1. 着床的过程 着床包括定位、黏着和侵入三个阶段。受精卵在输卵管蠕动和纤毛的作用下向子宫腔方向移动,进入子宫后胚泡先在子宫腔内缓慢移动1～2天,然后脱去透明带并靠近子宫内膜,进一步与子宫内膜黏着固定。随即,胚泡滋养层细胞分泌蛋白水解酶,水解子宫内膜上皮细胞之间的连接,使之形成缝隙,胚泡便可逐渐从缝隙中进入内膜基层中。胚泡再缓慢向内侵蚀,直至破坏微血管的内皮细胞,与母体血液循环产生联系,着床即初步完成。之后,胚泡滋养层细胞迅速增殖分化,形成合体滋养层细胞,并侵入到子宫内膜的螺旋动脉内,最后形成胎盘(placenta)(胚胎与母体进行物质交换的专门器官)。

2. 胚胎发育与子宫内膜的变化　成功着床有赖于胚泡与母体相互识别、胚泡发育与母体子宫内膜变化的同步、母体排斥反应的抑制和母体接受性等条件的完善,并受到母体和胚泡激素的调控。精子和卵子结合形成受精卵后,不断地进行分裂,在受精后第 2~4 天分裂形成早期胚泡,也称为桑葚胚。早期胚泡在受精后第 4~5 天抵达子宫腔,并从子宫内膜的分泌物中获取营养而继续分裂发育至囊胚期胚胎。在此期间,子宫内膜也发生形态和功能的变化,从而具备对胚胎的接受性。只有当子宫处于接受期时,胚泡才能顺利着床,这一时期称为着床窗口(implantation window)。这个时期最重要的形态学标志是雌激素、孕激素诱导的子宫内膜蜕膜化(decidualization)。此时子宫内膜细胞表达大量和着床有关的蛋白质,介导子宫内膜细胞与囊胚细胞之间的相互作用。着床窗口一般在月经周期的第 20~23 天。若实施"试管婴儿"技术,胚胎移植必须在这一时段进行。

(三) 妊娠的维持及激素的调节

正常妊娠的维持依赖于垂体、卵巢和胎盘分泌的各种激素的相互配合。受精与着床之前,在腺垂体促性腺激素的作用下,月经黄体分泌大量孕激素和雌激素,使子宫内膜进入分泌期,为妊娠做好准备。如果母体受孕,胚泡在着床之后,自蜕膜中获取大量营养物质迅速生长发育,胚泡滋养层细胞开始分泌人绒毛膜促性腺激素,刺激月经黄体转化为妊娠黄体,在妊娠 10 周内分泌雌激素和大量孕激素,以维持妊娠。胎盘形成后,妊娠黄体逐渐退化,胎盘成为母体和胎儿之间进行物质交换的场所。胎盘还是妊娠期间重要的内分泌器官,可分泌大量的蛋白质激素、肽类激素和类固醇激素,以适应妊娠的需要和促进胎儿的生长发育。

1. 胎盘的功能　胎盘有两个各自独立的循环系统:胎儿的循环系统和母体的循环系统,这是胎盘最主要的结构特点。胎儿血和母体血都流经胎盘,并通过胎盘屏障(placenta barrier)将二者血液隔开,使其能进行选择性物质交换又不互相混合。胎盘屏障从母体侧向胎儿侧分别为绒毛滋养层细胞、基底膜、结缔组织和胎儿血管内皮细胞。

胎盘具有物质转运功能和内分泌功能。母体血液循环中的水分、电解质、O_2 以及各类营养物质均可通过胎盘提供给胎儿,以满足胎儿的生理需求。其中 CO_2、O_2 以单纯扩散的方式进行交换,葡萄糖和氨基酸通过葡萄糖和氨基酸转运体进行跨胎盘转运,大多数脂肪酸以单纯扩散的方式由母体侧向胎儿侧转运(图 12-9)。胎盘还可合成和分泌几乎机体所有内分泌细胞或腺体所分泌的激素,这些激素在维持妊娠、妊娠期母体的变化、胎儿发育以及分娩等过程中发挥着重要作用。下面介绍几种重要的胎盘激素(图 12-10)。

(1) 人绒毛膜促性腺激素(human chorionic gonadotropin, hCG):hCG 是由早期胚泡和胎盘绒毛组织的合体滋养层细胞分泌的一种糖蛋白,分子量为 45000~50000,由 α 亚单位与 β 亚单位组成。hCG 在结构和功能上都与 LH 高度相似,能够促进胚泡植入,促使母体卵巢中的黄体变为妊娠黄体,使其继续分泌大量的孕激素和雌激素,以维持妊娠过程的顺利进行,还能抑制淋巴细胞的活力,防止母体对胎儿产生排斥反应,具有"安胎"作用。hCG 在受精后第 8~10 天就出现在母体血液中,随后其浓度迅速升高,至妊娠第 8~10 周时达到高峰,然后分泌量逐渐减少,到妊娠第 20 周左右降至较低水平,并一直维持到妊娠末期。由于 hCG 在妊娠早期即出现在母体内,临床常将母体血液或尿液中的 hCG 作为早期妊娠诊断的特异性指标。

(2) 人绒毛膜生长激素(human chorionic somatomammotropin, hCS):又称人胎盘催乳素(human placental lactogen, hPL),是由胎盘合体滋养层细胞分泌的单链多肽激素。hCS 含有 191 个氨基酸残基,其中 96% 的氨基酸残基序列与人的生长激素相同。hCS 具有生长激素的

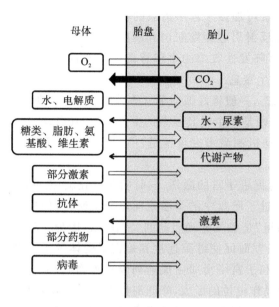

图 12-9 胎盘物质转运功能示意图

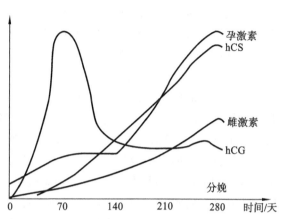

图 12-10 妊娠期间女性体内激素水平的变化

作用而无催乳作用,可调节母体与胎儿的糖类、脂肪和蛋白质代谢,促进胎儿生长。妊娠第 6 周母体血液中可检测出 hCS,以后逐渐增多,到妊娠第 12 周左右开始维持在高水平,直至分娩。

(3) 孕激素:孕激素由胎盘的合体滋养层细胞分泌。从妊娠第 6 周开始,胎盘通过 3β-羟脱氢酶将母体和胎儿提供的孕烯醇酮转变成孕酮。到妊娠第 10 周后,胎盘将代替卵巢持续分泌孕酮。妊娠第 12 周以后孕酮含量迅速增加,至妊娠末期达到高峰。

(4) 雌激素:在胎盘分泌的雌激素中,90% 是雌三醇,雌酮和雌二醇则很少。由母体和胎儿肾上腺皮质形成的脱氢异雄酮硫酸盐在胎儿肝内羟化为 16α-羟脱氢异雄酮硫酸盐,然后随血液进入胎盘并脱去硫酸基,经芳香化酶的作用转变为雌三醇。可见,雌三醇是由胎儿与胎盘共同参与合成的。因此,孕妇尿液中雌三醇的含量可反映胎儿在子宫内的情况,如雌三醇水平突然降低,则预示胎儿危险或发生宫内死亡。雌三醇可调控胎盘、胎儿器官、子宫、乳腺的生长。在妊娠末期,雌激素促进子宫的激活,为分娩做准备。

2. 妊娠期母体的适应性生理变化 妊娠期间,在各种激素和逐渐增大的子宫影响下,母体会出现一系列适应性生理变化。在心血管系统方面,表现为母体血容量增加约 45%,其中血浆增加量大于红细胞增加量。血容量增加导致心输出量增加,但雌激素和孕激素使母体外周血管舒张,血压并不升高。在内分泌系统方面,表现为母体的一些腺体尤其是垂体、肾上腺、甲状腺和甲状旁腺的功能活动增强。在呼吸系统方面,主要变现为肺通气功能增强,其可能与增大的子宫压迫膈肌以及孕酮影响呼吸中枢有关。妊娠期母体的肾脏会稍有增大,可能与血容量增加导致肾脏负荷加重有关。妊娠期的能量代谢也有较大改变,但妊娠早期的基础代谢率几乎没有变化或略有降低,到妊娠末期,母体的基础代谢率比未妊娠时增高 15%~20%。

(四) 分娩

分娩(parturition)是指胎儿及其附属物从子宫娩出体外的过程。

1. 分娩的过程 分娩的过程是一个正反馈过程。人类的妊娠期约为 280 天。妊娠末期,子宫和子宫颈的结构和功能发生显著变化,子宫平滑肌细胞间的缝隙连接增加,缩宫素和前列腺素受体增加。子宫平滑肌对缩宫素和前列腺素的敏感性提高,子宫颈软化以及子宫下段形成,子宫开始出现有节律的阵发性收缩。阵发性收缩使子宫颈充分开大,并迫使胎儿挤向子宫颈,子宫颈受胎儿刺激后可反射性地引起缩宫素的释放。缩宫素可加强子宫平滑肌的收缩,使子宫颈受到更强的刺激。从产道来的刺激还可通过脊髓的神经反射引起腹壁肌肉和膈肌收缩。最后,母体通过强烈而有节律的收缩,促使胎儿娩出体外。子宫阵发性收缩的生理意义是保障胎儿的血液供应,使胎儿不会因为子宫平滑肌持续强烈收缩而发生窒息。

2. 分娩启动的机制 根据子宫平滑肌的功能状态,一般将妊娠期子宫的活动分为舒张期(静息期)、分娩前激活期、分娩收缩期和产后复原期。分娩是一个极其复杂的生理过程,其启动的关键是子宫从舒张期进入到激活期。目前,分娩的启动机制尚未完全清楚,但一般认为这需要胎儿、胎盘和母体共同作用才能完成。

随着胎儿的成熟,其对子宫的机械性扩张作用可促进子宫的激活,同时胎儿下丘脑-腺垂体-肾上腺轴也被激活,分泌的糖皮质激素逐渐增多,促进了胎盘中的孕激素向雌激素转化,使雌激素水平上升,孕激素水平下降。目前认为"孕激素撤退"是触发分娩启动的关键因素,因为孕激素是维持子宫静息的主要激素。雌激素水平的升高,一方面促使缝隙连接和缩宫素受体等子宫平滑肌收缩相关蛋白质表达,另一方面刺激蜕膜、羊膜和子宫平滑肌生成前列腺素等物质,促进子宫颈成熟和子宫收缩。孕激素可以阻断子宫平滑肌动作电位的形成,降低细胞质中 Ca^{2+} 的浓度,使子宫处于松弛状态。在整个妊娠和分娩过程中孕激素都维持在较高水平,仅在胎盘娩出后才逐渐下降。然而孕激素受体拮抗剂可以增强子宫平滑肌的收缩,因此,有学者提出分娩启动是由于"功能性孕激素撤退"触发,诱导子宫从舒张期转向激活期。

妊娠期的子宫蜕膜、子宫肌层、子宫颈黏膜、羊膜、绒毛膜、脐带、血管、胎盘等能合成和释放前列腺素,其能诱发子宫收缩,促进子宫颈成熟,在分娩启动中也起着重要作用。

二、避孕

避孕(contraception)是指采用一定的方法使妇女暂时不受孕。一般可通过控制以下环节来达到避孕的目的:抑制精子或卵子的生成;阻止精子与卵子相遇结合;使女性生殖道内的环境不利于精子的获能和生存;使宫内的环境不利于胚泡的着床与生长发育等。针对受孕的各个环节,采用相应的阻断或终止受孕的措施,可以达到避孕的目的。常用的避孕方法有使用避孕药、屏障避孕法、宫内节育和绝育等。

(一)避孕药

避孕药主要指类固醇激素类避孕药,包括口服剂型和外用剂型。类固醇激素类避孕药包括复合型口服避孕药(雌激素、孕激素)、仅含有孕激素的避孕药、孕激素注射针剂、孕激素皮下埋植剂、激素贴剂等。应用这些药物后,体内雌激素和孕激素的浓度明显升高,通过负反馈作用抑制下丘脑-腺垂体-卵巢轴的功能,从而抑制排卵;孕激素还可减少子宫颈黏液的分泌量,使其黏稠度增加,从而不利于精子的通过。

(二)屏障避孕法

屏障避孕法指采用物理或化学屏障来阻止精子通过,使之不能与卵子相遇。例如,男性常用的避孕套和女性使用的隔膜,除能达到避孕的目的外,还能预防性病的传播。

(三)宫内节育器

宫内节育器是一种直接放在子宫内的小型器械,有多种形状和尺寸。宫内节育器分含有药物(激素缓释)和不含有药物两大类。

(四)绝育

绝育指采用手术方法达到永久性不孕的目的。女性绝育常用输卵管结扎术或黏堵术,男性绝育可采用输精管结扎术。

性成熟

理想的避孕方法应该安全可靠、简单易行。不同的避孕方法各有其优缺点,可根据男女双方的年龄、健康状况以及生育情况进行选择。

复习思考题

一、名词解释

1. 生殖　　　　2. 隐睾症　　　3. 卵巢周期　　4. 排卵　　　5. 黄体
6. 月经　　　　7. 月经周期　　8. 绝经　　　　9. 妊娠　　　10. 受精
11. 着床　　　 12. 分娩　　　 13. 避孕

二、问答题

1. 简述睾酮的生理作用。
2. 简述雌激素的生理作用。
3. 简述孕激素的生理作用。
4. 简述卵泡发育成熟的过程。
5. 月经周期中,子宫内膜有哪些变化?这些变化的产生机制是什么?
6. 着床必须具备的条件有哪些?
7. 胎盘可以分泌哪些激素?为什么说胎盘的形成是妊娠得以维持的条件?
8. 精子是如何从精原细胞发育为成熟精子的?从精子生成的角度分析男性不育的原因。
9. 常用的避孕方法有哪些?
10. 查找资料,分析社会和心理因素对妊娠的影响。

(贺　娟)

扫码在线答题

参考文献

[1] 李文忠,周裔春.生理学[M].湖北:华中科技大学出版社,2020.
[2] 王庭槐.生理学[M].9版.北京:人民卫生出版社,2018.
[3] 王庭槐.生理学[M].3版.北京:人民卫生出版社,2015.
[4] 朱大年,王庭槐.生理学[M].8版.北京:人民卫生出版社,2013.
[5] 姚泰,赵志奇,朱大平,等.人体生理学[M].4版.北京:人民卫生出版社,2015.
[6] 唐四元.生理学[M].4版.北京:人民卫生出版社,2017.
[7] John E Hall. 医学生理学[M]. 北京大学医学出版社. 2012.
[8] Guyton AC, Hall JE. [M]. 13th ed. Philadelphia:WB Saunders,2015.
[9] 唐四元.生理学[M].5版.北京:人民卫生出版社,2023.
[10] 朱启文.生理学[M].2版.北京:科学出版社,2012.
[11] 唐四元. 生理学[M].3版.北京:人民卫生出版社,2012.
[12] 朱大年. 生理学[M].7版. 北京:人民卫生出版社,2008.
[13] 姚泰. 生理学[M].2版. 北京:人民卫生出版社,2010.
[14] 范少光. 人体生理学[M].3版. 北京:北京大学医学出版社,2006.
[15] 白波. 生理学[M].7版. 北京:人民卫生出版社,2014.
[16] 高明灿.生理学[M].2版.北京:高等教育出版社,2013.
[17] Barrett KE, Susan MB, Boitano S, et al. Ganong's Review of Medical Physiology. 24th edition. Stamford:McGraw—Hill. 2012.
[18] John G. Nicholls, A. Robert Martin, Bruce G. Wallace, Pawl A. Fuchs. From Neuron to Brain. 杨雄里等译. 北京:科学出版社,2003.
[19] Raymond P. Kesner, Joe L. Martinez, JR. Neurobiology of Learning and Memory. 2th edition. 北京:科学出版社,2007.
[20] 韩济生. 神经科学[M].3版. 北京:北京大学医学出版社,2009.
[21] 陈子江.生殖内分泌学[M].北京:人民卫生出版社,2016.
[22] 朱娟霞,舒安利.生理学[M].西安:世界图书出版有限公司,2022.

中英文名词对照索引

中英文名词对照索引 1

A

adaptability	适应性
autoregulation	自身调节

B

body fluid	体液

C

conditioned reflex	条件反射
control system	控制系统
cybernetics	控制论

E

Excitability	兴奋性
excitation	兴奋
extracellular fluid, ECF	细胞外液

F

feedback	反馈
feed-forward	前馈

H

homeostasis	稳态
hormone	激素
humoral regulation	体液调节

I

inhibition	抑制
internal environment	内环境
intracellular fluid, ICF	细胞内液

M
Metabolism	新陈代谢

N
neuroregulation	神经调节
negative feedback	负反馈

O
organism	生物体

P
physiology	生理学
positive feedback	正反馈

R
reflex	反射
reflex arc	反射弧
reproduction	生殖
response	反应

S
stimulus	刺激

T
threshold	阈值
threshold stimulus	阈刺激

U
unconditioned reflex	非条件反射

中英文名词对照索引 2

A
absolute refractory period	绝对不应期
acetylcholine, Ach	乙酰胆碱
acetylcholinesterase	乙酰胆碱酯酶
active transport	主动转运
adenylyl cyclase, AC	腺苷酸环化酶
afterload	后负荷

all or none	全或无
after-potential	后电位
antiport	反向转运

B

bioelectricity	细胞生物电
body fluid	体液
bulk transport	批量运输

C

calcium pump	钙泵
carrier	载体
complete tetanus	完全强直收缩
contractility	肌肉收缩能力
cross-bridge cycling	横桥周期
cyclic adenosine monophosphate, cAMP	环磷酸腺苷
cyclic guanosine monophosphate, cGMP	环磷酸鸟苷

D

depolarization	去极化或除极化

E

electrotonic propagation	电紧张性扩布
endocytosis	入胞
end-plate membrane	终板膜
endplate potential	终板电位
excitation-contraction coupling	兴奋-收缩耦联
exocytosis	出胞

F

facilitated diffusion	易化扩散
facilitated diffusion via carrier	经载体的易化扩散
facilitated diffusion via channel	经通道的易化扩散
fluid mosaic model	液态镶嵌模型
frequency summation	频率总和

G

gating	门控
G protein	G 蛋白

G protein coupled receptor	G 蛋白耦联受体
G protein effector	G 蛋白效应器
guanylate cyclase, GC	鸟苷酸环化酶

H

hormone response element, HRE	激素反应元件
hyperpolarization	超级化

I

incomplete tetanus	不完全强直收缩
integral protein	整合蛋白
internalization	内化
ion pump	离子泵
isometric contraction	等长收缩
isotonic contraction	等张收缩

J

junctional cleft	接头间隙

L

ligand-gated ion channel	配体门控离子通道
lipid bilayer	脂质双层
local excitation	局部兴奋
local potential	局部电位

M

mechanically-gated ion channel	机械门控通道
membrane potential, MP	膜电位
motor unit	运动单位
multiple fiber summation	多纤维总和
myofilament sliding theory	肌丝滑行理论

N

N_2-ACh receptor cation channel	N_2 型 ACh 受体阳离子通道
negative after-potential	负后电位
neuromuscular junction	骨骼肌神经-肌接头
nicotinic acetylcholine receptor	N 型乙酰胆碱受体

P

passive transport	被动转运

peripheral protein	表面蛋白
phosphodiesterase, PDE	磷酸二酯酶
phospholipase A2, PLA2	磷脂酶 A2
phospholipase C, PLC	磷脂酶 C
plasma membrane	细胞膜或质膜
polarization	极化
positive after-potential	正后电位
postjunctional membrane	接头后膜
prejunctional membrane	接头前膜
preload	前负荷
primary active transport	原发性主动转运
protein kinase A, PKA	蛋白激酶 A
protein kinase C, PKC	蛋白激酶 C

R

recruitment receptor	招募型受体
regenerative cycle	再生性循环
relative refractory period	相对不应期
repolarization	复极化
resting potential, RP	静息电位

S

saltatory conduction	跳跃式传导
sarcomere	肌节
second messenger	第二信使
secondary active transport	继发性主动转运
simple diffusion	单纯扩散
single twitch	单收缩
sodium-glucose linked transporter, SGLT	钠-葡萄糖耦联转运体
sodium-potassium pump	钠-钾泵
sodium pump	钠泵
spik potential	锋电位
subnormal period	低常期
supranormal period	超常期
symport	同向转运
synaptic vesicle	突触囊泡

T

threshold potential	阈电位

transmembrane potential	跨膜电位
transmembrane signal transduction	跨膜信号转导

V

vascular transport	膜泡运输
voltage-gated ion channel	电压门控离子通道

中英文名词对照索引 3

A

acute hemorrhagic anemia	急性失血性贫血
agglutination	红细胞凝集
albumin	白蛋白
anemia	贫血
α2-antiplasmin, α2-AP	α2 抗纤溶酶
antithrombin	抗凝血酶
aplastic anemia	再生障碍性贫血
autologous transfusion	自体输血

B

basophil	嗜碱性粒细胞
BFU-E	早期红系祖细胞
bleeding time	出血时间
blood cells	血细胞
blood coagulation	血液凝固
blood coagulation factor 或 clotting factor	凝血因子
blood group	血型
blood plasma	血浆
blood serum	血清
blood transfusion	输血
blood volume	血量

C

CFU-E	晚期红系祖细胞
chemokine	趋化因子
chemotaxis	趋化性
clotting time, CT	凝血时间
colloid osmotic pressure	胶体渗透压
colony forming unit, CFU	集落形成单位

colony forming unit-erythroid, CFU-E	红系集落形成单位
colony stimulating factor, CSF	集落刺激因子
committed progenitors	定向祖细胞
cross-match test	交叉配血试验
crystal osmotic pressure	晶体渗透压

D

diapedesis	白细胞渗出
disseminated intravascular coagulation, DIC	弥散性血管内凝血

E

eosinophil	嗜酸性粒细胞
erythrocyte, 或 red blood cell, RBC	红细胞
erythropoietin, EPO	促红细胞生成素
extramedullary hemopoiesis	髓外造血
extrinsic pathway of blood coagulation	外源性凝血途径

F

fibrinogen	纤维蛋白原
fibrinolysis	纤维蛋白溶解
fibrinolytic system	纤维蛋白溶解系统
forward typing	正向定型

G

glycoprotein, GP	多种糖蛋白
globulin	球蛋白
GM-CSF	粒细胞-巨噬细胞集落刺激因子

H

hematocrit	血细胞比容
hematopoietic growth factor	造血生长因子
hemoglobin, Hb	血红蛋白
hemolysis	溶血
hemopoiesis	造血
hemopoiesis stem cells	造血干细胞
hemopoietic microenvironment	造血微环境
hemophilia	血友病
heparin	肝素
homing	归巢

hypoxia-inducible factors-1, HIF-1	低氧诱导因子-1

I

idiopathic thrombocytopenic purpura	血小板减少性紫癜
increased fibrinolytic activity	纤溶亢进
interleukin-3, IL-3	白细胞介素-3
intrinsic pathway of blood coagulation	内源性凝血途径
iron deficiency anemia	缺铁性贫血
isosmotic solution	等渗溶液
isotonic solution	等张溶液

L

leukocyte,或 white blood cell, WBC	白细胞
lymphocyte	淋巴细胞

M

macrophage	巨噬细胞
major basic protein, MBP	主要碱性蛋白
megakaryocyte	巨核细胞
megaloblastic anemia	巨幼红细胞性贫血
monocyte	单核细胞

N

neutrophil	中性粒细胞
non-protein nitrogen, NPN	非蛋白含氮化合物
nonspecific immunity; innate immunity	非特异性免疫

O

osmotic fragility	渗透脆性
osmole, Osm	渗透克分子
osmotic pressure	渗透压

P

phagocytosis	吞噬
physiological hemostasis	生理性止血
plasma protein	血浆蛋白
plasmin	纤维蛋白溶解酶
plasminogen	纤维蛋白溶解酶原
plasminogen activator	纤溶酶原激活物

plasminogen activator inhibitor type-1, PAI-1	纤溶酶原激活物抑制物-1
plastic deformation	可塑变形性
platelet, 或 thrombocyte	血小板
platelet adhesion	血小板黏附
platelet aggregation	血小板聚集
platelet derived growth factor, PDGF	血小板源生长因子
platelet factor, PF	血小板因子
platelet release	血小板释放
polymorphonuclear leukocyte	多形核白细胞
precursors	前体细胞
protein C, PC	蛋白质 C
prothrombinase complex	凝血酶原酶激活复合物
pus	脓液

R

reverse typing	反向定型
Rhesus monkey	恒河猴
rouleaux formation	叠连

S

stem cell factor, SCF	干细胞因子
suspension stability	悬浮稳定性, 血沉

T

tenase complex	FX 酶复合物
thrombomodulin, TM	凝血酶调节蛋白
thrombopoietin, TPO	血小板生成素
thromboxane A2, TXA2	血栓烷 A2
tissue factor, TF	组织因子
tissue factor pathway inhibitor, TFPI	组织因子途径抑制物
tissue plasminogen activator, t-PA	组织型纤溶酶原激活物
transferrin	转铁蛋白
transfusion of blood components	成分输血

U

urine plasminogen activator, u-PA	尿激酶型纤溶酶原激活物
urine plasminogen activator receptor, u-PAR	尿激酶型纤溶酶原激活物受体

V

vascular endothelial growth factor, VEGF	血管内皮生长因子
viscosity	黏度

W

Westergren	魏氏法

中英文名词对照索引 4

A

absolute refractory period, ARP	绝对不应期
antidiuretic hormone, ADH	抗利尿激素
aortic nerve	主动脉神经
arterial pulse	动脉脉搏
atrial natriuretic peptide, ANP	心房钠尿肽
atrioventricular delay	房-室延搁
autorhythmicity	自动节律性

B

baroreceptor reflex	压力感受性反射
blood circulation	血液循环
blood pressure	血压
blood-brain barrier	血-脑屏障
blood-cerebrospinal fluid barrier	血-脑脊液屏障
buffer nerve	缓冲神经

C

cardiac cycle	心动周期
cardiac index	心指数
cardiac reserve	心力储备
cardiac sympathetic tone	心交感紧张
cardiopulmonary receptor	心肺感受器
cardiovascular center	心血管中枢
cardiovascular system	心血管系统
carotid sinus nerve	窦神经
caudal ventrolateral medulla, CVLM	延髓尾端腹外侧部
central venous pressure	中心静脉压
cerebrospinal fluid	脑脊液
chemoreceptor	化学感受器
circulatory system	循环系统
compensatory pause	代偿性间歇

conductivity	传导性
coronary circulation	冠脉循环
ventricular function curve	心室功能曲线

D

depressor nerve	减压神经
depressor reflex	减压反射
diastolic pressure	舒张压

E

ectopic pacemaker	异位起搏点
edema	水肿
effective filtration pressure, EFP	有效滤过压
effective refractory period, ERP	有效不应期
ejection fraction	射血分数
electrocardiogram, ECG	心电图
endothelin, ET	内皮素
endothelium-derived relaxing factor, EDRF	内皮舒张因子
epinephrine, E	肾上腺素

F

fast response cell	快反应细胞
filtration	滤过
plateau	平台期

H

heart rate	心率
heart sound	心音
histamine	组胺
homometric regulation	等长调节
hydrostatic pressure	静水压

I

interstitial fluid	组织液
inward rectifier K^+ channel, I_{K1} 通道	内向整流钾通道

K

kallidin	胰激肽或血管舒张素
kallikrein	激肽释放酶

kinin	激肽
kininogen	激肽原

L

local response period	局部反应期
latent pacemaker	潜在起搏点
lymph	淋巴液
lymphatic system	淋巴系统
lymphedema	淋巴水肿

M

minute volume	每分输出量
minute work	分功
myocardial contractility	心肌收缩能力

N

mean arterial pressure	平均动脉压
mean circulatory filling pressure	循环系统平均充盈压
metarteriole	后微动脉
metoprolol	美托洛尔
microcirculation	微循环
myogenic activity	肌源性活动
negative chronotropic action	负性变时作用
negative dromotropic action	负性变传导作用
negative inotropic action	负性变力作用
nitric oxide, NO	一氧化氮
norepinephrine, NE 或 noradrenaline, NA	去甲肾上腺素
normal pacemaker	正常起搏点
nucleus of the tractus solitarius, NTS	延髓孤束核

O

opioid peptide	阿片肽

P

parasympathetic vasodilator nerve fiber	副交感舒血管神经纤维
period of atrial systole	心房收缩期
period of isovolumic contraction	等容收缩期
period of isovolumic relaxation	等容舒张期
period of rapid ejection	快速射血期

period of rapid filling	快速充盈期
period of reduced ejection	减慢射血期
period of reduced filling	减慢充盈期
period of ventricular ejection	射血期
peripheral venous pressure	外周静脉压
positive chronotropic action	正性变时作用
positive dromotropic action	正性变传导作用
positive inotropic action	正性变力作用
premature excitation	期前兴奋
premature systole	期前收缩
prostacyclin	前列环素
prostaglandin I_2, PGI_2	前列腺素 I_2
prostaglandin, PG	前列腺素
pulmonary circulation	肺循环
pulse pressure	脉搏压

R

reabsorption	重吸收
relative refractory period, RRP	相对不应期
resetting	重调定
rostral ventrolateral medulla, RVLM	延髓头端腹外侧部

S

sinus rhythm	窦性心律
slow response cell	慢反应细胞
stroke volume	每搏输出量
stroke work	搏功
supranormal period, SNP	超常期
sympathetic vasoconstrictor tone	交感缩血管紧张
sympathetic vasoconstrictor nerve fiber	交感缩血管神经纤维
sympathetic vasodilator nerve fiber	交感舒血管神经纤维

T

transient outward current, I_{to}	瞬时性外向电流
transmural pressure	跨壁压

V

vasoconstrictor nerve fiber	缩血管神经纤维
vasodilator nerve fiber	舒血管神经纤维

vasomotor nerve fiber	血管运动神经纤维
vasopressin, VP	血管升压素
ventricular compliance	心室顺应性
volume receptor	容量感受器

中英文名词对照索引 5

A

abdominal breathing	腹式呼吸
alveolar dead space	肺泡无效腔
alveolar ventilation	肺泡通气量
anatomical dead space	解剖无效腔

B

bronchial provocation test, BPT	支气管激发试验
Bohr effect	波尔效应

C

cyanosis	发绀
chemoreceptor	化学感受器
central chemoreceptor	中枢化学感受器

D

diffusion	扩散
diffusion coefficient	扩散系数
direct force	直接动力
dyspnea	呼吸困难
2,3-diphosphoglyceric acid	2,3-二磷酸甘油酸

E

elastic resistance, R	弹性阻力
expiration	呼气
expiratory movement	呼气运动
expiratory reserve volume, ERV	补呼气量
external respiration	外呼吸

F

functional residual capacity, FRC	功能余气量
forced expiratory volume, FEV	用力呼气量
forced vital capacity, FVC	用力肺活量

G

gas exchange in lungs	肺换气
gas exchange in tissue	组织换气

H

hysteresis	滞后现象
hemoglobin, Hb	血红蛋白
Haldane effect	何尔登效应
Hering-Breuer reflex	黑-伯反射

I

inspiratory capacity, IC	深吸气量
inspiratory movement	吸气运动
internal respiration	内呼吸
inspiratory reserve volume, IRV	补吸气量

M

maximum expiratory flow volume, MEFV	最大呼气流速-容积
maximal voluntary ventilation	最大随意通气量

O

obstructive hypoventilation	阻塞性通气不足
oxygen capacity	氧容量
oxygen content	氧含量
oxygen saturation	氧饱和度
oxyhemoglobin, HbO_2	氧合血红蛋白
oxygenation	氧合
oxidation	氧化
oxygen dissociation curve	氧解离曲线

P

physiological dead space	生理无效腔
pleural cavity	胸膜腔
intrapleural pressure	胸膜腔内压
pneumothorax	气胸
pressure-volume curve	压力-容积曲线
primary force	原动力
prostaglandin, PG	前列腺素
pulmonary capacity	肺容量

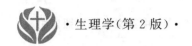

pulmonary surfactant	肺表面活性物质
pulmonary ventilation	肺通气
pulmonary ventilation volume	肺通气量
pulmonary volume	肺容积
peripheral chemoreceptor	外周化学感受器
pulmonary stretch reflex	肺牵张反射
pulmonary inflation reflex	肺扩张反射
pulmonary deflation reflex	肺萎陷反射

R

residual volume, RV	余气量
respiration	呼吸
respiratory movement	呼吸运动
restrictive hypoventilation	限制性通气不足
respiratory center	呼吸中枢

S

surfactant-associated protein, SP	表面活性物质结合蛋白

T

tidal volume, TV	潮气量
thoracic breathing	胸式呼吸
total lung capacity, TLC	肺总量

V

vital capacity, VC	肺活量

W

work of breathing	呼吸功

中英文名词对照索引 6

A

absorption	吸收
acetylcholine, ACh	乙酰胆碱
amine precusor uptake and decarboxylation cell, APUD	胺前体摄取和脱羧细胞
apoferritin	脱铁铁蛋白

B

basic electrical rhythm, BER	基本电节律
basic secretion	基础分泌
brain-gut peptide	脑-肠肽

C

calcium-binding protein, CaBP, calbindin	钙结合蛋白
cephalic phase	头期
chemical digestion	化学性消化
chief cell	主细胞
chylomicron	乳糜微粒
chyme	食糜
chymotrypsinogen	糜蛋白酶原

D

defecation reflex	排便反射
digestion	消化

E

electrical threshold	电阈
emulsifier	乳化剂
enteric nervous system, ENS	肠神经系统
enterochromaffin-like cell, ECL cell	肠嗜铬样细胞
entero gastric reflex	肠-胃反射
enterokinase	肠激酶
esophageal phase	食管期

F

ferritin, Fe BP	铁蛋白
ferroportin 1, FP1	铁转运蛋白1

G

galanin	甘丙肽
gastric emptying	胃排空
gastric inhibitory peptide, GIP	抑胃肽
gastric mucosal barrier	胃黏膜屏障
gastric phase	胃期
gastrointestinal hormone	胃肠激素

glucose transporter, GLUT	非 Na^+ 依赖性葡萄糖转运体

H

haustration movement	袋状往返运动

I

interstitial cell of Cajal, ICC	Cajal 间质细胞
intrinsic factor	内因子
intrinsic nervous system	内在神经系统
iron overload	铁超载

K

Kupffer cell	库普弗细胞

L

large intestine	大肠
liver	肝

M

mass peristalsis	集团蠕动
mastication	咀嚼
mechanical digestion	机械性消化
mechanical threshold	机械阈
mucus	黏液
mucus-bicarbonate barrier	黏液-碳酸氢盐屏障
myenteric plexus	肌间神经丛

N

neck mucous cell	颈黏液细胞

O

oral phase	口腔期

P

paracellular pathway	细胞旁途径
parietal cell	壁细胞
pancreatic amylase	胰淀粉酶
pancreatic juice	胰液
pancreatic lipase	胰脂肪酶

peptide YY, PYY	酪酪肽
peristalsis	蠕动
pharyngeal phase	咽期
postprandial alkaline tide	餐后碱潮

R

receptive relaxation	容受性舒张
R protein	R 蛋白

S

saliva	唾液
segmentation	分节运动
sham feeding	假饲
submucosal plexus	黏膜下神经丛
deglutition, swallowing	吞咽

T

tonic contraction	紧张性收缩
transcellular pathway	跨细胞途径
trypsinogen	胰蛋白酶原

V

vasoactive intestinal peptide, VIP	血管活性肠肽
vomiting	呕吐

中英文名词对照索引 7

A

adenosine triphosphate, ATP	腺苷三磷酸
adenosine diphosphate, ADP	腺苷二磷酸
autonomic thermoregulation	自主性体温调节

B

basal metabolism	基础代谢
basal metabolism rate, BMR	基础代谢率
behavioral thermoregulation	行为性体温调节

C

carbohydrate	糖类
central thermoreceptor	中枢温度感受器

circadian rhythm	日节律
creatine phosphate,CP	磷酸肌酸
core temperature	体核温度

E
energy metabolism	能量代谢
energy metabolism rate	能量代谢率

F
fat	脂肪

G
glycogen	糖原

T
thermal equivalent of food	食物的热价
thermal equivalent of oxygen	食物的氧热价
thermal radiation	辐射散热
thermal conduction	传导散热
thermal convection	对流散热
evaporative heat loss	蒸发散热

P
peripheral thermoreceptor	外周温度感受器
preoptic-anterior hypothalamus area,PO/AH	视前区-下丘脑前部
protein	蛋白质

R
respiratory quotient,RQ	呼吸商

N
non-protein respiratory quotient,NPRQ	非蛋白呼吸商

S
set point	调定点
shell temperature	体表温度
specific dynamic effect	食物特殊动力效应

中英文名词对照索引 8

A

paruria	排尿异常
acid-base balance	酸碱平衡
antidiuretic hormone, ADH	抗利尿激素
aquaporin 2, AQP2	水通道蛋白 2
arginine-vasopressin, AVP	精氨酸血管升压素
atonic bladder	无张力膀胱

C

clearance of total solute	血浆全部溶质的清除率
clearance rate, C	清除率
constant fraction reabsorption	定比重吸收
cortical nephron	皮质肾单位
countercurrent exchange	逆流交换
countercurrent multiplication	逆流倍增

D

diabetes insipidus	尿崩症

E

effective filtration pressure, EFP	有效滤过压
effective renal plasma flow	有效肾血浆流量
endogenous creatinine	内生肌酐
excretion	排泄

F

filtration equilibrium	滤过平衡
filtration fraction, FF	滤过分数
free-water clearance, C_{H_2O}	自由水清除率
free-water reabsorption	自由水重吸收量

G

glomerulotubular balance	球-管平衡
glomerular filtration	肾小球的滤过功能
glomerular filtration rate, GFR	肾小球滤过率

H

hypertonic urine,	高渗尿
hypogastric nerve	腹下神经
hypotonic urine	低渗尿

I

inulin	菊粉

J

juxtaglomerular apparatus	球旁器
juxtamedullary nephron	近髓肾单位

M

mannitol	甘露醇
micturition	排尿
micturition reflex	排尿反射

N

net tubular reabsorption	肾小管净重吸收
net tubular secretion	肾小管净分泌
Na^+-$2Cl^-$-K^+ cotransporter type 2, NKCC2	Na^+-$2Cl^-$-K^+ 同向转运体

O

osmolar clearance, C_{osm}	渗透单位清除率
osmoreceptor	渗透压感受器
osmotic diuresis	渗透性利尿
overflow incontinence	溢流性尿失禁

P

para-aminohippuric acid, PAH	对氨基马尿酸
paraventricular nucleus	室旁核
pelvic nerve	盆神经
pudendal nerve	阴部神经

R

reabsorption	重吸收
renal blood floor, RBF	肾血流量
renal glucose threshold	肾糖阈

S

secretion	分泌
solute-free water	无溶质水
supraoptic nucleus	视上核

T

tubuloglomerular feedback	管-球反馈

U

urine incontinence	尿失禁
urine retention	尿潴留

V

vasopressin, VP	血管升压素

W

water diuresis	水利尿

中英文名词对照索引 9

A

adequate stimulus	适宜刺激
adaptation	适应现象
ametropia	非正视眼
astigmatism	散光
afterimage	视后像
air conduction	气传导

B

blind spot	生理盲点
binocular vision	双眼视觉
bone conduction	骨传导

C

coding	编码作用
Consensual Light Reflex	互感性对光反射
Convergence Reflex	辐聚反射

color blindness　　色盲
color weakness　　色弱
cochlea　　耳蜗
cochlear microphonic potential，CM　　耳蜗微音器电位
characteristic frequency　　特征频率

D
dark adaptation　　暗适应

E
emmetropia　　正视眼
error of refraction　　屈光不正
endolymph　　内淋巴
endocochlear potential　　耳蜗内电位
endolymphatic potential　　内淋巴电位

F
far point　　远点
fusion　　复视
fusion phenomenon　　融合现象

G
generator potential　　发生器电位
gustation　　味觉

H
hyperopia　　远视
hearing　　听觉
hearing threshold　　听阈
hearing span　　听域

M
myopia　　近视
monocular vision　　单视
maximal auditory threshold　　最大可听阈

N
near reflex　　近反射

near point	近点
Near Reflex of the Pupil	瞳孔近反射
nyctalopia	夜盲症
nystagmus	眼震颤

O

opponent color theory	拮抗色学说
olfaction	嗅觉
olfactory epithelium	嗅上皮

P

presbyopia	老视
pupil	瞳孔
Pupillary Accommodation Reflex	瞳孔调节反射
Pupillary Light Reflex	瞳孔对光反射
perilymph	外淋巴

R

receptor potential	感受器电位
reduced eye	简化眼模型
retina	视网膜
rhodopsin	视紫红质

S

sensation	感觉
sensory receptor	感受器
sense organ	感觉器官
scotopic vision	暗视觉
stereoscopic vision	立体视觉
spiral organ	螺旋器
semicircular canal	半规管
saccule	球囊

T

transducer function	换能作用
transducin，Gt	转导蛋白

trichromatic theory	三原色觉学说
travelling wave	行波

U

utricle	椭圆囊

V

vision	视觉
visual acuity	视敏度
visual field	视野
vestibular apparatus	前庭器官
vestibular autonomic reaction	前庭自主神经反应

中英文名词对照索引 10

A

α-rigidity	α 僵直
acetylcholine, ACh	乙酰胆碱
active zone	活化区
adenosine	腺苷
adrenergic fiber	肾上腺素能纤维
adrenergic neuron	肾上腺素能神经元
adrenergic receptor	肾上腺素能受体
afferent collateral inhibition	传入侧支性抑制
after discharge	后放电
antagonist	受体拮抗剂
agonist	受体的激动剂
anterograde transport	顺向运输
associated nucleus	联络核
augmentation	增强
axis cylinder	轴索
axon	轴突
axoplasm	轴浆
axoplasmic transport	轴浆运输
α-block	α-波阻断
acetylcholine, ACh	乙酰胆碱
adrenergic receptor	肾上腺素能受体
agony	痛苦
anterograde amnesia	顺行性遗忘症
anxiety	焦虑

approach system	趋向系统
associative learning	联合型学习
autonomic nervous system	自主神经系统
avoidance system	回避系统

B

basal ganglia	基底神经节
blocker	阻断剂
brain derived neurotrophic factor, BDNF	脑源性神经营养因子
brain-gut peptide	脑-肠肽
biorhythm	生物节律

C

central delay	中枢延搁
central facilitation	中枢易化
central inhibition	中枢抑制
cerebellar ataxia	小脑性共济失调
chain connection	链锁式联系
chemical synapse	化学突触
cholinergic neuron	胆碱能神经元
cholinergic receptor	胆碱能受体
conditioned reflex	条件反射
convergence connection	聚合式联系
cortical association area	皮层联络区
corticospinal tract	皮层脊髓束
corticobullar tract	皮层脑干束
crossed extensor reflex	对侧伸肌反射
cholinergic receptor	胆碱能受体
circadian rhythm	日节律

D

decerebrate rigidity	去大脑僵直
decorticate rigidity	去皮质强直
dendrite	树突
dendritic spine	树突棘
directed synapse targeted synapse	定向突触
disinhibition	去抑制
divergence connection	辐散式联系
dopamine, DA	多巴胺

down regulation	下调
dynorphin	强啡肽
defense reaction	防御反应
defense zone	防御反应区
depression	抑郁

E

electrical synapse	电突触
electrical synaptic transmission	电突触传递
endorphin、	内啡肽
enkephalin	脑啡肽
epinephrine，E	肾上腺素
excitatory postsynaptic potential，EPSP	兴奋性突触后电位
electroencephalogram，EEG	脑电图
emotion	情绪
evoked cortical potential	皮层诱发电位

F

facilitation	易化
facilitatory area	易化区
final common path	最后公路
flexor reflex	屈肌反射
functional action	功能性作用
fast wave sleep，FWS	快波睡眠
fear	恐惧
feeding center	摄食中枢
fight-flight reaction	格斗-逃避反应

G

γ-rigidity	γ僵直
γ-aminobutyric acid，GABA	γ-氨基丁酸
gap junction	缝隙连接
glia	神经胶质细胞
glutamate，Glu	谷氨酸
glycine	甘氨酸

H

habituation	习惯化
histamine	组胺

Huntington disease	亨廷顿舞蹈症
hypothalamic regulatory peptides	下丘脑调节肽

I

inhibitory area	抑制区
inhibitory postsynaptic potential,IPSP	抑制性突触后电位
initial segment	始段
intention tremor	意向性震颤
internalization	受体的内化
intersegmental reflex	节间反射
ionotropic receptor	促离子型受体
instinctual behavior	本能行为

J

junction	接头

L

legend	配体
Long-term depression,LTD	长时程压抑
long-term potentiation,LTP	长时程增强
laterality cerebral dominance	一侧优势
learning	学习
loss of memory	遗忘

M

metabotropic receptor	促代谢型受体
monosynaptic reflex	单突触反射
motor unit	运动单位
muscarinic receptor	毒蕈碱受体
muscle spindle	肌梭
muscle tonus	肌紧张
muscle-type nicotinic receptor	肌肉型烟碱受体
myelin sheath	髓鞘
myelinated nerve fiber	有髓神经纤维
memory	记忆
muscarinic receptor	毒蕈碱受体
muscle- type nicotinic receptor	肌肉型烟碱受体

N

nerve fiber	神经纤维
nerve growth factor, NGF	神经生长因子
nerve impulse	神经冲动
neuron	神经元
neuromodulator	神经调质
neuropeptide	神经肽
neuro-type nicotinic receptor	神经元型烟碱受体
neurotransmitter	神经递质
neurotransmitter co-existence	递质共存
neurotrophin, NT	神经营养因子
nicotinic receptor	烟碱受体
non-directed synapse	非定向突触
nonspecific projection nucleus	非特异投射核
nonspecific sensory projection system	非特异感觉投射系统
noradrenergic neuron	去甲肾上腺素能神经元
norepinephrine, NE	去甲肾上腺素
neuro-type nicotinic receptor	神经元型烟碱受体
nicotinic receptor	烟碱受体
norepinephrine, NE 或 noradrenaline, NA	去甲肾上腺素
nonassociative learning	非联合型学习
non-rapid eye movement sleep, NREM sleep	非快眼动睡眠

O

oligodendrocyte	少突胶质细胞

P

pain	痛觉
Parkinson's disease	帕金森病
polysynaptic reflex	多突触反射
positional nystagmus	位置性眼震颤
postsynaptic density, PSD	突触后致密区
postsynaptic facilitation	突触后易化
postsynaptic inhibition	突触后抑制
postsynaptic potential	突触后电位

posttetanic potentiation	强直后增强
postural reflex	姿势反射
presynaptic facilitation	突触前易化
presynaptic inhibition	突触前抑制
presynaptic receptor	突触前受体
parasympathetic nerve	副交感神经
pleasure	愉快
punishment system	惩罚系统

R

receptor	受体
recurrent connection	环式联系
recurrent inhibition	回返性抑制
referred pain	牵涉痛
reflex movement	反射运动
retrograde transport	逆向运输
rhythmic movement	节律性运动
rage	发怒
rapid eye movement sleep, REM sleep	快速眼球运动睡眠
reinforcement	强化
retrograde amnesia	逆行性遗忘症
reward system	奖赏系统

S

Schwann cell	施万细胞
sensitization	敏感化
sensory column	感觉柱
serotonin	5-羟色胺
single line connection	单线式联系
somatic sensory area	躯体感觉代表区
specific projection system	特异投射系统
specific sensory relay nucleus	特异感觉接替核
spinal shock	脊髓休克
stretch reflex	牵张反射
satiety center	饱中枢
self stimulation	自我刺激
sham rage	假怒

sleep	睡眠
slow wave sleep, SWS	慢波睡眠
spontaneous electric activity of the brain	自发脑电活动
sympathetic nerve	交感神经
subtance	物质
supplementary motor area	运动辅助区
synapse	突触
synaptic knob	突触小体
synaptic plasticity	突触可塑性

T

tendon organ	腱器官
tendon reflex	腱反射

U

unmyelinated nerve fiber	无髓神经纤维
unconditioned reflex	非条件反射
up regulation	上调

V

varicosity	曲张体
voluntary movement	随意运动
vegetative nervous system	植物神经系统
visceral nervous system	内脏神经系统

W

Wallerian degeneration	沃勒变性
wakefulness	觉醒

中英文名词对照索引 11

A

autocrine	自分泌
adenylate cyclase	腺苷酸环化酶
antagonistic action	拮抗作用
adenohypophysis	腺垂体
acromegaly	肢端肥大症

antidiuretic hormone	抗利尿激素

B

biological clock	生物钟

C

chemical messenger	化学信使
corticotropin-releasing hormone	促肾上腺皮质激素释放激素
cretinism	克汀病
calcitonin	降钙素

D

dwarfism	侏儒症

E

emergency reaction	应急反应

G

G-protein-coupled receptor	G 蛋白耦联受体
gonadotropin-releasing hormone	促性腺激素释放激素
growth hormone-releasing hormone	生长激素释放激素
growth hormone-inhibiting hormone	生长激素抑制激素
gigantism	巨人症
glucagon	胰高血糖素
glucocorticoids	糖皮质激素
gonadal hormones	性激素

H

hormone	激素
hormone receptor	激素受体
hypothalamus	下丘脑
hypothalamic regulatory peptides	下丘脑调节肽
hypophysis	垂体
hypothalamo-hypophysial nerve tract	下丘脑-神经垂体束
hypothalamus-newrohypophysial pathway	下丘脑-神经垂体功能系统
human growth hormone	人生长激素

I

insulin	胰岛素

insulin-like growth factor	胰岛素样生长因子

L

long-loop feedback	长反馈
laron syndrome	侏儒综合征

M

melanophore-stimulating hormone releasing factor	促黑素细胞激素释放因子
melanophore-stimulating hormone releasing-inhibiting factor	促黑素细胞激素抑制因子
mineralocorticoid	盐皮质激素
melatonin	褪黑素

N

neurocrine	神经分泌
neurohormone	神经激素
neurohypophysis	神经垂体

O

oxytocin	催产素

P

paracrine	旁分泌
phospholipase C	磷脂酶 C
permissive action	允许作用
prolactin releasing hormone	催乳素释放肽
prolactin release inhibiting hormone	催乳素释放抑制激素
paraventricular nucleus	和室旁核
prolactin	催乳素
parafollicular cell	腺泡旁细胞
parathyroid gland	甲状旁腺
parathyroid hormone	甲状旁腺激素
pancreatic islets	胰岛
prostaglandin	前列腺素

S

synergistic action	协同作用

short-loop feedback	短反馈
somatostatin	生长抑素
supraoptic nucleus	下丘脑视前部上核
somatotropin	躯体刺激素
stress reaction	应激反应

T

telecrine	远距分泌
target organ	靶器官
target tissue	靶组织
target cell	靶细胞
thyrotropin-releasing hormone	促甲状腺激素释放激素
thyroxin	甲状腺素

U

ultra short-loop feedback	超短反馈

V

vasopressin	血管升压素
vitamin D	维生素 D

中英文名词对照索引 12

A

androgen	雄激素
androgen binding protein, ABP	雄激素结合蛋白
androstenedione	雄烯二酮
androsterone	雄酮
antimullerian hormon, AMH	抗米勒氏管激素
antral follicle	窦状卵泡

B

blood-testis barrier	血-睾屏障

C

contraception	避孕
corpus albicans	白体
corpus luteum	黄体
corpus luteum of pregnancy	妊娠黄体
cryptorchidism	隐睾症

cumulus oophorus	卵丘
cyclic recruitment	周期性募集

D

decidua formation	蜕膜化
dehydroepiandrosterone, DHEA	脱氢表雄酮
dihydrotestosterone, DHT	双氢睾酮
dominant follicle	优势卵泡

E

estradiol, E2	雌二醇
estriol, E3	雌三醇
estrogen	雌激素
estrone	雌酮

F

fertilization	受精
follicle-stimulating hormone, FSH	卵泡刺激素
follicular phase	卵泡期

G

germinal vesicle	生发泡
Gonadotropin-releasing hormone, GnRH	促性腺激素释放激素

H

human chorionic gonadotropic, hCG	人绒毛膜促性腺激素
human chorionic somatomammotropin, hCS	人绒毛膜促生长激素
hypothalamus-adenohypophysis-testis axis	下丘脑-腺垂体-睾丸轴

I

implantation	着床
implantation window	着床窗口
inhibin	抑制素
interstitial cell, Leydig cell	莱蒂希间质细胞

L

luteal phase	黄体期
luteinization	黄素化
luteinizing hormone, LH	黄体生成素

M

menopause	绝经
menses	月经期
menstruation	月经
menstrual cycle, MC	月经周期

O

ovarian follicle	卵泡
ovarian cycle	卵巢周期
ovary	卵巢
ovulation	排卵

P

parturition	分娩
preantral follicle	窦前卵泡
placenta	胎盘
placenta barrier	胎盘屏障
pregnancy	妊娠
pregnenolone	孕烯醇酮
primary follicle	初级卵泡
primary oocyte	初级卵母细胞
primordial follicle	原始卵泡
progesterone, P	孕酮
proliferative phase	增生期

R

radiate corona	放射冠
reaction of acrosome	顶体反应
reproduction	生殖

S

secondary follicle	次级卵泡
secretory phase	分泌期
semen	精液
seminiferous tubule	曲细精管
sex hormone binding globulin, SHBG	性激素结合球蛋白
spermatid	精子细胞
spermatogenic	生精周期

spermatogonium	精原细胞
sperm capacitation	精子获能
spermatozoon	精子
spermatogonia stem cell	精原干细胞

T

testis	睾丸
testosterone,T	睾酮

Z

zona pellucida	透明带
zygote	合子